MONOGRAPHIEN AUS DEM GESAMTGEBIET DER PHYSIOLOGIE DER PFLANZEN UND DER TIERE

HERAUSGEGEBEN VON

M. GILDEMEISTER-LEIPZIG · R. GOLDSCHMIDT-BERLIN
C. NEUBERG-BERLIN · J. PARNAS-LEMBERG · W. RUHLAND-LEIPZIG

SECHZEHNTER BAND

DAS PERMEABILITÄTSPROBLEM

VON

ERNST GELLHORN

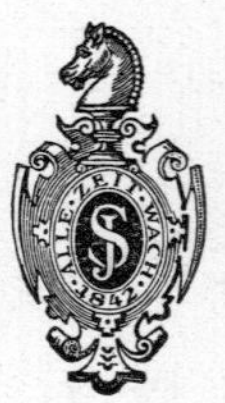

BERLIN

VERLAG VON JULIUS SPRINGER

1929

DAS
PERMEABILITÄTSPROBLEM
SEINE PHYSIOLOGISCHE UND ALLGEMEIN-PATHOLOGISCHE BEDEUTUNG

VON

ERNST GELLHORN

DR. PHIL. ET MED. · A. O. PROFESSOR DER PHYSIOLOGIE
AN DER UNIVERSITÄT HALLE A. S.

MIT 42 ABBILDUNGEN

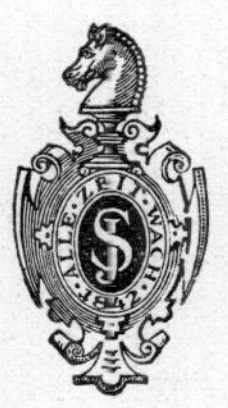

BERLIN
VERLAG VON JULIUS SPRINGER
1929

MEINER FRAU HILDE
IN DANKBARKEIT FÜR TREUE MITARBEIT

Vorwort.

Die vorliegende Monographie ist die Frucht kritischer Studien, die sich mir bei der experimentellen Bearbeitung des Permeabilitätsproblems als notwendig erwiesen. Es wurde außerdem versucht, eine Reihe von Fragen experimentell zu klären, und daher findet man in diesem Buche bisher unpublizierte eigene Untersuchungen zur Permeabilität tierischer Gewebe für Farbstoffe, über die Temperaturquotienten der Permeationsgeschwindigkeit, ferner über Ionenpermeabilität des Muskels und ihre Abhängigkeit vom chemischen Milieu. Weitere Versuche beziehen sich auf die Wirkung der autonomen Gifte sowie der Inkrete auf die Permeabilität.

Ich ging von der Überzeugung aus, daß exakte patho-physiologische Beobachtungen für den Physiologen eine ebenso wichtige Erkenntnisquelle darstellen wie für den Kliniker, — wird doch die volle Leistungsfähigkeit der Zelle erst unter Berücksichtigung ihres Verhaltens unter pathologischen Bedingungen erkannt —, und daß andererseits ohne breite physiologische Grundlage eine fruchtbare Bearbeitung des Permeabilitätsproblems auch bei klinischen Fragestellungen unmöglich ist. Deshalb wurde versucht, nicht nur eine Physiologie der Permeabilität der Zellgrenzschichten zu geben, die sich auf Befunde an der Pflanzen- und Tierzelle stützt, sondern auch durch Heranziehung der Organphysiologie unter Berücksichtigung pharmakologischer und klinischer Erfahrungen die Fruchtbarkeit der Permeabilitätslehre über den Rahmen der allgemeinen Physiologie hinaus darzutun. Obwohl wir sicher erst im Anfange einer klinischen Permeabilitätsforschung stehen, sind die Beziehungen zu zahlreichen Fragen insbesondere der inneren Medizin, der Pädiatrie und Psychiatrie, aber auch der Dermatologie, Ophthalmologie und Gynäkologie schon offenbar.

Mit Rücksicht auf die Größe des Stoffgebietes mußte ich mich auf die Lehre von der Permeabilität im engeren Sinne, nämlich die Durchlässigkeit der Zellen für gelöste Stoffe, beschränken. Die Permeabilität für Wasser wird daher nur gelegentlich erörtert.

Es ist kaum zweifelhaft, daß das Permeabilitätsproblem gegenwärtig im Mittelpunkt des Interesses aller der Biologen steht, die an der Schaffung einer physikalischen Chemie der Zelle aktiv mitarbeiten. Zahlreiche Fragen von prinzipieller Bedeutung sind in Fluß. Hoffentlich trägt die kritische Sichtung des weit zerstreuten Materials, die hier versucht wurde, wenigstens in bescheidenem Maße zu ihrer Lösung bei. Daß von dem Verfasser HÖBERs klassisches Werk vielfach benutzt wurde, braucht wohl kaum hervorgehoben zu werden.

Das Literaturverzeichnis, das etwa 1400 Arbeiten umfaßt, enthält nur solche Abhandlungen, die im Text erwähnt werden. Die Literatur ist bis Anfang August 1928 berücksichtigt worden. Ich möchte alle Autoren bitten, mich auch weiterhin mit Separatabdrücken zu unterstützen.

Den Herren Professor GILDEMEISTER, Leipzig, und Professor WERTHEIMER, Halle, bin ich für zahlreiche Hinweise zu Danke verpflichtet; ebenso danke ich der Verlagsbuchhandlung für ihr freundliches Entgegenkommen.

Halle a/S., im August 1928. ERNST GELLHORN.

Inhaltsverzeichnis.

I. Einleitung.

Die Permeabilitätsforschung nimmt ihren Ursprung von den klassischen Untersuchungen von DE VRIES, PFEFFER und HAMBURGER, die den Nachweis erbrachten, daß tierische und pflanzliche Zellen sich ähnlich den TRAUBEschen Niederschlagsmembranen verhalten, d. h. für Wasser durchlässig, für gelöste Stoffe, insbesondere Zucker und Salze fast impermeabel sind. Damit war die Annahme nahegelegt, daß die Zellen in physiologischer Hinsicht und vielleicht auch bezüglich ihrer Struktur kein einheitliches Ganzes bilden, sondern eine Protoplasmadifferenzierung aufweisen, indem die Protoplasmagrenzschicht nach Art einer Membran von bestimmter Durchlässigkeit sich verhält und deshalb von dem übrigen Protoplasma zu sondern ist. Diese Annahme wurde durch die Untersuchungen von OVERTON gestützt, der zur Aufstellung bestimmter, für tierische und pflanzliche Zellen geltender Permeabilitätsregeln gelangte. Die weitere Forschung hat nun zwar erkannt, daß weder die Zellen sich nach Art von TRAUBEschen Zellen verhalten, noch daß die aus den OVERTONschen Versuchen sich ergebende Lipoidtheorie ein zutreffendes Bild von dem Verhalten der Grenzschichten gewährt. Die Untersuchungen haben aber das Verdienst, das Permeabilitätsproblem entwickelt und damit die Möglichkeit gegeben zu haben, tiefer in jene Vorgänge einzudringen, die die Aufnahme und Abgabe der Stoffe in der Zelle beherrschen.

Es ist nun wichtig festzustellen, daß die Aufnahme der Stoffe durch die Zelle keineswegs identisch mit ihrer Durchlässigkeit für diese ist. Permeable Stoffe sind nämlich nur solche, die nicht nur von der Oberfläche der Zellen festgehalten werden sondern auch in das Protoplasma gelangen. So einfach in theoretischer Hinsicht diese Unterscheidung ist[1], so schwierig ist ihre experimentelle Fest-

---

[1] Es gibt aber auch hier fließende Übergänge insofern, als die Adsorption eines Stoffes dem Eindringen in das Protoplasma voraufgehen kann.

stellung. Sie gelingt einwandfrei nur dann, wenn wir mittels direkter Methoden die in Frage kommenden Stoffe im Protoplasma nachweisen können. Dies ist für alle Stoffe nur an solchen Zellen möglich, die wie manche Algen eine so große Vakuole enthalten, daß ihr Inhalt zur direkten chemischen Analyse verwandt werden kann. An den übrigen Zellen beschränkt sich der direkte Nachweis auf solche Stoffe, die teils mikroskopisch sichtbar sind, teils mit bestimmten Zellinhaltsstoffen sichtbare Veränderungen eingehen. Da sich gezeigt hat, daß es nicht angängig ist, aus dem Permeabilitätsverhalten einer bestimmten Zelle bindende Schlüsse hinsichtlich der Durchlässigkeit anderer Zellen zu ziehen, sind wir auf die Anwendung indirekter Methoden angewiesen. Erst wenn hier verschiedene Wege zu dem gleichen Ergebnis führen, ist eine gewisse Gewähr gegeben, daß die Schlußfolgerung richtig ist.

Für die Erkenntnis der Funktion der Zellgrenzschichten und ihres Aufbaues genügt aber die Feststellung, welche Stoffe permeabel sind, durchaus nicht; vielmehr ist es notwendig, auch ihre Permeationsgeschwindigkeit festzustellen. Hier ergibt sich, daß die Aufnahmegeschwindigkeit eines Stoffes nicht ohne weiteres ein Maß für die Permeabilität der Zellgrenzschicht darstellt. Legen wir die Verhältnisse an künstlichen Membranen zugrunde, so wird sofort klar, daß bei gleicher Durchlässigkeit einer bestimmten Membran für zwei Stoffe von gleicher Konzentration die Durchtrittsgeschwindigkeit desjenigen Stoffes größer sein wird, der jenseits der Membran chemisch oder physikalisch gebunden wird, so daß dort seine Konzentration lange Zeit $= 0$ bleibt, während bei dem Fehlen einer derartigen Bindung die Durchtrittsgeschwindigkeit durch die Membran sich dauernd verringern muß. Es wird deshalb notwendig sein, die Bindungsverhältnisse der hinsichtlich ihrer Permeationsfähigkeit zu prüfenden Stoffe zu berücksichtigen.

Von fundamentaler Bedeutung für das Permeabilitätsproblem ist nun die Tatsache, daß es gelingt, die Durchlässigkeit der Zellen experimentell zu verändern. Damit ist die Möglichkeit gegeben, einen Einblick in den Regulationsmechanismus zu erhalten, der in vivo die Aufnahme und Abgabe der Stoffe beherrscht. Mit der Feststellung, daß auch die physiologische Erregung zu einer Veränderung der Durchlässigkeit der Zellgrenzschicht führt, war ein neuer Weg zur Erforschung einer der Grundtatsachen alles Lebensgeschehens gegeben. Die Möglichkeit, die Permeabilität der Zellen

experimentell zu verändern, ist aber auch für klinisch-pharmako-
logische Probleme von Bedeutung.

Ist somit das Permeabilitätsproblem in erster Linie ein solches
der Cellularphysiologie, so hat sich doch gezeigt, daß seine Anwendung auf die Physiologie der Organe und des Organismus auch für
die spezielle Physiologie fruchtbringend geworden ist. Hier ergeben
sich zum Teil grundsätzlich verschiedene Verhältnisse. Fehlt zwar
dem Protoplasma der Zelle eine Membran im eigentlichen Sinne
des Wortes [1], so sind doch im Organismus komplizierte Membranen
von mikroskopischer und makroskopischer Sichtbarkeit vorhanden
(Haut, Darm, Capillaren usw.), deren Durchlässigkeit zu erforschen
ebenfalls in den Bereich des Permeabilitätsproblems gehört.

Die schon aus dieser kurzen Übersicht über den Aufgaben-
bereich und die Lösungsmöglichkeiten des Permeabilitätsproblems
ersichtlichen Schwierigkeiten lassen es erwünscht erscheinen, in
Modellversuchen die Durchlässigkeit von Membranen der verschiedensten Beschaffenheit zu untersuchen. Wir werden deshalb nach
Erörterung der Methoden der Permeabilitätsforschung Versuche
über die Durchlässigkeit lebloser Membranen besprechen, die in
mancher Hinsicht als Modelle der Zellgrenzschichten aufgefaßt
werden können. Es folgt sodann eine Erörterung der Durchlässigkeit pflanzlicher und tierischer Zellen unter Berücksichtigung experimenteller Permeabilitätsänderungen. Aus dem ungleichen Verhalten verschiedener Zellen ergibt sich die Bedeutung der Durchlässigkeit der Zellgrenzschicht für die funktionelle Differenzierung
der Zelle. Im speziellen Teil wird gezeigt, daß auch die Organphysiologie und -pathologie aus der Anwendung der im allgemeinen
Teil entwickelten Gesichtspunkte und Tatsachen Nutzen ziehen
kann. Dies gilt besonders von der Wirksamkeit des autonomen
Nervensystems und der Inkrete für die Permeabilität. Die Ergebnisse werden in einer Erörterung über die Plasmahaut und in den
Theorien der Permeabilität zusammengefaßt.

---

[1] Die Zellmembran der Pflanzenzelle hat mit der Regulation der Stoffaufnahme und -abgabe nichts zu tun, sondern diese Regulation ist auch
hier in die Grenzschicht des Protoplasmas, auch Protoplasmahaut genannt, zu verlegen.

II. Grundlagen.

A. Methodik.

a) Direkte Methoden.

Die einleitenden Bemerkungen haben erkennen lassen, wie schwierig die Entscheidung in den meisten Fällen ist, ob ein Körper als mehr oder weniger permeabel für die Zellgrenzschichten anzusehen ist, da das Eindringen der Stoffe von vielen, im einzelnen fast unübersehbaren Verhältnissen abhängt, so daß selbst dort, wo die Geschwindigkeit der Stoffaufnahme exakt gemessen werden kann, diese nicht einen absolut eindeutigen Maßstab für die Durchlässigkeit der Plasmahaut bietet. Bei dieser Sachlage mußte es als besonders wünschenswert erscheinen, Methoden zu verwenden, die über die Tatsache des Eindringens oder Nichteindringens eines Stoffes keinen Zweifel lassen, Methoden, die z. B. die Abgrenzung der Permeabilität gegenüber der Adsorption an den Zellgrenzschichten mit Sicherheit zu treffen gestatten.

Wir nennen solche Methoden direkte Methoden und unter ihnen hat seit langer Zeit die Verwendung verschiedener Farbstoffe eine überragende Stellung eingenommen. Wie wir aber sehen werden, ist auch diese Methode weit davon entfernt, allen billigen Ansprüchen zu genügen. Vom physiologischen Standpunkte aus ist zu bemängeln, daß die Farbstoffe körperfremd sind und somit Rückschlüsse auf die Permeabilität körpereigener Stoffe unzulässig sind. Andererseits hat die Mannigfaltigkeit in chemischer und physikalischer Hinsicht, die für die große Gruppe der natürlichen und synthetischen Farbstoffe bezeichnend ist, den Vorzug, daß sie es ermöglicht, die Permeabilität der Zelle in ihrer Abhängigkeit von bestimmten physikalischen (Teilchengröße), chemischen und physico-chemischen Eigenschaften (elektrochemisches Verhalten der sauren und basischen Farbstoffe) zu untersuchen. Es muß aber darauf hingewiesen werden, daß zwar das Eindringen eines Farbstoffes in die Zelle und sein Nachweis z. B. in der Vakuole der Pflanzenzelle unzweifelhaft im Sinne der Durchlässigkeit der Plasmahaut für diesen Farbstoff gedeutet werden muß, daß aber der negative Ausfall dieses Versuches in keiner Weise die Impermeabilität beweist. Es ist nämlich stets zu bedenken, daß der Farbstoff zwar in die Zellen eindringen, hier aber chemische Veränderungen, z. B. durch Oxydation, erleiden kann[1]. Aber selbst wenn solche Umwandlungen nicht eintreten, so ist doch zu beachten, daß der Nachweis des Farbstoffes in der Zelle im wesentlichen davon abhängt, ob diese imstande ist, den Farbstoff zu speichern. Erst eine Anreicherung des Farbstoffes im Protoplasma dürfte mit Rücksicht auf die sehr geringe Schichtdicke der Zellen in den meisten Fällen den mikroskopischen Nachweis ermöglichen; eine Verwendung konzentrierter Lösungen erscheint aber besonders an tierischen Zellen wegen der Giftigkeit zahlreicher, besonders basischer Farbstoffe, unstatthaft.

Die Bedeutung der Bindung des Farbstoffes an die Zellbestandteile wird auch aus folgender Überlegung klar. Entsprechend den Gesetzen der Diffusion ist anzunehmen, daß unter sonst gleichen Bedingungen die Geschwindigkeit des Farbstoffeintrittes dem Konzentrationsgefälle proportional ist. Wenn keine Bindung des Farbstoffes erfolgt, so wird dieses im Verlaufe des Versuches sehr bedeutend abnehmen, sobald der Farbstoff in die Zelle eingetreten ist. Im anderen Falle wird aber das Konzentrationsgefälle fast unverändert erhalten bleiben, da durch die mit gewissen Zellbestandteilen eintretende Reaktion zwischen Farbstoff und Zelle bewirkt wird, daß ersterer in der Zelle nicht mehr in Lösung vorhanden ist. Wir sehen hieraus, daß bei gleicher Durchlässigkeit der Zellgrenzschichten für zwei verschiedene Farbstoffe schon aus rein physikalischen Gründen derjenige rascher in die Zelle eindringt, dem die Eigenschaft, in der Zelle gespeichert zu werden, zukommt; woraus andererseits wiederum erhellt, daß die an der Stärke der Färbung gemessene Eintrittsgeschwindigkeit eines Farbstoffes in keiner Weise als Gradmesser der Permeabilität angesehen werden darf.

Da es in vielen Fällen von besonderem Interesse ist festzustellen, ob ein Farbstoff überhaupt die Fähigkeit besitzt, die Zellgrenzschichten zu durchdringen, und seine Anwesenheit bei der geringen Schichtdicke der Zellen sich dem mikroskopischen Nachweis leicht entzieht, so verwendet man gelegentlich mit Vorteil den Kunstgriff, daß man durch Plasmolyse die Konzentration des Zellsaftes erhöht und auf diese Weise selbst den Nachweis einer ge-

---

[1] Vgl. hierzu auch die Untersuchungen von KARCZAG (1923) und BALINT (1925), sowie WANKELL (1921/25).

ringen Farbstoffmenge möglich macht (RUHLAND 1913). Ein weiterer Mangel der Farbstoffmethode besteht aus den genannten Gründen in der Schwierigkeit der quantitativen Auswertung der Ergebnisse; doch sind hier von COLLANDER (1921) bemerkenswerte Fortschritte erzielt worden, die sich nicht allein auf die colorimetrische Bestimmung der Abnahme des Farbstoffgehaltes in der Lösung, sondern auch auf die Feststellung des Farbstoffgehaltes in der Zelle beziehen. Der letztere wird dadurch ermittelt, daß die gefärbte Zelle nach gründlicher Abspülung in vorher bestimmte verdünntere Lösungen gebracht wird, bis Zelle und Lösung gleich dunkel erscheinen.

Hatte es sich in diesen Versuchen um die Einführung künstlicher Farbstoffe zur Untersuchung der cellulären Permeabilität gehandelt, so müssen wir jetzt zur Besprechung solcher Farbstoffversuche übergehen, in denen diese, den Indicatoren der physikalischen Chemie vergleichbar, Veränderungen in der Reaktion der Zelle angeben, die durch das Eindringen saurer oder basischer Stoffe herbeigeführt werden können.

Zu diesen Versuchen finden Indicatoren Verwendung, die von außen in die Zelle eingeführt werden; ferner benutzt man die natürlichen Indicatoreigenschaften mancher pflanzlicher und tierischer Pigmente. Sowohl Einzelzellen (Seeigeleier [LOEB, WARBURG 1910]) wie auch ganze Organismen (BETHES Versuche an Medusen 1909) lassen sich ohne weitere Schädigung der Zellfunktionen mit Neutralrot färben. Werden diese in Alkalien gelegt, so tritt ein Farbstoffumschlag nach gelb hin ein, sobald OH-Ionen in die Zelle eindringen. Aus der Geschwindigkeit des Eintrittes des Farbumschlages kann einerseits quantitativ die Schnelligkeit, mit der verschiedene Alkalien permeieren, festgestellt werden, andererseits läßt sich bei Verwendung der gleichen Substanzen aber verschiedener Zellen, die sich in funktioneller Weise voneinander unterscheiden (z. B. befruchtete und unbefruchtete Eier), die Bedeutung gewisser funktioneller Zustände für die Größe der Zelldurchlässigkeit ermessen.

Wie aus den Untersuchungen von CROZIER (1918) und HARVEY (1915) hervorgeht, finden sich bei einer Reihe von wirbellosen Tieren natürliche Pigmente, die Indicatoreigenschaften besitzen. Es ist dies nicht nur für die Feststellung der Wasserstoffionenkonzentrationen der Zellen von Bedeutung, sondern macht diese auch geeignet, den Eintritt von Säuren und Laugen in Analogie zu den Neutralrotversuchen erkennen zu lassen. Daß auch in den pflanzlichen Zellen natürliche Pigmente mit Indikatoreigenschaften vorhanden sind, hat DE VRIES bereits an roten Rübenzellen 1871 beschrieben, da diese Zellen in Ammoniumhydroxyd übertragen einen Farbumschlag in braun erkennen lassen. In der Folge wurden ähnliche Erfahrungen von PFEFFER (1877) an Pulmonaria und Tradescantia gemacht, und in neuerer Zeit hat HAAS (1916) diese Versuche auf weitere Pflanzen ausgedehnt.

Und noch in einer dritten Weise ist der Eintritt bestimmter Stoffe in die tierischen und pflanzlichen Zellen optisch nachweisbar geworden. Eine große Reihe von Pflanzenzellen enthalten Tannin (z. B. Spirogyra), das sich mit den verschiedensten Alkaloiden und auch bestimmten Salzen verbindet und charakteristische Niederschläge bildet. So läßt sich nachweisen, daß Chinin, Coffein und Piperidin in die Spirogyrazelle eindringen, ferner auch Chininsalze und Ammoniumcarbonat. Es bilden sich stets anfangs kleine Tröpfchen, die bei Zunahme der Konzentration in der Außenlösung sich vermehren, bei ihrer Abnahme umgekehrt eine Verringerung erfahren. Die Reaktion ist außerordentlich fein; z. B. wird nach den Erfahrungen von OVERTON (1896/97) Piperidin noch bei einer Konzentration von 1:2 Millionen, die Alkaloide Conein, Nicotin und Spartein noch aus Lösung von 1:1 Millionen und Strychnin sogar noch in einer Verdünnung von 1:20 Millionen in die Zelle in genügender Menge aufgenommen, um in Form charakteristischer Niederschläge erkennbar zu werden.

Hierher gehört auch eine von BORESCH (1919) in den Blattzellen des Quellmooses Fontinalis antipyretica nachgewiesene Reaktion, die in der Bildung eigentümlicher feinster Fetttröpfchen besteht, sobald schwache Basen und Alkohole, die imstande sind, Fett zu emulgieren, in die Zelle eintreten. Es finden sich nämlich in der Vakuole dieser Zellen Fäden, die zum größten Teil aus Fett bestehen und unter dem Einflusse der genannten Stoffe feinste Tröpfchen bilden; diese weisen lebhafte BROWNsche Molekularbewegung auf. Sobald die Alkalien die Zelle verlassen, sistiert die BROWNsche Bewegung, die Tröpfchen lagern sich aufeinander, bilden knäuelartig verschlungene Fäden. Einen eigenartigen Nachweis für den Eintritt von Calciumsalzen in Pflanzenzellen erbrachte OSTERHOUT (1909) dadurch, daß, wenn er Wurzelhaare von Dianthus barbatus in Kalksalzlösungen legte, in den oxalsäurehaltigen Zellen Krystalle von Calciumoxalat nachweisbar wurden. So wertvoll diese Methoden an sich sind und so groß auch die Bedeutung des Nachweises der Permeation von Calcium in die lebende Pflanzenzelle ist, so ist doch ihre Anwendungsmöglichkeit beschränkt, weil sie nur zum Nachweis einzelner weniger Stoffe geeignet sind, andererseits ihre Ausführung an besondere, nur in einigen Pflanzenzellen verwirklichte Voraussetzungen gebunden ist.

Auch für die tierische Zelle verfügen wir über eine Reihe von Methoden, die den direkten Nachweis des Eintrittes bestimmter Stoffe in die Zelle gestatten. So beobachtete SPEK (1921) bestimmte Veränderungen in der Durchsichtigkeit von Actinosphaerium in verschiedenen Salzlösungen, die den Eintritt dieser Stoffe anzeigten. An Froschmuskeln beobachteten JACOBY und GOLOWINSKY (1908), daß in Lösungen von Coffein, Theobromin und Theophyllin eine Körnung des Myoplasmas auftritt. Dabei zeigten sich sowohl hinsichtlich der Schwellenkonzentration wie der Geschwindigkeit der Reaktion beträchtliche Unterschiede zwischen den Muskeln von Rana temporaria und esculenta, die für eine größere Durchlässigkeit der Grenzschichten des Muskels von R. temporaria sprechen. Denn diese Differenzen fehlen, wenn die Versuche an verletzten Muskeln beider Froscharten vorgenommen werden.

Aber nicht nur der Eintritt bestimmter Stoffe in die tierische Zelle führt zu sichtbaren Veränderungen, sondern auch der Verlust der Elektrolyte durch Exosmose, wie sich nach den Beobachtungen von GRAY (1920) an Forelleneiern durch Ausfällung von Globulin, das durch eine bestimmte Salzmenge in der Zelle in Lösung erhalten wird, ergibt. Auch diese Methode kann zum quantitativen Studium der Permeabilität verwendet werden, wenn jeweils der Zeitpunkt bestimmt wird, in welchem unter wechselnden äußeren Bedingungen diese Ausfällung stattfindet.

Die letztgenannten Methoden haben ebenso wie die entsprechenden pflanzenphysiologischen Methoden nur ein beschränktes Anwendungsgebiet, das sich auf verhältnismäßig wenige tierische Zellen und den Nachweis einer ziemlich geringen Zahl meistens zellfremder Stoffe erstreckt. Auch ein quantitatives Studium ist, da die Niederschläge nur als qualitative Reaktion betrachtet werden können, erschwert. Eine ideale Methode stellt hingegen die chemische Untersuchung der Meeresalge Valonia dar, da diese bis zu mehreren

Kubikzentimetern Inhalt selbst bei einer einzelnen Zelle liefert und infolgedessen die quantitative Bestimmung aller Stoffe mit den üblichen chemischen Methoden gestattet. Hier ist also durch die direkte Bestimmung nicht allein die sichere Entscheidung, ob der Stoff durch das Protoplasma permeiert, möglich, sondern auch die Größe der Zelldurchlässigkeit kann bei Variation der äußeren Bedingungen quantitativ vollständig erfaßt werden (WODEHOUSE 1917, OSTERHOUT 1922). In ähnlicher Weise gelingen die Experimente mit der Süßwasseralge Nitella (OSTERHOUT 1922, M. M. BROOKS 1922), obwohl hier erheblich geringere, für mikrochemische Reaktionen aber ausreichende Mengen von Zellsaft zur Verfügung stehen. Der Wert der an diesen beiden Algenarten ausgeführten Versuche ist nur deshalb etwas beschränkt, weil mit Rücksicht auf die besondere anatomische Struktur dieser Zellen allgemeine Schlüssse hinsichtlich der Permeabilität der Pflanzenzellen überhaupt nicht gezogen werden können. Denn wie sich aus den folgenden Darlegungen noch ergeben wird, ist nicht nur die Permeabilität der Pflanzenzellen, die verschiedenen Arten angehören, häufig grundsätzlich verschieden, sondern man findet auch an intakten Zellen derselben Pflanze offenbar im Zusammenhang mit differenten physiologischen Funktionen so weitgehende quantitative Differenzen, daß die vollständige Erfassung des Permeabilitätsproblems nur auf breitester Basis unter Einschluß möglichst zahlreicher Zellarten möglich ist. So wird man deshalb auch jene älteren, qualitativen Untersuchungsmethoden, die auf MOLISCH (1883) und WIELER (1887) zurückgehen, und in denen mittels Diphenylamin bzw. Platinchlorid das Eindringen von Kalium sichtbar gemacht wird, auch heute noch anwenden.

Die direkten chemischen Methoden sind auch für bestimmte tierische Zellen anwendbar. Hier sind insbesondere jene Versuche zu erwähnen, in denen tierische Membranen zwischen zwei Lösungen ausgespannt werden und der Durchtritt der zu untersuchenden Stoffe in Abhängigkeit von der Außenlösung untersucht werden kann. In dieser Weise ist die Durchlässigkeit der Froschhaut von REID (1890), WERTHEIMER (1927) und anderen Autoren, die der Bauchmuskeln des Frosches von WINTERSTEIN (1916) und die Permeabilität von Pflanzenmembranen, insbesondere von Laminaria, von S. C. BROOKS (1917) studiert worden.

Auch die in Resorptionsversuchen übliche Methodik, das Studium des Durchtrittes verschiedener Substanzen durch die isolierte Darmschlinge (COHNHEIM), ist hier zu erwähnen. Da es sich in diesen Versuchen nicht um die Verwendung einer einzelnen Zelle, sondern eines Gewebsverbandes handelt, ist der Anteil, den die intercellularen Teile der Membran an der Durchlässigkeit besitzen, nicht ohne weiteres zu erkennen. Er läßt sich jedoch in gewisser Weise abschätzen, wenn der Funktionszustand z. B. durch Narkose verändert und die Bedeutung dieses Eingriffes für die Permeabilität festgestellt wird. Der Nachteil der Methode besteht wiederum darin, daß sie nur für wenige, flächenhaft angeordnete Gewebe brauchbar ist.

b) Indirekte Methoden.

Unter den indirekten Methoden, die zur Messung der Permeabilität verwendet werden, sind die osmotischen Methoden deshalb an erster Stelle zu nennen, weil von ihnen die Entwicklung des gesamten Permeabilitätsproblemes maßgebend beeinflußt worden ist und sie im Laufe der Zeit in mannigfacher Richtung sowohl für tierische wie auch für Pflanzenzellen ausgebildet wurden. Bekanntlich wurde durch die klassischen Experimente von DE VRIES (1871) und PFEFFER (1877) die bemerkenswerte Tatsache gefunden, daß die Pflanzenzelle durchaus mit einer semipermeablen Zelle vergleichbar ist, d. h. daß das Protoplasma zwar den Eintritt des Wassers ohne weiteres gestattet, hingegen sich für gelöste Stoffe als impermeabel erweist. Wird daher eine Pflanzenzelle in eine Lösung gebracht, deren osmotischer Druck größer als der ihres Zellsaftes ist, so wird zum Ausgleich des osmotischen Druckes Wasser aus dem Zellsaft in die Außenflüssigkeit solange übertreten, bis das osmotische Gleichgewicht wiederhergestellt ist. Mikroskopisch äußert sich dieses Verhalten in einer Ablösung des Protoplasmas von der Zellwand. Der Vorgang wird als Plasmolyse bezeichnet.

Es ist ohne weiteres klar, daß zur Voraussetzung der eben geschilderten Beobachtung die Tatsache gehört, daß das Protoplasma sich als vollständig semipermeabel, d. h. durchlässig für Wasser und völlig undurchlässig für gelöste Stoffe, erweist. Setzen wir nämlich den Fall, daß im Verlaufe des Versuches eine geringe Menge des gelösten Stoffes in die Vakuole der Pflanzenzelle eindringt, so hat dies eine Veränderung, und zwar eine Erhöhung des osmotischen Druckes des in ihr enthaltenen Zellsaftes und damit eine Störung des osmotischen Gleichgewichtes zwischen Zelle und Außenmedium zur Folge. Es muß nunmehr Wasser aus dem Außenmedium in die Zelle bis zum Gleichgewicht übertreten. Die Plasmolyse erfährt also einen Rückgang. Aus dieser einfachen Überlegung ist ersichtlich, daß der Rückgang der Plasmolyse als ein Maß der Permeabilität der Zelle für den plasmolysierenden Stoff aufgefaßt werden muß. Derartige Beobachtungen, die als bemerkenswerte Ausnahmen von dem Schema der Semipermeabilität der Zelle erkannt wurden, hatten bereits DE VRIES (1885) sowie KLEBS (1887) und JANSE (1887) für Glycerin und Kaliumnitrat an Pflanzenzellen gemacht. Es mußte nunmehr das Bestreben der Forscher darauf gerichtet sein, durch die genaue Feststellung des Verlaufes der Deplasmolyse, womit der Rückgang in der Plasmolyse bezeichnet wird, in ihrem Ausmaß und ihrem genauen zeitlichen Verlauf ein quantitatives Maß der protoplasmatischen Permeabilität zu gewinnen.

Diesen Bestrebungen entsprachen zuerst LEPESCHKIN (1909) und TRÖNDLE (1910), die den Permeabilitätsfaktor auf folgende Weise festzulegen trachteten. Sucht man an Pflanzenzellen mit zwei verschiedenen Lösungen empirisch jene Konzentration festzustellen, bei der eben Plasmolyse eintritt (plasmolytische Grenzkonzentration), so werden diese beiden Lösungen nur dann miteinander im physico-chemischen Sinne isotonisch sein, also auch die gleiche Gefrierpunktserniedrigung besitzen, wenn die Zelle für die genannten Stoffe vollkommen impermeabel ist. Tritt aber von der einen Lösung etwas von der gelösten Substanz in die Zelle ein, so wird von dieser Lösung eine höhere Konzentration zur Erzielung der Grenzplasmolyse erforderlich sein, und zwar wird die Konzentration um so höher sein, je größer die Permeabilität des Protoplasmas für den in Rede stehenden Stoff ist. Bezeichnet man mit C die Konzentration des impermeablen und C_1 die des permeablen Stoffes, so ist der Permeabilitätsfaktor $\mu = \dfrac{C_1 - C}{C_1}$. Infolge der durch FITTING (1915 und 17) gegebenen Nachprüfung der experimentellen und theoretischen Grundlagen dieser Methode hat sich herausgestellt, daß sie sowohl aus physicochemischen wie physiologischen Gründen als nicht streng zuverlässig angesehen werden darf. Sie ist deshalb in neuerer Zeit nicht wieder verwendet worden, obwohl LEPESCHKIN (1923) noch unlängst die FITTINGschen Argumente entkräften zu können glaubte. Immerhin scheinen doch die mit der LEPESCHKINschen Methode erzielten Ergebnisse bis zu einem gewissen Grade verwertbar zu sein, da sie mehrfach mit einer anderen Methodik bestätigt werden konnten.

Von FITTING selbst wurde die folgende grenzplasmolytische Methode ausgebildet. Es werden mittels eines Rasiermessers eine Reihe von Schnitten durch das Blatt einer Pflanze hergestellt, die einander benachbarte Epidermiszellen enthalten. Jeder einzelne Schnitt kommt in eine Lösung des Stoffes, dessen Permeabilität bestimmt werden soll, und zwar steigen die Konzentrationen der Lösungen stets um einen bestimmten Teil. In jeder Lösung wird zahlenmäßig der Eintritt bzw. Rückgang der Plasmolyse im Laufe des Versuches festgestellt. Als Beispiel möge das folgende Protokoll dienen.

Tabelle 1. Plasmolyse und Deplasmolyse an Epidermiszellen von Rhoeo discolor. (Nach FITTING.)

Versuchs-dauer in Min.	KNO$_3$					
	0,1 m	0,1025 m	0,105 m	0,1075 m	0,11 m	0,1125 m
15	0	gv	$^1/_2$	$^3/_4$	∞	pl
30	0	0	gv	$^1/_2$	$^3/_4$	∞
60	0	0	0	gv	$^1/_2$	$^3/_4$
120	0	0	0	0	gv	$^1/_3$
180	0	0	0	0	0	0
240	0	0	0	0	0	0
300	0	0	0	0	0	0

0 = keine Plasmolye; gv = ganz vereinzelt Pl.; $^1/_2$ = Hälfte der Zellen Pl.; ∞ = sehr viele Zellen Pl.; pl = alle Zellen Pl.

Man erkennt, daß eine Viertelstunde nach Beginn des Versuches in der 0,1 mol. Lösung keine Plasmolyse eingetreten ist, während in der 0,115 mol. Lösung sämtliche Zellen plasmolysiert sind. Zwischen diesen beiden Extremen finden sich entsprechend der Konzentration eine mehr oder weniger große Zahl plasmolysierter Zellen. Verfolgt man nun in bestimmten zeitlichen Abständen die Zahl der plasmolysierten Zellen in den verschiedenen Lösungen, so sieht man, daß diese sich entsprechend dem Eintritt des plasmolysierenden Stoffes in die Zelle vermindert. Der zahlenmäßige Rückgang der Plasmolyse gibt aber ein Maß des in die Zelle eingetretenen Stoffes. Denn wenn man in dem angeführten Beispiel findet, daß die Zahl der plasmolysierten Zellen eine halbe Stunde nach Versuchsbeginn von $^3/_4$ aller Zellen auf die Hälfte in der 0,1075 mol. Lösung zurückgegangen ist, mithin die gleichen Verhältnisse vorliegen wie in der 0,105 mol. Lösung $^1/_4$ Stunde vorher, so bedeutet dies, daß die der Konzentrationsdifferenz entsprechende Menge des gelösten Stoffes, in unserem Falle also 0,0025 g mol. in die Zelle eingedrungen ist. Wenn man derartige Mengen für die Einzelzelle berechnet, so erkennt man die ungeheure Feinheit dieser Methode, da noch der Eintritt von milliontel Milligrammen auf diese Weise nachweisbar wird.

Während die grenzplasmolytische Methode FITTINGS nur an einer Serie von Zellen zum Studium der Permeabilität benutzt werden kann, gestattet HÖFLERS (1918) plasmometrische Methode, die Permeabilität auch der einzelnen Zelle quantitativ zu verfolgen. Im Gegensatz zu der Methode FITTINGS, bei der, wie erwähnt, im wesentlichen die Grenzplasmolyse in Verwendung kommt, benutzt HÖFLER stark hypertonische Lösungen und stellt quantitativ den durch diese hervorgerufenen Grad der Plasmolyse fest. Als Plasmolysegrad wird das Volumenverhältnis zwischen plasmolysiertem Protoplasten und dem gesamten Inhalt der turgorlosen Zelle bezeichnet. Beträgt dieses z. B. 0,5, so heißt dies, daß der Protoplast die Hälfte des Zellinhaltes einnimmt. Gehen wir auch hier wiederum von der Annahme aus, daß die plasmolysierende Lösung in den Zellinhalt nicht eindringen kann, so wird sich ein Gleichgewicht herstellen, bei dem der osmotische Wert der Vakuolenflüssigkeit gleich der Konzentration der plasmolysierenden Lösung multipliziert mit dem Plasmolysegrad ist. Es besteht also die Beziehung $O = C \times G$, worin O den osmotischen Zellwert, C die Konzentration und G den Plasmolysegrad bezeichnet. Dringt nunmehr etwas von dem gelösten Stoff in die Zelle ein, so steigt der osmotische Wert der Zelle, die Plasmolyse geht zurück und mittels des Mikroskopes wird eine Veränderung des Plasmolysegrades festgestellt. So erhält man z. B. für zwei Messungen die beiden folgenden Gleichungen $O_1 = C \cdot G_1$ und $O_2 = C \cdot G_2$. Die Menge des in die Zelle eingetretenen Stoffes ergibt sich aus der Subtraktion der ersten Gleichung von der zweiten:

$$O_2 - O_1 = (G_2 - G_1) \cdot C.$$

Berücksichtigt man die zu verschiedenen Zeiten t_1 und t_2 in ein und derselben Lösung abgelesenen Permeabilitätsgrade, so erhält man die durchschnittliche aufgenommene Menge nach der folgenden Gleichung:

$$M = \frac{O_2 - O_1}{t_2 - t_1} = \frac{(G_2 - G_1) \cdot C}{t_2 - t_1}.$$

Die Methode Höflers ist geeignet, die grenzplasmolytische Methode von Fitting zu ergänzen, und in der Tat haben die Messungen auch zu quantitativ ziemlich gut übereinstimmenden Werten geführt. Im allgemeinen ist gegenüber der plasmolytischen Methode zu bemerken, daß sie zunächst den Nachteil aller indirekten Methoden teilt, da der Ein- und Austritt von Wasser und gelösten Stoffen nur aus bestimmten Reaktionen erschlossen wird und dabei die allgemeine Voraussetzung gemacht wird, daß chemische Prozesse, die den osmotischen Wert des Zellinhaltes verändern, nicht stattfinden. Gerade in diesem Zusammenhange ist es wichtig, der noch später zu erörternden Versuche von Iljin (1923/24) zu gedenken, der *unter Bedingungen, die in den Plasmolyseversuchen sehr wohl realisiert sein können, die Bildung osmotisch wirksamer Substanz (Anatonose) nachgewiesen hat.* Der Vorteil, den die Methoden bieten, besteht in der Reversibilität der Plasmolyse, die die Wiederholung des Versuches an der gleichen Zelle erlaubt, der allgemeinen Anwendbarkeit auf vakuolisierte Pflanzenzellen und der quantitativen Auswertung. Es ist aber zu bedenken, daß die Reversibilität nach den Erfahrungen vieler Autoren in keiner Weise die Unversehrtheit der Pflanzenzelle beweist (z. B. Boresch). Ferner kann der osmotische Wert der Zellflüssigkeit durch Exosmose zelleigener Substanzen sich wesentlich verändern, ohne daß dies im Ergebnis des Versuches zum Ausdruck kommt. Die Berechtigung dieses Einwandes hat Iljin (1928) experimentell bewiesen, indem er zeigte, daß die Exosmose von Salzen und Zucker vom Salzgehalt der Lösung sehr stark abhängig ist. Es bleibt abzuwarten, ob diesen Befunden eine allgemeine Bedeutung zukommt. Sicher ist, daß sie für langdauernde Plasmolyseversuche (z. B. in Fittings grenzplasmolytischer Methode) nur untergeordnete Bedeutung haben können.

Dann ist aber auch noch folgendes zu erwägen. In den Plasmolyseversuchen werden die Zellen in Lösungen gelegt, die von dem normalen osmotischen Druck sehr wesentlich nach oben hin abweichen. Sollten die mittels dieser Methode erhaltenen Zahlen für die intakte Zelle innerhalb des Gesamtorganismus Geltung haben, so müßten wir voraussetzen können, daß die Anisotonie des Me-

diums die Durchlässigkeit des Protoplasmas nicht beeinflußt. Diese
Voraussetzung trifft aber nicht zu. Schon die geringere Permeabilität der Pflanzenzellen bei Verwendung der plasmometrischen
an Stelle der grenzplasmolytischen Methode weist darauf hin, daß
mit zunehmendem osmotischen Druck auch die Permeabilität des
Pflanzenprotoplasmas abnimmt. Für die tierische Zelle konnte
dies unter sehr verschiedenen Bedingungen nachgewiesen werden
(GELLHORN 1926/28). Müssen wir somit auf Grund dieser Bedenken es als fraglich ansehen, ob die plasmolytischen Methoden
ein zutreffendes Bild von der Permeabilität der Pflanzenzelle
unter streng physiologischen Bedingungen zu entwerfen gestatten
(vgl. auch CHOLODNY 1924), so ist auch andererseits nicht zu be-
zweifeln, daß die außerordentlich feine quantitative Ausgestaltung
der Methode zu sehr verläßlichen relativen Werten über die Permeabilität des Protoplasmas führt.

In sinngemäßer Weise ist die Methode der Plasmolyse und Deplasmolyse von OVERTON (1902) für die tierischen Zellen ausgebildet
worden, indem mit Rücksicht auf die andersartigen anatomischen
Verhältnisse die Gewichtsveränderungen von Organen oder Organismen in Lösungen vom gleichen osmotischen Druck festgestellt
und aus dem Unterschied zwischen physikalischer und physiologischer Isotonie die Permeabilität der Zelle für verschiedene
Stoffe erschlossen wurde. Findet man z. B , daß ein Muskel vom
Frosch in 0,7proz. Kochsalzlösung auch nach vielen Stunden sein
Gewicht unverändert beibehält und beobachtet man, daß die Hin-
zufügung einer 3proz. Alkohollösung, durch die der osmotische
Druck der gesamten Lösung um ein Mehrfaches steigt, in keiner
Weise zu einem Gewichtsverlust führt, so ist hieraus nach OVERTON
zu folgern, daß Alkohol momentan in die Muskelzellen eindringt.
Denn nur dadurch kann es erklärt werden, daß der osmotische
Druck der Alkohollösung in keiner Weise wirksam wird. Würde
man einen so schnell permeierenden Stoff zu einer hypotonischen
Kochsalzlösung in solcher Menge hinzufügen, daß nach Maßgabe
physico-chemischer Messungen (Gefrierpunktsbestimmung) der osmotische Druck der Lösung isotonisch oder gar hypertonisch wird[1],
so würde dennoch der Muskel in der Lösung genau so zunehmen,

---

[1] Sogenannte Methode der Partialdrucke, weil der zu untersuchende
Stoff nur einen Teil des osmotischen Druckes der Gesamtlösung verursacht.

als wäre er lediglich in der hypotonischen Kochsalzlösung suspendiert worden. Etwas anders gestalten sich die Verhältnisse, wenn der zu untersuchende Stoff zwar permeabel ist, aber sein Eintreten in die Zellen sich nur langsam vollzieht. Unter diesen Umständen wird zuerst der osmotische Druck des fast noch gar nicht in die Zellen eingedrungenen Stoffes in typischer Weise wirken, d. h. es wird bei physikalischer Hypertonie ein Gewichtsverlust des Muskels eintreten. Nach Maßgabe aber der Permeabilität des Protoplasmas für diesen Stoff wird die Gewichtsabnahme geringer werden bzw. aufhören oder gar in das Gegenteil umschlagen, je nachdem wieviel von dem zu untersuchenden Stoff in die Zelle eingedrungen ist und auf diese Weise zu einer Vermehrung des osmotischen Wertes der Zellen geführt hat. Es liegt auf der Hand, daß man diese Methode auch für ganze Organismen (Kaulquappen, Frösche) verwenden kann.

Bei der Feststellung der Durchlässigkeit isolierter Zellen tritt an Stelle der gravimetrischen die volumetrische Methode. Verwenden wir diese wiederum in Gestalt der OVERTONschen Methode der Partialdrucke, so ist zu erwarten, daß die Zufügung eines Stoffes zu einer isotonischen Kochsalzlösung nur dann zu einer Volumenabnahme der Blutkörperchen führt, wenn der betreffende Stoff für diese impermeabel ist. Die Methode der Partialdrucke nach OVERTON hat den Vorteil, daß es möglich ist, bestimmte Stoffe auf ihre Fähigkeit, in die Zelle einzudringen, auch in niedriger Konzentration zu untersuchen, wenn ihre Verwendung in isotonischer Lösung wegen sekundärer Giftwirkungen unstatthaft ist. Häufig wird der Eintritt bestimmter Stoffe in die Blutkörperchen auch in der Weise untersucht, daß sie in isotonischer Lösung diesen zugesetzt werden und das volumetrische Verhalten der Blutzellen mittels des Hämatokriten fortlaufend bestimmt wird. Sobald mit dieser Methode im steigenden Maße Volumenzunahmen festgestellt werden, liegen permeable Stoffe vor, die den osmotischen Wert der Zelle erhöhen und deshalb eine Volumenveränderung herbeiführen, wie sie in hypotonischen Lösungen stattfindet (KOZAWA 1913/14). Ähnliche Gesichtspunkte liegen einer Methode von LILLIE (1916) am Seeigelei zugrunde, der die Volumenänderungen dieser Zellen mikrometrisch in hypotonischen Lösungen untersuchte und dabei die Geschwindigkeit des Wassereintrittes an befruchteten und unbefruchteten Eiern miteinander verglich.

Im Anschluß an die osmometrischen Methoden der Permeabilitätsmessung seien kurz jene angeführt, die als Maß der Zellpermeabilität nicht den Verlauf der Plasmolyse und Deplasmolyse, sondern der mit diesen Vorgängen verbundenen Veränderung des Zellturgors messen. DE VRIES (1884) beobachtete an dem Stengel von Taraxacum officinale, welche Veränderungen die Krümmung des Stengels in hypertonischen Lösungen erleidet und mit welcher Geschwindigkeit sich diese vollziehen. Die Methode ist in neuerer Zeit von S. C. BROOKS (1916c) verwendet worden, indem die Krümmungsänderung mikrometrisch festgestellt wird. Das gleiche Prinzip wird von DELF (1916) gebraucht, die die Schrumpfung des Pflanzengewebes in hypertonischen Lösungen graphisch unter Verwendung eines optischen Hebels registriert. Auch in den Versuchen von LUNDEGARDH (1911), die an den Wurzelspitzen von Vicia faba ausgeführt wurden, wurde die Schrumpfung und Wiederausdehnung in hyper- und hypotonischen Lösungen optisch gemessen, indem der Abstand zweier markierter Punkte mikrometrisch von Zeit zu Zeit angegeben wurde. Die LUNDEGARDHsche Methode hat sich besonders in Reihenversuchen zur Messung der Geschwindigkeit schnell permeierender Stoffe speziell des Wassers bewährt.

Unter den indirekten Methoden der Permeabilitätsmessung nehmen die chemischen wegen ihrer allgemeinen Anwendbarkeit eine wichtige Stelle ein, zumal sie in Form des Reihenversuches auch für die quantitative Auswertung der cellulären Permeabilität Daten liefern. Es handelt sich hier im wesentlichen darum, daß die Nährlösung von Zeit zu Zeit quantitativ auf ihren Gehalt an bestimmten Stoffen untersucht und daß deren Abnahme als Ausdruck der durch die Zelldurchlässigkeit ermöglichten Aufnahme angesehen wird. Es ist aber bei dieser wie bei jeder indirekten Methode zu bedenken, daß ein einwandfreies Kriterium, ob der betreffende Stoff wirklich die Zellgrenzschichten passiert hat, nicht möglich ist, da die Untersuchung der Außenflüssigkeit eine Entscheidung zwischen Adsorption an Zellgrenzschichten und wahrer Permeation nicht gibt. Man könnte daran denken, durch quantitative Untersuchung die Frage insoweit zu erklären, daß man feststellt, ob das Eindringen des Stoffes durch die Adsorptionsisotherme dargestellt werden kann. Aber selbst bei dem positiven Ausfall dieses Versuches muß immer mit der Möglichkeit gerechnet werden, daß der

Stoff tatsächlich die Zellgrenzschichten passiert hat und an intracelluläre Bestandteile adsorbiert wird.

Gerade dieses Beispiel zeigt, wie in den meisten Fällen ein klarer Aufschluß über die Permeabilitätsverhältnisse der Zelle nur durch die kritische Anwendung verschiedener Methoden möglich ist. Verwendet man in diesen Versuchen, wie so häufig, Zellkomplexe, z. B. einen isolierten Muskel, so ist auch damit zu rechnen, daß der aus der Lösung verschwundene Stoff in der Gewebsflüssigkeit sich wieder findet, ohne daß er die protoplasmatischen Grenzschichten passiert hat. Nicht selten wird zur Beurteilung des Durchlässigkeitsgrades der Zellen auch die chemische Methode in dem Sinne verwertet, daß der Austritt bestimmter zelleigener Stoffe quantitativ verfolgt wird. Hier sind besonders die neuerdings von EMBDEN und seinen Mitarbeitern (1922 und 23) ausgeführten Untersuchungen zu nennen, die den Austritt von Phosphorsäure aus dem quergestreiften Muskel verfolgten.

c) Physico-chemische Methoden.

Die in der Physiologie vielfach verwendete Methode der Bestimmung der Wasserstoffionenkonzentration hat auch öfter zum Studium der cellulären Permeabilität gedient, indem die Veränderungen des p_H fortlaufend verfolgt wurden, wenn die Zellen in sauere oder alkalische Lösungen gebracht wurden (STILES und JÖRGENSEN 1915, GELLHORN und WEIDLING 1925). Natürlich liegt auch in diesem Falle nur eine Bruttomethode vor, die den speziellen Mechanismus, durch den das Gewebe die Neutralisation vollzieht, nicht festzustellen gestattet (vgl. hierzu ZIPF 1927).

Es bedarf noch der Verwendung weiterer Methoden (analytische Bestimmung der Anionen und Messung der Leitfähigkeit der Lösung), um den Neutralisationsvorgang aufzuklären und für die Lehre von der Zellpermeabilität verwerten zu können.

Als weitere Methode ist die Bestimmung des Gefrierpunktes und der Leitfähigkeit zu nennen. Die Einwände gegen diese Methoden sind dieselben, die wir mehrfach gegen alle indirekten Bestimmungsmethoden richteten. Die Gefrierpunktsbestimmung ist speziell für die Permeabilität der Blutkörperchen von HEDIN (1897) verwendet worden. Sie beruht auf folgender Überlegung. Löst man eine gewisse Menge eines Stoffes im Plasma auf, so wird in ihm der Gefrierpunkt erniedrigt. Wiederholt man diesen Versuch mit

dem Unterschied, daß man an Stelle des Plasmas die gleiche Menge
Blut verwendet, so wird der Versuch nur dann das gleiche Ergebnis
haben, wenn der Stoff sich auf Plasma und Blutkörperchen in
gleicher Menge verteilt. Sind aber die Blutkörperchen impermeabel, so wird die Gefrierpunktserniedrigung größer sein, als bei der
Auflösung des Stoffes im Plasma allein. In Verbindung mit den
bereits früher geschilderten Methoden der Volumenmessung der
Blutkörperchen läßt sich die Permeabilität der Blutkörperchen
genau bestimmen (vgl. hierzu WARBURG und WIESEL 1912).

Während über die Anwendung der Leitfähigkeitsmethode
zwecks Feststellung der Veränderung des Ionengehaltes einer Lö-

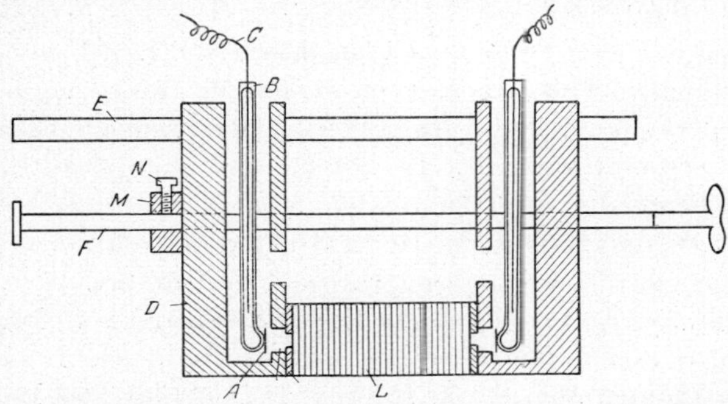

Abb. 1. Apparat zur Bestimmung der Leitfähigkeit lebender Gewebe nach OSTERHOUT. L =
Scheiben von Laminaria; A, B, C = Platinelektrode; D = Leitfähigkeitskammer. Durch
den Stab E und die Schrauben F, M, N wird der Abstand der Elektroden reguliert.

sung durch die in ihr suspendierten Zellen nichts näheres gesagt zu
werden braucht, muß noch die besonders von OSTERHOUT[1] ausgebildete Methode der Leitfähigkeit pflanzlicher und tierischer
Gewebe näher besprochen werden. Diese Methode beruht darauf,
daß ein pflanzliches oder tierisches Gewebe, in den meisten Versuchen wurde der Thallus von Laminaria verwendet, zwischen zwei
Platinelektroden so angebracht wurde, daß diese nur durch eine
geringe Menge von Lösung mit bekannter Leitfähigkeit von dem
Gewebe getrennt waren. Die nähere Anordnung ist aus Abb. 1
ersichtlich. Wurde die Leitfähigkeit in dieser Anordnung festgestellt und die Lösung mit einer anderen von genau gleicher Leitfähigkeit vertauscht, so wurde eine Zunahme der Leitfähigkeit im
Sinne einer vermehrten Durchlässigkeit der Zellen, eine Abnahme

---

[1] Vgl. speziell sein Buch: Injury etc.

aber als Ausdruck einer Abdichtung der Zellgrenzschicht gedeutet.
Die Angriffe, die gegen diese Methode gerichtet wurden, erscheinen
nicht mehr berechtigt als gegen jede indirekte Methode überhaupt[1].
Es besteht natürlich die Möglichkeit, daß eine Zunahme der Leitfähigkeit nicht durch ein verändertes Verhalten der Zellgrenzschichten, sondern durch die Bildung von Ionen in der Zellwand
oder im Protoplasma erfolgt. Die Einwände sind also die gleichen,
die wir gegen die osmometrischen Methoden richten mußten, als
wir die Bedeutung der Anatonose für das Verhalten der Zelle in
plasmolytischen Lösungen erwähnten[2].

d) Speziell physiologische Methoden.

Es soll an dieser Stelle keine Aufzählung und Kritik der speziell
physiologischen Methoden gegeben werden, da zwecks Vermeidung
von Wiederholungen diese am besten bei der Besprechung der Ergebnisse erwähnt werden[3]. Es kommt uns nur darauf an, das
Prinzip dieser durchweg indirekten Methoden anzugeben. Wir
wissen z. B., daß Kalium ein Herzgift ist und in genügender Konzentration einen diastolischen Stillstand herbeiführt. Setzt man
nun nach LOEB (1916) verschiedene Exemplare von Fundulus
heteroclitus in kaliumhaltige Lösungen, so wird das Eindringen
einer bestimmten Menge von Kalium am Auftreten des Herzstill-
standes erkennbar sein. Die bei gleicher Außenkonzentration nach
verschiedener Vorbehandlung der Tiere verstreichende Zeit bis zum
Eintritt der Kaliumlösung wird also umgekehrt proportional der
Durchlässigkeit der Körperoberfläche des Tieres sein. Das gleiche
gilt auch für die in verschiedenen äußeren Medien sich ungleich
schnell vollziehende Entlähmung nach Kaliumvergiftung.

Ein anderes Beispiel ist das folgende. Es werden die Eier vom
Frosch oder Seeigel verschiedenen Lösungen ausgesetzt, die stets
einen bestimmten, auf die Permeabilität zu untersuchenden Bestandteil, z. B. Kalium, gemeinsam haben, sich aber im übrigen
z. B. durch ihre Reaktion oder durch ihren Gehalt an Nichtleitern
voneinander unterscheiden. Außerdem werden entsprechende
Kontrollversuche angesetzt, in denen gezeigt werden muß, daß die

---

[1] Vgl. S. C. BROOKS 1925.

[2] Vgl. hierzu auch BOTTAZZI (1927).

[3] Vgl. über die von GILDEMEISTER ausgebildete physikalische Methode
der Permeabilitätsmessung S. 195 und 239.

verschiedenen Lösungen ohne den zu untersuchenden Stoff, z. B. die Nichtleiterlösungen als solche ebensowenig wie die kaliumhaltige Lösung, eine schädliche Wirkung auf die Zelle ausüben. Werden nach einer bestimmten Dauer der Vorbehandlung die Eier abgespült und unter Zufügung normalen Spermas befruchtet, so ergeben sich dann verschiedene Befruchtungsziffern, wenn der Eintritt des zu untersuchenden Stoffes unter bestimmten Bedingungen gefördert und in anderen gehemmt wird (GELLHORN 1924, 27). Ähnlichen Überlegungen liegt auch die Verwendung der Säure- und anderer Kontrakturen am Muskel zugrunde, wenn diese in verschiedenem chemischen Milieu beobachtet werden. Zeigt sich nämlich, daß Lösungen, die an sich die Erregbarkeit des Muskels nicht verändern, bald zu einer Verstärkung, bald zu einer Verminderung bzw. Hemmung der Kontraktur führen, so ist der Schluß wahrscheinlich gemacht, daß der jeweilige Erfolg durch eine Beeinflussung der Durchlässigkeit der Zellgrenzschichten für die Kontraktursubstanz bedingt ist (GELLHORN 1927/28).

Überblicken wir die zahlreichen Methoden, die in den Dienst der Erforschung der Permeabilität an Pflanzen- und Tierzellen gestellt sind, so ergibt sich als schlechthin ideale Methode lediglich die direkte chemische Bestimmung des Zellinhaltes und des Mediums, wie sie an den Zellen von Valonia ausführbar ist. Aus anatomischen Gründen ist die Anwendung der direkten chemischen Methode in dieser Weise auf andere Zellarten nicht möglich. Wir sind deshalb gezwungen, uns teils der übrigen direkten, teils der indirekten Methoden zu bedienen. Es ist im vorstehenden gezeigt worden, daß keine dieser Methoden im strengen Sinne als einwandfrei angenommen werden darf, teils weil die Methoden ein quantitatives Arbeiten nur bis zu einem gewissen Grade erlauben, teils die Abgrenzung gegenüber der Adsorption an äußere Zellbestandteile nicht einwandfrei gelingt. Weiterhin ist zu bedenken, daß speziell die plasmolytischen Methoden die Zellen in einem hypertonischen Milieu untersuchen, und daß der Schluß, die Zelle verhalte sich auch unter streng physiologischen Bedingungen ebenso, nicht zu Recht besteht. Ganz allgemein kann gesagt werden, daß die meisten indirekten Methoden nicht genügend berücksichtigen, welche sekundären Wirkungen von den Lösungen, in denen die Zellen suspendiert sind, auf die in diesen sich vollziehenden Stoffwechselprozesse ausgeübt werden.

Die Schwierigkeit des Permeabilitätsproblemes liegt aber noch in einem zweiten Faktum begründet. Bei der Durchsicht der Literatur über bestimmte Fragen der Permeabilität, z. B. der für Farbstoffe, erkennt man, daß bei sonst gleicher Methodik zuverlässige Untersucher zu abweichenden, ja sogar entgegengesetzten Resultaten gekommen sind. Es dürfte dies daran liegen, daß die Permeabilität verschiedener Zellarten gegenüber demselben Stoff eine durchaus verschiedene sein kann, ein Befund, der deshalb von großem Interesse ist, weil er auf eine unterschiedliche Beschaffenheit der Zellgrenzschichten in verschiedenen Zellen hinweist. Daß nun den weitgehenden Differenzen im chemischen Aufbau der lebendigen Substanz ebensogroße Unterschiede in dem physicochemischen Verhalten der Zellgrenzschichten entsprechen, dürfte nicht wundernehmen. Viel merkwürdiger ist die Tatsache, daß auch verschiedene Zellen desselben Gewebes sich oft erheblich in der Durchlässigkeit unterscheiden. Berücksichtigen wir ferner, daß die Durchlässigkeit einer Zelle unter den verschiedensten Einflüssen stark verändert wird, eine Erkenntnis, die vielleicht als die wichtigste der gesamten Permeabilitätsforschung bezeichnet werden darf, so ist erst recht begreiflich, daß eine direkte Vergleichung der an verschiedenen Zellen erhaltenen Resultate nicht möglich ist. Trotzdem haben sich, wie aus der folgenden Darstellung ersichtlich sein wird, eine Reihe allgemeiner Gesetzmäßigkeiten ergeben. Aber auch gewisse Widersprüche dürften von erheblichem physiologischen Interesse sein; denn sie sind der Hinweis dafür, daß die Durchlässigkeit an verschiedenen Zellen zellspezifischen Regeln unterliegt, deren Kenntnis sicherlich für das Verständnis der Stoffwechselprozesse der Zelle bedeutungsvoll sein wird.

B. Die Permeabilität von Membranen.

Die Untersuchung der Permeabilität von Membranen hat für die Erforschung des biologischen Permeabilitätsproblemes die Bedeutung, die jedem Modellversuch zukommt, nämlich unter einfacheren Bedingungen als sie die biologischen Objekte darbieten, Gesetzmäßigkeiten festzustellen und ihre Geltung im biologischen Versuch zu prüfen. Seitdem GRAHAM (1850) die Trennung von Kolloiden und Nichtkolloiden durch Dialyse gezeigt hat, sind zahlreiche Studien über die Dialyse verschiedener Stoffe durch Membranen veröffentlicht worden. Von BECHHOLD (1907) wurde gezeigt, daß es gelingt, Ultrafilter von verschiedener Durchlässigkeit herzustellen und auf diese Weise innerhalb des Bereiches der Kolloide diese nach ihrer Teilchengröße zu trennen. Bewegten sich diese Untersuchungen noch im Bezirke der Kolloide, so hat BILTZ (1910) seine Farbstoffversuche bis in das Gebiet der wahrgelösten Teilchen ausgedehnt und an einer großen Anzahl von Farbstoffen gefunden, daß bei Verwendung von Kollodiummembranen die Diffusibilität von der Anzahl der Atome, mithin dem Molekularvolumen abhängt. ,,Beträgt die Anzahl der Atome in einem Farbstoffmolekül bis zu etwa 45, so dialysiert der Farbstoff rasch, bei einem Gehalt über 45 Atomen tritt eine geringe Verlangsamung ein; die Farbstoffe zwischen den Atomzahlen von etwa 55—70 dialysieren nur wenig oder gar nicht, bei über 70 Atomen hört die Dialysierbarkeit auf.''

Mit Rücksicht auf das besondere Verhalten der Plasmahaut, das bereits für Stoffe mit sehr kleinem Molekularvolumen eine sehr geringe Durchlässigkeit aufweist, sind die in den letzten Jahren ausgeführten Versuche an möglichst dichten Membranen von besonderer physiologischer Bedeutung. Die methodische Grundlage schuf BROWN (1915/1917[1]), der zeigte, daß eine getrocknete Kollodiummembran, die so gut wie vollständig undurchlässig für die meisten gelösten Stoffe ist, durchlässiger wird, wenn man die getrocknete Membran mit einem Gemisch von Alkohol und Wasser behandelt und hernach in Wasser überträgt, und zwar steigt die Durchlässigkeit mit wachsender Alkoholkonzentration. Dies beruht darauf, daß die Membran in dem Wasser-Alkoholgemisch um so stärker quillt, je größer die Alkoholkonzentration ist. Bringt man die Membran in Wasser, so ersetzt dieses den Alkohol und schafft so Membranen von einer verschiedenen Durchlässigkeit, für die als Maßstab von BROWN der Alkoholindex gesetzt wird. Dieser gibt die prozentuale Alkoholkonzentration an, mit der die Membran vorbehandelt werden muß, um für einen bestimmten Stoff undurchlässig zu werden. Die Tabelle gibt hierüber für Stoffe von sehr verschiedenem Molekularvolumen einige Daten.

Wie die Diffusionsgeschwindigkeit eines Stoffes wächst, wenn der Versuch mit Membranen angestellt wird, die mit steigendem Alkoholgehalt vorbehandelt sind, lehrt Abb. 2 für Methylenblau.

---

[1] Vgl. auch BJERRUM und MANEGOLD (1927), LUNDSGAARD und HOLBOLL (1925/26), PIERCE (1927).

Der Alkoholindex von Kollodiummembranen. (Nach BROWN.)

H_2O, NaCl, NH_4Cl	0	Safranin	75—77,5
$KMnO_4$	30—40	Dextrin	85—87,5
Pikrinsäure	35—40	Stärke	90
K-oxalat	60—70	Anilinblau	92
Bismarckbraun	65	Lackmus	93
Methylenblau	70	Kongorot	96
Neutralrot	72,5—75	Nachtblau	> 96

An den nach der BROWNschen Methode hergestellten Kollodiummembranen von verschiedener, aber stets sehr geringer Durchlässigkeit hat COLLANDER (1926) Versuche über die Permeabilität von Nichtleitern und schwach dissoziierten Stoffen angestellt. Die Membranen I, II und III waren für Moleküle mit dem Durchmesser 0,44, 0,53 und 0,63 $\mu\mu$ durchlässig. In der Tabelle ist die relative Durchlässigkeit, bezogen auf Ammoniak, sowie die Molekularrefraktion der verschiedenen Verbindungen angegeben, um einen Vergleich zwischen der Diffusibilität der Verbindungen und der Größe ihres Molekularvolumens zu ermöglichen. Man erkennt, daß die Versuche an allen verwendeten Membranen regelmäßig eine Abhängigkeit der Durchlässigkeit vom Molekularvolumen ergeben. Mit steigender MR nimmt die Durchlässigkeit

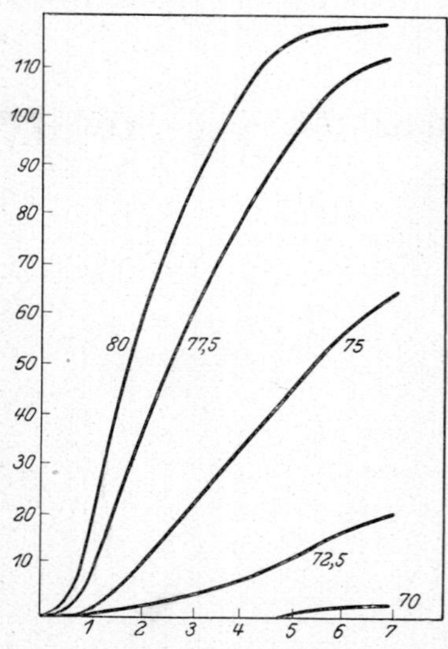

Abb. 2. Die Durchlässigkeit von Kollodiummembranen, die nach Lufttrocknung in 70 bis 80 vH Alkohol behandelt und darauf gewässert wurden, für Methylenblau. Abszisse: Zeit in Stunden; Ordinate: Menge des permeierten Methylenblaues in willkürlichen Einheiten. (Nach BROWN.) Die graphische Darstellung stammt von STILES.

ab. Dabei ist die Grenze der Durchlässigkeit bei der Membran I bei einer MR von 24, Membran II von etwa 40 und Membran III von 70 gegeben. Vergleicht man diese an Kollodiummembranen erhaltenen Ergebnisse mit der verschiedenen Diffusibilität bei freier Diffusion, so erkennt man, daß die Reihenfolge, in der sich die Stoffe ordnen, in beiden Fällen die gleiche ist, nur nimmt mit wachsender MR die Permeiergeschwindigkeit durch die Membranen

Tabelle 2. Die Durchlässigkeit von Kollodiummembranen für Krystalloide. (Nach COLLANDER.)

Nr.	Substanz	MR_D	Mol.-Gew.	Relative Permeabilität bei Membranen vom Permeabilitätsgrad		
				I.	II.	III.
1	Ammoniak	5,78	17,0	25,0	75,0	100,0
2	Wassersfoffsuperoxyd .	5,92	34,0	10,5		
3	Methylalkohol	8,34	32,0	8,2		
4	Ameisensäure	8,57	46,0	7,3	41,4	86,4
5	Formamid	10,61	45,0	6,0		
6	Äthylalkohol	12,78	46,1	1,6		
7	Essigsäure	13,02	60,0	1,8	20,1	
8	Harnstoff	13,67	60,1	1,0		
9	Äthylenglykol	14,40	62,1	0,5		
10	Glykolsäure	14,50	76,0	0,6	10,8	37,4
11	Propionsäure	17,55	74,1	1,1	15,4	
12	Monochloressigsäure . .	17,84	94,5	1,4	18,8	
13	Malonsäure.	19,13	104,0	0,2	7,3	
14	Milchsäure	19,19	90,1	0,2	4,3	30,3
15	i-Butylalkohol	22,19	74,1	etwa 0,2		
16	Bernsteinsäure	23,74	118,1	etwa 0,1	6,2	
17	Äpfelsäure	25,27	134,1	0,0	1,9	18,2
18	i-Amylalkohol	26,74	88,1	etwa 0,1		
19	Weinsäure	26,79	150,1	0,0	0,7	9,6
20	Valeriansäure	26,85	102,1	etwa 0,1	5,2	
21	Phenol	27,95	94,1	3,2		
22	i-Valeramid	28,72	101,1	0,0		
23	Methyläthylmalonsäure	32,98	146,1	0,0	0,6	11,7
24	m-Nitrophenol	34,03	139,1	0,7		
25	Zitronensäure	36,04	192,1	0,0	0,2	6,0
26	Mannit	39,06	182,1	0,0		
27	Chinasäure.	39,96	192,1	0,0	0,2	5,6
28	Antipyrin	55,37	188,1	0,0		
29	Rohrzucker	70,35	342,1	0,0		1,6

stärker als bei freier Diffusion ab, und zwar in um so größerem Maße, je enger die Membranporen sind. Diese Versuche zwingen zu der Schlußfolgerung, daß die Durchlässgkeit der Kollodiummembran eine Funktion ihrer Porengröße darstellt. Man kann daher diese Membranen als Molekülsiebe bezeichnen, wobei zu berücksichtigen ist, daß die verschieden schnelle Permeiergeschwindigkeit von Stoffen, deren Molekularvolumen nicht kleiner als die Porengröße ist, wesentlich dadurch bedingt ist, daß die Poren offenbar nicht alle von gleicher Größe sind. Daher stehen den Stoffen mit kleinster MR die zahlreichsten Poren offen.

Bei der genaueren Durchsicht der in der Tabelle wiedergegebenen relativen Permeabilitätskoeffizienten finden sich kleine Unstimmigkeiten insofern, als jene nicht genau entsprechend der Zunahme der MR abnehmen. Ein Einwand für die gegebene Auffassung der Versuche kann deshalb hieraus nicht hergeleitet werden, weil die Angaben über die MR noch mit wesentlichen Fehlern versehen sind und die Hydratation der Moleküle im gelösten Zustande nicht genügend berücksichtigt werden konnte. Nur in wenigen Fällen spielen noch andere Faktoren eine Rolle. Speziell die zu groß befundene Permeationsgeschwindigkeit von Nitrophenol dürfte mit der Aufnahme dieser Verbindung durch das Kollodium zusammenhängen. Sicher ist aber, daß sekundäre Momente wie Adsorptions- und Lösungsaffinitäten an diesen Membranen eine außerordentlich geringe Rolle spielen.

Gerade der letzte Punkt bedarf deshalb einer genaueren Untersuchung ,weil, wie in späteren Kapiteln gezeigt werden wird, gerade die leicht adsorbierbaren, „lipoidlöslichen" Verbindungen besonders rasch von tierischen und pflanzlichen Zellen aufgenommen werden. Für die Frage nach der Struktur der Plasmahaut der Zellen ist deshalb die Entscheidung bedeutungsvoll, ob diese Sonderstellung der genannten Stoffe auch an leblosen, aus relativ reinen Stoffen hergestellten Membranen festgestellt werden kann. Zu diesem Zwecke untersuchte COLLANDER (1927) die Durchlässigkeit von Gelatinemembranen von sehr geringer Porengröße — sie waren für Moleküle bis zu einem Durchmesser von etwa 0,7 $\mu\mu$ permeabel —, nachdem schon vor ihm TRAUBE, TOMITA und YUMIKURA (1923—25) das Verhalten oberflächenaktiver Verbindungen hinsichtlich ihrer Diffusibilität in 5 vH Gelatinegelen untersucht und keinen Unterschied zugunsten der oberflächenaktiven Stoffe gefunden hatten. Da aber die Möglichkeit besteht, daß in Membranen mit sehr engen Poren, die nach TINKER (1916) mit einer Schicht von adsorbiertem Wasser ausgekleidet sind, grundsätzlich andere Verhältnisse vorliegen können, so kommt der Wiederholung dieser Versuche durch COLLANDER eine große Bedeutung zu. Sie ergab auch bei Verwendung dichtester Gelatinemembranen wiederum, daß die relative Permeationsgeschwindigkeit mit steigender MR sinkt, ohne daß eine Sonderstellung der oberflächenaktiven Stoffe zutage tritt, ein Ergebnis, für das auch die an Kollodiummembranen von FUJITA (1926) ausgeführten Versuche weitere Belege liefern. Auch hier nimmt die Permeationsgeschwindigkeit durch die Membran stärker als die Diffusibilität bei freier Diffusion mit wachsendem Molekulargewicht ab. Aus den Versuchen folgt, daß die rasche Permeabilität oberflächenaktiver Stoffe in tierische und pflanzliche Zellen in den Versuchen an Gelatine und Kollodiummembranen keine Analogie findet. Hiernach ist zu vermuten, daß auch die übrigen Eiweißkörper sich gleichsinnig verhalten. Man wird nach diesen Versuchen als wahrscheinlich annehmen müssen, daß der Durchtritt der lipoidlöslichen Stoffe nicht durch Membranporen in der Plasmahaut stattfindet, sondern an die Anwesenheit von Stoffen (Lipoiden?) gebunden ist, zu denen die oberflächenaktiven Stoffe besondere Adsorptions- oder Lösungsaffinitäten besitzen.

Die Ionendurchlässigkeit von Kollodium und anderen Membranen ist von L. MICHAELIS, FUJITA und DOKAN (1924—27) mittels der potentiometrischen Methode systematisch untersucht worden. Berühren sich zwei Lösungen, die den gleichen Elektrolyten in verschiedener Konzentration enthalten, so besteht nach der osmotischen Theorie von NERNST eine Potentialdifferenz, die durch die Formel

$$E = 0{,}058 \cdot \frac{\dfrac{u}{w} - \dfrac{v}{w'}}{u + v} \cdot \log \frac{c_1}{c_2}$$

bestimmt wird. Hierin bedeutet u, v die Beweglichkeit des Kations bzw. Anions, w und w' die Wertigkeit von Kation und Anion und c_1, c_2 die Konzentration der beiden Lösungen. Schaltet man nun zwischen diese Elektrolytlösungen eine Membran ein, so findet man, daß hierdurch im Vergleich zu dem Versuch bei freier Diffusion eine Positivierung der verdünnteren Lösung eintritt. Diese Wirkung wird sowohl bei Pergamentmembranen wie solchen aus Paraffin, Wachs, Mastix und Kautschuk beobachtet. Die Erklärung besteht darin, daß durch die Einschaltung der Membran die Beweglichkeit der Anionen im Verhältnis zu der der Kationen vermindert wird[1]. Den Anionen kommt keine spezifische Bedeutung zu. Soweit die Potentiale mit zwei- und mehrwertigen Salzen überhaupt konstante Werte ergeben, ist die Positivierung in diesen Fällen wesentlich geringer.

Etwas näher müssen wir auf die Verhältnisse bei der Kollodiummembran eingehen. MICHAELIS verwendete vollständig getrocknete

---

[1] Vgl. hierzu W. OSTWALD (1890).

Kollodiummembranen, die Harnstoff durchließen, für Traubenzucker aber impermeabel waren. Bestimmte er nun an diesen Membranen die Potentialdifferenz von Konzentrationsketten des gleichen Salzes, deren Konzentrationsunterschied sich wie 1 : 10 verhielt, so erhielt er nahezu maximale Werte. Die verdünntere Lösung war nämlich bei Verwendung von Salzen der Alkalimetalle in der Regel um etwa 50 MV positiver als die konzentriertere. Aus der oben angegebenen NERNSTschen Formel folgt, daß dieser Effekt durch die völlige Impermeabilität der Membran für Anionen möglich ist.

Bestimmt man die Potentialdifferenz zwischen zwei gleich konzentrierten Lösungen verschiedener Alkalisalze, so erweist sich auch hier wiederum die Natur der Anionen als belanglos, so daß bei gleichem Kation aber verschiedenem Anion die Potentialdifferenz etwa O ist, während bei verschiedenen Kationen sich charakteristische Unterschiede ergeben, aus denen sich die relative Beweglichkeit der Kationen zueinander berechnen läßt. Dies ist in der Tabelle 3 geschehen, in der die Beweglichkeit von K gleich 1 gesetzt ist. Durch Vergleich mit der relativen Beweglichkeit bei freier Diffusion erkennt man, daß die Reihenfolge der Kationen in beiden Fällen die gleiche ist, nur sind die Unterschiede durch die Einschaltung der Membran enorm vergrößert. Während bei freier

Tabelle 3. (Nach L. MICHAELIS.)

	Li	Na	K	Rb	H
Relative Ionenbeweglichkeit in der Kollodiummemban	0,048	0,14	1	2,8	42,5
Dasselbe bei freier Diffusion	0,52	0,65	1	1,04	4,9

Diffusion H etwa neunmal so beweglich als Li ist, ergibt sich bei Einschaltung der Kollodiummembran ein Verhältnis von 900 : 1. Es ist nun interessant, daß wir ein biologisches Objekt kennen, daß in einem wesentlichen Punkte, nämlich bezüglich der Permeabilität der Salze der Alkalimetalle, der getrockneten Kollodiummembran vollkommen gleicht: die Apfelschale, die bekanntlich von LOEB und BEUTNER (1912, 1920) im Hinblick auf bioelektrische Probleme genau untersucht wurde. MICHAELIS (1925) fand nämlich, daß durch die Apfelschale hindurch trotz des reichlichen Gehaltes des Apfels an Kalium auch nach Wochen keine Spur von Kalium in destilliertes Wasser übertritt. Legt man hingegen den Apfel in eine Kochsalzlösung, so kann man K relativ rasch in der Außenflüssigkeit nachweisen, und die Menge des diffuncierten K nimmt mit jedem Tage zu. Dieser Erfolg ist so zu verstehen, daß die Apfelschale völlig Anionen-impermeabel ist; infolgedessen ist ein Durchtritt der Kationen nur dann möglich, wenn er sich auf dem Wege des Austausches gegen ein anderes Kation (Na) vollzieht[1].

Aber nicht nur aus diesem Grunde ist der Nachweis der elektiven Kationenpermeabilität an einer leblosen Membran bemerkenswert, sondern deshalb, weil er einen Hinweis für eine Erklärungsmöglichkeit der unter biologischen Bedingungen gefundenen elektiven Anionenpermeabilität gibt. Man kann nämlich die bisher beschriebenen Versuche auch so auffassen, daß man sagt: Durch negative Membranen — denn alle bisher beschriebenen Membranen sind negativ geladen — wird die Beweglichkeit der elektronegativ geladenen Anionen relativ vermindert. Möglicherweise besteht für die an den Blutkörperchen festgestellte elektive Anionenpermeabilität die Ursache darin, daß die Blutkörperchenmembran unter den natürlichen Bedingungen positiv geladen und hierdurch die Beweglichkeit der Kationen im Verhältnis zu der der Anionen relativ vermindert ist. Zur Begründung dieser Anschauung sind Versuche geeignet, in denen die Membran aus einem umladbaren Ampholyten besteht. Hierzu benutzte FUJITA Gelatinemembranen und untersuchte das zwischen zwei verschiedenen konzentrierten Lösungen von Na-Acetat bestehende Diffusionspotential bei verschiedener Reaktion der Lösungen, die durch die Hinzufügung entsprechender Essigsäuremengen hergestellt wurde. Unter diesen Umständen ergibt sich keine Veränderung des Membranpotentials gegenüber dem Diffusionspotential, wenn die Lösungen ein p_H von etwa 4,7, dem isoelektrischen Punkt der Gelatine, aufweisen. Findet der Versuch bei höherer [H·], also bei positiver Aufladung der Gelatine statt, so ergibt sich eine negativierende Wirkung des Membraneffektes gegenüber der freien Diffusion. Hingegen findet

---

[1] Man vergleiche hierzu die Versuchsergebnisse von MESTREZAT und GARREAU (1925), die an verschiedenen Membranen (Schweinsblase, Kollodiummembran) eine sehr erhebliche Beschleunigung der Diffusion verschiedener Salze feststellten, wenn diese gegen eine NaCl-Lösung anstatt gegen Aqua dest. dialysierten. Diese Wirkung ist auf den mit dem schnell diffundierenden Cl' sich vollziehenden Ionenaustausch zurückzuführen.

Tabelle 4. Der Einfluß der Membranladung auf die
Ionenpermeabilität. (Nach Fujita.)

Ableitungspufferlösung	p_H	Membraneffekt gegenüber freier Diffusion		
		Formolisierte Gelatine	Tannierte Gelatine	Chromierte Gelatine[1]
Na-acetat 0,1:0,01	8,9	+ 15	+ 9,1	+ 11,0
0,1 Na-acetat + 0,1 Essigsäure gegen 0,01 Na-acetat + . 0,01 Essigsäure	4,7	+ 0,3	− 3,3	− 0,2
0,1 Na-acetat + 0,5 Essigsäure gegen 0,01 Na-acetat + . 0,05 Essigsäure	4,0	− 18,5	− 15,6	− 21,4

man bei Versuchen auf der alkalischen Seite des isoelektrischen
Punktes einen positivierenden Membraneffekt, der in völliger
Übereinstimmung mit den Wirkungen steht, die die Pergament-,
Kollodium- und Mastixmembran regelmäßig hervorgerufen hatte.
Die unter diesen Bedingungen auftretende gleichsinnige Wirkung
der Gelatinemembran findet ihre Erklärung darin, daß sie in
alkalischen Lösungen ebenso wie die vorher genannten Membranen
negativ geladen ist. Es ergibt sich mithin aus den Membranversuchen die allgemeine Regel, daß *Membranen mit negativer
Ladung die relative Beweglichkeit der negativen Ionen vermindern
und positiv geladene Membranen die gleiche Wirkung auf die positiv
geladenen Ionen ausüben*[2]. Die Membranladung kommt durch
Adsorption der betreffenden Ionen innerhalb der Poren zustande.
Durch die Fixation können sie sich nicht im gleichen Maße wie die
übrigen nicht fixierten Ionen an der Diffusion beteiligen[3].

Was nun den Unterschied in der Durchlässigkeit der Kollodiummembran für Kationen anlangt (vgl. Tabelle 3), so ist er aus
der Wirkung der Membran als Molekülsieb zu erklären. Denn
obwohl unter den Alkaliionen Li das kleinste Atomgewicht hat,
so kommt ihm doch mit Rücksicht auf seine Wasserhülle das
größte Molekülvolumen zu. So ergibt sich, daß entsprechend den
früher geschilderten Erfahrungen über die Durchlässigkeit der

---

[1] Die Gelatinemembranen sind fast nicht quellbar.

[2] Vgl. hierzu auch Choucroun (1927) und Chanoz (1926).

[3] Zu dieser Vorstellung sind bereits Bethe und Toropoff (1914/15)
in Untersuchungen über die Veränderung der Ionenkonzentration an Membranen unter dem Einfluß des elektrischen Stromes gelangt.

Membranen für Nichtelektrolyte und schwach dissoziierte Verbindungen auch die Experimente über Salzpermeabilität zu dem Schlusse führen, daß die Membrandurchlässigkeit von dem Molekularvolumen der permeierenden Stoffe abhängt. Für die Elektrolyte bedarf diese Theorie nur insofern einer Erweiterung, als die rein mechanische Filterwirkung der Membran nur in Verbindung mit elektrischen Kräften, die durch die Ionenadsorption bedingt sind, zur Erklärung ausreicht. Die elektrische Wirkung ist nach MICHAELIS zweifach. „Erstens muß eine Ladung der Wand sämtliche Ionen von der ihr gleichen Ladung in der Bewegung hemmen; diese Wirkung ist also bei einer Membran von gegebenen Bedingungen etwa nur auf Kationen oder nur auf Anionen gerichtet. Zweitens bewirkt die Ladung des Ions selbst eine elektrostatische Fesselung der umgebenden Wassermoleküle, welche, wenn sie in das Bereich der Adhäsionssphäre der Porenwand fallen, eine Retardierung des Ions hervorbringen müssen, deren Größe von der Kraft abhängt, mit welcher die Wasserhülle an das Ion gebunden ist."

Die Versuche von MICHAELIS an Kollodiummembranen lassen in experimenteller Hinsicht insofern eine Lücke, als der Nachweis, daß die positiv umgeladenen Kollodiummembranen elektiv anionen-permeabel sind, noch nicht erbracht wurde. Dies gelang MOND und HOFFMANN (1928), indem sie durch Einlagerung des basischen Farbstoffes Rhodamin B eine positive Ladung der Membran erzielten und sowohl durch die Bestimmung der Membranpotentiale, wie durch die chemische Analyse, die elektive Anionenpermeabilität bewiesen. Die Ergebnisse sind im wesentlichen, wie es die Theorie verlangt, den MICHAELISschen Membranversuchen entgegengesetzt; denn für die Membranpotentiale erweisen sich lediglich die Anionen als wirksam, und bei der Feststellung des Konzentrationseffektes ist die verdünntere Lösung gegenüber der konzentrierteren negativ. Nur in einem Punkte ergab sich ein verschiedenes Verhalten. Während an der negativ geladenen Kollodiummembran von MICHAELIS eine Kationenreihe gefunden wurde, die mit der Wanderungsgeschwindigkeit der Ionen bei freier Diffusion der Richtung nach übereinstimmt, und nur in quantitativer Hinsicht Unterschiede aufweist, ergibt sich aus den Versuchen von MOND und HOFFMANN die Reihe: $SCN, NO_3, J, Br, Cl, Acetat, SO_4$, während die Wanderungsgeschwindigkeit bei freier Diffusion die

Reihe: Br, J, Cl, NO_3, SCN, Acetat liefert. Die Membranpotentiale ergeben also die biologisch so wichtige HOFMEISTERsche lyotrope Reihe. Aus welchen Gründen bei den Anionen im Gegensatz zu den Kationen eine gegenüber der freien Diffusion veränderte Reihe erhalten wird, ist unbekannt.

Erwähnt sei noch, daß für die Permeabilität von Kollodiummembranen die Adsorption eine wichtige Rolle spielt. Sie ist im isoelektrischen Punkt maximal. Nach RISSE geht in diesem Falle am wenigsten Eiweiß durch die Membran hindurch. Auch für Glykokollösungen gilt das gleiche. Es muß betont werden, daß, wenn bei verschiedenem p_H von Eiweißkörpern sehr ungleiche Mengen durch die Membran hindurchgehen, dies natürlich nicht auf eine Änderung der Permeabilität der Membran, sondern hauptsächlich auf Zustandsänderungen des permeierenden Stoffes (Teilchenvergrößerung, Ladungsverminderung) und die hiermit in Verbindung stehende Adsorptionssteigerung zurückzuführen ist. So hat HITCHCOCK (1926) an Kollodiummembranen festgestellt, daß durch die Adsorption von Gelatine die Durchlässigkeit für Wasser erheblich vermindert wird.

Von größter Bedeutung für das Permeabilitätsproblem ist die von RISSE (1926) durch den Modellversuch einwandfrei erhärtete Tatsache, daß bei Verwendung quellungsfähiger Membranen die Durchlässigkeit für kolloide und krystalloide Nichtleiter (Dextrin, Rohrzucker), sowie für Wasser von dem Quellungsgrad der Membran abhängt. Im isoelektrischen Punkt, in dem die Gelatine das Quellungsminimum aufweist, ist auch die Permeabilität am geringsten und steigt im sauren wie im alkalischen Milieu an. Da wir seit HOFMEISTER (1888—91) wissen, daß die Salze einen unterschiedlichen Einfluß auf die Quellbarkeit der Gelatine besitzen, so war eine Möglichkeit zur Erhärtung des Zusammenhanges zwischen Quellung und Permeabilität in Versuchen gegeben, in denen die Änderung der Durchlässigkeit von Gelatinemembranen unter dem Einfluß von Salzen studiert wurde. Wie die folgenden Tabellen 5 und 6 zeigen, nimmt die Wasserdurchlässigkeit einer mit verschiedenen Salzlösungen vorbehandelten Gelatinemembran gegenüber Aqua dest. ab, und zwar um so mehr, je weniger die Salze die Gelatinequellung fördern.

Eine weitere Illustrierung dieses wichtigen Zusammenhanges zwischen Quellung und Permeabilität ergibt sich aus Versuchen

Tabelle 5. Filtratmenge bei Ultrafiltration von Salzlösungen durch Gelatinefilter bei gleichem p_H. (Nach O. Risse.)

Aqua dest.	Salzlösungen		$\varDelta$
3,1	Apua dest.	3,1	0
3,1	m/1 — NH_4 Cl	2,9	0,2
3,1	m/1 — K Cl	2,85	0,25
3,1	m/1 — Na Cl	2,8	0,3
3,1	m/1 — Li Cl	1,9	1,2
3,15	m/1 — Ca Cl_2	1,8	1,35
3,1	m/1 — Mg Cl_2	1,7	1,4
3,1	m/1 — Ba Cl_2	1,65	1,45

Tabelle 6. Filtratmenge bei Ultrafiltration von Salzlösungen durch Gelatinefilter bei gleichem p_H. (Nach O. Risse.)

$\frac{n}{50}$ HCl	Salzlösungen		$\varDelta$
2,9	n/50 — H Cl	2,9	0
2,9	m/1 Na CNS	2,6	0,3
2,91	m/1 — Na NO_3	2,5	0,41
2,95	m/1 — Na J	2,5	0,45
2,9	m/1 — Na Br	2,4	0,5
2,87	m/1 — Na Cl	2,25	0,62
2,91	m/1 — $NaH_2 PO_4$	1,95	0,96
2,9	m/1 — $Na_2 SO_4$	0,67	2,23

an Kollodiummembranen, die durch Vorbehandlung in Wasser bzw. Wasser und Alkoholgemischen in einen ungleichen Quellungszustand versetzt waren (Tabelle 7 und 8). Auch hier zeigt sich, daß

Tabelle 7. Ultrafiltration von Wasser und Hämoglobin durch verschieden stark vorgequollene Kollodiummembranen. (Nach O. Risse.)

8 tägige Quellung in	Aqua dest.		Hämoglobin	
	1. Versuch	2. Versuch	Menge	Farbtiefe
Alkohol abs. . . .	18,3	11,0	10,8	++++++
„ + 1vH H_2O	17	10,6	9,0	++++
„ + 5 vH „	16,5	9,8	8,5	+++
Aqua dest.	9,2	7,8	8,0	++

Tabelle 8. Kollodiumquellung in Alkohol-Wassergemischen. (Nach O. Risse.)

	Anfangsgewicht	Endgewicht	$\varDelta$
Alkohol abs.	140	261	121
„ + 1vH H_2O .	140	215	75
„ + 5 vH „ .	140	155	15
Aqua dest.	140	142	2

Wasser, Dextrin- und Hämoglobinlösung die stärker gequollene Membran erheblich schneller bei der Ultrafiltration passieren, als eine Membran von geringerem Quellungsgrade.

Versuche an Agarfiltern liefern eine weitere Bestätigung. Ferner sei noch an die bekannte Tatsache erinnert, daß durch Zunahme der Trocknung einer formolierten Gelatinemembran ebenso wie durch stärkere Formolierung die Durchlässigkeit für Eiweißkörper und Wasser herabgesetzt wird. Diese Faktoren bewirken aber, wie wir wissen, eine stärkere Entquellung der Gelatinemembran. Damit ist eine exakte Grundlage für die in Versuchen an tierischen und pflanzlichen Zellen gewonnene Auffassung, daß die Quellungsförderung der Plasmahaut gleichsinnig ihre Permeabilität beeinflußt, gegeben.

Diese Untersuchungen haben durch Experimente von Anselmino (1928) eine wesentliche Vertiefung insofern erfahren, als dieser Autor in Permeabilitätsstudien an Gelatinemembranen die Bedeutung der Wegstrecke, die bei der Dickenzunahme der Membran durch Quellung vergrößert wird, erkannte. Berücksichtigt man diesen Faktor, der der Permeabilitätssteigerung der Gelatine durch Quellung entgegenwirkt, so ergibt sich bei der Prüfung der Durchlässigkeit für Nichtelektrolyte stets ein Permeabilitätsminimum im isoelektrischen Punkt. Die entgegengesetzten Resultate von Hitchcock (1926) sind nach Anselmino darauf zurückzuführen, daß Hitchcock an gelatinierten Kollodiumfiltern arbeitete, bei denen die Quellung der Gelatine zu einer Verstopfung der Poren der Kollodiummembran führen muß, da das Quellungswasser im wesentlichen für die Diffusion nicht in Frage kommt, während an der Gelatinemembran die Gelatineteilchen sich ausdehnen und die Membranporen sich erweitern können. Verwendet man Farbstoffe in diesen Permeabilitätsversuchen, so wird die Menge des permeierenden Farbstoffes mehr durch capillarelektrische Kräfte, als durch die Quellung bestimmt. Der scheinbare Porendurchmesser wird bei gleicher Ladung von Farbstoffion und Membran um so mehr verringert, je stärker die Membran geladen ist. Daraus folgt die Bedeutung der Lage des isoelektrischen Punktes für die Membrandurchlässigkeit und das entgegengesetzte Verhalten saurer und basischer Farbstoffe. Daß aber die Reaktion nicht allein durch eine Beeinflussung der Quellung und der capillarelektrischen Kräfte die Permeabilität beeinflußt, zeigen Versuche an Agarmembranen, die innerhalb des verwendeten p_H-Bereiches keine Quellung und auch keine Adsorption für saure Farbstoffe bewirken. ANSELMINO findet, daß durch die Veränderung des p_H eine Zustandsänderung der Membrankolloide herbeigeführt wird, die sich als Durchlässigkeitsänderung um so mehr dokumentiert, je größer das Molekularvolumen des permeierenden Stoffes ist. Es wird dies ebenso wie die starken Unterschiede in der Diffusibilität der Kationen durch getrocknete Kollodiummembranen in den S. 27 ff. beschriebenen Versuchen von MICHAELIS durch die „reibungsartigen" Kräfte erklärt, die in der Membranpore um so stärker wirken, je größer das Molekularvolumen der permeierenden Substanz ist.

Im Sinne der Molekülsiebtheorie sind auch Versuche von ZSIGMONDY (1925) an Ultrafeinfiltern aus Acetylcellulose ausgefallen, mit denen er die Durchlässigkeit für Farbstoffe untersuchte. Er konnte nämlich durch Herstellung von Ultrafiltern verschiedenen Grades solche ermitteln, die Kongorot und Benzopurpurin 4 B vollkommen zurückhalten, ohne daß das Filter sich färbt. Wählt man aber Ultrafilter mit etwas größerem Porendurchmesser, so permeieren beide Farbstoffe, und bei Filtern mittlerer Porengröße wird Benzopurpurin zurückgehalten, während Kongorot die Membran durchdringt. Die Widersprüche, die sich bei Verwendung weiterer Farbstoffe hinsichtlich der Molekülgröße und der Durchlässigkeit ergeben, konnte ZSIGMONDY darauf zurückführen, daß die verwendeten Farbstoffe überhaupt nicht in einfache Moleküle oder Ionen, sondern in Molekülaggregate zerfallen.

Eine zweite Gruppe von Membranen sind die Niederschlagsmembranen, die zuerst von M. TRAUBE (1867) näher untersucht wurden. Es stellte sich heraus, daß sie außerordentlich wenig für gelöste Stoffe, hingegen gut für Wasser durchlässig sind. Sie sind seither als semipermeable Membranen bezeichnet worden, wenngleich dieser Begriff im exakten Sinne nicht zutrifft, denn für eine Reihe von Stoffen, wie z. B. Harnstoff und verschiedene einwertige Salze, ist die Ferrocyankupfermembran, die TRAUBE besonders untersuchte, durchlässig. Aus seinen Untersuchungen zog dieser Autor den Schluß, daß die Durchlässigkeit der Niederschlagsmembran von ihrer Porengröße abhängt, eine Anschauung, für die WALDEN (1892) ein wichtiges Material beibrachte. Er stellte nämlich eine Reihe verschiedener Niederschlagsmembranen her, von denen die Ferrocyankupfermembran sich als die am wenigsten, die

Gelatinetanninmembran als die am meisten durchlässige erwies. Dies galt ausnahmslos für eine Reihe von Kationen und Anionen. Hingegen ergaben sich aus den Untersuchungen von TAMMANN (1892) an der Ferrocyankupfermembran mit zahlreichen Farbstoffen Widersprüche mit dieser Anschauung, die TAMMANN veranlaßten, die Siebtheorie aufzugeben und als Ursache der Durchlässigkeit die Löslichkeit der Stoffe in der Membran anzusehen.

Da nun in neuerer Zeit durch TINKER in der Ferrocyankupfermembran, der der Charakter eines Geles zukommt, Poren direkt nachgewiesen wurden, wenngleich ihre Größe aus diesen Untersuchungen sich nur sehr annähernd ergibt (vgl. hierzu HARTUNG [1920] und BARTELL [1912]), so war hierin ein neuer Anlaß gegeben, die Siebtheorie auf ihre Gültigkeit zu prüfen (vgl. auch SPIRO 1897). Dies ist zunächst von COLLANDER (1924) mit Nichtleitern mit dem auffallenden Ergebnis geschehen, daß hinsichtlich ihrer Permeationsgeschwindigkeit die Stoffe sich nach ihrem Molekularvolumen ordnen, und daß Oberflächenaktivität, Löslichkeit und dergleichen für die Durchlässigkeit belanglos sind. Stoffe, die ein kleineres Molekularvolumen als 80 haben, permeieren ziemlich leicht; überschreitet hingegen das Molekularvolumen 120—140, so sind die Stoffe impermeabel. Diese Tatsachen weisen unzweifelhaft darauf hin, daß zum mindesten bei Nichtleitern das Molekularvolumen, so wie es die Siebtheorie annimmt, entscheidend für die Durchlässigkeit der Ferrocyankupfermembran ist.

Durchlässigkeit der Cu_2FeCy_6-Membran für Nichtelektrolyte und Säuren. (Nach COLLANDER.)

1. *Leicht permeierende*: H_2O 18,8, Methylalkohol 42,8, Formamid 46,7, Harnstoff 59,2, HNO_3, HCl, Ameisensäure 42,0.
2. *Ziemlich leicht permeierende*: Acetamid 58,7, Äthylenglykol 65,5, Äthylalkohol 62,4, Glykokoll 76,5, Aceton 77,3, Essigsäure 64,0, Monochloressigsäure 81,3, H_2SO_4.
3. *Mäßig permeierende*: Glycerin 87,0, i-Propylalkohol 82,0, a-Propylenglykol 85,2, a-Monochlorhydrin 110, H_3PO_4 (77,5), Propionsäure 86,0, Milchsäure 93,8.
4. *Schwer permeierende*: Phenol 102, Äthylacetat 106, i-Butylalkohol 102, Methyllactat 116, Valeramid 135, Monoacetin 146, i-Valeriansäure 130, Bernsteinsäure 117, Weinsäure 133.
5. *Sehr schwer oder nicht permeierende*: i-Amylalkohol 123, Dimethyltartrat 177, Dextrose 183, Mannit 190, Saccharose 346, Chinasäure 194,

Citronensäure 178, [Chloralhydrat 122, Isodulcit 175, Methylglukosid 175, Antipyrin 213, Salicin 295, Amygdalin 467].

Im Widerspruch hierzu stehen Angaben von WALDEN, nach denen diese Membran für Säuren, unabhängig von ihrem Molekulargewicht, leicht permeabel ist. COLLANDER (1924) konnte aber zeigen, daß das Ergebnis WALDENS durch einen methodischen Fehler bedingt ist. Fügt man nämlich zu der $CuSO_4$-Lösung Citronensäure hinzu, so wird die K_4FeCy_6-Lösung sauer, wie es WALDEN festgestellt hat. Führt man den Versuch aber umgekehrt aus, so wird die $CuSO_4$-Lösung kaum sauer, ein Versuch, der im Verein mit anderen nach ähnlichen Prinzipien ausgeführten Experimenten beweist, daß die Säuerung in den Versuchen WALDENS nicht auf einen Durchtritt der Säureanionen beruht, sondern durch einen zwischen den leicht permeierenden Kationen K· und H· sich vollziehenden Ionenaustausch zurückzuführen ist. In der umgekehrten Anordnung kann sich aber der Kationenaustausch deshalb nicht vollziehen, weil die Ferrocyankupfermembran für Cu impermeabel ist. Die unter Vermeidung dieser Fehlerquelle von COLLANDER ausgeführten Versuche haben nun gezeigt, daß bei den organischen Säuren die Durchlässigkeit ebenso wie bei den Nichtleitern vom Molekularvolumen abhängig ist. Bei den anorganischen, stark dissoziierten Mineralsäuren HNO_3, HCl, H_2SO_4, die zu den leicht permeierenden Säuren gehören, kommt es auf die Säureanionen an. Wahrscheinlich hängt auch hier die Reihenfolge $HNO_3 > HCl > H_2SO_4$ von der Größe des Ionenvolumens ab, doch fehlen über letzteres genaue Messungen. Im Sinne dieser Anschauungen sind auch die Versuche von WALDEN über die Salzpermeabilität an der Ferrocyankupfermembran zu verwerten, nach denen diese für mehrwertige Ionen impermeabel ist, während sie einwertige durchläßt; denn wir wissen, daß die mehrwertigen Ionen im allgemeinen stärker hydratisiert sind und eine geringere Wanderungsgeschwindigkeit als die einwertigen Ionen besitzen. *Somit kommen wir zu dem Schluß, daß auf alle beschriebenen Membranen die Molekülsiebtheorie anwendbar ist. Besondere Verhältnisse ergeben sich durch sekundäre Momente (Ionenadsorption, Umladung der Membran), die, wie wir gesehen haben, bei Membranen von geeigneter Dichte zu der elektiven Ionenpermeabilität führen.* Es bleibt abzuwarten, inwieweit diese Vorstellungen noch im Sinne PFEFFERS (1877) ergänzt werden müssen, der neben der Porengröße bei kol-

loiden Membranen, zu denen, wie erwähnt, auch die Ferrocyankupfermembran gehört, Adsorptions- und Lösungsvorgängen in der
Membran eine große Bedeutung zuerkennt.

Aus den Versuchen von COLLANDER an Gelatinemembranen
hatte sich ergeben, daß diese keineswegs die Sonderstellung, die
hinsichtlich ihrer Durchlässigkeit die capillaraktiven lipoidlöslichen
Stoffe für die Zelle einnehmen, zu erklären imstande sind. Es
konnte hieraus mit einer gewissen Wahrscheinlichkeit gefolgert
werden, daß dies für alle Eiweißmembranen überhaupt gilt. Die
strenge Abhängigkeit, die sich weiterhin auch bei Niederschlagsmembranen zwischen Molekularvolumen und Durchlässigkeit gezeigt hat, beweist, daß auch diese Membranen der cellulären Plasmahaut durchaus unähnlich, dagegen gewissen tierischen Membranen durchaus vergleichbar sind. Es liegt nahe, das besondere
Verhalten capillaraktiver Stoffe mit Lösungsvorgängen in der
Membran in Verbindung zu bringen, eine Hypothese, die bereits
von LHERMITE (1855) aufgestellt, von OVERTON (1895/99) u. a. auf
die Plasmahaut übertragen worden war [1]. Wir besitzen eine Reihe
von Modellversuchen, die diese Hypothese zu stützen geeignet sind.
THIEULIN (1920) hat an Kollodiumsäckchen, die Ricinusöl und
Lecithin enthalten, die Durchlässigkeit für verschiedene Lokalanaesthetica Cocain, Stovain und Syncain geprüft. Es zeigt sich, daß
die Membranen für die Alkaloidbasen durchgängig sind, obwohl
sie Kochsalz überhaupt nicht hindurchlassen. Hieraus geht hervor,
daß die Porengröße offenbar für dies Verhalten nicht entscheidend
sein kann. Prüft man nun das Verhalten der Alkaloidsalze genauer,
so zeigt sich, daß von dem Syncain um so mehr durch die Membran
durchtritt, je schwächer die Säure des Salzes ist. Während in
24 Stunden aus einer 1 proz. Lösung nur 1 mg des Chlorhydrates
permeiert, findet sich bei Acetat 24 mg und bei Borat sogar 49 mg.
Es erklärt sich dies daraus, daß die mit schwächeren Säuren ge-

---

[1] Daß aber die Sonderstellung lipoidlöslicher oberflächenaktiver Substanzen an Niederschlagsmembranen, die frei von Lipoiden sind, reproduziert werden kann, hat MEIGS (1913) gezeigt. An Celloidinmembranen,
die mit Calciumphosphat imprägniert waren, zeigte sich eine starke Durchlässigkeit für Äthylalkohol, obwohl Harnstoff und Glycerin nur in geringem Grade permeabel waren und Salze, Zucker und Aminosäuren nicht
permeierten. Die Stoffe zeigen an diesem Modell hinsichtlich ihrer Permeationsgeschwindigkeit die gleiche Reihenfolge wie an der tierischen
Zelle (vgl. auch MEIGS 1915).

bildeten Alkaloidsalze sehr stark hydrolytisch gespalten sind, so daß die fast ausschließlich permeierende Base unter diesen Bedingungen in höherer Konzentration enthalten ist. Dies Verhalten steht in völliger Analogie zu den S. 69 beschriebenen Versuchen an Pflanzenzellen.

Ein Modell für das Verhalten der lebenden Zelle den Säuren gegenüber stellt eine Kollodiummembran dar, die nach PHILIPPSON (1913 und 1920) mit Muskelätherextrakt imprägniert ist. Sie ist für Mineralsäuren fast undurchlässig, dagegen für organische Säuren im Sinne der Reihe: Ameisen- < Essig- < Milch- < Buttersäure permeabel. HARVEY (1912) hat gezeigt, daß Lecithin-Eiweißmembranen ebenso wie die lebende Zelle für NH_3 sehr leicht durchgängig, dagegen für NaOH impermeabel sind.

Auch Versuche, die Hämolyse durch Saponin, Cobragift, Tetanotoxin usw. modellmäßig zu erklären, haben die Bedeutung lipoider Bestandteile der Membran erwiesen. PASCUCCI (1905) hat mit Seide imprägnierte Lecithin-Cholesterinmembranen hergestellt, und den Einfluß dieser Hämolytica auf die Durchlässigkeit dieser Membranen für Hämoglobin und Cochenille festgestellt. Es ergab sich, daß die genannten Hämolytica auch die Lecithin-Cholesterinmembranen durchlässig machen, und zwar um so rascher, je geringer der Cholesteringehalt ist. Welches der Mechanismus dieser Permeabilitätssteigerung ist, ob hierbei Lösungsvorgänge oder chemische Prozesse eine Rolle spielen, ist nicht genauer festgestellt.

Von der Erkenntnis ausgehend, daß den Lipoiden eine wichtige Rolle in der Plasmahaut zukommt, haben MacDougal und Moravek (1927) eine komplizierte künstliche Zelle konstruiert, indem sie eine Dialysierhülse mit Agar, Pektin, Gelatine und einer Emulsion von Cholesterol und Lecithin imprägnierten. Dabei zeigte sich, daß gewisse Gesetzmäßigkeiten des Ionenantagonismus im Zusammenhang mit der Zelldurchlässigkeit auch an der künstlichen Zelle demonstrabel sind. So nimmt die Chlorpermeabilität aus einer Kochsalzlösung ab, wenn $CaCl_2$ hinzugesetzt wird. Besonders interessant ist die Tatsache, daß eine derartige künstliche Zelle, sofern sie das erwähnte Lecithin-Cholesterolgemisch enthält, imstande ist, bei weitgehender Veränderung des p_H im Außenmedium ihre Reaktion nahezu konstant zu erhalten. Es liegt dies daran, daß Cholesterol H- und Lecithin OH-Ionen aufnimmt. Man wird daher die Pufferungspotenz der lebenden Zelle nicht allein mit den Eiweißstoffen, sondern auch mit den in ihren Zellgrenzschichten enthaltenen Lipoiden in Zusammenhang bringen müssen.

Die letztgenannten Versuche leiten schon zu der weiteren prinzipiellen Frage über, wie die Änderungen in der Durchlässigkeit einer Membran zustande kommen. Denn es hat sich bereits in diesen Versuchen gezeigt, daß künstliche Membranen in ihrer Durchlässigkeit veränderbar sind. Ein sehr interessantes Beispiel hierfür, dem auch eine große biologische Bedeutung zukommt, haben BRINKMANN und V. SZENT-GYÖRGYI (1923/24) entdeckt. Sie fanden, daß Kollodiumfilter, die für Hämoglobin undurchlässig sind, den Farbstoff leicht permeieren lassen, wenn die Membran mit verschiedenen stark capillaraktiven Stoffen, wie Na-Oleinat, Na-Linolat, Na-Glykocholat, sowie mit Alkaloiden, von denen Atropin, Pilocarpin, Coffein und Morphin genannt seien, vorbehandelt werden. Gleichzeitig ergibt sich aber, daß die permeabilitätserhöhende Wirkung für Hämoglobin nicht als Kennzeichen einer *allgemeinen* Permeabilitätssteigerung gewertet werden darf. Denn die Durchlässigkeit für Wasser ist unverändert. Wir sehen hierin einen wichtigen Modellversuch für die an biologischen Substraten noch mehrfach zu erörternde Tatsache, daß die für eine bestimmte Substanz ermittelte Durchlässigkeitsänderung sich auf andere Verbindungen oder Wasser nicht zu erstrecken braucht (vgl. hierzu aber auch NORRIS 1927).

Die Tatsache, daß capillaraktive Stoffe verschiedenster chemischer Zusammensetzung in gleicher Weise und wie es scheint nach Maßgabe ihrer Capillaraktivität eine reversible Permeabilitätssteigerung für Hämoglobin an Kollodiummembranen hervorrufen, weist darauf hin, daß ihre Wirkung auf eine Veränderung der in den Membranporen enthaltenen Grenzflächenkräfte zurückzuführen ist[1]. Die Autoren erklären dies folgendermaßen: „Ist, der TINKERschen Anschauung entsprechend, der Radius einer Pore nicht größer als der Durchmesser dieser gespannten Oberflächenlage, so ist der ganze Porus mit derart gespanntem Wasser gefüllt, und wir können erwarten, daß nur diejenigen Stoffe in den Porus eindringen, die im allgemeinen in die Oberflächenlage des Wassers eindringen und hier angereichert werden können, d. h. positiv ad-

---

[1] Vgl. hierzu auch ZSIGMONDY (1925).

sorbiert werden. Werden die Stoffe hier negativ adsorbiert, so wird die Substanz nicht in den Porus eindringen können, auch wenn dessen Durchmesser viel größer ist, als der Durchmesser der betreffenden Substanzteilchen." EDERER (1925) gelang es, durch Zufügung oberflächenaktiver Stoffe an Kollodiummembranen auch eine erhöhte Diffusionsgeschwindigkeit für Wasser festzustellen.

Welch große Bedeutung der Adsorption von Ionen oder Proteinen für die Durchlässigkeit von Membranen zukommt, ist bereits früher erwähnt worden (vgl. auch GROLLMANN 1926a). Bei der Dialyse von Farbstoffen durch Pergamentmembranen wies BETHE (1922) den entscheidenden Einfluß der Adsorption nach. Er findet nämlich, daß basische Farbstoffe um so rascher diffundieren, je alkalischer die Reaktion des Mediums ist. Saure Farbstoffe verhalten sich gerade umgekehrt. Läßt man die Farbstoffe aus wässeriger Lösung in Eiweißlösungen dialysieren, so wird der Zusammenhang der Ergebnisse mit Adsorptionsvorgängen noch viel deutlicher. Während aus einer alkalischen Lösung der basische Farbstoff in dem Sol stark angereichert wird, tritt negative Adsorption des gleichen Farbstoffes in saurem Milieu ein. Auch dieser Satz gilt in seiner Umkehrung für saure Farbstoffe. Wir werden später sehen, daß durchaus entsprechende Ergebnisse an Pflanzen- und tierischen Zellen erhalten werden, wenngleich wir mit ZIPF (1927) einer chemischen Auffassung der Versuche zuneigen. Maßgebend für die Menge der diffundierenden Farbstoffe ist in der Tat die Adsorption an die Membran bzw. das Sol, da nach MOMMSEN (1925/26) unter den hierfür optimalen Bedingungen die Diffusionsgeschwindigkeit der Farbstoffe herabgesetzt ist. Auf die Neutralitätsstörung, die an Membranen unter dem Einfluß des elektrischen Stromes nach BETHE und TOROPOFF (1914/15) stattfindet, und die von BETHE (1916) zur Grundlage einer capillarelektrischen Theorie der Erregung gemacht wurde, kann hier nur verwiesen werden. Das gleiche gilt von dem umfangreichen Gebiet der anomalen Osmose, bei der die verschiedene Wasserdurchlässigkeit ebenfalls auf adsorptive Ladungsänderungen der Membran zurückzuführen ist (LOEB 1920/22, BARTELL 1914/23, ADOLPH 1925, PREUNER 1923).

Wie bereits hervorgehoben, hatte MICHAELIS an Gelatinemembranen einen Einfluß des p_H auf die Permeabilität auf Grund potentiometrischer Messungen in dem Sinne festgestellt, daß auf der sauren Seite des isoelektrischen Punktes eine relative Begünstigung der Anionenpermeabilität und auf seiner alkalischen Seite eine solche der Kationendurchlässigkeit eintritt. Es ist interessant, daß an den wesentlich durchlässigeren Pergamentmembranen von MOMMSEN (1925) bei der Messung der Durchtrittsgeschwindigkeit von Elektrolyten ebenfalls ein Einfluß der Reaktion auf die relative Ionenpermeabilität festgestellt wurde; denn die Steigerung des p_H beschleunigt den Durchtritt der Anionen, während seine Verminderung die Dialyse von Kationen vermehrt.

Die bisher beschriebenen Faktoren, die geeignet waren, die Durchlässigkeit einer Membran für bestimmte Stoffe zu verändern, erreichten dies vornehmlich durch eine Beeinflussung der Phasengrenzkräfte in den Membranporen. Es ist aber bereits darauf hingewiesen worden, daß auch andere physico-chemische Beeinflussungen der Membran von Bedeutung sind. So wurde erwähnt, daß bei Verwendung quellbarer Membranen ihre Durchlässigkeit dem Quellungsgrade symbat ist. BANCROFT (1924) und GURCHOT (1926) haben an Ferrocyankupfermembranen gezeigt, daß durch Alkohol und Säuren eine Durchlässigkeitserhöhung erzielt wird und erklären diese Wirkung in dem Alkoholversuch durch Koagulation der Membrankolloide und bei dem Säureversuch durch Ausfällung. Wir werden später an tierischen Zellen Versuche besprechen, die darauf hinweisen, daß durch Sol→Gelumwandlung der Plasmahaut eine reversible Permeabilitätsverminderung, durch ihre Koagulation eine irreversible Permeabilitätsvermehrung eintritt. Mit derartigen kolloiden Zustandsänderungen hängt wahrscheinlich die Bedeutung des Alters für die Membrandurchlässigkeit zusammen. BIGELOW und GEMBERLING (1907) fanden an Kollodiummembranen, daß im Verlaufe mehrerer Wochen eine starke Permeabilitätsverminderung eintritt. An der Ferrocyankupfermembran stellten POLITZER und SCHEMINSKY (1926) gerade umgekehrt eine mit zunehmendem Alter auftretende Vermehrung der Durchlässigkeit fest, so daß ihre anfangs bestehende Semipermeabilität aufgehoben wird. Die Beobachtungen machen es wahrscheinlich, daß der geänderten Durchgängigkeit der Ferrocyankupfermembran ein Entquellungsvorgang zugrunde liegt; die stärkere Durchlässigkeit ist vielleicht teilweise auch auf die Bildung größerer Aggregate in der Membran zurückzuführen.

Das ungleiche Verhalten verschiedener Membranen beim Altern gilt auch für die Wirkung des Lichtes auf die Durchlässigkeit. Nach

Politzer und Scheminsky (1926) wird die Durchlässigkeit der Ferrocyankupfermembran durch Licht vermindert, während von Becking und Gregersen (1924) an Kollodium-Lecithinmembranen eine gesteigerte Durchlässigkeit für KCl festgestellt wurde.

Zusammenfassend ergibt sich, daß eine Reihe von Membranen (Gelatine-, Kollodium-, Niederschlagsmembran) dem Ultrafiltrationsprinzip gehorchen. Über die Durchlässigkeit entscheidet im wesentlichen das Molekularvolumen. Andere Membranen, an deren Aufbau Lecithin oder Cholesterin beteiligt sind, regeln die Durchlässigkeit verschiedener capillaraktiver Stoffe auf Grund von Lösungs- oder chemischen Affinitäten. Bei dem Mechanismus der Permeabilitätsänderungen nichtlebender Membranen haben sich vor allem solche Faktoren als wirksam erwiesen, die entweder die Grenzflächenkräfte in den Membranporen oder den Zustand der Kolloide, speziell ihre Hydratation beeinflussen. Auch Dispersitätsänderungen, Sol-Gel-Umwandlungen und Koagulation sind von Bedeutung. Es verdient hervorgehoben zu werden, daß gewisse Permeabilitätsänderungen sich nicht gleichmäßig auf alle Stoffe bzw. auf diese und das Lösungsmittel erstrecken.

Fragen wir nach der Bedeutung der Membranversuche für das Permeabilitätsproblem, so liegt diese in mehreren Richtungen. Einmal gelingt es an den Membranen unter relativ einfachen Bedingungen die Permeabilitätstheorien in ihrem Grundtypus zu studieren. Ferner kommt den Modellversuchen nicht selten ein großer heuristischer Wert zu, wie die Anwendung der Michaelisschen Membranversuche auf das Problem der selektiven Permeabilität der Blutkörperchen gezeigt hat (vgl. S. 99). Endlich ist durch den Hinweis, daß auch Membranen in ihrer Durchlässigkeit reversibel verändert werden können, den später zu schildernden Versuchen über physiologische Permeabilitätsänderungen der vitalistische Boden entzogen und ihre Erklärung durch Anwendung physicochemischer Gesetze angebahnt. Allerdings besteht in der Übertragung der Membranversuche auf das Verhalten der Grenzschichten der lebenden Zelle eine nicht geringe Gefahr. Denn bei dem völlig verschiedenartigen Aufbau beider Membrangruppen steht zu erwarten, daß auch die unter bestimmten Bedingungen gefundenen Analogien durchaus äußerlich und ohne Beziehung zu ihrem inneren Mechanismus sein können.

III. Allgemeiner Teil:
Die Permeabilität der Zelle.

A. Die Permeabilität der Pflanzenzelle.

a) Anorganische Stoffe.

1. Salze. Auf Grund osmotischer Versuche war OVERTON (1895/99) an pflanzlichen und tierischen Zellen zu dem Ergebnis gelangt, daß diese für Salze impermeabel sind. Speziell für Pflanzenzellen wurde dies aus dem Befund gefolgert, daß sie mittels verschiedener Salze plasmolysierbar sind und die Plasmolyse beim Verbleiben der Zellen in den gleichen Lösungen keine Abnahme erfährt. Dieser Befund ist von FITTING (1915) und OSTERHOUT (1911/13) nicht bestätigt worden. OSTERHOUT, der die gleiche Methode anwandte, fand nämlich, daß kurze Zeit nach dem Eintritt der Plasmolyse an Spirogyrazellen die Deplasmolyse beginnt und innerhalb einer halben Stunde maximal wird. Bleiben die Zellen aber in der gleichen Lösung längere Zeit liegen, so tritt nunmehr eine Protoplasmaschrumpfung ein, die sich als irreversibel erweist und von der Plasmolyse wesenhaft unterschieden ist. Offenbar war dieses Stadium von OVERTON als echte Plasmolyse aufgefaßt worden. Auch FITTING stellte mittels der grenzplasmolytischen Methode durch den genauen Verlauf der Deplasmolyse fest, daß in Lösungen von Alkalisalzen die Plasmolyse sich langsam zurückbildete. Wenn im Verlaufe einer längeren Beobachtungszeit die Rückbildung der Deplasmolyse immer geringer wurde und schließlich zum Stillstand kam, so darf man hieraus, wie HÖBER (1926) mit Recht betont, nicht auf eine sich allmählich einstellende Verringerung der Salzpermeabilität schließen, sondern muß in sekundären Ursachen, der Exosmose von Zellinhaltstoffen, die Ursache für dieses Verhalten sehen. Denn wir wissen, daß gerade nach längerer Einwirkungszeit von Einzelsalzen (auch von NaCl) eine Schädigung der Zellen auftritt, die allmählich zum Tode führt. Dies äußert sich aber immer in einer wachsenden Durchlässigkeit der Zellen. Die relative Impermeabilität für Salze ist charakteristisch für die ungeschädigte, niemals aber für die geschädigte oder gar abgestorbene Zelle!

Die Versuche von FITTING und OSTERHOUT sind aber nicht

allein durch den grundsätzlichen Nachweis der Salzpermeabilität[1], sondern auch durch die Angabe, welche Verschiedenheiten in dieser Beziehung zwischen den biologisch wichtigen Salzen bestehen, bemerkenswert. Nach FITTING gilt für die Salze die folgende Reihe:

$$K, Na > Li > Mg, Ca, Ba, Sr$$
$$NO_3, Cl, Br > SO_4,$$

die nach fallender Durchlässigkeit geordnet sind.

Damit ist bewiesen, daß die durch den Nachweis von Calciumoxalatkrystallen in den Wurzelhaaren von Dianthus barbatus bewiesene Aufnahme von Calcium durch die lebende Zelle (OSTERHOUT 1909), wenn diese in Lösungen von Calciumsalzen beobachtet werden, keinen Einzelfall, sondern nur einen besonders schönen Demonstrationsversuch für eine allgemeine Gesetzmäßigkeit darstellt.

Bevor auf die Verhältnisse in Salzgemischen eingegangen wird, seien noch die Ergebnisse verschiedener Autoren über die Permeabilität von Salzen auf Grund plasmolytischer Versuche geschildert. PANTANELLI (1904) stellte Versuche an Schimmelpilzen (Aspergillus) an und fand dabei, daß die Plasmolyse in Lösungen von Ca- und Mg-Salzen erheblich langsamer zurückging als bei den Salzen der Alkalimetalle (Tabelle 9).

Tabelle 9. Rückgang der Plasmolyse von Aspergillus in verschiedenen Salzlösungen (mit 2,3 n KNO_3 isotonisch).

$NaNO_3$	2— 3 Stunden		NH_4Cl	10—12 Stunden
KNO_3	2— 3 ,,		$C_6H_{12}O_6$	12—24 ,,
NH_4NO_3	6— 8 ,,		$CaCl_2$	24—30 ,,
$NaCl$	10—12 ,,		$MgSO_4$	24—30 ,,

TRÖNDLE (1918) erhielt mittels seiner plasmolytischen Methode an den Wurzelzellen von Lupinus albus die folgende Reihe:

$$Ca < Sr < Ba < Mg < Li < Na < K < Rb$$
$$SO_4 < Cl < NO_3.$$

Aus dieser geht deutlich nicht allein die geringere Permeabilität für zweiwertige Salze hervor, sondern es sind auch charakteristische Unterschiede unter den Alkalimetallen ersichtlich, da Li viel langsamer eindringt als K und Rb. Mg hat seine Stellung zwischen der Gruppe der alkalischen Erden und der der Alkalimetalle. Im wesentlichen — nur die Stellung des Mg weicht hiervon etwas ab —

---

[1] Vgl. auch LUNDEGÅRDH (1919).

gleichsinnige Ergebnisse erhielt PRÁT (1922/23) an Spirogyra[1].
Die plasmometrischen Versuche führten ihn zur Aufstellung der
Reihe:

$$K > Na > Ca > Mg$$
$$NO_3 > Cl > SO_4.$$

Aber schon PRÁT weist unter Bezug auf die Versuche von ILJIN
darauf hin, daß die plasmolytischen Versuche wegen möglicher sekundärer Stoffwechseländerungen doch nur bedingt für eine Beurteilung der cellulären Permeabilität verwendet werden können.
Wir gehen an anderer Stelle auf die Versuche ILJINs ein (S. 199),
die zeigen, daß durch das Eindringen von Salzen osmotisch wirksame Substanzen in der Zelle gebildet werden. Aber auch wenn
man zugibt, daß dies in gleicher Weise für die verschiedensten
Pflanzenzellen gilt, deren Permeabilität mit Hilfe des plasmolytischen Versuches aufzuklären erstrebt wurde, so werden damit diese
Experimente und die durch sie begründete Auffassung doch nicht
vollständig hinfällig. Zwar ist der Eintritt der Deplasmolyse dann
bestimmt nicht allein auf den Salzeintritt zurückzuführen, da die
Erhöhung des osmotischen Druckes in der Zelle auch durch neu
gebildete osmotisch wirksame Substanz bedingt sein kann. Aber
da diese Neubildung nach ILJINs Versuchen von dem Salzeintritt
abhängt, so sind sie durchaus eine Bestätigung der Auffassung, die
aus den plasmolytischen Versuchen gezogen wurde, daß die Pflanzenzellen, wenn auch nur in einem relativ geringem Grade für Salze
permeabel sind. Das einzige, das noch in Zweifel gezogen werden
könnte, wäre die Berechtigung, verschiedene Ionenreihen nach dem
Grade der Permeierfähigkeit aufzustellen, da die Sonderung, inwieweit die eingedrungene Salzmenge oder die hierdurch neu gebildete osmotisch wirksame Substanz an der Erhöhung des osmotischen Druckes der Zelle beteiligt ist, nicht recht lösbar erscheint.

Diese Einwände können gegenüber Versuchen von KAHO (1921,
1926) über den Salzeinfluß auf die sogenannte Plasmakoagulation
kaum gemacht werden. Sie gehen von der Beobachtung aus, daß
an plasmolysierten Pflanzenzellen bei einer bestimmten Temperatur unter allmählicher Volumenzunahme ein Platzen des Proto-

---

[1] Aus Versuchen über die Verteilung von Salzen zwischen Hefezellen
und Suspensionsflüssigkeit schließt PAINE (1911) ebenfalls auf eine sehr
geringe Salzpermeabilität; doch ist in diesen Versuchen Adsorption ohne
Permeabilität nicht ausgeschlossen.

plasmaschlauches eintritt. Wird dieser Versuch (an Tradescantia) in verschiedenen Neutralsalzlösungen vorgenommen, so ergibt sich, daß durch das Eindringen der Neutralsalze eine erhebliche Erniedrigung der Koagulationstemperatur zustande kommt. Auf diese Weise erhält man die folgenden Reihen:

$$SCN > Br > J > NO_3 > Cl > Acetat, Tartrat > Citrat > SO_4$$
$$K, NH_4 > Na, Li > Ca, Sr, Ba.$$

KAHO erklärt die differente Wirkung verschiedener Neutralsalze dadurch, daß diese in verschiedenem Grade in das Protoplasma eindringen, und zwar scheint die Permeabilität der Salze sowohl von den Kationen als von den Anionen abhängig. Daher ist die Koagulationstemperatur am niedrigsten (die Permeabilität also am größten) bei Verwendung von KSCN. Innerhalb der Reihe der Alkalimetalle ist bei gleichem Anion die Permeabilität der Li-Salze am geringsten. In noch kleinerem Maße dringen die Salze der alkalischen Erden in das Protoplasma ein. Es ist bemerkenswert, daß die mittels dieser Untersuchungsmethode erhaltenen Ionenreihen bei Verwendung verschiedener Konzentrationen die gleiche bleibt. Denn wir wissen aus den Versuchen von HÖBER (1907) über den Einfluß verschiedener Salze auf die Koagulationstemperatur von Hühnereiweiß, daß auch hier lyctrope Reihen erhalten werden, deren Richtung aber mit Veränderung der Konzentration sich umkehrt. Da dieses Phänomen in den Versuchen von KAHO fehlt, so darf sein Schluß, daß die Koagulationstemperatur lediglich von dem Grade der Salzpermeabilität abhängt, berechtigt erscheinen. Man wird aber diesen Versuchen gegenüber einwenden dürfen, daß sie unter zu abnormen Verhältnissen angestellt sind, als daß weitgehende Schlüsse über die Salzpermeabilität des Protoplasmas in der lebenden Pflanze gezogen werden können.

Bevor wir auf die mit anderen Methoden erhaltenen Ergebnisse eingehen, die hierzu geeigneter erscheinen, seien noch Versuche von RUHLAND und HOFFMANN (1925) an der Schwefelbakterie Beggiatoa mirabilis erwähnt, die aus der Schrumpfung der Zelle und ihrem Rückgang während des Aufenthaltes in hypertonischen Lösungen auf den Eintritt der betreffenden Salze schlossen, indem sie die Knickung des Bakterienfadens der Plasmolyse als wesensgleich erachteten. Tabelle 10 gibt die Grenzkonzentration wieder, in der bei 50 vH der Bakterien die Knickung beobachtet wurde. Sie ist um so höher, je rascher die Salze permeieren. Man erkennt,

daß auch in diesen Versuchen sowohl den Anionen, als auch den
Kationen eine Bedeutung für die Durchlässigkeit der Salze zukommt. Dabei zeigt sich, daß bei gleichem Kation die Permeabilität in Rhodanid am größten, in Citrat am geringsten ist, wie es
der lyotropen Reihe entspricht. Die Kationenwirkung macht sich
darin geltend, daß die Permeabilität der Erdalkalien deutlich geringer als die der Alkalimetalle ist.

Tabelle 10. Plasmolyseversuche an Beggiatoa.
(Nach RUHLAND und HOFFMANN.)

Salze	Konzentration der Grenzlösung in G. M.	Salze	Konzentration der Grenzlösung in G. M.
KCl	0,12	$Mg(NO_3)_2$	0,095
NaCl	0,15	KSCN	0,40
NH_4Cl	0,175	KNO_3	0,25
$MgCl_2$	0,055	KCl	0,12
KNO_3	0,25	K-Acetat	0,035
$NaNO_3$	0,25	K-Citrat	0,0003
NH_4NO_3	0,20		

Diese Ergebnisse werden bestätigt durch die Feststellung der
Zeit, innerhalb der die Knickung zurückgeht. Dieser Vorgang
scheint der Deplasmolyse zu entsprechen (Tab. 11).

Tabelle 11. (Nach RUHLAND und HOFFMANN.)

Salze	Konzentration d. plasmolyt. Grenzlösungen in G. M.	Konzentration der Versuchslösung in G. M.	Ausgleichszeiten	In einer Minute aufgenommen G. M.
KNO_3	0,25	0,4	1' 45''	0,226
$NaNO_3$	0,25	0,4	1' 40''	0,247
NH_4NO_3	0,2	0,4	1' 30''	0,264
$Mg(NO_3)_2$	0,095	0,4	4' 25''	0,091
KCl	0,12	0,4	3' 5''	0,13
NaCl	0,15	0,4	3' 50''	0,104
NH_4Cl	0,175	0,4	3' —	0,131
$MgCl_2$	0,055	0,4	16' 10''	0,025
K-Acetat	0,035	0,285	11' 35''	0,024

Überblicken wir die an den verschiedensten Zellen mit mehreren
plasmolytischen Methoden angestellten Versuche, so ergibt sich
mit Sicherheit der Schluß, daß die pflanzlichen Zellen für Salze
permeabel sind, und daß unter diesen recht beträchtliche Unterschiede im Sinne der lyotropen Reihen bestehen. Es muß aber betont werden, daß die in Lösungen von Einzelsalzen festgestellte

Permeabilität durchaus Ausdruck einer Schädigung sein kann und keineswegs für die unter normalen Verhältnissen anzunehmende Salzpermeabilität der Größenordnung nach verwertet werden darf. Um so bemerkenswerter ist die Tatsache, daß Zellen, die unter den abnormen Bedingungen des plasmolytischen Versuches eine beträchtliche Salzaufnahme erkennen ließen, nach Übertragung in ein physiologisches Medium lange Zeit ohne nachweisbare Schädigung am Leben blieben.

Damit gehen wir zur Erörterung der Permeabilitätsverhältnisse in Salzgemischen über, wie sie sich aus den plasmolytischen Versuchen von OSTERHOUT ergeben. Vergleicht man die Grenzkonzentrationen von NaCl und $CaCl_2$, die eben Plasmolyse hervorrufen, so findet man, daß der osmotische Druck der NaCl-Lösung bei weitem den von $CaCl_2$ übertrifft. Das deutet darauf hin, daß NaCl sehr viel schneller in die Zelle eindringt als $CaCl_2$. Zu dem gleichen Schluß war OSTERHOUT bereits durch die Beobachtung des Verlaufes der Deplasmolyse gekommen. Von fundamentaler Bedeutung wurde der Nachweis, daß, wenn man zwei Lösungen von NaCl und $CaCl_2$ im Verhältnis von 10:1 mischt und beide Lösungen in Konzentrationen verwandte, die etwas unterhalb der zur Grenzplasmolyse erforderlichen liegen, sofort Plasmolyse auftritt. Sie geht außerordentlich langsam zurück, wenn man mit ihr den Verlauf der Deplasmolyse vergleicht, der im Anschluß an die durch Einzelsalze herbeigeführten Plasmolyse zur Beobachtung kommt. Dieser Befund ist um so merkwürdiger, als durch die Mischung der beiden Salze mit Rücksicht auf den geringeren osmotischen Druck der $CaCl_2$-Lösung der osmotische Druck des Lösungsgemisches noch niedriger ist, als der zur Auslösung der Plasmolyse ungeeigneten Kochsalzlösung. Das Ergebnis ist zu verstehen, wenn wir die Annahme machen, daß die beiden Salze sich gegenseitig am Eindringen in die Zelle hindern. Daß in einer derartigen kombinierten Salzlösung die Permeabilität wesentlich geringer als in Lösungen der Einzelsalze ist, beweist auch der erwähnte langsamere Verlauf der Deplasmolyse.

Eine Bestätigung und Erweiterung hierfür bilden Versuche von NETTER (1923) an Tradescantia, die mittels der grenzplasmolytischen Methode FITTINGS ausgeführt wurden. Hierbei zeigte sich, daß die Permeabilität für Alkalichloride durch Ca > Sr > Ba im Sinne dieser Reihe gehemmt wird. Auch durch Schwermetalle, wie

Cobalt und Nickel, läßt sich eine Hemmung der Salzpermeabilität bewirken. Der kolloidchemische Mechanismus aber dürfte im letzten Falle ein grundsätzlich anderer sein, da die Schwermetalle zu irreversiblen Fällungen der Zellkolloide und daher zu dauernder Schädigung führen, während die alkalischen Erden durch eine reversible Zustandsänderung der Kolloide in den Grenzschichten eine Abdichtung derselben bewirken.

Wir gehen nunmehr zur Erörterung der mit anderen Methoden erhaltenen Ergebnisse über die Salzpermeabilität über. S.C. BROOKS (1917) verwandte eine direkte Methode, indem er durch eine Laminariamembran zwei Lösungen voneinander trennte, deren eine doppelt so konzentriert wie die andere war. Hierbei bestimmte er mittels der Leitfähigkeitsmessung die Geschwindigkeit des Salzübertrittes durch das Gewebe in die verdünntere Lösung. Aus dem in Abb. 3 wiedergegebenen Versuch ist ersichtlich, daß NaCl schneller permeiert als CaCl₂. Besonders wichtig ist der Vergleich dieser beiden Kurven mit dem Salzübertritt in dem entsprechenden mit Meerwasser ausgeführten

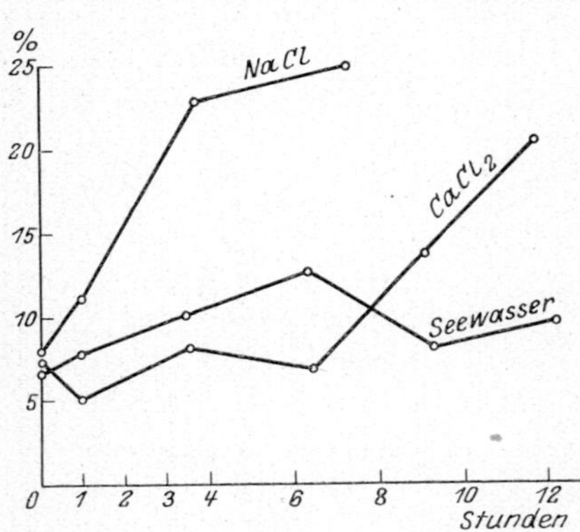

Abb. 3. Fortschreitende Änderungen in der Permeabilität von Laminaria, verursacht durch verschiedene Salzlösungen (nach S. C. BROOKS). Es werden 0,52 m NaCl durch Laminariascheiben von 0 26 m NaCl getrennt und ebenso 0,28 m CaCl₂ von 0,14 m CaCl₂ bzw. Seewasser von Seewasser + Aq. dest (zu gleichen Teilen) und die aus der konzentrierten in die verdünnte Lösung diffundierende Salzmenge durch Zunahme der Leitfähigkeit festgestellt. Ordinate: Prozentuale Veränderung der Leitfähigkeit. Abszisse: Zeit in Stunden.

Versuch. Hier zeigt sich, daß in der äquilibrierten Salzlösung, die das Meerwasser darstellt, der Übertritt langsamer erfolgt als in dem NaCl-Versuch. Er steht anfangs in der Mitte zwischen dem NaCl- und dem CaCl₂-Versuch; dies beweist, daß wenigstens für die ersten Stunden durch CaCl₂ eine Permeabilitätsverminderung hervorgerufen wird. Wird aber der Versuch längere Zeit ausgedehnt, so steigt die Kurve des CaCl₂-Versuches sehr stark im Vergleich zu der des Meerwasserversuches an; es kommt also im Anschluß an die Verminderung der Permeabilität zu einer

Permeabilitätssteigerung, die Ausdruck der Schädigung der Zellen ist.

Im langdauernden Versuch zeigt also die Durchlässigkeit nur dann ein Minimum, wenn Meerwasser oder eine einfacher zusammengesetzte Salzlösung verwendet wird, die durch die gleichzeitige Anwesenheit von Kochsalz und mindestens einem zweiwertigen Salz als äquilibrierte Lösung bezeichnet werden kann.

Die Verwendung seiner Gewebsspannungsmethode führte BROOKS (1916b) zu ganz entsprechenden Ergebnissen. Nach Einlegen in hypertonische Lösungen verschiedener Salze beobachtete er an Taraxacum officinale die an die anfängliche Schrumpfung sich anschließende Wiederherstellung der ursprünglichen Gestalt, aus derem zeitlichen Verlauf der Salzeintritt gemessen wurde. Der Versuch zeigt auch hier wiederum, daß in Lösungen von NaCl, KNO_3 und NH_4Cl der Salzeintritt bedeutend rascher verläuft als in einer äquilibrierten Lösung, und daß noch langsamer zwei und dreiwertige Salze ($MgCl_2$, $CaCl_2$, $AlCl_3$ und $Ce(NO_3)_3$ eindringen.

LUNDEGÅRDH (1911) benutzte ebenfalls eine Methode, bei der das Eindringen der Salze aus der Veränderung des Turgors gemessen wird, und fand an den Wurzelspitzen von Vicia faba, daß die Ca- und Mg-Salze gar nicht oder nur in ganz geringem Maße in die Zellen permeieren, während für die Alkalisalze eine erheblich höhere Durchlässigkeit besteht. Auch insofern stimmen seine Versuche mit den übrigen Erfahrungen überein, weil er die entscheidende Bedeutung der Anionen für die Permeation feststellt. Aber es finden sich in seiner Anionenreihe:

$$Acetat > Br > J > SO_4 > PO_4 > Cl > Citrat$$

bemerkenswerte Unterschiede gegenüber den vorher geschilderten Versuchen, da NaCl fast garnicht permeiert, während $NaSO_4$ in die Zellen eindringt. Es ist aber hierzu zu bemerken, daß die verschiedenen Ergebnisse, die wir bezüglich des Eindringens von Salzen in Pflanzenzellen erhalten, darin begründet sein können, daß es sich um völlig verschiedenartige Zellen handelt, denen im Leben der Pflanze ganz ungleiche Funktionen zukommen. Es ist von vornherein bei dem engen Zusammenhang, der zwischen Permeabilität und Stoffwechsel besteht, nicht gerade wahrscheinlich, daß die Blatt- und Wurzelzellen ein und derselben Pflanze den gleichen Permeabilitätsregeln folgen. Hat doch HÖFLER (1918b) mittels der plasmometrischen Methode feststellen können, daß die

Durchlässigkeit der Stengelzellen von Tradescantia für KNO_3 auch dann quantitativ etwas verschieden ist, wenn es sich um benachbarte Zellen handelt. Und der Vergleich der Kochsalzpermeabilität an den Zellen verschiedener Pflanzen ergibt in der Tat, wie die folgende Zusammenstellung von JANSE (1887) lehrt, ganz bedeutende Unterschiede:

Tabelle 12. Aufnahme von 0,01 Äquival. KNO_3 und NaCl bei verschiedenen Pflanzen. (Nach JANSE.)

	KNO_3	NaCl
Chaetomorpha	$^1/_3$ Std.	$^1/_2$ Std.
Spirogyra	2 „	—
Tradescantia	1 Tag	4 Tage
Curcuma	2—3 Tage	mehr als 7 Tage.

Mit der gleichen Methode wie LUNDEGÅRDH untersuchte KAHO (1921, 1924) an den Wurzeln von Lupinus luteus die Salzpermeabilität. Die Vorzüge der Methode, daß nur mit sehr kleinen Wundflächen gearbeitet wird, erhöhte dieser Forscher noch dadurch, daß er schwach hypertonische Lösungen verwandte, die einen partiellen Verlust des Zellturgors zur Folge hatten, ohne daß sich das Protoplasma von der Zellwand abhob. Als Maß der Permeabilität wurde wiederum der Verlauf der Dehnungskurve der Wurzel gewählt, die nach Maßgabe der eintretenden Salzmenge zustande kommt. Da KAHO seine Versuche mit einer großen Reihe von Salzen und Salzgemischen ausführte, und Schädigungen der Zellen vermieden werden konnten, so dürfen sie mit Recht auch für die physiologischen Verhältnisse der Zelle verwertet werden. Die Prüfung der Salzpermeabilität in Lösungen von Einzelsalzen führte zu den beiden folgenden Reihen:

$$K > Na > Li > Mg > Ba > Ca \text{ und}$$
$$J > Br > NO_3 > Cl > \text{Tartrat} > SO_4, \text{Citrat,}$$

die den engsten Zusammenhang mit der lyotropen Reihe erkennen lassen. Regelmäßig zeigt sich, daß diejenigen Anionen, die quellungsfördernd wirken, rasch in die Zellen eindringen, so daß Jodid am meisten und SO_4 im Gegensatz dazu am geringsten permeabel ist. Das Studium der Durchlässigkeit für verschiedene Salze mit gleichem Anion ergibt auch hier wiederum, daß die Alkalichloride rascher als die Erdalkalien permeieren und Mg eine Mittelstellung einnimmt (vgl. auch SCARTH 1925). Die Reihenfolge $Li < Na < K$, bei der das letztere am meisten permeiert, entspricht der Quellungswirkung auf lebende Gewebe [1].

Nach diesen Versuchen kann die Salzpermeabilität als die additive Wirkung der quellungsfördernden bzw. -hemmenden Wirkung der Ionen, aus der das Salz sich zusammensetzt, aufgefaßt
werden. Aus diesem Grundprinzip lassen sich auch ohne weiteres
die Verhältnisse der Salzpermeabilität in Salzgemischen ableiten.
Je stärker nämlich ein Salz in die Zellen eindringt, um so mehr
fördert es auch die Permeation eines anderen Salzes, und umgekehrt: je weniger ein Salz permiert, um so mehr ist es — auch
schon in sehr geringen Mengen — imstande, die Permeation eines
anderen Salzes zu hemmen. Deshalb erweisen sich gerade die Ca-Salze
am meisten geeignet, permeabilitätsvermindernd zu wirken. Aus der
sinngemäßen Anwendung dieser Sätze geht auch hervor, daß es sowohl innerhalb der Alkalichloride, wie bei Gemischen von zwei Salzen
mit gleichem Kation zu einem Ionenantagonismus kommt, der in
einer veränderten Salzpermeabilität seinen charakteristischen Ausdruck findet. Wir können diese Tatsachen in der folgenden Regel
zusammenfassen: *„Die Aufnahme eines jeden Salzes der Permeabilitätsreihe K>Na>Li>Mg>Ba>Ca wird durch ein beliebiges anderes
Salz gehemmt, dessen Kation in der Reihe rechts von dem ersteren
steht. Diese Hemmung ist um so stärker, je größer der Abstand zwischen den Kationen in der Reihe ist"* (KAHO). *Bei gleichem Kation
wird die Permeabilität eines Salzes durch die in der Reihe links von
ihm stehenden Anionen erhöht und die rechts stehenden gehemmt. Diese
Wirkung wächst mit dem Abstand der Ionen in der lyotropen Reihe* [2].

Es ist außerordentlich wichtig, daß OSTERHOUT (1922a) unter
Verwendung der Süßwasseralge Nitella, deren Vakuoleninhalt so
groß ist, daß er auch der direkten chemischen Analyse zugänglich
ist, in vergleichender Untersuchung die Identität der Ergebnisse

---

[1] Vgl. hierzu die Quellungsversuche von GELLHORN (1923) an quergestreifter und glatter Muskulatur.

[2] Als Beispiel für den Anionenantagonismus sei folgender Versuch
KAHOS angeführt. Zu 0,2 mol. KCl wird 0,02 mol. der folgenden Salze
hinzugefügt. Die Zahlen geben in willkürlichen Maßen die Größe der Permeabilität an, wenn der Kontrollversuch KCl = 100 gesetzt wird.

Tabelle 13.

$KCl + KJ$	$= 140$	$KCl = 100$ (Kontrollversuch)
$KCl + KBr$	$= 150$	$KCl + K_2SO_4 = 74$
$KCl + KNO_3 = 123$		$KCl + K\text{-Citrat} = 40$

bei Gebrauch der Leitfähigkeitsmessung mit der direkten chemischen Bestimmung feststellen konnte. Wird nämlich Nitella in Seewasser bzw. $NaNO_3$-Lösung, die die gleiche Leitfähigkeit wie der Zellinhalt aufweisen, gebracht, so zeigt der Widerstand in Seewasser viele Stunden nicht die geringste Veränderung. Dagegen beginnt er in der $NaNO_3$-Lösung rasch zu fallen. Das deutet darauf hin, daß in der Natriumnitratlösung das Protoplasma eine Permeabilitätserhöhung erfährt, so daß Salz eintritt, während in der äquilibrierten Salzlösung dies nicht oder nur in minimalem Maße der Fall ist. Bestimmt man nun durch die chemische Analyse, ob $NaNO_3$ in den Vakuoleninhalt übergegangen ist, so findet man die Reaktion bereits nach 3 Stunden positiv, wenn der Versuch in $NaNO_3$ ausgeführt wurde. Wurde aber der Lösung nur der zehnte Teil einer äquimolekularen Lösung $Ca(NO_3)_2$ zugefügt, so war die Reaktion selbst nach 24 Stunden negativ und führte erst nach weiteren 24 Stunden zu einem positiven Ergebnis. Bemerkenswert ist, daß in diesem Falle der Eintritt von $NaNO_3$ nicht als Ausdruck einer Schädigung der Zelle gewertet werden kann, da diese selbst nach einem Aufenthalt von 3 Wochen in der gleichen Lösung am Leben war. Daraus geht hervor, daß auch in einer äquilibrierten Salzlösung — wenngleich hier diese nicht so vollendet sein dürfte wie in dem physiologischen Medium der Zelle — eine, wenn auch äußerst geringe Salzpermeabilität besteht. *Man wird hieraus folgern dürfen, daß unter physiologischen Bedingungen durch kleinste Änderungen in der Zusammensetzung des chemischen Milieus die Aufnahme und Abgabe der Salze reguliert werden kann.*

Für LiCl, CsCl und $SrCl_2$ konnte M. M. Brooks (1922a) eine Durchgängigkeit des Protoplasmas von Nitella durch die Analyse des Zellsaftes sicherstellen, wenn diese auch äußerst langsam selbst aus reinen Lösungen eines einzelnen Salzes erfolgte. Auch hier war die Permeabilität noch geringer, wenn durch Hinzufügung von verdünntem Seewasser eine gewisse Äquilibrierung des Mediums erzielt war.

Besonders eindrucksvoll ergibt sich die geringe Salzpermeabilität des Protoplasmas von Nitella durch die vergleichende chemische Analyse des Zellsaftes und des Teichwassers, in der die Pflanze lebt. Denn man findet, daß der Zellsaft bei einer Leitfähigkeit, die der einer 0,1 norm. KCl-Lösung entspricht (Hoagland, Davis und Martin 1923), einen Chlorgehalt von 0,128 Mol hat, während der

Chloridgehalt des Teichwassers minimal ist. Die hohe Leitfähigkeit des Zellsaftes beweist aber, daß die Salze in freiem Zustand sich in der Zelle finden. Die hieraus abzuleitende Impermeabilität für Chlorionen wird auch durch den Versuch dargetan, da es nur schwer gelingt, den Chlorgehalt des Zellsaftes durch Übertragung der Zellen in chlorreichere Lösungen zu erhöhen. Und auch die Exosmose von Chlor findet sich nur dann, wenn in toxischen Lösungen eine Zellschädigung auftritt (IRWIN 1923a).

Ähnlich liegen die Verhältnisse an der Meeresalge Valonia, bei der OSTERHOUT (1922) durch den Vergleich der chemischen Beschaffenheit des Meerwassers und des Zellsaftes große Unterschiede feststellte. Wie die Tabelle 14 zeigt, ist die Konzentration von Na nur etwa ein Fünftel der des Meerwassers, während K gerade umgekehrt im Zellsaft sehr stark angereichert ist. Auch für die übrigen Ionen bestehen erhebliche Unterschiede, die der Permeabilitätstheorie große Schwierigkeiten bereiten. Auch das DONNANsche Gleichgewicht dürfte kaum zur Erklärung genügen. Vielleicht aber trägt die Beobachtung von OSTERHOUT (1927) zur Lösung des Problems bei, daß bei symmetrischer Ableitung in der Kette: Zellsaft | Protoplasma | Zellsaft sich eine Potentialdifferenz von 14,5 MV an Valonia ergibt, die nur dadurch zu erklären ist, daß die nur wenige Mikren dicke Protoplasmaschicht an ihrer äußeren und inneren Oberfläche zwei differente Schichten bildet, so daß die untersuchte Kette dem Schema: Zellsaft | X (äußere Protoplasmaschicht) | W (Protoplasma) | Y (innere Schicht) | Zellsaft entspricht. Nehmen wir aber eine derartige Differenzierung der Grenzschichten in dem Protoplasma von Valonia an (und die Tatsache, daß Valonia in dem eigenen Zellsaft als Medium stirbt [OSTERHOUT 1925a], spricht ebenfalls in diesem Sinne), so könnten die eigenartigen Permeabilitätsverhältnisse mit der ungleichen

Tabelle 14. Zusammensetzung des Zellsaftes von Valonia und des Meerwassers. (Nach OSTERHOUT.)

	Meerwasser	Zellsaft	Verhältnis
Cl	19,605 vT	21,183 vT	1 : 1,1
Na	10,919 „	2,072 „	5,2 : 1
K	0,464 „	20,143 „	1 : 43
Ca	0,453 „	0,069 „	6,7 : 1
Mg	1,309 „	—	∞ : 1
SO$_4$	3,327 „	0,005 „	666 : 1

Durchlässigkeit der beiden Grenzschichten in ähnlicher Weise zusammenhängen, wie dies für gewisse Fälle in der irreziproken Permeabilität der Froschhaut realisiert ist.

OSTERHOUT (1926) stellt sich dagegen vor, daß die Anhäufung von K im Zellsaft aus der Ionenundurchlässigkeit des Protoplasmas folgt. Es soll nur das undissoziierte KOH eindringen, im sauren Zellsaft in Carbonat oder Bicarbonat übergehen und durch Ionen bzw. Molekülaustausch zwischen CO_2 und Cl bzw. H_2CO_3 und HCl sich als KCl im Zellsaft ansammeln. Dann müßte der KCl-Gehalt des Zellsaftes von der Menge der im Stoffwechsel gebildeten CO_2 abhängen. Es bleibt die Prüfung dieser Hypothese abzuwarten. Sie steht insofern mit experimentellen Befunden im Widerspruch, als nach Versuchen von MOLDENHAUER-BROOKS (1926) aus der Abhängigkeit der Arsenpermeabilität vom p_H des Außenmediums sich an Valonia keine Anhaltspunkte für eine ausschließliche Permeation undissoziierter Moleküle ergeben.

R. und J. HÖBER (1928) wollen die Salzdurchlässigkeit und die Entstehung der Ionenverteilung auf ganz andere Weise erklären. Aus Versuchen über die Permeabilitätssteigerung durch Coffein entnehmen sie, daß die Abgabe von K leichter gesteigert wird als die Aufnahme von Ca, und daß SO_4 eher in erhöhtem Maße permeiert als das Farbstoffanion Cyanol. Sie halten es deshalb für wahrscheinlich, daß für die Permeation der Ionen der Ionenradius von ausschlaggebender Bedeutung ist. Dabei wird angenommen, daß sowohl Anionen wie Kationen durch Ionenaustausch hinein- und herauspermeieren. Daß trotzdem der K- und Cl-Gehalt des Zellsaftes unverändert bleibt, wenn die Zellen in durch Glucose verdünntes Meerwasser übertragen werden, wird mit der Annahme erklärt, daß in der Plasmahaut von Valonia mosaikartig anionen- und kationenpermeable Teile vorhanden sind, so daß die Voraussetzung für die Änderung des Kat- und Anionengehaltes des Zellsaftes stets die Anwesenheit geeigneter Austauschionen im Medium bildet. Deren Eignung hängt aber vom Ionenradius ab. Auch unter Zugrundelegung dieser Hypothese bleibt für die K-Anreicherung ein „vitaler" Rest übrig. Zu ihrer Stützung werden noch weitere Versuche über Ionenaustausch, auf die die Autoren bereits hinweisen, erforderlich sein, zumal die Coffeinversuche zweifellos an geschädigten Zellen sich abspielen und die Übertragung der unter diesen Umständen obwaltenden Verhältnisse auf die Permeabilität der intakten Zelle fehlerhaft sein kann.

Endlich sei noch erwähnt, daß eine Reihe von Autoren (MEURER 1909, STILES und Mitarbeiter 1914/24, PANTANELLI 1915, REDFERN 1922, SCARTH u. a.) sich mit der Frage der quantitativen Abhängigkeit der Salzpermeabilität von der äußeren Konzentration, der Bestimmung der Absorption im Gleichgewichtszustand durch Feststellung des Verhältnisses der äußeren zur inneren Konzentration des aufgenommenen Salzes und der Untersuchung der relativen Kationen- und Anionenaufnahme durch die Pflanzenzellen beschäftigten, wenn diese in Lösungen von Einzelsalzen suspendiert wurden. Die Ergebnisse zeigen, daß das Eindringen der Salze dem FICKschen Diffusionsgesetz nicht folgt, und daß auch in sehr langdauernden Versuchen die aufgenommene Salzmenge im Verhältnis zur Konzentration in der äußeren Lösung kleiner als Eins ist, während Versuche an abgestorbenen Pflanzenzellen dem Einheitsverhältnis in der Absorptionsrate sehr nahe kommen. Ferner wurde festgestellt, daß die Aufnahme des Kations und des Anions quantitativ sehr ungleichmäßig erfolgt, und daß dieser Befund geeignet erscheint, die Reaktionsänderungen, die in der Lösung eines Neutralsalzes durch Pflanzenzellen hervorgerufen werden, zu erklären. Der p_H-Änderung liegt ein Kationen- oder Anionenaustausch zugrunde. Es scheint aber äußerst fraglich, ob all diese Befunde überhaupt Beziehung zum Permeabilitätsproblem haben, da der Anteil der Adsorption, z. B. von seiten der Zellwand, gar nicht abzuschätzen ist. Hinzu kommt, daß die an Gewebsschnitten ausgeführten Untersuchungen so große Wundflächen benutzen, daß ein normales Verhalten der protoplasmatischen Grenzschichten nicht erwartet werden kann[1]. Endlich ist noch zu berücksichtigen, daß es gar nicht ermittelt ist, inwieweit die in das Protoplasma eingedrungenen Salze noch in freiem Zustand vorhanden sind. Es liegt aber auf der Hand, daß physikalisch betrachtet die Diffusion in weitestem Maße beeinflußt werden muß, je nachdem ob die Salze frei oder gebunden mit Zellelementen sich im Protoplasma vorfinden.

So bleiben zwar zahlreiche Fragen der Salzpermeabilität der Pflanzenzelle, insbesondere solche, die den Mechanismus der Salz-

---

[1] Von RIPPEL (1926) wurde an wachsenden Zweigen von Sambucus nigra ebenfalls ein Kationenaustausch in NaCl-Lösung festgestellt und im Sinne der Modellversuche von MICHAELIS gedeutet.

permeation betreffen, noch offen. Der Geltungsbereich des Ionenaustausches, den Höber für Valonia annimmt, ist unbekannt. Man wird entsprechend den weitgehenden quantitativen Unterschieden in der Salzdurchlässigkeit, die sich nicht nur bei dem Vergleich der Zellen verschiedener Pflanzenarten, sondern auch an der gleichen Pflanze finden, mit der Möglichkeit rechnen müssen, daß verschiedene Typen der Salzpermeabilität existieren, genau wie später an tierischen Zellen gezeigt werden wird, daß man elektiv anionenpermeable Zellen von kationenpermeablen scheiden kann. *Als Ergebnis ist festzustellen, daß die ungeschädigte Pflanzenzelle permeabel für Salze ist, wenn auch niemals diese Durchlässigkeit zum Diffusionsgleichgewicht führt. Die Salzdurchlässigkeit ist für verschiedene Salze sehr ungleich und wird sowohl durch das Kation wie das Anion bestimmt. Sie geht der quellungsfördernden Wirkung der Salze parallel. In der äquilibrierten Lösung weist sie ein Minimum auf.*

2. Alkalien und Säuren. Unsere Erörterungen über die Durchlässigkeit von Pflanzenzellen für Salze haben bereits die Schwierigkeit gezeigt, die für die Auffassung der physiologischen Bedeutung dieser Versuche besteht, weil schon in Lösungen von Einzelsalzen sicherlich Schädigungen der Zellen auftreten, die zum mindesten in quantitativer Beziehung die Permeabilität beeinflussen. Dies gilt natürlich in erhöhtem Maße für Versuche mit so differenten Substanzen wie Säuren und Alkalien. Methodisch wird die Permeabilität meistens aus dem Farbumschlag natürlicher Pigmente oder vorher eingeführter Vitalfarbstoffe wie Neutralrot erschlossen. Bereits DE VRIES (1871) beobachtete an den Wurzelzellen der roten Rübe in Gegenwart von NH_3 einen Pigmentumschlag von rot nach blau und PFEFFER (1877) erweiterte diesen Befund an Tradescantia und Pulmonaria dahin, daß er neben NH_3 auch $NaOH$ permeabel fand, ohne daß sich Anhaltspunkte für eine Zellschädigung als Ursache der Durchlässigkeit ergaben. Auch verschiedene organische Säuren sind nach PFEFFERS Befunden imstande, in normale Zellen einzudringen. Erst OVERTON (1895—99) zeigte, daß wesenhafte Unterschiede zwischen den starken und schwachen Alkalien bestehen, da NH_3 äußerst rasch in die Zellen eindringt, während KOH und quartäre Ammoniumbasen sich als sehr wenig permeabel erweisen. Diese Beobachtungen wurden durch HARVEY (1911 und 13) an Elodea und Spirogyra völlig bestätigt, an denen in Lösungen von gleicher Normalität der Farbumschlag von mit Neutralrot gefärbten Zellen verfolgt wurde (Tabelle 15). Bezüglich der Permeabilität für NH_3 und KOH fielen Versuche von CZAPEK (1910a) an Echeveria gleichsinnig aus und ebenso findet RUHLAND (1913), daß NH_3 sehr rasch in die Zellen eindringt, während dieser Vorgang sich für KOH und quartäre NH_4-Basen sehr langsam vollzieht. Da

Tabelle 15. Farbumschlag von Elodea nach Einwirkung von $^1/_{40}$ n Lauge. (Nach HARVEY.)

NaOH	25 Min.	$Sr(OH)_2$	15 Min.	NH_3	0,5 Min.
KOH	22 „	$Ba(OH)_2$	15 „	$NH_2 \cdot CH_3$	1 „
$Ca(OH)_2$	23 „	$N(C_2H_5)_4OH$	30 „	$NH \cdot (CH_3)_2$	2 „

sich nach MEYERHOF (1916) hinsichtlich der Atmung nitrifizierender Bakterien die gleiche Gruppierung ergibt, indem NH_3 und Amine sie stark, quartäre Ammoniumbasen fast gar nicht hemmen, so erscheint die Deutung der Versuche im Sinne einer ungleichen Permeabilität berechtigt.

Strittig aber ist die Frage, ob die relativ langsam permeierenden starken Basen erst nach Schädigung in die Zelle eindringen oder nicht. Es muß natürlich damit gerechnet werden, daß auch hinsichtlich der Laugenpermeabilität zwischen den verschiedenen Pflanzenzellen erhebliche Unterschiede bestehen. Immerhin sprechen besonders die Versuche von HARVEY und BRENNER (1918) dafür, daß die starken Alkalien erst nach Schädigung der Zelle die Grenzschichten passieren. Denn HARVEY fand, daß in $^1/_{40}$ n-Lösungen NH_3 und Amine bereits nach $^1/_2$—2 Minuten in die Zellen eindringen und daß diese Geschwindigkeit die gleiche ist, ob der Versuch an normalen oder geschädigten Zellen ausgeführt wurde. Im Gegensatz hierzu stellte er fest, daß die langsam permeierenden stark dissoziierten Alkalien an der geschädigten Zelle die gleiche Diffusionsgeschwindigkeit wie NH_3 erkennen lassen. Dieser Auffassung schließt sich auch BRENNER an, der allerdings seine Beobachtungen auf NH_3 und KOH beschränkte. Bei Verwendung äquinormaler Lösungen und solcher von gleichem p_H fand A. R. HAAS (1916) regelmäßig, daß NH_3 schneller als NaOH und KOH in die Zellen eindringt. Dieser Unterschied läßt sich nach HARVEY sehr schön dadurch zeigen, daß man eine in NH_3 gelegte neutralrotgefärbte Zelle von Elodea, die bereits durch das Eindringen von NH_3 ins Gelb umgeschlagen ist, in eine Lösung von NaOH überträgt. Man beobachtet hier anfangs einen abermaligen Umschlag ins Rot, da NH_3 schneller herausdringt, als $NaOH$ zu permeieren imstande ist. Erwähnt sei ferner, daß an Valonia M. M. Brooks (1923a) durch direkte Bestimmung des p_H im Zellsaft den sehr langsamen Eintritt von $NaOH$ und KOH verfolgen konnte, während NH_3 und Ammoniumsalze schnell das p_H erhöhen.

Die Fähigkeit von NH_3, sehr rasch in die Zellen einzudringen, zeigt sich auch in Versuchen mit Ammoniumsalzen. Die roten Blüten von Rhododendron enthalten einen Indicator, der bei alkalischer Reaktion erst violett und dann blau wird (Jacobs 1922b). Bringt man nun solche Zellen in eine Lösung von NH_4Cl oder $(NH_4)_2SO_4$, so beobachtet man, obwohl die Lösungen schwach sauer reagieren, einen Umschlag des Indicators, der eine Erhöhung des p_H anzeigt. Dasselbe wird in Lösungen von Ammoniumacetat in noch stärkerer Weise beobachtet. Die Erklärung beruht darauf, daß die Ammoniumsalze als schwache Basen eine partielle Hydrolyse im Sinne der Gleichung:

$$NH_4Cl + H_2O \rightleftarrows NH_4OH + HCl$$

erfahren und daß nur NH_4OH bzw. NH_3 eindringt. Interessant ist, daß Jacobs gewissermaßen als Gegenstück zu diesen Befunden in CO_2-$NaHCO_3$-Gemischen durchaus analoge Ergebnisse erhielt, die darauf hinweisen, daß bezüglich der Permeabilität NH_4OH (bzw. NH_3) und CO_2 sich etwa entsprechen, da beide außerordentlich rasch in die Zellen eindringen.

Eine Reihe von Untersuchungen beschäftigen sich mit der Frage, von welchen Faktoren die Permeationsgeschwindigkeit verschiedener *Säuren* abhängt. An zwei verschiedenen Pflanzen fand Haas, daß, während in äquinormalen Lösungen Salicyl- und Benzoesäure am schnellsten und Essigsäure am langsamsten permeierten, in Lösungen von gleichem p_H gerade umgekehrt diese am schnellsten in die Zellen eindringt. Unter den letztgenannten Bedingungen ist aber der Unterschied für die meisten Säuren sehr gering, was darauf hindeutet, daß in erster Linie die Konzentration der H-Ionen entscheidend ist. Dies bestätigen Versuche von Gompel (1925), der an Ulva lactuca beim Studium des Eintrittes zahlreicher Säuren eine kritische $h = 4{,}4$ fand, bei der alle Säuren in etwa gleichem Maße permeieren. Bei höherem p_H läßt sich erst nach 24 Stunden und darüber aus dem Farbumschlag erkennen, daß Säuren eingetreten sind. Bei der langen Versuchsdauer sind dann aber Schädigungen sehr wahrscheinlich. Wird die Geschwindigkeit des Farbstoffeintrittes auch bei $p_H < 4,4$ verfolgt, so erhält man immer kürzere Zeiten und die Säuren ergeben die folgende nach abnehmender Permeabilität geordnete Reihe: Tri-, Di- und Monochloressigsäure, Propionsäure, Butter- und Citronensäure, Essigsäure, Ameisensäure, Milchsäure, H_2SO_4, HNO_3, HCl.

Wie die in der Tabelle 16 wiedergegebenen Beispiele zeigen, tritt in diesen Versuchen die wesentlich langsamere Permeation der starken Säuren sehr deutlich hervor. Für die Reihenfolge der organischen Säuren läßt sich allerdings kein sicherer Grund angeben, da sie weder mit der Dissoziation, der Oberflächenaktivität, der Molekulargröße usw. zusammenhängt. Es deutet dies vielleicht darauf hin, daß eine physico-chemisch begreifbare Regelmäßigkeit wohl nur dann erwartet werden kann, wenn der die Permeationsgeschwindigkeit komplizierende Faktor der Zellschädigung ausgeschaltet ist.

Tabelle 16. Farbumschlag an Ulva lactuca in verschiedenen Säuren. (Nach GOMPEL.)

p_H	3,4	2,8	2,0	
HCl	40—55′	9′	5′	schwer permeabel
H_2SO_4	13′	7—8′	2,15′	
HNO_3	45′	10—11′	3′50—4′50	
CH_3COOH	3′	50—30″	18—21″	leicht permeabel
Buttersäure	5′ [1]	35—40″	14—15″	
Propionsäure	2′ [1]	38—40″	8″	
Ameisensäure	4′	1′—1′10	20—25″	

Angesichts dieser Schwierigkeiten ist es besonders wertvoll, daß BRENNER durch die genaue Berücksichtigung der im Versuche auftretenden Schädigung sichere Daten für die Säuredurchlässigkeit auch der unversehrten Zelle geliefert hat. Als Kriterium für ihre Intaktheit diente der normale Verlauf der Deplasmolyse an mit Rohrzucker plasmolysierten Zellen. Durch Feststellung des Zeitpunktes, von dem ab nach Einwirkung von Säuren verschiedener Konzentration diese Anomalien zeigt, gewinnt er die T-Kurve, während die R-Kurve den Beginn des Farbenumschlages, der den Säureeintritt nachweist, wiedergibt. Kommt wie in Abb. 4 eine Kreuzung der beiden Kurven zustande, so besagt dies, daß der Farbumschlag bei den höheren Konzentrationen (links vom Kreu-

---

[1] $p_H = 3,6$.

zungspunkt) nur an geschädigten bzw. toten Zellen erfolgt, während er rechts vom Kreuzungspunkt der Säure in normalen Zellen eintritt. Aus der Abbildung geht hervor, daß Schwefelsäure in niedriger Konzentration auch in die ungeschädigte Zelle eindringen kann. Ebenso wie diese sind als schwer permeable Säuren Salzsäure, Oxalsäure, Citronensäure, Phosphorsäure, Weinsäure und Apfelsäure anzusehen, während die Milchsäure leichter permeiert und wie Abb. 5 zeigt, auch in höheren Konzentrationen einen Farbumschlag an der normalen Zelle herbeiführt, da in diesem

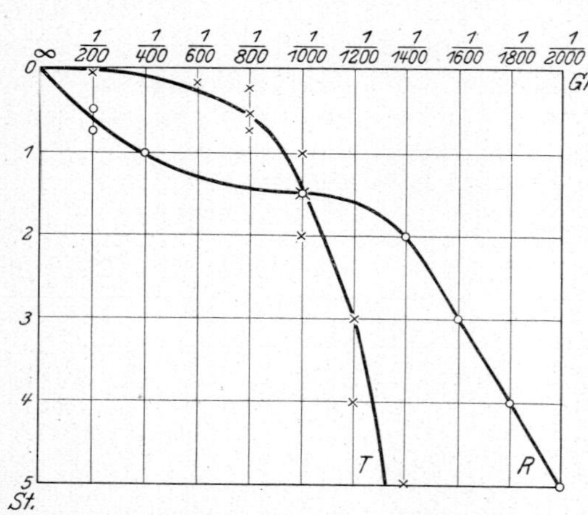

Abb. 4. Permeabilität von Rotkohlzellen für Schwefelsäure. (Nach BRENNER.) Die T-Kurve gibt auf Grund des Verlaufes der Deplasmolyse die Grenze an, von der ab die Zellen absterben. Die R-Kurve gibt den Umschlag des Indikators an. (Näheres im Text.)

Bereich die R-Kurve rechts von der T-Kurve verläuft. Für die leichte Permeabilität der höheren Fettsäuren sprechen auch Versuche von WATERMAN (1914), der allerdings an Penicillium glaucum nur ein indirektes Kriterium, die Giftwirkung, der Permeabilität zugrunde legt.

Wie kompliziert die Verhältnisse sind, gerade was die Beziehung der Permeabilität zur Giftwirkung verschiedener Säuren anlangt, geht aus Versuchen von M. M. BROOKS (1923b) hervor, die an Valonia durch direkte Bestimmung des p_H im Zellsaft den Eintritt verschiedener Säuren verfolgte. Auch in diesen Versuchen tritt die langsamere Permeation der stark dissoziierten Säuren (HCl, HNO_3, H_2SO_4) deutlich in Erscheinung. Es ist aber zu berücksichtigen, daß die langsamer sich vollziehende Erniedrigung des p_H bei Verwendung dieser Säuren gegenüber den schwächer dissoziierten (Essigsäure, Salicylsäure, Buttersäure) auch darin begründet ist, daß die erstgenannten aus dem Alkalicarbonat des Zellsaftes CO_2 in Freiheit setzen, während die organischen Säuren dies nicht tun. Die Pufferwirkung des Natriumcarbonats ist also von großem Einfluß auf den Verlauf der p_H-Kurve des Zellsaftes. Interessant ist, daß unter den starken Säuren $HCl > HNO_3 > H_2SO_4$ permeiert. Die Bedeutung der Anionen für den Säureeintritt ist begreiflich, zumal nach den Analysen der Zellsaft von normalen in Seewasser suspendierten Valoniazellen an Chloriden sehr reich ist, während die Sulfate fehlen. Die Bedeutung der Anionen geht auch aus den Versuchen von M. M. BROOKS (1922/25) hervor, nach denen As im Zellsaft nachweisbar wird, wenn arsenige Säure auf Valonia einwirkt. Man wird sich hiernach nicht vorstellen können, daß etwa bei dem Eindringen von Säuren lediglich ein Kationenaustausch stattfindet.

Zusammenfasend ergibt sich aus den Versuchen, daß die organischen Säuren rascher in die Zellen eindringen als die stark dissoziierten Mineralsäuren, ein Befund, der sehr zugunsten der Anschauung von OSTERHOUT spricht, daß vornehmlich undissoziierte Moleküle durch das Protoplasma permeieren, wenn wir auch schon mit Rücksicht

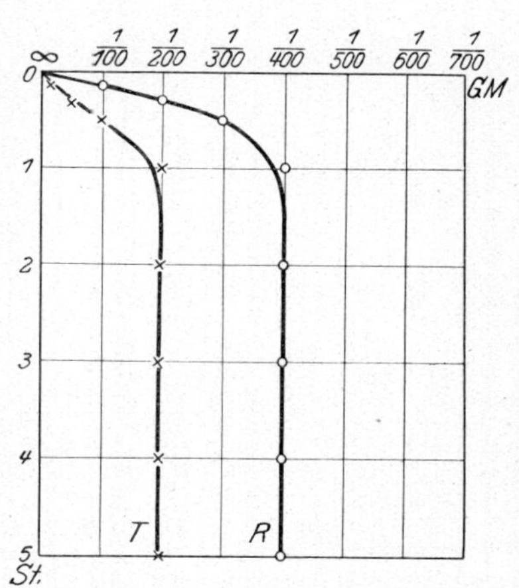

Abb. 5. Permeabilität von Rotkohlzellen für Milchsäure. (Nach BRENNER.)

auf die nachgewiesene Salzpermeabilität eine ausschließliche Permeabilität des Plasmas für undissoziierte Moleküle in Übereinstimmung mit KELLER (1928) in Abrede stellen. Bezüglich der Permeationsgeschwindigkeit steht aber CO_2 ganz an der Spitze. Seine rasche Permeation in Pflanzenzellen hat JACOBS (1920) an Symphytum peregrinum in sehr instruktiver Weise demonstriert. Es zeigt der in den Blütenzellen enthaltene natürliche Farbstoff einen Umschlag nach der sauren Seite, wenn die Zellen in eine mit Kohlensäure gesättigte Natriumbicarbonatlösung versetzt werden. Trotz der alkalischen Reaktion des Mediums findet hier eine Erniedrigung des p_H in der Zelle infolge des schnellen Eindringens von CO_2 statt. Auf die metho-

dologische Bedeutung dieses Befundes wird noch mehrfach zurückzukommen sein.

Für den speziellen Fall des Eintrittes von H_2S in Valonia hat
Osterhout (1925) zeigen können, daß lediglich das undissoziierte
Molekül in den Zellsaft eindringt; denn bei Variation der Reaktion
des Mediums von p_H 5—10 findet man, daß bei stark alkalischer
Reaktion infolge vollständiger Dissoziation kein H_2S in den Zell-
saft gelangt, während in saurem Medium entsprechend dem fast
völligen Fehlen der Dissoziation die Konzentration von H_2S im
Zellsaft fast die gleiche wie in der Umgebungsflüssigkeit ist

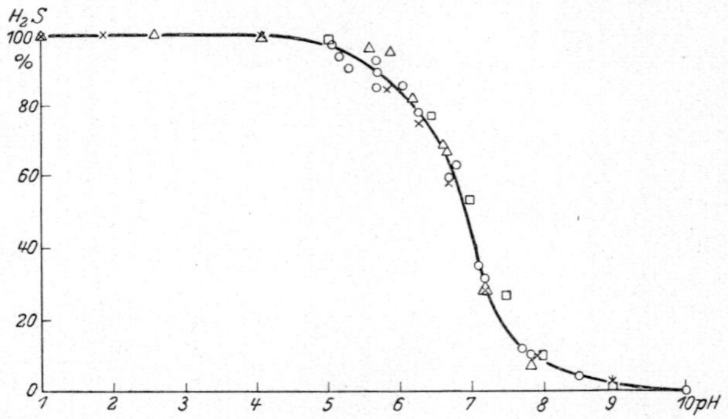

Abb. 6. Die Permeabilität von Valonia für H_2S in Abhängigkeit vom p_H der äußeren Lösung
nach Osterhout). Der Gesamtschwefel im Zellsaft ○ ist in Prozenten des Gesamtschwefel-
gehaltes der äußeren Lösung dargestellt, die mit □ △ und × wiedergegebenen Daten sind
die berechneten bzw. experimentell ermittelten Konzentrationen des undissoziierten H_2S,
ausgedrückt in Prozenten der bei p_H 1—p_H 3 erhaltenen Werte, da bei dieser Reaktion
H_2S vollständig undissoziiert ist.

(Abb. 6). Auch von CO_2 nimmt Osterhout (1925) an, daß diese
Säure im wesentlichen als undissoziiertes Molekül eintritt und stützt
diese Anschauung nicht allein auf die endgültige Konzentration,
die CO_2 bzw. H_2S im Zellsaft bei Variation des p_H im Medium erreichen, sondern auch auf Versuche über die Permeationsgeschwindigkeit. Denn diese wächst mit zunehmender Konzentration der
undissoziierten Moleküle in der Suspensionsflüssigkeit der Zelle.
Inwieweit aus diesen bemerkenswerten Befunden allgemeine Regeln über die Durchlässigkeit des Protoplasmas für schwache
Säuren abgeleitet werden können, ist noch nicht zu übersehen.

*Wenn auch der Mechanismus bzw. die Form, in der Säuren und
Basen in die Zellen eindringen, im wesentlichen noch unbekannt sind,*

*so hat sich aus den Versuchen doch eine gewisse Regelmäßigkeit in-
sofern ergeben, als sowohl die stark dissoziierten Säuren und Basen
nur sehr schwer und zum Teil erst nach Schädigung der Zellen permeieren, während die organischen schwächer dissoziierten Säuren und
Basen wesentlich rascher in die Zellen eindringen. Am schnellsten
vollzieht sich die Permeation für CO_2 und NH_3, und gerade dieser
Befund ist, da es sich hier um normale Stoffwechselprodukte der Zelle
handelt, physiologisch von der größten Bedeutung. In dieser Anschauung werden wir noch bestärkt, weil die hierdurch ermöglichten
Reaktionsverschiebungen, wie später gezeigt werden wird, geeignet
sind, die Durchlässigkeit der Zellgrenzschichten in charakteristischer
Weise zu beeinflussen.*

b) Organische Stoffe.

1. Körpereigene Stoffe. In erster Linie interessiert hier das
Verhalten zelleigener Stoffe. Unter ihnen haben die Zucker, speziell
die Saccharose insofern eine bedeutende Rolle in der Permeabilitätsforschung gespielt, als dieser Stoff zur Auslösung einer un-
schädlichen Plasmolyse vielfach verwendet und von zahlreichen
Autoren angenommen wird, daß die unveränderte *Plasmolyse* die
Impermeabilität des Rohrzuckers beweist (OVERTON[1]). In dieser
Form ist aber der letzte Satz nicht aufrecht zu erhalten. Muß es
doch mit Rücksicht auf die große physiologische Bedeutung, die
den Zuckern im Haushalt aller Zellen zukommt, für wahrscheinlich
gehalten werden, daß diese die protoplasmatischen Grenzschichten
passieren können. Andererseits harmoniert die Annahme einer nur
geringen Permeabilität durchaus mit unseren physiologischen Vorstellungen, da sonst eine Exosmose dieser Stoffe ohne weiteres eintreten müßte. Gegenüber den plasmolytischen Experimenten ist
aber, wie bereits mehrfach hervorgehoben, immer wieder zu betonen, daß sie hinsichtlich der Permeabilität nur auf ein indirektes
Kriterium sich stützen und daß ferner die Einwirkung hypertonischer Lösungen an sich und speziell die des Rohrzuckers möglicherweise die Durchlässigkeit der Zellgrenzschichten verändert. Daß
für diese Anschauung experimentelle Grundlagen vorhanden sind,
wird bei der Erörterung der Abhängigkeit der Permeabilität vom
chemischen Milieu gezeigt werden.

---

[1] Von neueren Arbeiten vgl. BECK (1926).

Eine genaue Durchsicht der Literatur lehrt, daß entgegen dem OVERTONSchen Befunde von der völligen Impermeabilität der Pflanzenzellen für Zucker RUHLAND bereits 1911 an Beta aus dem Verlauf der Plasmolyse eine geringe Permeabilität für Rohrzucker, Traubenzucker und Fructose festgestellt hat. An Rhoeo discolor beobachtete FITTING (1917) ebenfalls eine geringe Permeabilität für Rohrzucker, und HÖFLER (1918a) stellte ein gleiches an Tradescantia fest, wobei der Größenordnung nach die Permeabilität dieser Pflanzen für Zucker nicht wesentlich verschieden war. Neue Untersuchungen zur Frage der Zuckerpermeabilität liegen von HÖFLER (1926) vor, der mittels der plasmometrischen Methode an zwei verschiedenen Pflanzen eine nicht unwesentliche Permeabilität feststellen konnte. Dabei zeigte sich, daß bei dem Vergleich verschiedener Zucker die Permeabilität für Rohrzucker wesentlich geringer als für Monosaccharide war. Noch größer erwies sich die Durchlässigkeit für Maltose. Wichtig ist, daß in dem letztgenannten Falle nicht etwa eine durch Schädigung herbeigeführte Permeabilitätserhöhung vorliegt, denn die Übertragung der Zellen in Rohrzuckerlösung lieferte die gleichen niedrigen Werte nach vorhergehender Einwirkung von Maltose wie in den unbehandelten Kontrollen. Da bei dem Rückgang der Plasmolyse stets damit gerechnet werden muß, daß die Bildung osmotisch wirksamer Substanz das Eindringen eines Stoffes aus der zur Plasmolyse verwendeten Lösung vortäuscht, so ist die Tatsache wichtig, daß auch an diesen Zellen in Calciumnitratlösungen kein Rückgang der Plasmolyse eintrat. Der im Plasmolyseexperiment durch Osmose herbeigeführte Wasserentzug hat also sicherlich nicht regelmäßig eine Anatonose zur Folge. Auch die verschiedene Wirksamkeit der Mono- und Disaccharide spricht durchaus im Sinne einer ungleichen Permeabilität für diese Zucker.

Im Verhältnis zu den Zuckern erweist sich Harnstoff als wesentlich permeabler (DE VRIES [1889], FITTING [1919], HÖFLER und STIEGLER [1921]). In allen untersuchten Pflanzenzellen bildet sich die Plasmolyse in Harnstofflösungen allmählich zurück. Es ist nun außerordentlich bemerkenswert, daß nach neuen Versuchen von HÖFLER zwischen den verschiedenen Zellarten sehr große Unterschiede bestehen. Denn auf Grund seiner an Gentianazellen ausgeführten Versuche kommt er zu dem Ergebnis, daß diese im Vergleich zu den bisher untersuchten Pflanzenzellen sich als 30—60mal permeabler erweisen, wenn man alle Versuche auf das gleiche Konzentrationsgefälle berechnet. Wichtig ist, daß trotz dieser sehr bedeutenden Harnstoffpermeabilität die Durchlässigkeit für KNO_3 nicht größer als die der übrigen Zellen ist. *Hieraus folgt, daß die Größe der Durchlässigkeit einer Zelle für einen bestimmten Stoff nicht für die Permeabilität seiner Grenzschichten schlechthin charakteristisch ist*; denn sonst wäre es nicht zu verstehen, wie die erhöhte Permeabilität einer Gentianazelle für Harnstoff sich in keiner Weise bei der Untersuchung der Salzpermeabilität an den gleichen Zellen äußert. Wir werden sehen, daß auch das Studium der Permeabilität der tierischen Zelle zu den gleichen Ergebnissen führt. In dieser Beziehung sei noch erwähnt, daß an Gentiana die Harnstoff- zur KNO_3-Permeabilität sich wie 170 : 1 verhält, während aus FITTINGS Versuchen an Rhoeo sich ein Verhältnis zu 1 : 1 ergibt.

An Beggiatoa mirabilis fand RUHLAND (1925) entsprechend der hohen Permeabilität dieser Zellen (vgl. die S. 48 erwähnten Salzversuche) eine recht bedeutende Durchlässigkeit für Zucker. Im speziellen zeigt sich auch hier wiederum, daß Rohrzucker weniger permeiert als die Monosaccharide und daß Harnstoff auch die letzteren erheblich hinsichtlich der Permeationsgeschwindigkeit übertrifft. Die enge Beziehung, die sich aus der Größe der Durchlässigkeit für verschiedene organische Stoffe zur Ultrafiltrationstheorie RUHLANDS ergibt, wird später besprochen werden.

Endlich sei noch erwähnt, daß nach OVERTONS Versuchen auch die Permeabilität verschiedener Pflanzenzellen für die Aminosäuren sehr gering ist. Abweichend hiervon verhalten sich wiederum nur die Zellen von Beggiatoa.

2. Zellfremde Stoffe. Es bleibt noch das Verhalten zellfremder organischer Stoffe zu erörtern übrig. OVERTON (1895—1907) stellte hierüber mittels der plasmolytischen Methode umfassende Experimente an, aus denen ein Zusammenhang zwischen Permeation und chemischer Konstitution sich ergibt. Auf die Verwertung dieser Befunde für die Permeabilitätstheorie wird später zurückzukommen sein. Nach OVERTON permeieren die Kohlenwasserstoffe sowie ihre Halogen- und Nitroderivate und die Nitrile (mit Ausnahme von Nitrilcyanid) sehr schnell, so daß es mit diesen Stoffen niemals gelingt, Plasmolyse hervorzurufen. Vielmehr stellt sich in kürzester Zeit ein Gleichgewicht zwischen Zelle und Medium ein.

Unter den Alkoholen sinkt die Permeation mit Zunahme der OH-Gruppen. Infolgedessen findet man, daß die einwertigen Alkohole sehr rasch permeieren, langsamer die zwei- und mehrwertigen. Entsprechend dieser Regel ist die Permeabilität für Glycerin geringer als für Äthylenglykol. Der vierwertige Alkohol Erythrit dringt nur sehr langsam in die Zellen ein und noch geringer ist die Permeationsfähigkeit der Zucker, wie wir bereits erörtert haben. Methyl-, Äthyl- und Phenylderivate dringen rascher in die Zelle als der betreffende Grundstoff ein. Dies zeigt sich besonders deutlich durch den Vergleich der Permeation des Harnstoffes und seiner Derivate. Wie OVERTON gezeigt hat, verändert sich ebenso wie die Permeation die Löslichkeit der Stoffe, indem zunehmende Permeationsgeschwindigkeit einer wachsenden Ätherlöslichkeit entspricht. Wenn auch die Beweiskraft dieser Versuche für die Lipoidtheorie heute sehr gesunken ist, da man weiß, daß auch andere physicochemische Eigenschaften der Permeabilität symbat gehen, so sind doch die OVERTONschen Regeln auch jetzt noch nicht nur deshalb wichtig, weil sie für das Permeabilitätsproblem und seine Entwicklung richtunggebend waren, sondern auch weil unabhängig von ihrer speziellen Deutung der Geltungsbereich dieser Regeln sich auf tierische und pflanzliche Zellen in gleicher Weise erstreckt.

COLLANDER und BÄRLAND (1926) haben an Rhoeo discolor mittels der grenzplasmolytischen Methode zahlreiche organische Stoffe geprüft und dabei im wesentlichen die Ergebnisse von OVERTON bestätigt. Sie finden, daß im allgemeinen die Permeationsgeschwindigkeit der Ätherlöslichkeit der Stoffe entspricht; auch zwischen ihrer Oberflächenaktivität und der Permeiergeschwindigkeit besteht ein gewisser Parallelismus, wenngleich in beiden Fällen Ausnahmen festzustellen sind. Diese weisen darauf hin, daß auch dem Molekularvolum eine gewisse Bedeutung zukommt. So ist es vielleicht zu erklären, daß Methylalkohol schneller als Äthylalkohol und Formamid schneller als Acetamid permeiert, obwohl die höheren Homologen wesentlich mehr oberflächenaktiv und ätherlöslich sind.

Unter den Fremdstoffen, deren Permeationsfähigkeit besonders hervorgehoben zu werden verdient, sind die Alkaloide zu nennen, da wir quantitative Versuche über ihr Verhalten besitzen und sie außerdem Gelegenheit geben, zu der wichtigen Frage, inwieweit Ionen zu permeieren imstande sind, Stellung zu nehmen. Ihr Nachweis gelingt schon in geringsten Mengen dadurch, daß sie mit der in zahlreichen Pflanzenzellen vorhandenen Gerbsäure unlösliche Niederschläge bilden. Mit dieser Methode läßt sich dartun, daß schon nach wenigen Minuten die Alkaloide in die Pflanzenzellen eindringen. Dabei ist eine Schädigung der Zelle mit Sicherheit auszuschließen, da sie sich auch nach dem Versuch in normaler Weise plasmolysieren lassen. Allerdings muß es fraglich erscheinen, ob die Alkaloide zu den leicht permeablen Stoffen gehören; denn es ist zu berücksichtigen, daß die in diesen Versuchen angewendeten Methoden um ein Vielfaches feiner sind als die plasmolytischen, durch die wir vorwiegend über die Permeationsgeschwindigkeit der verschiedenen Stoffe unterrichtet sind. Und in der Tat zeigen gerade die Versuche Ruhlands an Beggiatoa, daß die Alkaloide am langsamsten von allen Stoffen permeieren. Ob hierin ein Ergebnis von allgemeiner Bedeutung zu sehen ist, läßt sich noch nicht übersehen.

Overton fand nun, daß die Alkaloidbasen sehr viel rascher in die Zellen eindringen als die Alkaloidsalze. Und dieser Befund ist von Ruhland (1914) und Tröndle (1920) bestätigt worden (Tabelle 17). Da er weiter feststellte, daß die geringere Permeabilität des Alkaloidsalzes noch mehr vermindert wird, wenn man zu

Tabelle 17. Der Unterschied in der Permeabilität der Pflanzenzelle (Spirogyra) für Alkaloidsalz und Alkaloidbase. (Nach Tröndle.)

Konzentration		0,00156	0,00078	0,00039 mol.
Chinin.	Fällungszeit	8,5″	18″	38,7″
Chininchlorid.	„	24,3″	47,8″	91,7″

der Lösung etwas Säure hinzusetzt, so ergibt sich die Deutung, daß die Zellen (Spirogyra) für die Alkaloidkationen nicht oder nur in sehr geringem Maße im Gegensatz zu ihrem Verhalten gegenüber der freien Alkaloidbase permeabel sind. Denn es ist bekannt, daß die Alkaloidsalze nur zu einem geringen Teile hydrolytisch gespalten sind. Von der Konzentration der hierdurch in der Lösung entstehenden Base hängt offenbar die Permeation ab. Wird durch Hinzufügung von Säure die Dissoziation des Wassers so weit zurückgedrängt, daß es nicht mehr zu einer Bildung der Alkaloidbase kommt, so muß ein Eindringen des Alkaloids vermißt werden, wenn dieses tatsächlich nur auf Rechnung der freien Base zu setzen

ist. Aber nicht alle Zellen verhalten sich in diesem Sinne. Denn
BORESCH (1920) hat an Fontinalis mit seiner früher (S. 7) geschilderten Methode festgestellt, daß kein oder fast kein Unterschied in dem Eindringen der Alkaloidsalze und der freien Basen
besteht. Die Versuche nötigen zu der Erklärung, daß die Zellen
von Fontinalis auch für die Alkaloidkationen permeabel sind.
Interessant sind die quantitativen Verhältnisse, die sich über die
Aufnahme von Alkaloidbasen aus den Versuchen von TRÖNDLE
ergeben. Er findet nämlich, daß die Fällungszeit, die als Maß für
eine bestimmte Menge des in die Zelle eingedrungenen Alkaloids
gelten darf, mit der Konzentration abnimmt, so daß das Produkt
aus Konzentration und Fällungszeit annähernd konstant ist
(Tabelle 18).

Tabelle 18. Permeabilität von Spirogyra für Alkaloide.
(Nach TRÖNDLE.)

1. Coffein.

Konzentration	0,025	0,0125	0,00625	0,00078 mol.
Fällungszeit	9,1″	17,6″	29″	242,3″
Konz. × Fällungszeit	0,2275	0,220	0,1813	0,1890

2. Chinin.

Konzentration	0,0025	0,00125	0,000625	0,000312 mol.
Fällungszeit	31,5″	56,2″	133,9″	269,2″
Konz. × Fällungszeit	0,7875	0,7025	0,8369	0,8397

Es gilt somit für die Diffusion der Alkaloidbasen in die normale
Zelle das FICKsche Diffusionsgesetz. Dieser Befund steht im vollständigen Gegensatz zu dem Verhalten der Salze, denn diese
dringen keineswegs in vermehrtem Maße in die Zellen ein, wenn
ihre Konzentration in der Lösung wächst. Die Versuche bilden
einen wichtigen Beleg für die Anschauung, daß der Durchtrittsmechanismus verschiedener Stoffe durch die protoplasmatischen
Grenzschichten sich grundsätzlich unterscheidet, wenn es auch
nicht notwendig ist, mit HÖBER und TRÖNDLE im Falle der Salzpermeabilität einen aktiven Zellprozeß anzunehmen. Das verschiedene Verhalten, das die Alkaloidbasen gegenüber den Salzen
zeigen, wird auch dadurch illustriert, daß die Narkose der Zelle
ihre Eintrittsgeschwindigkeit nicht beeinflußt.

3. Farbstoffe. Seit PFEFFER (1886) die wichtige Beobachtung
machte, daß Methylenblau in Pflanzenzellen noch aus sehr ver-

dünnten Lösungen aufgenommen wird und sich in diesen offenbar durch die Verbindung mit den Kolloiden des Plasmas und des Zellsaftes anhäuft, ist die Permeabilität für Farbstoffe häufig studiert worden. OVERTON (1895—1900) stellte in umfassenden Versuchen fest, daß die basischen Farbstoffe rasch in die Zellen eindringen und sich in einer erheblichen Menge in ihnen anhäufen, ohne sie zu schädigen. Im Gegensatz hierzu dringen die sauren Farbstoffe im allgemeinen in die lebenden Pflanzenzellen nicht ein. Aber bereits OVERTON stellte wichtige Ausnahmen von dieser Regel fest, da er zeigen konnte, daß unter den sauren Farbstoffen Methylorange und die Tropäoline, wenn auch wesentlich langsamer als die basischen Farbstoffe, in die Zelle permeieren. Er fand nun, daß die letztgenannten Farbstoffe ebenso wie die basischen Farbstoffe, nur quantitativ geringer, in Cholesterin und Lecithin löslich sind, und sah in diesen Versuchen eine wichtige Stütze für seine Theorie, daß über das Eindringen von Stoffen in die lebende Zelle die Lipoidlöslichkeit entscheidet.

Es sind nun in der Folge besonders von RUHLAND (1912) wichtige Ausnahmen dieser Regel festgestellt worden. So erwiesen sich Nachtblau, Viktoriablau B und 4 R, sowie Baslerblau als unfähig, trotz großer Lipoidlöslichkeit, in die Pflanzenzellen einzudringen. Und ebenso wurden unter den Säurefarbstoffen lipoidlösliche Stoffe aufgefunden, die nicht imstande waren, in die Pflanzenzellen einzudringen. Betrachtet man diese grundsätzlich wichtigen Ausnahmen, die übrigens, wie gezeigt werden wird, für bestimmte tierische Zellen nicht zu Recht bestehen, so findet man, daß die betreffenden Farbstoffe sich durch ihren kolloiden Charakter auszeichnen (siehe auch LEPESCHKIN 1911). Es wird durch diesen Befund die Aufmerksamkeit auf die physikalische Beschaffenheit der permeierenden Stoffe gelenkt, deren Bedeutung am schärfsten in der Ultrafiltrationstheorie RUHLANDS hervorgehoben ist, nach der das Molekularvolumen nicht allein für die Permeierfähigkeit überhaupt, sondern auch für die Geschwindigkeit, mit der die Stoffe in die Zelle eindringen, entscheidend ist. Für diese Anschauung sprechen auch Versuche von KÜSTER (1911), der im Gegensatz zu den früheren Autoren eine relativ rasche Anfärbung von Pflanzenzellen mit zahlreichen Säurefarbstoffen feststellte und dabei eine Abhängigkeit von dem Molekularvolumen fand, da die Farbstoffaufnahme um so rascher vor sich ging, je höher der Dispersitätsgrad der Lösung war. Hochkolloidale Farbstoffe wurden auch von solchen Zellen nicht aufgenommen, die sich mit höher dispersen schnell anfärbten.

Während über das Verhalten der basischen Farbstoffe insofern Einigkeit besteht, als diese mit Ausnahme weniger kolloidaler Farbstoffe meistens in wenigen Minuten in die Zellen eindringen, ist die Meinung der Autoren über das Verhalten der sauren Farbstoffe geteilt. Wenn KÜSTER und RUHLAND eine relativ schnelle Permeabilität der sauren Farbstoffe feststellten, so dürfte diese im wesentlichen methodisch bedingt sein; denn anstatt dünne Schnitte in die Farbstofflösungen zu legen, schnitten sie von den Pflanzen ganze Sprosse ab, die mit ihrer Basis die Farbstofflösungen berührten und durch die Leitbündel diese den Zellen zuführten. Es haben nun aber die Untersuchungen von COLLANDER (1921) gezeigt, daß gerade die in der Umgebung der Leitbündel gelegenen Zellen eine erhöhte Permeabilität für Säurefarbstoffe aufweisen und die an diesen Zellen erhaltenen Befunde keine Allgemeingültigkeit besitzen. Die früher geschilderte, von COLLANDER benutzte Methode ermöglichte auch gewisse quantitative Feststellungen über das Eindringen von Säurefarbstoffen in Pflanzenzellen. Es zeigte sich, daß niemals die Innenkonzentration des Farbstoffes auch nach mehrtägigem Verweilen in der Farbstofflösung die der Außenkonzentration erreichte oder sogar übertraf, vielmehr nur $^1/_8$ bis $^1/_{16}$ der Außenkonzentration betrug. Dies Verhalten ist um so bemerkenswerter, als die relative Ungiftigkeit der sauren Farbstoffe es gestattete, ihre Permeationsfähigkeit unter sehr günstigen Bedingungen, nämlich in ziemlich konzentrierten Lösungen zu untersuchen. Danach besteht also im allgemeinen der Gegensatz zwischen den basischen und sauren Farbstoffen im Sinne der OVERTONschen Darlegungen zu Recht. Nur darf man nicht von einer Impermeabilität, sondern nur von einer sehr geringen Durchlässigkeit der Plasmahaut für die sauren Farbstoffe sprechen.

Es war nun noch zu entscheiden, ob das Gleichgewicht, das sich in Lösungen saurer Farbstoffe zwischen der Zelle und dem Medium einstellt, vielleicht nicht so sehr der Ausdruck der relativ geringen Durchlässigkeit der Zellen für diese Stoffe als vielmehr das Anzeichen für das Bestehen eines DONNANschen Gleichgewichtes sei. Diesbezügliche Versuche von COLLANDER haben aber diese Anschauung unwahrscheinlich gemacht, weil auch bei weitgehender

Ähnlichkeit in der chemischen Zusammensezung der Umgebungsflüssigkeit mit der des Zellsaftes die Farbstoffverteilung die gleiche
blieb. Allerdings scheinen die Versuche noch einer wichtigen Ergänzung zu bedürfen. COLLANDER hat nämlich nur nach längeren
Zeiträumen die Innenkonzentration des Farbstoffes festgestellt,
ohne durch die Wiederholung dieses Versuches in verschiedenen
Abständen einen Einblick in die Größe der Permeationsgeschwindigkeit zu gewähren. Und gerade ein derartiger Versuch wäre für
den exakten Vergleich der Permeationsfähigkeit basischer und
saurer Farbstoffe von Bedeutung!

Wie bereits angedeutet, bestehen hinsichtlich der Permeabilität
für saure Farbstoffe zwischen verschiedenen Pflanzenzellen erhebliche Unterschiede. Neben den Zellen, die an den Leitbündeln
liegen, erweisen sich noch die Blumenblatt- sowie jugendliche
Zellen überhaupt als besonders leicht permeabel für Säurefarbstoffe
(COLLANDER). Wir werden auf die Bedeutung dieses Befundes, der
gewisse Erfahrungen an tierischen Zellen an die Seite zu stellen
sind, noch zurückzukommen haben.

Weisen die letztgenannten Befunde auf ein unterschiedliches
Verhalten in der Durchlässigkeit der Zellgrenzschichten verschiedener Pflanzenzellen hin, so muß ergänzend bemerkt werden, daß
auch das physico-chemische Verhalten von Plasma und Zellsaft
nach der BETHESCHEN Theorie (1914/16/22) eine große Rolle für
die Speicherung der Farbstoffe spielt[1]. Es hat sich nämlich gezeigt, daß ebenso wie in Modellversuchen an saurer und alkalischer Gelatine auch an tierischen und pflanzlichen Zellen die
Reaktion entscheidend für die Speicherung der Farbstoffe ist. Saure
Reaktion fördert die Aufnahme saurer Farbstoffe und hemmt die
basischer. Der Einfluß der alkalischen Reaktion ist gerade entgegengesetzt. Dementsprechend beobachtet man (ROHDE 1917) als
eine besonders schöne Illustration der Geltung der BETHESCHEN
Theorie an Querschnitten der Blütenbasis der weißen Hyacinthe,
an denen mehrere Zellschichten von verschiedener Reaktion
(nachgewiesen durch Indicatoren) aufeinander folgen, daß saure
Zellen die sauren Farbstoffe, basische Zellen besonders stark die
basischen Farbstoffe speichern. Es hat dieses Verhalten natürlich
mit der Permeabilität der Zellgrenzschichten überhaupt nichts

---

[1] Bezüglich der chemischen Umwandlung von Methylenblau vgl.
IRWIN (1927).

zu tun. Da wir aber die Permeationsgeschwindigkeit aus der
Schnelligkeit und der Stärke der Anfärbung ermessen, so beansprucht der nachgewiesene Einfluß der Zellreaktion auf die
Farbstoffspeicherung große Beachtung, denn er zeigt, daß bei
offenbar gleicher Permeabilität der Erfolg der Anfärbung je nach
der Reaktion der Zelle und der Wahl des Farbstoffes — basisch
oder sauer — gänzlich verschieden ausfällt. Die Versuche BETHES
weisen erneut darauf hin, wie schwierig die Farbstoffversuche
für Permeabilitätsfragen zu verwerten sind. Es sei an unsere
Ausführungen S. 5 erinnert[1]. Bei vollständiger Anerkennung der
Geltung des BETHESCHEN Prinzipes[2] ist aber das Verhalten der Zellgrenzschichten keineswegs zu vernachlässigen. Das beweisen gerade die früher geschilderten Erfahrungen COLLANDERS über die
elektive Färbung bestimmter Zellgruppen mit sauren Farbstoffen.
Denn die Zellen, die sich als besonders stark färbbar erwiesen,
waren nicht saurer als andere, in die die sauren Farbstoffe nur
minimal oder gar nicht eindrangen. Der Unterschied ist also hier
durch das Verhalten der Zellgrenzschichten bedingt.

Hatten wir uns lediglich bisher mit der Frage beschäftigt, ob
die Farbstoffe eindringen oder nicht, so müssen wir jetzt zur
Ergänzung die Untersuchungen über den Mechanismus des Eindringens erörtern. Hierzu sind besonders Experimente an Nitella geeignet, die eine einwandfreie Bestimmung der Farbstoffkonzentration im Zellsaft in Abhängigkeit von verschiedenen
äußeren Bedingungen zulassen (IRWIN 1925/26). Werden diese
Zellen bei gleichem p_H in Farbstofflösungen von verschiedener
Konzentration gelegt, so ergibt sich, daß der Farbstoffgehalt
des Zellsaftes anfangs rasch, dann immer langsamer wächst und
schließlich ein Gleichgewicht erreicht, das bemerkenswerterweise
um so höher liegt, je höher die Konzentration des Farbstoffes in
der umgebenden Flüssigkeit ist. In den Versuchen kommt die
bereits mehrfach hervorgehobene Anhäufung des Farbstoffes im
Verhältnis zur Konzentration des Mediums deutlich zur Geltung.
Die nähere Untersuchung zeigt, daß die Zeitkurve der Ausdruck
einer pseudomonomolekularen Reaktion ist, die nach der Gleichung

---

[1] Vgl. hierzu auch TRAUBE und KÖHLER (1915).

[2] Vgl. hierzu aber die chemische Auffassung des gleichen Tatbestan-
des bei ZIPF (1927).

$D + A \rightleftharpoons DA$ verläuft[1], da besonders bei Verwendung sehr geringer Farbstoffkonzentrationen A als konstant angesehen werden darf. Die verschiedene Lage des Gleichgewichtes in Abhängigkeit von der Außenkonzentration des Farbstoffes weist darauf hin, daß es sich um eine reversible Reaktion handelt. Erst bei Überschreitung einer gewissen Konzentration nehmen die Geschwindigkeitskonstanten ab. Die Auffassung, daß der Anhäufung von Farbstoff im Zellsaft von Nitella eine chemische Reaktion zugrunde liegt, wird durch den Befund bekräftigt, daß der Temperaturquotient der Reaktion außerordentlich hoch ($Q_{10} = 4{,}9$) ist. Wenn von REDFERN (1922) bei der Untersuchung der Farbstoffaufnahme durch Scheiben der gelben Rübe die Abnahme des Farbstoffgehaltes im Sinne der Adsorptionsisotherme verläuft, so scheint uns dieser Befund mit den Experimenten an Nitella durchaus nicht im Widerspruch zu stehen; denn in den Versuchen von REDFERN ist an dem Ergebnis wohl wesentlich die Adsorption des Farbstoffes an die Zellmembran beteiligt und der Zusammenhang mit der Permeabilität des Farbstoffes und seinem Eindringen durch die Plasmahaut gar nicht untersucht, da seine Konzentration im Zellsaft nicht bestimmt ist. Es sind deshalb diese Versuche auch für das quantitative Studium des Permeabilitätsproblemes nicht zu verwerten.

Aus IRWINS Versuchen zeigt sich weiterhin, daß Brillantcresylblau innerhalb eines Bereiches von p_H 5—9 mit wachsendem p_H in immer größerer Menge in die Zelle eindringt. Die nähere Untersuchung ergibt, daß die so erhaltene Kurve genau mit der aus der Dissoziationskonstante für die Konzentration der undissoziierten hydratisierten Farbstoffmoleküle berechneten übereinstimmt[2]. Hieraus erklärt sich, daß gerade umgekehrt die Farbstoffexosmose mit Verkleinerung des p_H des Mediums zunimmt (IRWIN 1926a). Denn das aus dem Zellsaft in das Medium permeierte undissoziierte Farbstoffmolekül wird um so mehr dissoziieren, je saurer die Reaktion ist. Infolgedessen wird unter diesen Umständen ein größeres Konzentrationsgefälle zwischen Farbstoff und Außenlösung als bei alkalischer Reaktion bestehen. Es findet sich hier eine bemerkenswerte Übereinstimmung mit den früher geschilderten Ver-

---

[1] In dieser bedeutet D die Konzentration des Farbstoffes, A die des Zellbestandteiles, mit dem sich der eingedrungene Farbstoff verbindet.

[2] Wie M. M. BROOKS (1926) an Valonia gezeigt hat, gilt diese Regel aber nicht für alle Farbstoffe. Vgl. hierzu auch IRWIN (1926).

suchen über den Eintritt von CO_2 und H_2S, die ebenfalls nicht als Ionen, sondern nur als undissoziierte Moleküle die Plasmahaut passieren.

B. Über die Abhängigkeit der Permeabilität der Pflanzenzelle von äußeren und inneren Faktoren.

a) Äußere Faktoren.

1. Temperatur. Da die Bedeutung, die der Permeabilität im Leben der Zelle zukommt, erst durch die Veränderungen, die die Durchlässigkeit der Zellgrenzschichten für verschiedene Stoffe unter bestimmten Bedingungen erfährt, in das rechte Licht gesetzt wird, so müssen wir uns mit der Frage befassen, wie äußere und innere Faktoren die Permeabilität der Pflanzenzelle beeinflussen. Daß die Durchlässigkeit der Plasmamembran von physikalischen Faktoren abhängig ist, zeigt der Einfluß der Temperatur. Bereits PFEFFER (1886) und RYSSELBERGHE (1901) beobachteten, daß die Anfärbbarkeit von Pflanzenzellen mit Methylenblau mit zunehmender Temperatur schneller vor sich geht. Entsprechende Beobachtungen machte ENDLER (1912) mit Neutralrot an verschiedenen Pflanzenzellen. Erst bei Überschreitung einer bestimmten Temperaturgrenze (30⁰) änderte sich dies, worin wohl eine Schädigung der Zelle zum Ausdruck kommt.

Genauere Untersuchungen verdanken wir COLLANDER (1921) an Tropaeolum über die Aufnahme von Sulfosäurefarbstoffen. Mit seiner früher geschilderten Methode stellte er die in bestimmten Zeiträumen erreichte Innenkonzentration des Farbstoffes bei verschiedenen Temperaturen fest und konnte dadurch beweisen, daß der Temperaturquotient der Größenordnung nach größer als zwei ist, die Aufnahme der Säurefarbstoffe also mit Rücksicht auf den Temperaturquotienten nicht den Diffusions-, sondern den chemischen Prozessen eingereiht werden muß. Dieser Befund ist um so wichtiger, als mit der Aufnahme von Säurefarbstoffen in die Zelle keine Speicherung derselben verbunden ist. Es ist demnach wahrscheinlich, daß mit dem Durchtritt der Säurefarbstoffe durch die Plasmamembran ein chemischer Prozeß verknüpft ist. Weitere Erfahrungen liegen für die Permeabilität eines basischen Farbstoffes von IRWIN vor, die, wie bereits früher erwähnt, an Nitella einen Temperaturquotienten von 4,9 feststellte. An dem gleichen Objekt fanden HOAGLAND und Mitarbeiter (1926) für die Aufnahmegeschwindigkeit von Brom in einem Temperaturintervall von 10—24⁰ einen durchschnittlichen Quotienten von 2,6. Es ist allerdings zu beachten, daß sowohl das Brom wie der genannte basische Farbstoff im Zellsaft von Nitella gespeichert wird, und daher nicht zu entscheiden ist, inwieweit der Temperaturquotient für den chemischen Prozeß der Speicherung oder den Durchtritt durch die Plasmahaut charakteristisch ist.

STILES und JÖRGENSEN (1915) beobachteten aus der Reaktions-veränderung, die in $^1/_{1000}$ norm. HCl gelegte Kartoffelscheiben in der Lösung hervorrufen, daß der Temperaturquotient der Aufnahme der H-Ionen ungefähr 2 ist. Es muß aber damit gerechnet werden, daß für die Aufnahme bzw. Abgabe verschiedener Stoffe eine ungleiche Temperaturabhängigkeit besteht, denn die Beobach-tungen über die Durchtrittsgeschwindigkeit verschiedener Stoffe in die Pflanzenzelle in Abhängigkeit von der Konzentration haben es durchaus wahrscheinlich gemacht, daß die Permeabilität sich für verschiedene Stoffe in ganz verschiedener Weise vollzieht. So ist es wohl zu verstehen, daß nach BLACKMANN und PAINE (1918) an Mimosa pudica die Elektrolytexosmose mit der Temperatur nur sehr gering entsprechend einem Diffusionsvorgange ansteigt und daß erst bei Überschreitung von 55⁰ eine plötzliche Vergrößerung des Quotienten, die mit irreversibler Schädigung der Zelle ver-bunden ist, eintritt. Berücksichtigen wir die große Verschiedenheit der beobachteten Temperaturquotienten, die wohl zum Teil der Ausdruck dafür ist, daß der Permeabilität recht verschiedene Pro-zesse zugrunde liegen bzw. mit ihr verknüpft sind, so wird man von keiner Methode eine einheitliche Antwort nach der Größe des Temperaturquotienten der Permeabilität erwarten können. Und so ist auch der von OSTERHOUT (1917) aus Leitfähigkeitsbestim-mungen an Laminaria gezogene Wahrscheinlichkeitsschluß, daß der Permeabilität nicht ein chemischer Prozeß zugrunde liegt, in keiner Weise allgemeingültig. Denn die bereits erwähnten Ver-suche an Pflanzenzellen ergaben meistens Temperaturquotienten von 2 und darüber, während OSTERHOUT 1,33 findet. Die später zu schildernden Erfahrungen an tierischen Zellen (S. 133 ff.) bekräftigen diese Anschauung.

2. Licht. LEPESCHKIN (1909) und TRÖNDLE (1910 und 1918) haben gezeigt, daß unter der Einwirkung des Lichtes eine Erhöhung der Permeabilität auftritt, die in einer vermehrten Aufnahme der

Salze sich kundgibt. Dabei kann dies nicht nur durch Verwendung künstlicher Beleuchtung von wechselnder Intensität, sondern auch aus vergleichenden Untersuchungen über die Salzaufnahme in Pflanzenzellen an sonnigen und bewölkten Tagen gezeigt werden. Dies ist um so bemerkenswerter, weil es den Einfluß relativ geringer Variationen der Lichtintensität auf die Salzpermeabilität zeigt. Die von FITTING (1917) gegen diese Versuche aus methodischen Gründen erhobenen Bedenken können als gegenstandslos bezeichnet werden, seitdem TRÖNDLE unter Verwendung der FITTINGschen Methode durch den Deplasmolyseverlauf ebenfalls die erhöhte Salzpermeabilität unter Lichteinfluß festgestellt hat.

Erwähnt sei, daß nach RUHLAND (1911) trotz nachweisbarer erhöhter Salzpermeabilität eine vermehrte Aufnahme von Zucker unter Lichteinfluß nicht stattfindet. Im Hinblick auf die geschilderten Versuche und auf die Befunde KAHOS (1924), daß die Salzwirkungen durch Eindringen der Ionen zustande kommen, kann die von diesem Autor ermittelte erhöhte Giftigkeit von NaJ und NaBr bei Belichtung als Ausdruck einer erhöhten Salzdurchlässigkeit unter diesen Bedingungen gewertet werden. Man erkennt aus der folgenden Tabelle 19, wie die Zahl der koagulierten Zellen regelmäßig größer ist, wenn diese belichtet waren.

Direkte Beweise für die Erhöhung der Salzpermeabilität erbringen Versuche von HOAGLAND (1923 und 1926). Es häuft sich nämlich Cl, Br und NO_3 im Zellsafte rascher und in stärkerem Ausmaße an, wenn die Zellen belichtet, als wenn sie im Dunkeln gehalten werden. Dies zeigt die Tabelle 20, die gleichzeitig erkennen läßt, daß der Temperaturquotient der Br-Aufnahme bei Belichtung wesentlich größer als im Dunkeln ist.

Tabelle 19. Einfluß der Belichtung und Verdunklung auf die Koagulation von Pflanzenzellen (Rotkrautschnitte) in 0,5 norm. NaBr (KAHO).

Die Zeit des Aufenthalts der Schnitte in den Lösungen		10 Min.	30 Min.	60 Min.	1 Std. 20 Min.	1 Std. 40 Min.	2 Std.	2 Std. 20 Min.	2 Std. 40 Min.	3 Std.
Mittelproz. der koagul. Zellen	im Lichte	0	5,0	25,0	37,5	77,5	90,0	92,5	95,0	100,0
	im Dunkeln	0	0	2,5	17,5	15,0	25,0	37,5	42,5	60,0

Tabelle 20. Bromkonzentration im Zellsaft von Nitella in
Abhängigkeit von der Belichtung.

(Medium = 0,05 m KBr + Phosphatpuffer.)

(D. R. HOAGLAND, P. L. HIBBARD und A. R. DAVIS.)

Temperatur ⁰ C	Br-Konzentration im Zellsaft in Millimol	Beleuchtung	Versuchsdauer Stunden
10	2,2	belichtet	25
10	1,7	dunkel	
20	6,4	belichtet	
20	2,6	dunkel	
10	4,3	belichtet	50
10	1,9	dunkel	
20	12,3	belichtet	
20	3,3	dunkel	

Die Bromkonzentration im Zellsaft steigt nahezu proportional
der Belichtungsdauer an. Werden die Zellen abwechselnd belichtet
und verdunkelt und dabei eine Gruppe von Zellen während der Belichtung (I), eine andere während der Verdunkelung (II) in bromhaltige Lösungen gelegt, so findet man nicht nur regelmäßig den
höheren Bromgehalt in Gruppe 1, sondern man beobachtet, daß
auch die Zellen der Gruppe 2 eine höhere Bromkonzentration im
Zellsaft aufweisen, als die Lösung enthält. Da nun nach mehr-
tägiger Exposition der Zellen in bromhaltige Lösungen im Dunkeln
niemals die Außenkonzentration überschritten wird, so kann man
die vorher erwähnten Versuche als Nachwirkung der durch die
Belichtung bewirkten Permeabilitätserhöhung über die eigentliche
Belichtungsperiode hinaus auffassen. Verändert man die Lichtintensität, so hat auch dies einen deutlichen Einfluß auf die Ab-
sorptionsgeschwindigkeit von Br. Bei einer Verdoppelung der
Lichtintensität wächst die Innenkonzentration von Br um 30 vH.

Eine wichtige Ergänzung erfahren diese Versuche durch Beobachtungen von M. M. BROOKS (1926) an Valonia, durch die für
den Farbstoff 2,6-Dibromoindophenol nicht allein eine erhöhte
Permeabilität durch Belichtung, sondern auch der Einfluß monochromatischen Lichtes von verschiedener Wellenlänge nachgewiesen
wird. Wie Abb. 7 zeigt, nimmt die Durchlässigkeit der Plasmahaut um so mehr zu, je kürzer die Wellenlänge des Lichtes ist.
Der zeitliche Verlauf des Farbstoffeintrittes entspricht einer monomolekularen Reaktion.

Eine genaue Verfolgung des zeitlichen Verlaufes der Permeabilitätsänderung bei Belichtung gestattet die Messung der Leitfähigkeit des Wassers, in dem sich die belichtete Pflanze (Mimosa pudica) befindet. Durch die Belichtung nimmt die Exosmose von Elektrolyten zu und infolgedessen steigt die Leitfähigkeit (BLACKMANN und PAINE 1918). Während länger dauernder Belichtung erreicht die Leitfähigkeitszunahme ein Maximum und nimmt dann ab. Wird jetzt die Dunkelperiode begonnen, so tritt, ehe sich eine rapide Abnahme der Exosmose einstellt, anfangs regelmäßig eine Zunahme der Leitfähigkeit ein. Bei dem Wechsel von Belichtung zu Dunkelheit bekommt man also zunächst eine Permeabilitätssteigerung, und durch diese Tatsache dürfte auch die früher geschilderte Permeabilitätsnachwirkung der Belichtung in den Versuchen von HOAGLAND zu erklären sein[1].

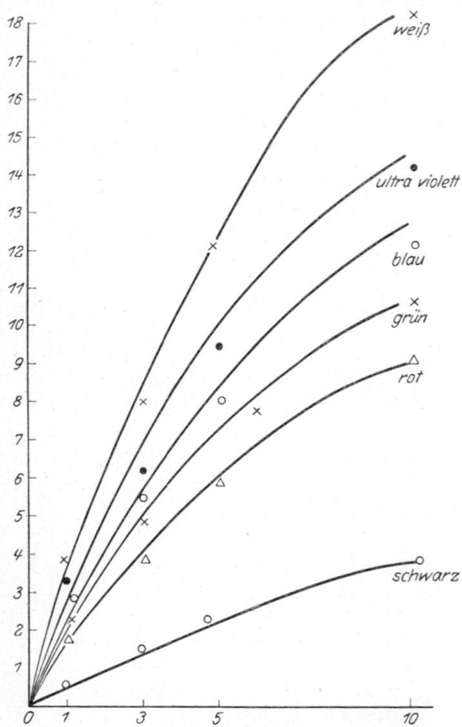

Abb. 7. Der Einfluß verschiedener Wellenlängen des Lichts auf die Permeabilität von Valonia für Farbstoffe (nach M. MOLDENHAUER - BROOKS). Ordinate: Molare Konzentration des Zellsaftes an 2,6 Dibromphenol-indophenol. Abszisse: Zeit in Stunden.

3. Osmotischer Druck. Endlich sei noch erwähnt, daß die Erhöhung des osmotischen Druckes an Spirogyra (SCARTH 1926) zu einer vermehrten Durchlässigkeit für Säurefarbstoffe führt.

---

[1] Die Frage, ob eine Permeabilitätsveränderung an leblosen Membranen durch Licht bewirkt werden kann, ist noch ungeklärt (S. C. BROOKS 1925).

Dabei ist speziell die plötzliche Änderung des osmotischen Druckes wirksam. Denn hat sich durch Plasmolyse das osmotische Gleichgewicht wieder hergestellt, so fehlen Anzeichen einer Permeabilitätserhöhung. Werden Salze verwendet, so ergeben sich bemerkenswerte Verschiedenheiten für den osmotischen Druck der Lösungen, in denen die Permeabilitätserhöhung durch Hypertonie zum Vorschein kommt. Es erklärt sich dies aus der spezifischen Wirkung bestimmter Ionen auf die Durchlässigkeit. So beobachtet man, daß die abdichtende Wirkung von $CaCl_2$ erst durch einen höheren osmotischen Druck aufgehoben wird als z. B. bei NaCl zur Auslösung der Permeabilitätssteigerung erforderlich ist.

4. Salze. Unter den äußeren Faktoren, die die Durchlässigkeit der Zelle beeinflussen, nehmen Änderungen des chemischen Milieus eine besonders wichtige Stelle ein. Bei der Erörterung der Salzpermeabilität hatten wir bereits erfahren, daß diese in quantitativ sehr verschiedenem Ausmaße sich in Lösungen von Einzelsalzen und Salzgemischen vollzieht. Es hatte sich gezeigt, daß die in Lösungen der Alkalisalze beobachtete Salzaufnahme durch Zusatz zwei- und mehrwertiger Salze vermindert oder vollständig gehemmt werden kann, ein Ergebnis, das sich teils aus plasmolytischen Experimenten (OSTERHOUT, NETTER), teils aus Versuchen mit der Gewebsspannungsmethode (KAHO), sowie durch die direkte chemische Bestimmung an Nitella (OSTERHOUT) ableiten ließ[1]. Zur Ergänzung seien noch einige Versuche von S. C. BROOKS (1916) angefügt. Werden Zellen aus dem Stengel von Taraxacum in hypertonische Salzlösungen eingelegt und nach einer bestimmten Zeit in destilliertes Wasser übertragen, so kommt es zur Exosmose der eingedrungenen Salze, die mittels Leitfähigkeitsmessung quantitativ bestimmt werden kann. Dabei konnte durch Kontrollversuche der Fehler, der in dem Salzübertritt von nur an die Zellwand adsorbierten Salzen lag, ausgeschaltet werden. Das in Abb. 8 wiedergegebene Ergebnis läßt erkennen, daß am meisten in NaCl, am wenigsten in $CaCl_2$ permeiert ist, während die Kurve der äquilibrierten Salzlösung dazwischen liegt. Also auch hier wiederum erhöhte Durchlässigkeit des Protoplasmas in Gegenwart eines Alkalichlorids, verminderte in Anwesenheit eines Erdalkalisalzes (S. C.

---

[1] Vgl. auch LUNDEGÅRDH und MORÁVEK (1924), die die Bedeutung auch der Salzkonzentration für die Veränderbarkeit der Salzpermeabilität der Pflanzenzelle betonen.

Brooks 1916). Auch True (1914) und True und Bartlett (1915/16) fanden, daß die in Lösungen von NaCl oder KCl eintretende Salzexosmose durch Calcium- und in etwas geringerem Maße durch Magnesiumsalze vermindert werden kann.

Hansteen-Cranner (1919 und 1922) studierte den Einfluß verschiedener Salze auf die Permeabilität, indem er die Größe der Exosmose von wasserunlöslichen Phosphatiden in verschiedenen Salzlösungen feststellte. Dabei ergab sich, daß diese gemäß der Reihe K< Mg< Ca gehemmt wird.

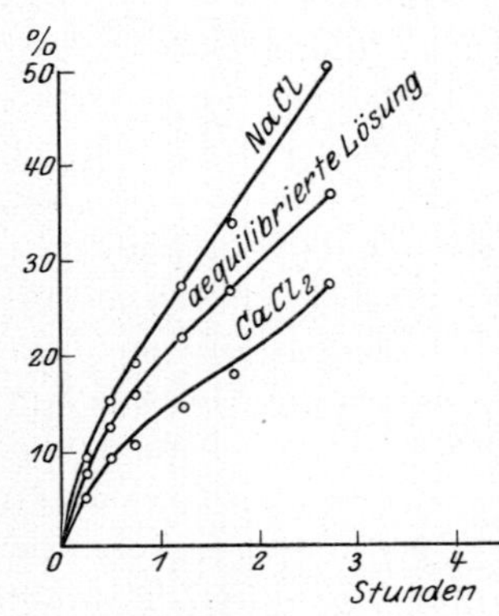

Abb. 8. Der Einfluß der vorhergehenden Behandlung von Gewebe von Taraxacum mit reinen und äquilibrierten Salzlösungen auf die Leitfähigkeit der Lösung, die durch Exosmose von Zellsalzen zunimmt. (Nach S. C. Brooks.)

Durch die Beobachtung, zu welchem Zeitpunkt Li, Ca oder Sr in den Zellsaft von Nitella übertreten, konnte M. M. Brooks (1922a) zeigen, daß die Permeationsgeschwindigkeit der genannten Salze deutlich vermindert wird, wenn den Lösungen der Einzelsalze Seewasser hinzugefügt wird.

Die Durchlässigkeitsänderungen, die in Lösungen verschiedener Einzelsalze sowie in geeigneten Salzgemischen zustande kommen, werden in einfachster Weise quantitativ durch die Leitfähigkeitsmessungen Osterhouts (1922)[1] an Laminaria demonstriert. Der Widerstand des Gewebes bleibt nämlich in Seewasser lange Zeit konstant, während er in Lösungen der Alkalisalze progressiv abnimmt. Die Verminderung des Widerstandes wird als Zeichen der zunehmenden Permeabilität des Protoplasmas für Salze aufgefaßt. In Lösungen der alkalischen Erden und verschiedener Schwermetallsalze findet man gerade umgekehrt eine Erhöhung des Widerstandes als Ausdruck der Gewebsdichtung. Erst nach länger dauernder Einwirkung sinkt auch unter diesen Bedingungen der Widerstand, da regelmäßig, wie mehrfach betont, in Lösungen von Einzelsalzen allmählich eine Schädigung der Zelle eintritt, die sich in steigender Permeabilität äußert. In geeigneten Mischungen von

---

[1] Zusammenfassende Darstellung in „Injury, recovery and death".

Alkalisalz und Ca-Salzen kann man dagegen wie im Seewasser einen unveränderten Widerstand beobachten und dies beweist, daß Ca die durch Alkalisalze hervorgerufene Permeabilitätserhöhung zu hemmen imstande ist.

Mit der gleichen Methode stellte RABER (1920) auch eine spezifische Wirkung der Anionen auf den Widerstand von Laminaria fest, bei der die Wertigkeit eine wesentliche Rolle spielt. Der Widerstand nimmt nämlich nach der Reihe:

$$\underbrace{\text{J, Br, SCN, Cl, NO}_3,}\ \underbrace{\text{Acetat, SO}_4,}\ \underbrace{\text{Tartrat, Phosphat, Citrat}}$$

in steigendem Maße ab. Interessant ist, daß in Gemischen von Acetat und SO_4 der Widerstand mit der Zeit weniger abnimmt, d. h. die Durchlässigkeit in geringerem Maße steigt, als in jedem der beiden Einzelsalze. Es liegen hiernach also Anhaltspunkte dafür vor, daß auch der bisher verhältnismäßig wenig beobachtete Anionenantagonismus (vgl. z. B. GELLHORN 1922) durch Änderung der Grenzflächenpermeabilität zu erklären ist.

Bezogen sich die bisher erörterten Untersuchungen auf einen zwischen ein- und zweiwertigen Salzen bestehenden Ionenantagonismus, der zu einer Herabsetzung der Permeabilität in dem Salzgemisch führt, so zeigen Versuche von BENECKE (1907) und SzÜcs (1910), daß auch das Eindringen von Schwermetallsalzen, wie Eisen, durch andere Salze beeinflußt wird. BENECKE beobachtete nämlich, daß die Eintrittsgeschwindigkeit von $FeSO_4$ in Spirogyra, das in der Zelle an der Bildung einer blauen Gerbsäure-Eisenverbindung erkannt wird, in Gegenwart von Ca-Salzen verzögert wird. Nach SzÜcs sind aber auch andere Salze im gleichen Sinne wirksam, und zwar um so mehr, je höher die Wertigkeit ihres Kations ist.

Auch die Permeabilität für Säuren und Laugen hängt vom chemischen Milieu ab. So tritt der Farbumschlag an mit Neutralrot gefärbten Spirogyrazellen in Natronlauge später ein, wenn diese $NaCl + CaCl_2$ enthält, als wenn Kochsalz allein anwesend ist (HARVEY 1911). Auch Beobachtungen von BRENNER (1920), der feststellte, daß Pflanzenzellen gegen Salzsäure in Gegenwart verschiedener Salze eine ungleiche Resistenz besitzen, können in diesem Sinne aufgefaßt werden. Und zwar wächst ihre Säureempfindlichkeit gemäß der Reihe Ca< Mg< KCl[1]. Wird bei anthocyanhaltigen

---

[1] Doch ist in den Versuchen kein *direkter* Beweis für den Zusammenhang von Säureempfindlichkeit und Permeabilität gegeben.

Pflanzenzellen das Eintreten von H- bzw. OH-Ionen an dem Farbumschlag ermessen, so findet man eine Förderung der Permeabilität durch Alkalichloride und eine Hemmung durch alkalische Erden (PORT 1925).

Die Aufnahme von Chinin durch Zellen von Spirogyra, die aus der Niederschlagsbildung mit Tannin ersichtlich ist, wird ebenfalls durch Salze gehemmt, und zwar wächst die entgiftende Wirkung mit der Wertigkeit der Kationen. Da hier ein direkter Anhaltspunkt für die Beziehung von Entgiftung und Permeabilität gegeben ist, so erscheint die Deutung dieser Versuche nicht zweifelhaft. Sie wird noch durch die Beobachtung unterstützt, daß Piperidin, dessen Eintrittsgeschwindigkeit durch die Salze nicht verhindert werden kann, in Gegenwart dieser nicht allein keine Entgiftung erfährt, sondern sogar eine gesteigerte Giftwirkung aufweist (SZÜCS 1912).

Ganz analog sind die Erfahrungen SZÜCS' bezüglich der Wirkungen von Salzen auf die Permeabilität von Farbstoffen. Es ergibt sich nämlich an Spirogyra, daß der Eintritt von Methylviolett im Sinne der Reihe K, Na $<$ Mg $<$ Ca $<$ Fe $<$ Al gehemmt wird. Also auch hier hängt die Stärke der abdichtenden Wirkung der Ionen von ihrer Wertigkeit ab. Dabei ist es interessant, daß in Gegenwart von Eisen- und Aluminiumsalzen die Durchlässigkeitsverminderung so groß ist, daß die Zellen absterben, bevor sie sich zu einem größeren Prozentsatz anfärben. Wichtig ist, daß bei gleicher Farbstoffkonzentration die hemmende Wirkung der Elektrolyte in verdünnten Lösungen relativ größer ist als in konzentrierten, so daß sie der Adsorptionsgleichung $\frac{x}{m} = \alpha \cdot C^{\frac{1}{n}}$ folgt, wenn man an Stelle von $\frac{x}{m}$ die Hemmungszeit $\frac{1}{t}$ einsetzt. Man kann sich hiernach vorstellen, daß die hemmende Wirkung der Salze auf den Farbstoffeintritt auf einer Adsorptionsverdrängung beruht[1]. Ist dies der Fall, so muß angenommen werden, daß sich für die Permeabilität saurer Farbstoffe keine Hemmung, sondern sogar eine Förderung ergibt. Daß die Permeabilitätshemmung fehlt, konnte COLLANDER (1921) feststellen. Die Annahme einer Förderung ist experimentell nicht gesichert.

---

[1] Vgl. hierzu die Versuche von MANN (1924a), sowie bezüglich der Aluminiumwirkung STOKLASA (1912).

Bei den mehrfach erörterten Schwierigkeiten, die der Verwertung aller Vitalfärbungsmethoden für die Beurteilung der Durchlässigkeit der Zellen im Wege stehen, ist es besonders wichtig, daß durch die direkte colorimetrische Bestimmung eines Farbstoffes (Dahlia) im Zellsaft von Nitella unzweifelhaft die Verminderung der Permeabilität für diesen Farbstoff durch Salze bewiesen werden konnte, und zwar hat sich auch hier der Gegensatz zwischen den alkalischen Erden und den Alkalichloriden nachweisen lassen. Denn die durch die ersteren ausgeübte Permeabilitätsverminderung war wesentlich größer als in Lösungen der Alkalichloride (M. M.BROOKS 1927)[1].

5. Wasserstoffionenkonzentration. Im Anschluß an die Wirkungen einer veränderten Salzzusammensetzung auf die Permeabilität sei die Bedeutung der Reaktion für die Durchlässigkeit erörtert. Wir sind bereits mehrfach der Tatsache begegenet, daß eine Veränderung der Reaktion des Mediums die Aufnahmefähigkeit bestimmter Stoffe beeinflußt. So hatten OVERTONS Versuche gezeigt, daß gewisse Alkaloide in verstärktem Maße bei alkalischer Reaktion aufgenommen werden, und OSTERHOUT hat die Abhängigkeit der CO_2- und H_2S-Aufnahme von der Reaktion dargetan (vgl. S. 64). So wichtig diese Versuche für die Frage sind, in welcher Form — Molekül oder Ion — die Stoffe aufgenommen werden, so hat die hierbei beobachtete Veränderung der Aufnahmegeschwin-

---

[1] Vgl. auch IRWIN (1926), die zu dem gleichen Ergebnis kommt, aber betont, daß Variation des p_H von größtem Einfluß ist. Mit diesen Befunden stehen Untersuchungen mit Brillantcresylblau von IRWIN (1927) im Widerspruch, nach denen in Gegenwart von Salzen ein beschleunigtes Eindringen des Farbstoffes in den Zellsaft stattfindet, das auf eine Einwirkung des Salzes auf den Farbstoff (Veränderung der Dissoziation, Löslichkeit usw.) zurückgeführt wird, während die Vorbehandlung der Zellen mit Salzlösungen, speziell bei Verwendung von Alkalichloriden, eine Hemmung der Permeationsgeschwindigkeit des Farbstoffes verursacht. Bemerkenswert ist, daß in diesem Falle die Vorbehandlung mit alkalischen Erden und Salzen mit dreiwertigem Kation fast unwirksam ist. Nur sind die alkalischen Erden imstande, die geschilderte Hemmungswirkung der Alkalichloride aufzuheben.

Wenn auch im einzelnen die geschilderten Widersprüche nicht aufgeklärt sind, so kommt doch der letztgenannten Untersuchung eine erhebliche methodologische Bedeutung zu. Denn sie läßt erkennen, daß bei dem Studium des veränderten chemischen Milieus auf die Permeabilität auch dem Einfluß dieser Faktoren auf die permeierende Substanz genügend Rechnung getragen werden muß.

digkeit mit der Durchlässigkeit der Zellgrenzschichten nichts zu tun. Denn es zeigte sich, daß mit der Reaktionsverschiebung auch die Menge der undissoziierten Moleküle verändert wird. Und wenn lediglich diese permeieren, wie es in den genannten Beispielen der Fall ist, so muß die Aufnahmegeschwindigkeit mit steigender Konzentration der undissoziierten Moleküle wachsen, weil ja das Konzentrationsgefälle zunimmt, ohne daß ein Grund zur Annahme einer veränderten Permeabilität besteht. Ebensowenig liegt eine Permeabilitätsänderung vor, wenn durch intracelluläre Säureproduktion eine bis zum Diffusionsgleichgewicht in die Zelle eingedrungene schwache Base teilweise dissoziiert und auf diese Weise die erneute Aufnahme der undissoziierten Basenmoleküle ermöglicht wird (OSTERHOUT 1927). Gerade dieses Beispiel zeigt, in welch weitem Ausmaß als notwendige Folge der Gesetze über das chemische Gleichgewicht die Stoffaufnahme in die Zelle verändert werden kann, ohne daß eine Permeabilitätsänderung besteht.

Wir kennen aber auch Fälle, in denen die Reaktionsveränderung offenbar die Permeabilität beeinflußt. M. M. BROOKS (1923 bis 1925) hat an Valonia die Aufnahmegeschwindigkeit von As_2O_3 und As_2O_5 in Abhängigkeit von der Reaktion des Mediums sowie der des Zellsaftes studiert und dabei festgestellt, daß das fünfwertige Arsen bei saurer Reaktion in verstärktem Maße permeiert, das dreiwertige As dagegen bei alkalischer Reaktion. Verändert man die Reaktion des Zellsaftes durch Vorbehandlung der Zellen in Lösung von $NaHCO_3$ und NH_4Cl, da, wie erwähnt, CO_2 bzw. NH_3 rasch in den Zellsaft eindringen, so bekommt man ebenfalls eine sehr starke Veränderung in der Aufnahmegeschwindigkeit von fünf- und dreiwertigem As (vgl. Abb. 9). Man sieht, wie in der Zelle mit vermehrtem CO_2-Gehalt das fünfwertige As schneller in das Protoplasma und in den Zellsaft eindringen, während das dreiwertige unter den gleichen Bedingungen zwar deutlich in größerer Menge sich im Zellsaft vorfindet, gleichzeitig aber der Gehalt des Protoplasmas an As vermindert ist. Dieser Befund zeigt, welch' außerordentlich komplizierte Verhältnisse sich beim Eindringen bestimmter Stoffe in der Zelle abspielen und wie schwer sie sich gerade im Hinblick auf die Permeabilität der Zellgrenzschichten deuten lassen. Es ist sehr bemerkenswert, daß unter Bedingungen, unter denen ein beschleunigtes Eindringen eines Stoffes in den Zellsaft beobachtet wird, seine Menge im Protoplasma sogar abnehmen kann, wie es die Versuche mit dreiwertigem As, die in der Abb. 9 wiedergegeben sind, zeigen. Das beweist, daß offenbar die Bindungsverhältnisse des As geändert werden. Berücksichtigt man, daß trotz der unter verschiedenen Bedingungen in ganz ungleichem Maße sich vollziehenden As-Aufnahme der Gehalt der Zellmembran keine Veränderung erleidet, so ist damit sicher bewiesen, daß die Beschleunigung oder Verzögerung der As-Aufnahme auf das Protoplasma zurückzuführen ist. Zweifelhaft kann nur sein, ob wir es hier mit Permeabilitätsveränderungen im strengen Wortsinne zu tun haben, oder ob veränderte Bindungsverhältnisse des As an das Protoplasma hieran beteiligt sind. Interessant ist, daß die Aufnahmegeschwindigkeit von As durchaus nicht der Menge der nichtdissoziierten Moleküle parallel geht.

Auf die Änderungen der Farbstoffaufnahme in Lösungen von verschiedenem p_H kommen wir bei Besprechung der Permeabilitätstheorien zurück.

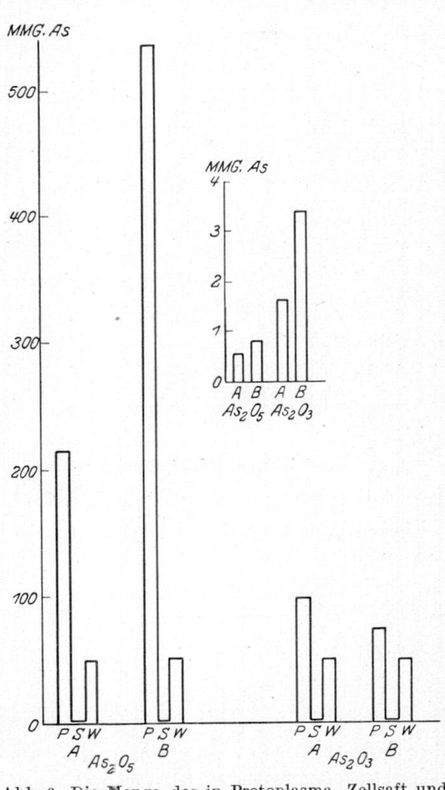

Abb. 9. Die Menge des in Protoplasma, Zellsaft und Zellmembran von Valonia permeierenden As, wenn die Zellen in Lösungen von As_2O_5 bzw. As_2O_3 gebracht werden. A = Kontrollversuche, B = nach 1 stündiger Vorbehandlung in verdünnter NaHCO₃-Lösung, P = Protoplasma, S = Zellsaft, W = Zellwand. Die Abbildung oben rechts gibt das Verhalten des Zellsaftes in vergrößertem Maßstab wieder.
(Nach M. MOLDENHAUER-BROOKS.)

ILJIN (1928) zeigte, daß die Exosmose von Zucker und Kaliumsalzen sehr stark vom p_H des Mediums abhängt, und zwar nimmt vom Neutralpunkt ausgehend die Exosmose mit steigendem p_H bedeutend zu. Bei $p_H < 7$ ist der Verlauf der Exosmose für Kalium und Zucker verschieden. Während nämlich für Zucker das Minimum der Exosmose bei $p_H = 7$ liegt und zunehmende Acidität eine Steigerung der Exosmose herbeiführt, findet sich der Wendepunkt in der Durchlässigkeit für K erst bei $p_H = 5,6$, so daß also innerhalb eines Bereiches von p_H 5,6—8,0 mit zunehmendem p_H eine Steigerung der K-Durchlässigkeit erfolgt, ein Befund, der in bemerkenswerter Übereinstimmung mit dem Verhalten des Muskels (vgl. S. 146) steht.

Ferner sei kurz darauf hingewiesen, daß die Versuche von OSTERHOUT (1919) mittels seiner Leitfähigkeitsmethode an Laminaria zeigen, daß durch OH-Ionen der Widerstand sinkt (Permeabilitätssteigerung), während durch H-Ionen anfänglich eine Permeabilitätsverminderung zu beobachten ist, an die sich erst nach längerer Einwirkungszeit bzw. in toxischen Dosen eine Permeabilitätssteigerung infolge irreversibler Zellschädigung einstellt. Auch diese Versuche werden am besten mit einer vermehrten bzw. verminderten Elektrolytdurchlässigkeit der Plasmahaut der Zellen erklärt.

6. Verschiedene chemische Körper. Endlich seien noch Befunde angeführt, die sich auf permeabilitätsverändernde Wirkungen verschiedener anorganischer und organischer Stoffe beziehen. SZÜCS (1913) stellte an Spirogyra fest, daß durch Wasserstoffsuperoxyd eine Permeabilitätszunahme erfolgt. Denn hiermit vorbehandelte Zellen färben sich mit den verschiedensten Farbstoffen rascher an, auch läßt sich an der Eisentanninverbindung im Zellsaft ein beschleunigtes Eindringen von $FeSO_4$ nachweisen. Der Befund ist vielleicht durch die Beziehung zu der durch Licht herbeigeführten Permeabilitätssteigerung bedeutungsvoll. Nach KREHAN (1914) beeinflußt KCN die Permeabilität von Pflanzenzellen, ein Ergebnis, das offenbar in enger Beziehung zu den später zu schildernden Permeabilitätsänderungen bei Sauerstoffmangel (SIMON) steht. Doch gibt TRÖNDLE (1921) gerade umgekehrt an, daß völliger Sauerstoffentzug (Wasserstoffatmosphäre) die Salzpermeabilität herabsetzt. Vielleicht liegt hier eine Wirkung des Wasserstoffs vor. OSTERHOUT (1919) fand an Laminaria, daß gallensaure Salze permeabilitätsvermindernd wirken und HÖBER (1928) gibt an, daß ähnlich wie an den Nierenepithelien auch an Valonia durch Coffein eine erhöhte Salzdurchlässigkeit erzielt wird. Endlich sei noch der Befund angeführt, daß nach PRÁT (1922) durch Anilin eine vermehrte Permeabilität für Methylenblau und Neutralrot zustande kommt. Die Salze aber verhalten sich ungleichmäßig. Denn Eisensulfat dringt ebenso wie die Farbstoffe schneller in die Zellen ein, während KCl und NaCl nach Ausweis des plasmometrischen Versuches gerade umgekehrt eine vermindernde Aufnahmegeschwindigkeit zeigen. Dies ist deshalb von prinzipiellem Interesse, weil es darauf hinweist, daß Permeabilitätsänderungen sich nicht in gleichartiger Weise auf die verschiedensten Stoffe beziehen müssen.

b) Innere Faktoren.

Durch den Nachweis der durch Licht hervorgerufenen Permeabilitätsänderungen ist es wahrscheinlich gemacht, daß auch der Phototropismus in Beziehung zu dieser Durchlässigkeitserhöhung steht. Diese Anschauung wird nicht nur durch später zu schildernde Versuche über den allgemeinen Zusammenhang von Permeabilitätserhöhung und Erregung, sondern auch durch direkte Messungen von Brauner (1924) unterstützt. Er fand an den Keimlingen von Avena sativa mit Hilfe von Widerstandsmessungen, daß die Kurve der Permeabilitätszunahme mit der der phototropischen Krümmung etwa parallel läuft. Der Befund ist so zu erklären, daß durch einseitige Belichtung infolge Permeabilitätserhöhung auf der Lichtseite eine Turgorabnahme resultiert. Es ist nicht unwahrscheinlich, daß auch andere Reizbewegungen der Pflanzen durch diesen Mechanismus zustande kommen. Small (1919) hat die geotropische Reaktion ebenfalls auf dieser Basis erklärt. Auch mit den Bewegungen des Blattstieles von Mimosa pudica sind Permeabilitätsänderungen verknüpft. Wenngleich die vermehrte Salzexosmose nach Untersuchungen von Blackmann und Paine zur Erklärung dieser Bewegung nicht ausreichend ist, so ist daran zu erinnern, daß die Verminderung des Turgors der Pflanzenzelle auch durch Nichtelektrolyte bedingt sein kann, die einen wesentlichen Teil des osmotischen Druckes der Zelle ausmachen und deren Exosmose sich der Leitfähigkeitsmethode entzieht (Sen 1923).

Daß die so gewonnene Auffassung richtig ist, ergibt sich aus Versuchen von Ebbecke und Hecht (1923). Nach elektrischer Durchströmung der Stengel von Wolfsmilch zeigt sich nämlich eine reversible Verminderung des Turgors, die mit einer entsprechenden

Stellungsänderung der Pflanze einhergeht[1]. Es läßt sich nun feststellen, daß unter diesen Bedingungen der Gleichstromwiderstand abnimmt. Dies kommt (vgl. S. 180) durch eine erhöhte Durchlässigkeit der Plasmahaut und hierdurch bedingte Abnahme der Polarisation zustande. Man kann in dem erwähnten Experiment einen Modellversuch für pflanzliche Reizbewegungen überhaupt sehen und gelangt zu der Auffassung, auf die wir später noch ausführlich zurückkommen, daß auch an der Pflanzenzelle der Erregungsvorgang, gleichviel durch welche Reize er ausgelöst wird, mit einer reversiblen Permeabilitätserhöhung verknüpft ist. Die durch elektrische Reizung bewirkte Permeabilitätserhöhung läßt sich nach HÖBER und BANUS (1924) an Spirogyra sehr gut demonstrieren. Die Zellen nehmen unter diesen Bedingungen Sulfosäurefarbstoffe auf, für die sie sonst impermeabel sind. Die Erhaltung der Plasmolysierbarkeit beweist, daß es sich nicht um einen Absterbevorgang handelt. An Tradescantia konnte BANUS unter den gleichen Verhältnissen auch eine reversible Permeabilitätssteigerung für Salze nachweisen. Dabei erscheint es besonders bedeutungsvoll, daß selbst in äquilibrierten Salzlösungen eine nicht unerhebliche Salzaufnahme unter dem Einfluß der elektrischen Reizung sich vollzieht. Daraus können wir schließen, daß auch im Organismus, in dem die Zellen sich stets in einem äquilibrierten Salzmilieu befinden, unter dem Einfluß der Erregung eine Salzaufnahme stattfinden kann.

c) Zusammenfassung.

Fassen wir die Beobachtungen über die Veränderungen der Permeabilität an Pflanzenzellen zusammen, so ergibt sich, daß wir zwei große Gruppen von wirksamen Faktoren unterscheiden können. Einmal gelingt es, die Durchlässigkeit durch physikalische (Licht und Temperatur), chemische und physico-chemische Faktoren (Salzzusammensetzung, osmotischer Druck), also durch äußere Momente zu beeinflussen. Sodann sind aber auch die inneren Zustände der Pflanzenzelle von Bedeutung für die Durchlässigkeit ihrer Zellgrenzschichten. Dies zeigt sich daran, daß die mit den Reizbewegungen verknüpften Erregungsvorgänge von einer gesteigerten Durchlässigkeit begleitet sind. Ferner weist darauf die

---

[1] Ähnliches beobachtete BERSA (1925) an der Wurzel.

Tatsache hin, daß nach den Untersuchungen von FITTING (1915) Saisonunterschiede in der Durchlässigkeit bestehen. Die Salze und Glycerin werden nämlich im Winter in geringerem Maße als im Sommer aufgenommen. MacDougal (1925/26) nimmt eine Steigerung der Zellpermeabilität mit zunehmendem Alter an und bringt diese Veränderung mit dem Verlauf des Wachstums in Zusammenhang. Auch an die mehrfach erwähnten Unterschiede in der Durchlässigkeit verschiedener Zellen derselben Pflanze ist hier zu erinnern. Es bestehen nun gewisse Anhaltspunkte, daß zwischen den aus äußeren und inneren Ursachen hervorgerufenen Permeabilitätsänderungen enge Beziehungen bestehen. NATHANSOHN (1903/04) hat in ausgedehnten Untersuchungen an verschiedenen Pflanzen darauf hingewiesen, daß die Salzaufnahme[1] nicht bis zum Diffusionsgleichgewicht vor sich geht, sondern schon lange vorher infolge einer regulatorisch einsetzenden Permeabilitätsverminderung ein Gleichgewichtszustand erreicht wird[2]. Dabei liegen die Verhältnisse nicht etwa so, daß man ganz allgemein von einem Zustand herabgesetzter Permeabilität sprechen kann, da die gleichzeitige Exosmose von Salzen zu einem Zeitpunkt ungestört vor sich gehen kann, in dem die Aufnahme von $NaNO_3$ bereits gehemmt ist. Wir haben bereits darauf hingewiesen, daß auch bezüglich der Sulfosäurefarbstoffe nach den Versuchen COLLANDERS derartige Gleichgewichte, die nach der DONNANschen Theorie nicht zu erklären sind, bestehen. Es bleibt abzuwarten, ob die Annahme eines „*physiologischen*“ Regulationsmechanismus eine Notwendigkeit für die Erklärung der Salzaufnahme in den Versuchen von NATHANSOHN und anderen Autoren darstellt. Eine Förderung der Frage ist hier vielleicht aus Versuchen an Nitella oder Valonia zu erwarten, in denen es gelingt, mit Sicherheit die Konzentration bestimmter Stoffe im Zellsaft zu denen im Medium in Beziehung zu setzen und damit eine exakte Grundlage für die Erörterung etwaiger Regulationsmechanismen der Permeabilität zu liefern.

Weiterhin haben wir gesehen, daß durch Veränderungen des chemischen Milieus, insbesondere der Reaktion, eine verstärkte

---

[1] Diese wurde aus dem Gehalt des Zellpreßsaftes ermittelt. Es liegt auf der Hand, daß eine sichere Scheidung von adsorbierten und permeierten Salzen mit dieser Methode nicht möglich ist.

[2] Vgl. hierzu auch die zusammenfassende Darstellung von STILES (1924).

oder verminderte Aufnahme bzw. Abgabe eines Stoffes erfolgen kann, weil hierdurch das Diffusionsgefälle der permeierenden Substanz infolge der Beeinflussung ihrer Dissoziation usw. beträchtlich variiert wird. Es liegt hier also keine Durchlässigkeitsänderung der Zellgrenzschicht vor; gleichwohl dürfte dieser Befund von grundsätzlicher Bedeutung für die Aufnahme und Abgabe von Stoffen seitens der Zelle und ihre Veränderbarkeit unter physiologischen Verhältnissen sein.

C. Permeabilität der tierischen Zelle.

a) Anorganische Stoffe.

1. Salze. Die früher geschilderten Beobachtungen an Pflanzenzellen hatten gelehrt, daß die Salze im allgemeinen zu den am schwersten permeablen Stoffen zu zählen sind. Insoweit stimmten die Ergebnisse mit den OVERTONschen Regeln überein; nur darin hatte sich eine wichtige Abweichung von den Annahmen dieses Autors gezeigt, daß tatsächlich die Salze auch aus äquilibrierten Lösungen in zahlreiche Pflanzenzellen eindringen, wenn auch bezüglich des Grades der Permeabilität große Unterschiede festzustellen sind. In dieser Beziehung liegen die Verhältnisse bei tierischen Zellen ähnlich, so daß eine gesonderte Besprechung der Salzpermeabilität verschiedener tierischer Zellen wünschenswert ist.

Wir beginnen mit dem Verhalten einzelliger Lebewesen. SPEK zeigte (1921) an Actinosphärium, daß in Lösungen von Einzelsalzen Trübungen im Protoplasma auftreten, die als Folge des Eintritts der Salze aufgefaßt werden. Bemerkenswert ist, daß diese Trübung in den Lösungen der Alkalichloride wesentlich leichter sich vollzieht als in $CaCl_2$. Innerhalb der Alkalireihe wird die Trübung im Sinne der Reihe $Li < Na < K$ begünstigt. Man kann das Ergebnis so deuten, daß entsprechend der Quellungsförderung eine Durchlässigkeitssteigerung für die verschiedenen Salze eintritt, so daß K am leichtesten, Ca am schwersten permeiert. Für die Richtigkeit dieser Auffassung sprechen die noch zu erwähnenden Versuche von CHAMBERS. Ähnlich liegen die Verhältnisse bei Apolina (SPEK 1923). Auch hier lassen sich besonders durch Kalisalze und $MgCl_2$ zarte Trübungen im Protoplasma der Zelle hervorrufen, die auf den Eintritt der Salze zurückgeführt werden und offenbar im Zusammenhang mit einer Quellungswirkung auf die Kolloide der

Grenzschichten stehen. Die Calciumsalze wirken auf diese in sehr großer Verdünnung abdichtend, so daß sie nicht in das Protoplasma eindringen; erst in höheren Konzentrationen ist dies der Fall. Dann äußert sich die stark fällende Ca-Wirkung in einer tief braunen Koagulation des Plasmas, die irreversibel ist. Man geht wohl nicht fehl, wenn man annimmt, daß Ca in geringen Dosen eine abdichtende, in größeren eine permeabilitätserhöhende Wirkung hat, die durch die Koagulation der Zellkolloide hervorgerufen wird. Vergleicht man die Wirkung verschiedener Kaliumsalze, so sieht man, daß die Trübung am raschesten in KSCN, am langsamsten in K_2SO_4 eintritt, während KBr und KCl eine Mittelstellung einnehmen. Es gilt also auch hier der Satz, daß mit zunehmender Förderung der Quellung eine wachsende Permeationsfähigkeit der Salze einhergeht. Wie man sich den Mechanismus des Salzeintritts vorzustellen hat, ist allerdings noch unklar. Ob Kationen und Anionen in gleicher Weise in das Protoplasma eindringen, wissen wir nicht.

Die wichtigsten Beobachtungen über die Salzpermeabilität an einzelligen Organismen verdanken wir CHAMBERS und seinen Mitarbeitern (1917/27), die durch Anwendung des Mikromanipulators aus der Verschiedenheit der Außen- und Innenwirkung der Elektrolyte eine exakte Darlegung der Permeabilitätsverhältnisse ermöglicht haben. In den vorher genannten Versuchen waren nur indirekte Kriterien für den Eintritt von Salzen angewendet worden. CHAMBERS verglich nun das Verhalten von Amöben in verschiedenen Salzlösungen mit den Wirkungen dieser Salze, wenn sie in das Protoplasma injiziert werden. Es zeigt sich, daß NaCl und KCl die Plasmahaut zum Teil zur Auflösung bringen und dann in das Protoplasma eindringen. $MgCl_2$ und $CaCl_2$ rufen hingegen gerade eine Verfestigung der Plasmahaut hervor und dringen nicht in die Zelle ein. Werden nun die Salze in das Protoplasma injiziert, so erweisen sich die Ca- und Mg-Salze als wesentlich giftiger als NaCl und KCl, während bei äußerer Einwirkung der genannten Salze gerade umgekehrt die Alkalichloride am giftigsten sind. Dieses Ergebnis kann als ein unzweideutiger Beweis für die Tatsache gelten, daß die zweiwertigen Salze in das Protoplasma der Amöben nicht eindringen, während es die einwertigen unter Läsion der Plasmahaut tun. Der grundsätzliche Unterschied der zwischen den einwertigen und zweiwertigen Salzen hinsichtlich ihrer Permeationsfähigkeit besteht, gilt, wie diese Versuche zeigen, also ebenso für die tierische wie für die pflanzliche Zelle. Die Ursache dieses gemeinschaftlichen Verhaltens ist natürlich in der spezifischen Kolloidwirkung der Salze zu sehen.

Eine gewisse Salzpermeabilität dürfte auch für die tierischen Eier bestehen, da es RUNNSTRÖM (1925) wahrscheinlich gemacht hat, daß die Anomalie des Entwicklungsablaufs, die Seeigeleier im K-freien Medium zeigen, auf einem Verlust an K beruhen. An dem gleichen Objekt konnte er eine verschiedene Permeabilität der Kaliumsalze in Abhängigkeit vom Anion durch Plasmolyseversuche nachweisen. Er findet nämlich, daß die Plasmolysierbarkeit der Eier im Sinne der HOFMEISTERschen Reihe:

$$SCN > J > Cl > Cl > SO_4$$

abnimmt, wobei als Plasmolyse nach HERLANT (1918—20) das Auftreten einer zackigen Oberfläche der Eier in hypertonischer Lösung angesehen wird. Für die Kationen ergibt sich die Reihe:

$$K > Na, Li > Mg > Ca.$$

Man findet also auch hier, daß die Plasmolysierbarkeit der Eier um so geringer ist, je mehr das Salzmedium die Kolloide der Zelloberfläche quellen läßt. Die Durchlässigkeit für Salze wird demnach durch die Quellung gefördert und durch Entquellung gehemmt.

Gehen wir nunmehr zur Besprechung der Permeabilität von Zellen der höheren Tiere über. Hier nehmen die roten Blutkörperchen die erste Stelle ein, da sich mit ihrem Verhalten die meisten Untersuchungen beschäftigen und das gesamte Permeabilitätsproblem zu einem großen Teil seinen Ausgang von den Untersuchungen HAMBURGERS (1892) an Erythrocyten genommen hat. Trotz der Sonderstellung, die die Erythrocyten hinsichtlich ihrer Salzpermeabilität gegenüber den bisher erwähnten einzelligen Organismen aufweisen, besteht insofern in Übereinstimmung mit den OVERTONschen Permeabilitätsregeln ein ähnliches Verhalten, als die Erythrocyten für Salze zweifellos schwer durchgängig sind. In diesem Sinne sprechen die osmotischen Versuche von HAMBURGER, KÖPPE (1897), GRIJNS (1896) und HEDIN (1897), die feststellten, daß in isotonischen Lösungen von Neutralsalzen die roten Blutkörperchen ihr Volumen nicht verändern, hingegen in hypotonischen Lösungen eine Schwellung, in hypertonischen eine Volumenverminderung erfahren. Dies Verhalten steht im strikten Gegensatz zu den Beobachtungen über Volumenmessungen der Erythrocyten in Lösungen von leicht permeierenden Substanzen. Es liegt aber auf der Hand, daß die indirekte osmotische Methode hier ebenso wenig wie an pflanzlichen Zellen, für die wesentlich genauere quantitative Methoden zur Verfügung stehen, zur Charakterisierung der Erythrocytenpermeabilität ausreicht. Denn abgesehen von dem nur indirekten Nachweis der Durchlässigkeit bzw. Undurchlässigkeit verschiedener Stoffe muß damit gerechnet werden, daß der osmotischen Methode geringe Stoffwanderungen einfach entgehen.

Betrachten wir zunächst die chemisch-analytischen Verhältnisse der Blutkörperchen, so ist aus den bekannten Analysen ABDERHALDENS (1898) ersichtlich, daß die Kationenverteilung in den Blutkörperchen eine grundsätzlich andere als im Serum ist. Wie die folgenden Tabellen zeigen, finden sich in den Blutkörperchen vom Pferd, Schwein und Kaninchen kein Natrium, dagegen sehr erhebliche Mengen von Kalium, während im Serum gerade umgekehrt Natrium in sehr viel größeren Mengen als Kalium vorhanden ist. Die Tabelle zeigt ferner, daß, obgleich hinsichtlich ihres Natrium- und Kaliumgehaltes in dem Serum der verschiedenen angeführten Tiere nur recht geringe Unterschiede bestehen, das Mengenverhältnis der genannten Alkalimetalle zueinander in den Blutkörperchen recht erhebliche Schwankungen aufweist, die darauf hindeuten, daß die Durchlässigkeit der Blutkörperchen für Salze äußerst gering sein muß, und daß ferner die Grenzschichten sich bei den Erythrocyten verschiedener Tierklassen sehr ungleich verhalten, so daß es zu einer recht verschiedenen Verteilung der Alkalimetalle auf Plasma und Blutkörperchen kommt. Die gleichen Verhältnisse gelten auch nach der Tabelle für Chlor und Phosphor. Allerdings erscheint der Hinweis einer geringen Durchlässigkeit bzw. vollständigen Undurchlässigkeit für Salze aus der ungleichen Verteilung derselben auf Plasma und Blutkörperchen nur dann berechtigt, wenn wir annehmen können, daß die Salze zu einem nicht unwesentlichen Teil im freien Zustand in den Zellen vorhanden sind. Diesen wichtigen Nachweis hat HÖBER (1910a, 1912, 1913) mit mehreren ingeniösen Methoden erbracht, durch die er auf verschiedenem Wege zeigen konnte, daß die innere Leitfähigkeit der Blutkörperchen der einer 0,1—0,4 proz. NaCl-Lösung entspricht, während aus den Analysen ABDERHALDENS sich eine

Tabelle 21. Blutanalysen nach ABDERHALDEN.

	Pferd	Schwein	Kaninchen	Rind	Hammel	Ziege	Hund	Katze
I. Serum.								
Natrium	4,396	4,251	4,442	4,312	4,294	4,326	4,278	4,439
Kalium	0,259	0,270	0,259	0,255	0,255	0,246	0,245	0,262
Chlor	3,690	3,627	3,883	3,690	3,704	3,691	3,080	4,170
Anorg. Phosphors.	0,076	9,052	0,064	0,085	0,085	0,070	0,081	0,071
II. Blutkörperchen.								
Natrium	—	—	—	2,232	2,257	2,174	2,839	2,705
Kalium	4,130	4,957	5,229	0,722	0,741	0,679	0,273	0,258
Chlor	1,205	1,475	1,236	1,813	1,725	1,480	1,357	1,048
Anorg. Phosphors.	1,687	1,653	1,733	0,350	0,365	0,279	1,256	1,186

Leitfähigkeit entsprechend einer 0,45—0,65 proz. NaCl-Lösung ergibt. Daraus ersieht man, daß die Salze in den Erythrocyten zu einem wesentlichen Teil im freien Zustand vorhanden sind. Die weitere Aufgabe ist es, mittels anderer Methoden festzustellen, inwieweit der aus den osmotischen Versuchen mit Wahrscheinlichkeit gezogene Schluß einer Salzimpermeabilität zu Recht besteht.

Bereits ZUNTZ (1868) und HAMBURGER war es bekannt, daß nach Durchleitung von CO_2 durch Blut die Chlormenge in der Flüssigkeit abnimmt und die titrimetrisch feststellbare Alkalität eine Zunahme erfährt. Dieses Ergebnis wird mit der Annahme erklärt, daß die Kohlensäure in den Zellen mit den Alkalieiweißverbindungen in Reaktion tritt, und daß nunmehr ein Anionenaustausch zwischen dem in der Lösung befindlichen Chlor und den intracellulären Carbonationen statthat, so daß erstere in die Zellen eindringen, letztere in das Serum übertreten und eine Vermehrung des titrimetrisch feststellbaren Alkaligehalts bedingen (LÖWY und ZUNTZ 1894). Aus Gründen der Erhaltung der Elektroneutralität muß sich dieser Austausch in äquivalenten Mengen vollziehen. Daß nicht etwa die Salze als solche hierbei beteiligt sind, ergibt sich daraus, daß GÜRBER (1895) und neuerdings DOISY (1921) unter diesen Umständen keine Veränderung in der Verteilung von K und Na nachweisen konnten (vgl. auch SPIRO und HENDERSON 1909). Die biologische Bedeutung des unter dem Einfluß von CO_2 sich vollziehenden Anionenaustausches geht daraus hervor, daß

Hamburger (1893) entsprechend diesen Befunden im venösen Blut mehr titrierbares Alkali als in den Arterien nachweisen und Fridericia (1920) an Rinderblut mit steigendem CO_2-Gehalt eine Abnahme von Chlor im Plasma feststellen konnte. Es darf aber nicht unerwähnt bleiben, daß der eben erwähnte Anionenaustausch nach Rohonyi und Lorant (1916) auch an hämolysiertem Blut, und zwar selbst an solchem, in dem die Lipoide aus Plasmahaut und Stroma durch Äther entfernt sind, zustande kommt. Daher vertreten diese Autoren die Auffassung, daß unter dem Einfluß von CO_2 die Eiweißkörper der Erythrocyten NaCl zersetzen und Chlor zu adsorbieren imstande sind. Deshalb erscheint ihnen die Annahme, daß der Anionenaustausch sich in der genannten Weise infolge der Impermeabilität der Erythrocyten für Kationen vollzieht, überflüssig. Wir werden hierauf noch zurückzukommen haben.

Die erwähnten Angaben bedürfen nach zweifacher Richtung hin der Ergänzung. Zunächst ist zu erwähnen, daß sich der Anionenaustausch nicht auf die Cl-Ionen beschränkt. So konnten Hamburger und van Lier (1902) (vgl. auch de Boer 1917) zeigen, daß aus isotonischen Lösungen von Na_2SO_4 und $NaNO_3$ Sulfat- und Nitrationen von den Blutkörperchen aufgenommen werden, während in der Lösung genau wie in den früheren Versuchen die Menge des titrierbaren Alkalis zunimmt. Rohonyi (1916) fand, daß aus einer Calciumnitratlösung das Anion in sehr erheblichen Mengen aufgenommen wird, während gleichzeitig die Zellen fast chlorfrei werden. Eine Aufnahme von Calcium findet dabei nicht statt. Auch diese Veränderungen sind reversibel. Weiter ist zu erwähnen, daß auch bei Durchleitung von Sauerstoff durch das Blut der Anionenaustausch sich vollzieht.

Siebeck (1919) fand, daß das Verhältnis des Chlorgehaltes des Serums zu dem der Blutkörperchen etwa $1:2$ beträgt und auch nach Übertragung der Erythrocyten in eine chlorärmere Lösung erreicht wird. Bemerkenswerterweise vollzieht sich die Chlorabgabe nicht nur bei Übertragung der Blutkörperchen in Salzlösungen, wie Na_2SO_4, sondern auch in elektrolytfreier Lösung (Rohrzucker), im letzteren Falle ist allerdings die Chlorabgabe wesentlich verlangsamt. Gerade dieser Fall ist theoretisch von höchstem Interesse; denn hier kann sich ein Anionenaustausch nicht vollziehen. Man wird deshalb annehmen dürfen, daß in Gegenwart von Nichtleitern die Blutkörperchen, wenn auch nur sehr langsam, für Kationen permeabel werden. Mit Rücksicht aber auf die zahlreichen Erfahrungen über die einseitige Anionenpermeabilität dürfte die in Gegenwart von Nichtleitern festgestellte Durchlässigkeit für Kationen als pathologisches Ergebnis zu werten sein. Und daran kann auch das normale osmotische Verhalten der Blutkörperchen, das SIEBECK feststellte, kaum etwas ändern. Zudem stehen mit diesem Befunde Beobachtungen von ROHONYI im Widerspruch, und ferner ist daran zu erinnern, daß KÖPPE in isotonischer Nichtleiterlösung nach Durchleitung von CO_2 die Zunahme an titrierbarem Alkali vermißt hat, weil offenbar der hierzu notwendige Anioneneintritt sich nicht vollziehen kann. Weitere Erfahrungen über den Anionenaustausch verdanken wir WIECHMANN (1921), der ein unterschiedliches Verhalten verschiedener Ionen feststellte. So vollzieht sich der Eintritt der Sulfationen wesentlich langsamer als der der Chlorionen [1]. Wie schwer permeabel die Blutkörperchen selbst für Anionen sind, geht daraus hervor, daß die endgültige Verteilung der Ionen trotz der Kürze des Diffusionsweges bei niedriger Temperatur mehrere Stunden erfordert.

Ergibt sich mithin aus den erörterten Versuchen eine elektive Anionenpermeabilität der Blutkörperchen, so darf doch nicht übersehen werden, daß manche Autoren auch eine geringe Kationendurchlässigkeit annehmen. MEIER (1922) beobachtete, daß die unter dem Einfluß von CO_2-Durchleitung feststellbare Bicarbonatzunahme größer ist, als der Chlorabnahme entspricht und glaubt, dieses Ergebnis durch die Permeabilität der Erythrocyten für Alkali erklären zu können. Hierfür war auch HAMBURGER (1910) in älteren Arbeiten eingetreten. Die unter Verwendung moderner Mikromethoden von WAKEMANN und Mitarbeitern (1927) vollzogene Nachprüfung hatte jedoch ein völlig negatives Ergebnis [2]. Wird nämlich zu dem Plasma von Menschenblut KCl oder NaCl bzw. Na_2CO_3 und K_2CO_3 hinzugefügt, so steigt der Chlor- bzw. Carbonatgehalt der Blutkörperchen an, ohne daß die Verteilung der Kationen eine Änderung erfährt. Nur unter ganz besonderen Verhältnissen, die MOND (1927) studiert hat, findet sich bei fehlender Anionenpermeabilität eine ausgesprochene Durchlässigkeit für Kat-

---

[1] Vgl. hierzu EGE (1921).

[2] MELLANBY und WOOD (1923) nehmen an Schaferythrocyten eine Kationenpermeabilität an.

ionen. Und zwar findet er, daß bei alkalischer Reaktion ($p_H > 8$) eine elektive Kationenpermeabilität an den Erythrocyten von Rind und Schwein auftritt.

Zum Verständnis dieses Befundes, der grundsätzliche Bedeutung für die Auffassung der Elektrolytpermeabilität der roten Blutkörperchen hat, sei folgendes bemerkt. MICHAELIS (1925/28) hat, wie früher auseinandergesetzt wurde, bei dem Studium der Permeabilität der Kollodiummembran gefunden, daß es gelingt, Membranen mit elektiver Kationenpermeabilität herzustellen. Diese Form der Permeabilität war einerseits an einen geringen Porendurchmesser, andererseits an die negative Ladung der Membranphase gebunden. Aus der Theorie folgte, daß bei positiver Ladung der Membran gerade umgekehrt eine elektive Anionenpermeabilität zustande kommen müsse, und gewisse Hinweise für die Richtigkeit dieses Gedankenganges ergaben sich aus dem Verlauf der Membranpotentiale, die MATSUO (1923) an Gelatinemembranen und MOND (1924a) an koaguliertem Eiweiß studiert hatten. Da nun die roten Blutkörperchen nach unseren bisherigen Ausführungen als ein besonders gutes Paradigma elektiver Anionenpermeabilität angesehen werden dürfen, so mußte, sofern sich die MICHAELISsche Theorie auf die Plasmahaut der roten Blutkörperchen übertragen läßt, angenommen werden, daß die für die Anionenpermeabilität in Frage kommende Membranphase positiv geladen ist und daß ihre Umladung zu einer elektiven Kationendurchlässigkeit führen müsse. Wir wissen nun allerdings, daß die roten Blutkörperchen elektronegativ geladen sind, da sie anodisch wandern. Und dieser Befund ist ja aus der Anwesenheit der negativ geladenen Lipoide in der Grenzphase durchaus verständlich. Es ist aber damit nicht gesagt, daß nicht andere Phasen etwa von Eiweißcharakter in den Grenzschichten der Blutkörperchen vorhanden wären, die bei der Blutreaktion positiv geladen sind. Ist diese Anschauung richtig, so mußte versucht werden, eine Umladung durch Zufügung von OH-Ionen herbeizuführen. Gelingt es auf diese Weise, die für den Elektrolyteintritt maßgebende Membranphase negativ zu laden, so war nunmehr eine Anionenimpermeabilität bei vorhandener Kationendurchlässigkeit zu erwarten. Die Untersuchungen von MOND haben in der Tat die Richtigkeit dieser Überlegung dargetan. Die in Rohrzucker suspendierten Erythrocyten zeigen nämlich zunächst, wie nach dem DONNANschen Gleichgewicht zu erwarten

7*

ist, mit zunehmender OH-Ionenkonzentration eine zunehmende Verkleinerung des Quotienten $\frac{Cl\ innen}{Cl\ außen}$, während von p_H 8 an dieses Verhältnis konstant bleibt. Gleichzeitig beobachtet man, daß von diesem p_H ab immer mehr Kalium aus den Blutkörperchen in das Medium übertritt. Die aus diesen Befunden sich ergebende Auffassung, daß mit der Änderung der Ladung der Membranphase die elektive Anionenpermeabilität in eine elektive Kationendurchlässigkeit übergeht, wird auch dadurch gestützt, daß die Verfolgung der Sulfataufnahme bei verschiedenem p_H ebenfalls mit steigendem p_H eine Abnahme erfährt und von p_H 8 ab überhaupt kein Sulfat mehr aufgenommen wird (Abb. 10).

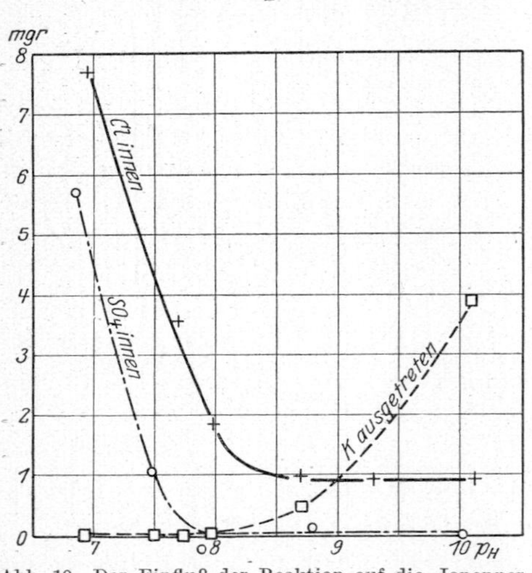

Abb. 10. Der Einfluß der Reaktion auf die Ionenpermeabilität der Blutkörperchen (nach MOND). Die Blutkörperchen sind in den Versuchen der ————- und ————-Kurve in Rohrzuckerlösung, in dem Versuch der — — — — — — - Kurve in Rohrzucker + Na₂SO₄-Lösung suspendiert. Die Reaktion ist durch Zusatz von n/1 NaOH hergestellt.

Diese Versuche geben nicht allein einen sehr wichtigen Beitrag zur Ionenpermeabilität der Blutkörperchen, sondern sie zeigen auch, daß in der Grenzphase der Erythrocyten ein Ampholyt sich vorfindet, dessen isoelektrischer Punkt etwa bei p_H 8 liegen muß. Da OSATO (1922) den isoelektrischen Punkt des Globins bei p_H 8,1 festgestellt hat, so liegt es nahe, diesen Eiweißkörper und seine bei der Blutreaktion vorhandene positive Ladung als verantwortlich für die elektive Anionendurchlässigkeit der Blutkörperchen unter natürlichen Bedingungen anzusehen. Es wird nun wichtig sein zu prüfen, inwieweit eine Übertragung der MONDschen Versuche auf die früher geschilderten Beobachtungen von ROHONYI imstande ist, den prinzipiellen Gegensatz, der zwischen den Auffassungen beider Autoren besteht, zu klären. Eine Möglichkeit besteht in folgendem. Wenn mit zunehmendem p_H die Nitritaufnahme, gemessen an der Methämoglobinbildung der intakten Erythrocyten, sinkt und schließlich bei $p_H > 8 = 0$ wird, während von dieser Hemmung am hämolysierten Blut nichts zu merken ist, so würde dieser Versuch einwandfrei die Richtigkeit der Mondschen Überlegungen und der Anwendbarkeit der Michaelisschen Modellversuche auf die Elektrolytdurchlässigkeit der Blutkörperchen beweisen. Es wäre damit gezeigt, daß ohne die Annahme einer elektiv permeablen Grenzschicht die Aufnahme und Abgabe von Ionen durch die roten Blutkörperchen nicht erklärt werden kann.

Da bekanntlich die roten Blutkörperchen der Säugetiere kernlos sind, so war es von besonderem Interesse festzustellen, ob die im physiologischen Sinne vollwertigen kernhaltigen weißen Blutkörperchen hinsichtlich ihrer Elektrolytpermeabilität sich ebenso wie die Erythrocyten verhalten. Hamburger und van der Schroeff (1902) zeigten an Leukocyten, die aus Eiter gewonnen waren, und an Lymphdrüsenzellen, daß diese in der Tat wie die Erythrocyten eine elektive Anionendurchlässigkeit aufweisen. Leitet man nämlich durch eine Suspension dieser Zellen in Neutralsalzlösung Kohlensäure ein, so beobachtet man ganz entsprechend den früher geschilderten Befunden einen Eintritt der Anionen der Neutralsalze, während gleichzeitig durch Übertritt von Carbonationen die Lösung alkalisch wird. Auch hier läßt sich die Reversibilität der Reaktion durch Vertreibung der Kohlensäure nachweisen. In den Fällen, in denen es aus methodischen Gründen nicht möglich war, in exakter Weise durch die chemische Analyse den Übertritt der Anionen in die roten Blutkörperchen zu verfolgen, konnte dieser mit Sicherheit aus der eintretenden alkalischen Reaktion des Mediums gefolgert werden. So ergibt sich, daß die Leukocyten und Lymphdrüsenzellen für Cl, SO_4, NO_3, J, Br, Oxalat, Phosphat usw. elektiv durchlässig sind. Daß es sich hier nicht etwa um Reaktionen an geschädigten Zellen handelt, geht daraus hervor, daß die Phagocytose nach Einwirkung der verschiedenen Lösungen erhalten blieb.

So umfangreich das Material ist, das zugunsten der elektiven Anionenpermeabilität der Blutkörperchen beigebracht werden konnte, so muß doch berücksichtigt werden, daß alle Beweise hierfür nur indirekt gegeben werden konnten. Denn es wurde nur gezeigt, daß Anionen aus der Lösung verschwinden, aber es konnte

nicht in strengem Sinne bewiesen werden, daß sie durch die Grenzschicht in das Innere der Zellen permeieren. Auch die sehr über-
zeugende Beweisführung zugunsten der Auffassung, daß die Erythrocyten von einer elektiv permeablen Membran umgeben sind,
die MOND geben konnte, ist ebenfalls indirekter Natur. So erscheint es nicht überflüssig, Befunde zur Stützung dieser Auffassung anzuführen, die sich auf grundsätzlich anderen Methoden
aufbauen. WARBURG (1911) zeigte an den roten Blutkörperchen
von Gänsen, daß die Oxydationsgeschwindigkeit in Lösungen von
NaCl, CaCl$_2$ und BaCl$_2$ die gleiche ist, wenn die Blutkörperchen
intakt sind. Wird hingegen die Plasmahaut durch Frieren und Auftauen der Zellen geschädigt, so zeigen die zweiwertigen Salze eine
außerordentlich stark hemmende Wirkung, obwohl die Schädigung
der Plasmahaut als solche, wie der in NaCl ausgeführte Kontrollversuch beweist, die Oxydationsgeschwindigkeit nicht beeinflußt
(vgl. Tabelle 22).

Tabelle 22. Oxydationsgeschwindigkeit und Salze.
(Versuche an Gänseerythrocyten nach WARBURG.)

In Lösungen von		Oxydations-geschwindigkeiten
Plasmahaut intakt	NaCl	61
	CaCl$_2$	57
	BaCl$_2$	57
Plasmahaut verletzt	NaCl	57
	CaCl$_2$	10
	BaCl$_2$	6

Dieser Befund weist darauf hin, daß *Ca und Ba die intakte
Plasmahaut der Blutkörperchen nicht durchdringen können*. Die Impermeabilität der Erythrocyten für Ba zeigte auch SCHÄPPI (1921)[1].
Eine Ergänzung und Erweiterung dieser Versuche bringen Beobachtungen von RAAB (1927), der an dem gleichen Substrat zeigen
konnte, daß die Sauerstoffzehrung der Erythrocyten in isotonischen Chloridlösungen verschiedener Kationen die gleiche ist, während die gefrorenen und wieder aufgetauten roten Blutkörperchen
eine typische Ionenreihe nach Maßgabe der in verschiedenen Salz-

---

[1] Ob die verschiedene Aufnahme von Ca und K durch die Blutkörperchen von Kaninchen und Katze mit der Permeabilität der Erythrocyten
zusammenhängt, geht aus den Versuchen von E. P. PICK und HEYMANS
(1922) nicht hervor.

lösungen festgestellten Oxydationsgeschwindigkeit ergaben. Es nimmt diese nämlich gemäß der Reihe

$$K < Na, \; Li < Mg < Ca$$

ab. Mit der gleichen Methode konnte die elektive Anionenpermeabilität ebenfalls demonstriert werden; denn bei Verwendung verschiedener Natriumsalze ergab sich eine steigende Atmungshemmung im Sinne der Reihe:

$$Cl, \; Br, \; NO_3 < SO_4 < J < SCN < Salicylat.$$

Die unterschiedliche Wirkung trat ebenso an intakten wie lysierten Blutkörperchen auf, und dies deutet darauf hin, daß auch die ungeschädigten Gänseerythrocyten nur für Anionen permeabel sind.

Gehen wir nunmehr zur Erörterung der Salzpermeabilität der Muskeln über, so ist zunächst zu erwähnen, daß nach den Analysen von KATZ (1896) ähnlich wie an den roten Blutkörperchen sich in den Zellen Kalium in erheblicher Menge findet, während die Konzentration des Natriums nur gering ist. Wie früher hervorgehoben, ist das Verhältnis $\dfrac{K}{Na}$ im Serum gerade umgekehrt. Schon dieser Befund deutet mit einer gewissen Wahrscheinlichkeit darauf hin, daß die Salzpermeabilität der Muskeln nur eine sehr beschränkte sein kann. In dieser Anschauung werden wir durch die Versuche von URANO und FAHR (1908) bestärkt, die nach Auslaugung der Muskeln in Zuckerlösung ein fast völliges Verschwinden des Na aus der Muskulatur feststellten, obwohl sich der Kaliumgehalt fast gar nicht veränderte (vgl. Tabelle 23). Die Versuche werden so erklärt, daß Natrium in den interstitiellen Lymphspalten sich be-

Tabelle 23. (Nach FAHR.)

Art der Muskeln	Asche	Na	K	
	in vH des Muskelgewichts			
1. Frische Muskeln	1,036	0,066	0,34	
2. Muskeln 6h in Zuckerlösung	0,927	0,007	0,32	umgerechnet auf den frischen Muskel
3. Muskeln 20h in Zuckerlösung	0,914	0,010	0,28	
4. Muskeln 20h in Ringerlösung	0,938	0,060	0,29	

findet, Kalium aber in den Fibrillen selbst enthalten ist. Für eine hochgradige Impermeabilität der in den Muskelfibrillen enthaltenen Salze sprechen auch Versuche von HÖBER (1913), der die innere

Leitfähigkeit von Muskeln, die mit Rohrzucker ausgelaugt waren, bestimmte. Es ergab sich nämlich, daß die Leitfähigkeit dieser Muskeln der einer 0,1—0,2proz. NaCl-Lösung entspricht, ein Wert, der allerdings nicht unerheblich unter der auf Grund der Aschenanalyse berechneten Leitfähigkeit liegt. Es folgt aber aus diesen Versuchen mit Sicherheit, daß in den Rohrzuckermuskeln noch freie Ionen in den Fibrillen enthalten sind. Da sie nicht ausgelaugt werden können, ist zum mindesten eine sehr geringe Permeabilität oder vollkommene Undurchlässigkeit wahrscheinlich. In diesem Sinne sprechen auch weitere Beobachtungen von HÖBER (1905) über das Verhalten des Verletzungsstromes an Muskeln, die in Lösungen von geringerem oder größerem Kationen- bzw. Anionengehalt als der Muskulatur entspricht, vorbehandelt waren. Wäre eine elektive Anionen- oder Kationenpermeabilität ähnlich wie an den roten Blutkörperchen vorhanden, so hätte eine Änderung des Potentials des Verletzungsstromes bzw. eine Umkehr seiner Richtung erwartet werden müssen. Dies war aber nicht der Fall.

Aus den osmotischen Untersuchungen OVERTONS (1904) geht hervor, daß wenigstens für Natrium eine völlige Impermeabilität besteht, da eine geringe Erhöhung des osmotischen Druckes der Lösung ebenso sicher zu einer Gewichtsabnahme wie eine Hypotonie zu einer osmotischen Schwellung des Muskels führt. Schwieriger liegen die Verhältnisse hinsichtlich der Kaliumsalze. Zwar wird in isotonischen Lösungen von Kaliumsulfat, -acetat, -phosphat, -tartrat ebenfalls Gewichtskonstanz beobachtet, die als Ausdruck der Impermeabilität des Muskels für die genannten Salze gedeutet werden darf. Es stellte aber OVERTON fest, daß in Lösungen von KCl und KNO_3 eine Schwellung des Muskels auftritt, die durch die Aufnahme dieser Kaliumsalze zu erklären ist. Es ist allerdings bei diesen Versuchen zu bedenken, daß die Frage, ob unter physiologischen Bedingungen eine osmotisch nachweisbare KCl-Permeabilität existiert, durchaus nicht geklärt ist; denn in den Versuchen von OVERTON verlieren die Muskeln infolge der hohen K-Konzentration sehr rasch ihre Erregbarkeit und sterben ab. Daß aber im Verlaufe des Absterbens eine erhöhte Durchlässigkeit der Zellgrenzschichten auftritt, ist ein bekanntes Phänomen, das noch später erörtert werden wird (vgl. S. 196). Für die Frage der Kaliumpermeabilität ist es bedeutungsvoll, daß SIEBECK (1913) die Reversibilität der in isotonischer KCl-Lösung auftretenden

Schwellung nachweisen konnte, sofern diese nicht mehr als 20 vH beträgt. Die gleichen Verhältnisse treffen nach SIEBECK (1912) auch für die Niere zu. Er faßt die Schwellung als rein osmotisch bedingt auf, da nach dem Gefrieren und Auftauen die Schwellung in KCl-Lösung nicht mehr auftritt, obwohl sie durch Alkali noch herbeigeführt wird. Für diese Auffassung sprechen auch Versuche von MEIGS und ATWOOD (1916), die bei niederer Temperatur, durch die die Milchsäurebildung stark verzögert wird, eine Reversibilität der Kaliumlähmung auch nach 24 Stunden feststellen konnten, nachdem das Muskelgewicht um 50—100 vH gestiegen war.

Es muß aber betont werden, daß die Heranziehung des osmotischen Experimentes zur Erklärung der Salzpermeabilität [1] des Muskels neben den mehrfach erörterten grundsätzlichen Einwänden gegen diese indirekte Methode noch den Fehler einschließt, daß die in isotonischen Salzlösungen zu beobachtenden Gewichtsveränderungen sicherlich zu einem wesentlichen Teil nicht auf osmotische Wasserverschiebungen, sondern auf Quellungserscheinungen der Zellkolloide zurückzuführen sind. Man erhält von ihnen, wie GELLHORN (1923) gezeigt hat, eine einwandfreie Vorstellung, wenn man die Quellung des Muskels in isotonischen Lösungen der Alkalichloride untersucht, denen eine bestimmte Menge $CaCl_2$ hinzugefügt ist, damit die Erregbarkeit möglichst lange erhalten bleibt und die sekundäre, auf Milchsäurebildung zurückzuführende Quellung der absterbenden Muskeln ausgeschlossen wird. Man findet alsdann, daß die Muskeln gemäß der Reihe

$$Li < Na < Cs < Rb < K$$

an Gewicht zunehmen. Es ist in diesen Versuchen natürlich nicht entschieden, inwieweit die Quellung sich auf die Kolloide der Grenzschichten beschränkt oder ob sie sich auch an den Kolloiden im Innern der Zelle vollzieht. Im letzteren Falle müßte man eine Permeabilität der Grenzschichten für Kationen anzunehmen haben. Wenn wir uns auf diesen Standpunkt stellen, so könnte das aus den OVERTONschen Versuchen bekannte Verhalten verschiedener Kaliumsalze durchaus verstanden werden. Wir werden nämlich noch mehrfach darauf hinzuweisen haben, daß die Durchlässigkeit

---

[1] Vgl. hierzu v. MÖLLENDORFF (1918), der auf Grund von Versuchen über die Ausflockbarkeit von sauren Farbstoffen in den Sternzellen der Leber in der starken osmotischen Wirksamkeit der Salze keinen Gegensatz zu ihrer leichten Permeabilität für diese Zellen erblickt.

der Zellgrenzschichten durch solche Salze gefördert wird, die quellend wirken, während entquellend wirkende Salze gerade umgekehrt die Permeabilität herabsetzen. Daraus könnte man ableiten, daß gerade das Sulfat-, Phosphat-, Tartrat- und Acetation infolge ihrer entquellenden Wirkung eine gewisse Abdichtung der Zellgrenzschichten herbeiführen und infolgedessen auch den Eintritt von Kalium nur in minimalem Maße oder überhaupt nicht ermöglichen. Auch die Tatsache, daß unter den Alkalichloriden gerade die stark quellungsfördernden Rb- und K-Salze Contracturen herbeiführen, könnte mit der stärkeren Permeabilität dieser Kationen in Zusammenhang stehen und die von BETHE und FRANKE (1925) festgestellte Abhängigkeit der Stärke der Kaliumcontractur am quergestreiften Muskel von der Natur des Anions, wobei sich wiederum die HOFMEISTERsche Reihe ergab, wäre hier zu nennen. Doch sind dies alles nur indirekte Hinweise. Wir werden aber später sehen, daß die Annahme einer geringen Salzpermeabilität der Muskulatur sehr gut mit den Befunden harmoniert, die beim Studium der Wirkung des chemischen Milieus sowie der Bedeutung des Erregungsvorganges für die Salzpermeabilität des Muskels erhalten wurden. Ein weiterer Hinweis besteht noch in folgendem. Wir wissen aus den ausführlich erörterten Versuchen an Pflanzenzellen, an denen auch nur eine geringe Salzpermeabilität nachweisbar war, daß die Durchlässigkeit für die Alkalichloride erheblich größer als die für die alkalischen Erden ist. Auch dieser Befund steht mit der Auffassung, daß Quellungsförderung der Grenzschichtenkolloide meistens gleichzeitig Permeabilitätsförderung bedeutet, in Einklang. Denn bekanntlich setzen die alkalischen Erden die Quellung herab, und zwar in stärkerem Maße als Li, das allein innerhalb der Alkalichloride eine entquellende Wirkung besitzt. Es konnte nun von ABDERHALDEN und mir (1922) am Muskel gezeigt werden, daß Ca in erheblichen Mengen vom Muskel aufgenommen wird, und zwar unter völliger Erhaltung seiner Erregbarkeit. Da gleichzeitig festgestellt werden konnte, daß der Calciumaufnahme die Stärke der entquellenden Wirkung symbat geht, ist es nicht unwahrscheinlich, daß sich die Calciumaufnahme nicht nur auf eine Adsorption an die Kolloide der Zellgrenzschichten beschränkt, sondern Ca von hier aus auch ins Innere der Muskelzellen eindringt. Wenn also selbst eine Aufnahme von Calcium bei erhaltener Erregbarkeit nachweisbar wird, so ist hiernach eine Permeabilität des Muskels für die Kationen der Alkalichloride erst recht wahrscheinlich [1].

Die Salzpermeabilität des Muskels ist kürzlich von MOND und AMSON (1928) erneut untersucht worden. Dabei ergibt sich für den *ruhenden* Muskel eine Impermeabilität für Anionen, dagegen eine beschränkte Durchlässigkeit für Kationen, da bei der Durchspülung der Extremitäten des Frosches mit einer teilweise abgeänderten RINGER-Lösung zwar K und Cs in erheblichen Mengen aufgenommen werden, der Gehalt der Lösung aber an Na, Li und Ca ebenso wie an Cl und SCN unverändert bleibt. Hieraus folgt, daß der ruhende Muskel unter möglichst physiologischen Verhältnissen beschränkt kationenpermeabel ist, indem nur solche Kationen permeieren können, deren Ionenradius gleich oder kleiner als der des K ist. Danach ist anzunehmen, daß der Muskel für K, NH_4, Rb, Cs und H permeabel ist. Die Aufnahme von K muß sich natürlich wie an dem Membranmodell von MICHAELIS unter Austausch gegen andere Kationen vollziehen. Als solche kommen in erster Linie H· und NH_4· in Betracht. Auf dieser Grundlage hat NETTER (1928) die Ionengleichgewichte an elektiv kationenpermeablen Membranen studiert und dabei gezeigt, daß die Kaliumspeicherung in den Muskelzellen durch Ionenaustausch zwischen den permeablen Stoffwechselprodukten der Zelle H· und $NH·_4$ und dem Kalium des Blutes zustande kommt, also auf der Basis einer nur beschränkt kationenpermeablen Plasmahaut der Muskeln erklärt werden kann.

Der Widerspruch, der zwischen diesen Befunden und z. B. den Versuchen von GELLHORN über die Calciumaufnahme des Muskels liegt, ist wohl durch die veränderten äußeren Bedingungen hinreichend erklärt. Es ist hiernach wahrscheinlich, daß bei erheblicher Abweichung von dem normalen chemischen Milieu trotz erhaltener Erregbarkeit die Muskeln sich auch für solche Kationen wie Ca als permeabel erweisen, die sie aus Ringerlösung nicht aufnehmen können [2].

Die Permeabilität der glatten Muskulatur verhält sich nach den Untersuchungen von MEIGS (1912—16) grundsätzlich anders, denn

---

[1] Nach MEHRA (1925) wird bei dem durch KCl hervorgerufenen diastolischen Herzstillstand K nicht in analytisch nachweisbarer Menge vom Herzmuskel aufgenommen.

[2] Vgl. hierzu S. 112ff. Auch die Anionenimpermeabilität ist z. B. während der Erregung aufgehoben.

die für die quergestreifte Muskulatur und auch die übrigen tierischen Zellen charakteristische Abhängigkeit des Zellvolumens bzw. des Gewichtes vom osmotischen Druck des Mediums wird an der glatten Muskulatur des Magens sowohl bei Verwendung von Salz- wie von Zuckerlösungen vermißt. So findet man eine bedeutende Volumenzunahme des Magens in isotonischer Rohrzuckerlösung und keine wesentlichen Differenzen in der Gewichtszunahme, wenn die Magenstreifen in isotonische bzw. halbisotonische Zuckerlösungen übertragen werden. Weiterhin gibt MEIGS an, daß auch in isotonischen Salzlösungen das Verhalten des glatten Muskels sich völlig von dem des quergestreiften unterscheidet. So findet sich in isotonischer KCl-Lösung eine Gewichtsabnahme, in isotonischer NaCl-Lösung aber eine Zunahme, während bekanntlich die Gewichtsveränderungen des quergestreiften Muskels gerade die umgekehrten sind. GELLHORN (1923) hat die Richtigkeit dieses Befundes bestätigen, andererseits aber nachweisen können, daß die Gewichtsveränderungen des glatten Muskels durchaus denen des quergestreiften entsprechen, wenn man die Wirkung der Alkalichloride in Gegenwart von $CaCl_2$ untersucht. Es ergibt sich dann die Reihe:

$$Li < Cs < Na < Rb < K,$$

die mit der am Gastrocnemius gefundenen

$$Li < Na < Cs < Rb < K$$

nahezu identisch ist (vgl. Abb. 11 u. 12). Das Ergebnis ist wohl so zu erklären, daß in den Lösungen der reinen Alkalichloride durch sekundäre Momente (Milchsäurequellung) ganz unübersichtliche Verhältnisse geschaffen werden. Die Versuche wurden durch HEYMANN (1925) bestätigt, der in Gegenwart von KCl, $CaCl_2$ und $NaHCO_3$ in den Gewichtsverhältnissen, wie sie in der RINGER-Lösung vorhanden sind, die gleiche Übergangsreihe erhalten hat.

Besteht somit hinsichtlich des Verhaltens der Zellkolloide gegenüber den Alkalichloriden unter bestimmten Bedingungen kein Unterschied zwischen quergestreifter und glatter Muskulatur[1], so treten entsprechend den anfangs geschilderten osmotischen Untersuchungen von MEIGS sehr wesentliche Unterschiede zutage, wenn die Salzpermeabilität mit chemischen Methoden am glatten Muskel verfolgt wird. Es zeigt sich nämlich, daß es gelingt, dem Magen-

---

[1] Vgl. hierzu auch die Versuche von GELLHORN (1925).

streifen etwa 50 vH seines Kaliumgehaltes in einer Rohrzuckerlösung zu entziehen, obwohl dieser Muskel nach Übertragung in
eine kaliumfreie RINGER-Lösung keine wesentliche Schädigung
seiner Contractilität aufweist. Es ist demnach möglich, und hierin
besteht ein grundsätzlicher Gegensatz zum quergestreiften Muskel,
dem glatten Muskel erhebliche Teile seines Kaliums *während des*

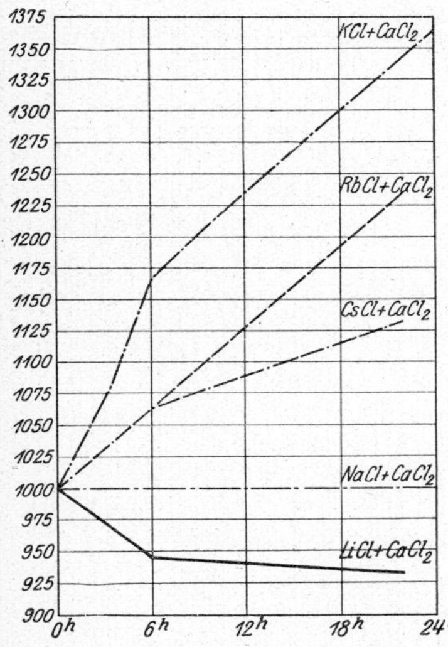

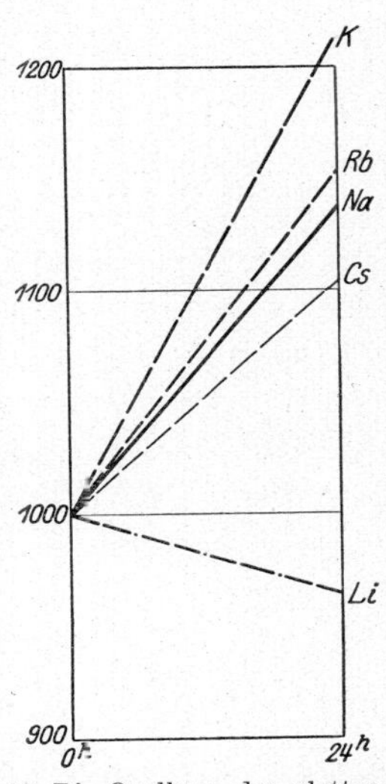

Abb. 11. Die Quellung des M. gastrocnemius
(R. esculenta) in isotonischen Salzlösungen.
Sämtliche Lösungen enthalten 0,2 vH CaCl₂;
hierzu ist soviel Alkalichlorid hinzugesetzt, daß
die Lösung mit einer 0,7 vH NaCl-Lösung isotonisch ist. Die Gewichtskurve in NaCl + CaCl₂
ist willkürlich gleich 1000 gesetzt worden.
(Nach GELLHORN.)

Abb. 12. Die Quellung des glatten Muskels (Froschmagen ohne Mucosa) in isotonischen Salzlösungen. Letztere enthielten ebenfalls 0,2 vH CaCl₂ und waren mit
0,7 vH NaCl isotonisch.
(Nach GELLHORN.)

Lebens zu entziehen, ein Befund, der sich mit einer nur geringen
Salzpermeabilität nicht vereinbaren läßt und um so problemati-
scher die Tatsache macht, daß der Kaliumgehalt des glatten Muskels annähernd der gleiche ist wie der des quergestreiften[1]. Wie
HEYMANN ausführt, ist die Kaliumverteilung im glatten Muskel
auch nicht unter Zugrundelegung des DONNAN-Gleichgewichtes zu
erklären. Daß der glatte Muskel salzpermeabel ist, geht auch
aus Beobachtungen MEIGS' hervor, nach denen im Rohrzucker-

---

[1] Vgl. aber hierzu S. 146 ff.

versuch der Natriumverlust des Muskels erheblich größer ist als es
der in den intracellulären Bindegewebsspalten vorhandenen Menge
entspricht[1]. Endlich können noch Beobachtungen von HEYMANN
angeführt werden, nach denen ohne Schädigung der Contractilität
des Gewebes die Muskeln aus isotonischen $CaCl_2$-Lösungen Calcium
bis zum Diffusionsgleichgewicht aufzunehmen imstande sind. Auch
die Tatsache, daß, während in isotonischer Rohrzuckerlösung, wie
erwähnt, die Magenstreifen eine Gewichtszunahme erfahren, die
Zufügung von nur 0,02 vH $CaCl_2$ eine Gewichtsabnahme zur Folge
hat, ist auf eine Permeabilität des glatten Muskels für $CaCl_2$ zurückzuführen, da nur hierdurch die starke Entquellung der Zellkolloide
zu erklären ist.

Für die Salzpermeabilität der glatten Muskulatur sprechen
auch Versuche von JENDRASSIK (1924), der am Warmblüterdarm
durch Änderung der Konzentration von KCl und $CaCl_2$ *vorübergehende* Wirkungen im Sinne von Tonussteigerung oder Tonus-
senkung erhielt. Daß diese Wirkungen ziemlich rasch abklingen
und ebensogut bei Erhöhung wie bei Verminderung der Salzkonzentration auftreten, zeigt nach JENDRASSIK gerade die Wirksamkeit des Konzentrations*gefälles* an (vgl. die Potentialgifte
STRAUBS 1907). Sobald durch Diffusion ein Ausgleich eingetreten
ist, hört die Wirkung auf. Ähnliche Wirkungen lassen sich auch
mit Cs- und Rb-Salzen erzielen.

Nach MEIGS (1914/15) gelten die gleichen Regeln auch für
die glatte Muskulatur der Wirbellosen. Denn an dem Adduktor
der Muschel Venus mercenaria beobachtete er nicht allein einen
vollständigen Chlorverlust in isotonischer Rohrzuckerlösung und
gleichzeitig eine erhebliche Abnahme seines Kationengehaltes trotz
erhaltener Erregbarkeit, sondern stellte auch fest, das in doppelt-
konzentriertem Seewasser und 10 vH NaCl-Lösung kein Gewichtsverlust eintrat.

Im Anschluß an die Erörterungen über die Durchlässigkeit der
glatten Muskulatur, die vornehmlich aus Versuchen an dem Froschmagen gewonnen waren, sei noch die Durchlässigkeit der Magenschleimhaut erörtert, die MOND (1927a) durch die Untersuchung
der Ruheströme erforscht hat. Die Anordnung war die folgende.

---

[1] Dieser Versuch beweist, daß Aufnahme und Abgabe von Kationen
am glatten Muskel nicht auf einen Kationenaustausch zurückgeführt
werden kann.

Es wird die zwischen der Schleimhautseite und der Außenseite des Magens bestehende Potentialdifferenz abgeleitet, während entweder die Zusammensetzung der die Magengefäße durchspülenden oder der im Magen befindlichen Salzlösung geändert wird. Die Anordnung ist also im Prinzip mit der der MICHAELISschen Membranversuche vergleichbar, da auch hier aus der Wirksamkeit von Kationen oder Anionen auf die Potentialdifferenz die Durchlässigkeit der Membran für Ionen gefolgert wird. Es ergab sich, daß die Potentialdifferenz von der Zusammensetzung der Salzlösung, die die Schleimhautseite berührt, völlig unabhängig ist. Nur schwer zellschädigende Einwirkungen führten zu einer irreversiblen Herabsetzung der elektromotorischen Kräfte. Ganz anders fielen die Versuche mit Variationen der Zusammensetzung der Nährlösung in den Magengefäßen aus, da in diesem Falle sich die Kationen als sehr wirksam erwiesen, und zwar führte Calcium zu einer Erhöhung, Kalium zu einer Erniedrigung der Potentialdifferenz, während die mit NaCl erhaltene ihrer Größenordnung nach in der Mitte lag. Dagegen waren die Anionen ohne jeden Einfluß auf die elektromotorischen Kräfte. Die Versuche legen im Sinne der MICHAELISschen Theorie die Deutung nahe, daß die zwischen den Magengefäßen und der Schleimhautoberfläche befindliche Gewebsschicht eine kationenpermeable, anionenimpermeable Membran darstellt. Mit Rücksicht auf das Verhalten organischer Ionen hinsichtlich der Beeinflussung der Potentialdifferenz wird angenommen, daß diese Membran wesentlich aus Eiweißkörpern besteht.

Recht ähnlich liegen die Verhältnisse an den peripheren Nerven. NETTER (1927) stellte fest, daß der N. ichiadicus des Frosches auch nach langem Aufenthalt in isotonischer Nichtleiterlösung eine sehr beträchtliche Restleitfähigkeit behält, die auf eine Impermeabilität der Salze hindeutet. Wir wissen aber aus zahlreichen mikroskopischen Untersuchungen, daß die Nervenfibrillen sich in verschiedenen Salzlösungen in sehr charakteristischer Weise verändern (HÖBER [1905], BETHE [1903], MACKUTH [1926], ETTISCH und JOCHIMS [1927]). Der Widerspruch, der zwischen diesen Befunden liegt, läßt sich leicht überbrücken, wenn wir annehmen, daß für die Nervenhüllen nur eine einseitige Ionenpermeabilität für Anionen oder Kationen besteht. Denn dann müßten aus elektrostatischen Gründen die Salze in Nichtleiterlösungen zurückgehalten werden, da sich die Ionenpermeabilität nur in einem elektrolythaltigen

Milieu vollziehen kann, in dem ein Ionenaustausch ermöglicht wird. Die Messung der Potentialdifferenzen am Nerven bei Verwendung gleichkonzentrierter Salzlösungen zeigte nun die Unwirksamkeit der Anionen, während die Kationen die Reihe

$$Ca, Li, Na < Cs < NH_4 < Rb < K$$

ergaben. Hieraus folgt entsprechend der Michaelisschen Theorie, daß die Nervenhüllen als kationenpermeabel anzusehen sind. Die Größe der Kationenpermeabilität hängt im wesentlichen von dem Ionenvolum ab, so daß hier in der Tat Ergebnisse erhalten sind, die sich am besten auf Grund der Porentheorie verstehen lassen, wenn auch gewisse Abweichungen von der theoretisch zu erwartenden Reihe die Bedeutung kolloidchemischer Nebenwirkungen auf die Membran dartun.

Aus dem Vorstehenden ergibt sich, daß sich allgemeine Schlußfolgerungen über die Salzpermeabilität tierischer Zellen und Gewebe kaum ziehen lassen. Es ist wahrscheinlich, daß die Salzpermeabilität nicht nur in quantitativer Hinsicht bei verschiedenen Zellen sich sehr ungleich gestaltet. Der bei der Reaktion des Blutes bestehenden Anionenpermeabilität der Erythrocyten steht die elektive Kationenpermeabilität der Magenschleimhaut und des peripheren Nerven gegenüber. Am unklarsten liegen die Verhältnisse zweifellos bei der Muskulatur. Während die glatte Muskulatur als sehr salzdurchlässig anzusehen ist, ist dies — vom KCl abgesehen — bei der quergestreiften durchaus nicht der Fall. Es scheint die Unsicherheit der Ergebnisse im wesentlichen methodisch bedingt zu sein. Denn es ist bemerkenswert, daß bei Anwendung einer direkten Methode Winterstein (1916) eine nicht unerhebliche Salzdurchlässigkeit des quergestreiften Muskels auch für NaCl feststellte. Schaltet man nämlich die Bauchmuskeln des Frosches als Diaphragma zwischen zwei Lösungen, so kann man bei erhaltener Erregbarkeit den Übertritt von Cl sowohl in eine Zucker- wie eine $NaNO_3$-Lösung bestimmen. Hieraus folgt, daß der Muskel sowohl für Kationen wie für Anionen permeabel ist, da bei der Dialyse gegen Zucker ein Ionenaustausch sich nicht vollziehen kann. Da kaum anzunehmen ist, daß verschiedene quergestreifte Froschmuskeln (M. sartorius und gastrocnemius einerseits, Bauchmuskeln andererseits) sich hinsichtlich der Salzpermeabilität gänzlich verschieden verhalten und die direkte Methode natürlich wesentliche sichere Ergebnisse als die indirekte osmotische zeitigt, so ist auch für die erstgenannten

Muskeln eine Salzdurchlässigkeit wahrscheinlich. Wenn die osmotische Methode negative Resultate ergibt, so weist dies darauf hin, daß die Durchlässigkeit nicht sehr groß sein kann. Wahrscheinlich liegt der Salzpermeabilität am Muskel im wesentlichen ein einfacher Diffusionsvorgang nur dann zugrunde, wenn infolge Zwischenschaltung des Muskels nach Art einer Membran eine grobe Veränderung der Salzzusammensetzung der Zelle nicht die Voraussetzung für eine ausgiebige Salzdurchlässigkeit ist. Sonst dürfte das Eindringen der Salze erheblich früher aufhören und daher sich dem Nachweis durch die osmotische Methode entziehen.

Im übrigen ist es mir zweifelhaft, ob der Durchlässigkeit der glatten Muskulatur die Sonderstellung zukommt, die die früher erwähnten Versuche am *überlebenden* Muskel fordern. Denn es bestehen, wie gezeigt wurde, hinsichtlich der Salzzusammensetzung prinzipiell die gleichen Unterschiede zwischen den Zellen der quergestreiften und glatten Muskeln einerseits und dem Plasma andererseits. So bemerkenswert die Tatsache ist, daß am glatten Muskel sich bei erhaltener Erregbarkeit eine weitgehende Veränderung seines Salzgehaltes erzielen läßt, so ist offenbar in vivo die Salzdurchlässigkeit so gering, daß die ionale Zusammensetzung der Muskelzellen unabhängig von der des Plasmas erhalten bleibt. Dafür sprechen auch Versuche, auf die wir im nächsten Abschnitt zurückkommen und die zeigen, daß die Veränderbarkeit der Salzpermeabilität sich an beiden Muskelarten nach den gleichen Gesetzmäßigkeiten vollzieht.

2. **Säuren und Alkalien.** Die bei der Erörterung der Permeabilität der Pflanzenzelle gefundenen Regeln gelten auch für die tierische Zelle. Denn es zeigt sich auch an dieser, daß die starken Säuren und Alkalien schwer oder gar nicht in die Zellen eindringen, während aus dem Farbumschlag der mit Neutralrot gefärbten Zellen der rasche Eintritt der organischen Säuren, sowie von NH_3 und den Aminen ersichtlich ist. So beobachtete BETHE (1909) an Medusen, daß diese in Seewasser, das durch Zusatz von HCl oder NaOH rot oder orange-gelb gefärbt ist, ihre orangerote Farbe lange Zeit behalten und früher eine Lähmung als eine Veränderung des Farbtones eintritt. Dabei hängt das Ergebnis sicher nicht mit der Empfindlichkeit des Indicators zusammen, da Medusen, die durch Einwirkung von höherer Temperatur abgetötet sind, sehr schnell den Farbumschlag sowohl in Gelb wie in Rot unter den gleichen

Bedingungen aufweisen. Die sehr schnelle Permeation von NH_3 beobachtete WARBURG (1910) an neutralrot gefärbten Seeigeleiern, während diese in NaOH sehr lange ihre normale Färbung behielten. Sowohl die Beobachtungen von BETHE, daß an Medusen die orangerote Färbung auch nach durch Salzsäurezusatz eingetretener Säurelähmung erhalten bleibt, wie der Befund von WARBURG über die Atmungssteigerung von Eiern in Seewasser+NaOH, die sich ebenfalls ohne Farbumschlag vollzieht, beweisen, daß aus der Stärke der physiologischen Wirkungen bestimmter Agentien kein Schluß auf ihre Fähigkeit, die Zellgrenzschichten zu durchdringen, gegeben ist. Für diese Auffassung sprechen auch Befunde von HARVEY (1911). Sowohl an Paramäcien wie an tierischen Eiern beobachtete er, daß in Lösungen der starken Alkalien eine Schädigung der Zellen eintrat, bevor diese eingedrungen waren. So waren die Paramäcien in Lösungen von NaOH, KOH, $Ca(OH)_2$ usw. viel früher gelähmt, als ein Umschlag im Farbenton des Indicators erfolgte. Da andererseits dieser an abgetöteten Zellen fast momentan eintritt, so ist hieraus der wichtige Schluß zu ziehen, daß das lebende Paramaecium für die starken Alkalien vollständig impermeabel ist, und diese erst in die geschädigte Zelle eindringen. Zu den gleichen Ergebnissen gelangte HARVEY auf Grund von Versuchen an den Eiern verschiedener Meerestiere. Wie groß die Unterschiede in der Permeationsgeschwindigkeit verschiedener Alkalien ist, zeigt die Tabelle 24. Aus ihr ist auch zu ersehen, wie lange Zeit sich selbst die geschädigte Zelle für starke Laugen als impermeabel erweist.

Tabelle 24. Permeabilität von Paramaecium für Alkalien.
(Nach HARVEY.)

	Lähmung	Farbumschlag		Lähmung	Farbumschlag
NaOH	45′	90′	NH_4OH	5′	3′
KOH	30′	70′	$NH_3(CH_3)OH$	2′	2′
$Ca(OH_2)$	20′	65′	$NH_2(CH_3)_2OH$	1′	1′
$Sr(OH)_2$	2,5′	6′	$NH(CH_3)_3OH$	1,5′	1,5′
Ba $(OH)_2$	2,5′	6′	$NH_3(C_2H_5)OH$	2′	2′

Sämtliche Lösungen sind $\dfrac{n}{640}$.

Die Versuche von LOEB (1910) über die Fähigkeit der Säuren, Parthenogenese hervorzurufen, bilden ein wichtiges Material für die Frage, inwieweit die Säuren geeignet sind, in die lebende Zelle einzudringen. Zwar ist hier kein direkter Beweis dafür gegeben, daß die Säuren wirklich in das Innere der Zellen permeieren, aber der Nachteil wird zum Teil dadurch aufgehoben, daß aus der folgenden normalen Entwicklung des Eies ein sicheres Kriterium für die Intaktheit der Zelle gewonnen ist. Vergleicht man nun die Wirksamkeit verschiedener Säuren (Tabelle 25), so sieht man, daß

Tabelle 25. Einfluß von Säuren auf die Membranbildung am Seeigelei. (Nach LOEB.)

Expositionsdauer in $\frac{n}{1000}$	Ameisen-säure vH	Essig-säure vH	Propion-säure vH	Butter-säure vH	Capryl-säure vH	Nonyl-säure vH
1 Minute	0	0	0	0	10	100
$1^1/_2$,,	0	0	0	$^1/_{10}$	80	—
2 Minuten	0	0	$^1/_{10}$	10	100	—
$2^1/_2$,,	0	$^1/_4$	20	40	—	—
3 ,,	0	5	50	90	—	—
$3^1/_2$,,	$1^1/_2$	60	—	95	—	—
4 ,,	30	—	75	100	—	—
$4^1/_2$,,	90	—	—	—	—	—
5 ,,	100	—	—	—	—	—

hier eine ausgezeichnete Illustration der OVERTONschen Regeln vorliegt, indem einerseits die Wirksamkeit der Säuren mit der Zahl der Kohlenstoffatome wächst, andererseits der Eintritt von OH-Gruppen in das Molekül den entgegengesetzten Einfluß hat. Die außerordentliche Impermeabilität der starken Mineralsäuren geht daraus hervor, daß diese nur in relativ stark konzentrierten Lösungen und auch dann nicht regelmäßig imstande sind, eine Membranbildung im Ei hervorzurufen. So findet LOEB, daß $^1/_{1000}$ n-Buttersäure bedeutend wirksamer ist als $^1/_{12}$ n-HCl. Daß bei Verwendung der Mineralsäuren die Eier häufig sich nicht weiter normal entwickeln, ist ein Anzeichen dafür, daß die letzteren meistens in die ungeschädigte Zelle nicht einzudringen vermögen. Für die Tatsache, daß die Mineralsäuren sehr viel langsamer in die Zellen eindringen als die Fettsäuren spricht auch der Befund, daß die letzteren bei einer Exposition von mehreren Minuten die Eier in einem viel höheren Prozentsatz abtöten als die starken Säuren, was aus der Größe des Befruchtungserfolges der vorbehandelten Eier durch normales Sperma sich ergibt.

Diese Untersuchungen sind kürzlich von LILLIE (1926/27)

wieder aufgenommen worden, der feststellte, daß das Wirkungsoptimum für die Membranbildung bei der Verwendung der verschiedensten Fettsäuren in einem sehr engen p_H-Bereich liegt (3,7—3,8). Man darf hieraus aber nicht den Schluß ziehen, daß die H-Ionen in das Protoplasma eindringen. Denn fügt man zu den Säuren geringe Mengen ihres Natriumsalzes hinzu, so steigt die Wirksamkeit trotz vermindertem p_H an. Es liegt deshalb die Annahme nahe, daß nicht die H-Ionen sondern die undissoziierten Moleküle in die Zellen eindringen, deren Menge mit steigendem Salzzusatz ebenfalls zunimmt. Und in der Tat stimmen die experimentellen Befunde bestens hiermit überein, da die für die Membranbildung erforderlichen optimalen Expositionszeiten proportional der Zunahme der undissoziierten Moleküle abnehmen.

Aus Versuchen über die Verminderung der Contractilität des Vorhofes der Schildkröte folgert H. W. SMITH (1926), daß CO_2 sehr leicht in die Vorhofsmuskulatur eindringt. Von den Fettsäuren permeieren ziemlich gut Essigsäure $<$ Propionsäure $<$ Valeriansäure; aber selbst diese erreicht das Gleichgewicht wesentlich später als die Kohlensäure. Mineralsäuren wie HCl permeieren erst dann, wenn eine beträchtliche Differenz zwischen intra- und extracellulärem p_H besteht. Es besteht hier zwischen Mineralsäuren und Fettsäuren also der gleiche Gegensatz wie in den früher geschilderten Versuchen.

Überträgt man tierische Zellen (Blutkörperchen, Muskeln [GELLHORN und WEIDLING], Forelleneier [GRAY 1920]) in saure oder alkalische Lösungen, so üben die Zellen eine neutralisierende Wirkung aus. Nach GRAY vollzieht sich dies für Säuren so, daß H-Ionen von der Zelloberfläche adsorbiert und gegen ein anderes Kation (vermutlich K) ausgetauscht werden. Denn die Konzentration des Anion bleibt während des Neutralisationsprozesses unverändert. Da wir aus Messungen über die innere Leitfähigkeit von Erythrocyten und Muskeln wissen, daß die Kaliumsalze zu einem wesentlichen Teil im Protoplasma frei gelöst sind, so ist anzunehmen, daß der Austausch $H \rightarrow K$ sich nur dann vollziehen kann, wenn die H-Ionen in das Protoplasma permeiert sind.

Da in den bisher erörterten Versuchen der Eintritt der Säuren nur indirekt erschlossen wird, so ist es notwendig, die hierbei gewonnenen Regeln durch Versuche zu ergänzen, in denen direkte Kriterien für das Eindringen der Säuren gegeben sind. Derartige Versuche sind von HARVEY (1915) an Stichopus und CROZIER (1916—22) an Chromodoris ausgeführt worden, an denen der Umschlag eines in den Zellen enthaltenen natürlichen Indicators den Eintritt der Säuren anzeigt. Die folgende Tabelle 26 gibt die Zeiten wieder, nach denen in $^1/_{100}$ n-Lösungen der Farbumschlag eintritt. Man sieht aus dieser, daß sich beide Gewebe ziemlich gleich ver-

Tabelle 26. **Permeationsgeschwindigkeit verschiedener Säuren in $^2/_{100}$-Lösung.**

		Zeit in Minuten	
Nr.	Säure	Chromodoris nach CROZIER	Stichopus nach HARVEY
1	Valeriansäure.	1,9	2—4
2	Salicylsäure	3,5	0,25
3	Ameisensäure	4,5	2—4
4	HCl.	7,5	
5	HNO$_3$	8,4	
6	H$_2$SO$_4$	8,5	9—11
7	Milchsäure	8,5	
8	Oxalsäure	8,3	12—15
9	Weinsäure	13,5	30
10	Citronensäure	16,0	40
11	Buttersäure	19,0	45—60
12	Essigsäure	75,0	

halten. Ein direkter Zusammenhang zwischen der Geschwindigkeit der Permeation der Säuren und ihrer Dissoziation besteht nicht. Es ist aber hervorzuheben, daß die Reihenfolge sich nicht unwesentlich ändert, wenn die Versuche bei anderen Verdünnungen angestellt werden. Für manche Säuren ergibt sich ein Zusammenhang zwischen der Permeationsgeschwindigkeit und dem Teilungsquotient von Öl und Wasser, indem mit zunehmender Lipoidlöslichkeit auch die Permeationsgeschwindigkeit steigt. Daß die Untersuchungen über die Permeabilität von Säuren eine strenge Gesetzmäßigkeit im Sinne eines Zusammenhanges mit bestimmten physico-chemischen Eigenschaften vermissen lassen, dürfte zu einem wesentlichen Teile daran liegen, daß wir bisher keine Untersuchungen besitzen, in denen neben der einwandfreien Feststellung der Permeabilität mittels direkter Methoden auch die Schädigung der Zelle genügend berücksichtigt wird. Da wir wissen, daß die Säuren in tote Zellen sehr rasch eindringen und daraus auch die Bedeutung der geringsten Schädigungen für die Permeabilität erschließen dürfen, so ist es klar, daß bei verschiedenen Konzentrationen, je nachdem ob diese für bestimmte Säuren noch völlig unschädlich sind oder nicht, verschiedenen Reihen erhalten werden müssen. Die Sonderung der physiologischen von der pathologischen Permeabilität stellt hier noch eine wichtige Aufgabe dar.

Aus den Untersuchungen von CROZIER sei noch das Ergebnis hervorgehoben, daß die Permeabilität für die gleiche Säure an verschiedenen Zellen desselben Tieres in außerordentlich hohem Maße schwankt, da die Umschlagszeiten um mehr als das Hundertfache differieren. Wir sehen hierin eine Bestätigung der Ergebnisse, die wir früher an Pflanzenzellen erhielten und die zeigen, daß die Durchlässigkeit verschiedener Zellen desselben Organismus sehr bedeutende Unterschiede aufweist.

Eine Sonderstellung nimmt ebenso wie an pflanzlichen Zellen auch an tierischen Geweben die Kohlensäure ein. An mit Neutralrot gefärbten Eiern zeigte JACOBS (1920), daß der Umschlag fast momentan eintritt und im Gegensatz zu den Beobachtungen mit allen übrigen Säuren völlig reversibel ist. Es liegt auf der Hand, daß dieser Befund für die Bedeutung des Kohlensäuretransportes in den Geweben wie seine Beeinflussung des Atemzentrums von größter Bedeutung ist[1]. In diesem Sinne können auch Beobachtungen von H. SMITH (1925) aufgefaßt werden, nach denen eine Unterdrückung der Zellteilung von Seeigeleiern in Gegenwart von CO_2 bei einem p_H von 6,5 eintritt, während der Grenzwert für HCl, Milchsäure usw. p_H 5—4,6 beträgt. Auch die Tatsache, daß die Darmbewegungen am Kaninchendarm durch CO_2 bei p_H von 6,4 unterdrückt werden, während dies durch HCl erst unterhalb p_H 5,4 eintritt, sprechen in diesem Sinne. In diesen Versuchen tritt die Sonderstellung der Kohlensäurewirkung ebenfalls durch ihre völlige Reversibilität hervor.

Es ist bereits bei Erörterung der Permeabilität der Pflanzenzelle für Säuren und Laugen erwähnt worden, daß JACOBS die schnelle Permeabilität für NH_3 und CO_2 im Gegensatz zu dem Verhalten der starken Säuren und Basen sehr eindrucksvoll dadurch demonstrieren konnte, daß Pflanzenzellen, die in einer alkalischen Lösung von $NaHCO_3 + CO_2$ sich befanden, saure und in den sauer reagierenden

---

[1] Vgl. hierzu besonders die für die Atmungstheorie wichtigen neueren Befunde von GESELL, sowie das kritische Sammelreferat von WINTERSTEIN (1927).

Lösungen von NH_4Cl umgekehrt alkalische Reaktion annahmen.
Auch an tierischen Eiern gelingt der gleiche Versuch. Daß nun
hierfür die Plasmahaut verantwortlich zu machen ist, bewies
CHAMBERS (1922) an Asteriaseiern, die mit Neutralrot gefärbt
waren. Wurden nämlich die genannten Lösungen in das Protoplasma injiziert, so färbte sich mit $NaHCO_3$ das Protoplasma gelb,
mit NH_4Cl aber rot, da nunmehr kein Hindernis für den Eintritt
von NaOH einerseits, HCl andererseits bestand. Die intakten Eier
zeigten aber den entgegengesetzten Farbumschlag in den gleichen
Lösungen. Damit ist einwandfrei bewiesen, daß der Gegensatz
zwischen den sehr leicht permeierenden NH_3 und CO_2 und den
schwer permeablen NaOH und HCl lediglich auf der Impermeabilität der Plasmahaut für die letzteren beruht. Hiermit hängt auch
zusammen, daß die Ammoniumsalze leicht in die roten Blutkörperchen eindringen (OVERTON, EGE [1922]). Der nähere Mechanismus
ergibt sich aus folgenden Befunden (JACOBS [1927]). Überträgt man
Arbaciaeier in isotonische Lösungen von NH_4Cl, so findet fast keine
Volumänderung statt, weil nur eine sehr geringe, osmotisch fast
unwirksame Menge von NH_3 eindringt, bis Gleichgewicht zwischen
Zelle und Umgebung eingetreten ist. Wiederholt man aber den
gleichen Versuch an Erythrocyten, so kommt es infolge ihrer
Anionenpermeabilität zur Hämolyse. Das in der Zelle zwi-
schen NH_3 und NH_4OH im Sinne der Formel $NH\cdot_4OH' \rightleftharpoons NH_3$
bestehende Gleichgewicht wird nämlich dadurch gestört, daß die
OH-Ionen gegen die Cl-Ionen der Umgebung ausgetauscht werden.
Dies hat natürlich ein erneutes Eindringen von NH_3 und dementsprechend einen Anionenaustausch zur Folge, bis Hämolyse eintritt. Da nach JACOBS die Hämolyse an einigen Fischerythrocyten
vermißt wird, so liegt dies wahrscheinlich daran, daß ihnen keine
Anionenpermeabilität zukommt. Stellt man Versuche mit Ammoniumsalzen organischer Säuren an, so erfolgt die Hämolyse
wiederum auf andere Weise. Denn die bei der Hydrolyse der Salze
entstehenden Säuren sind nur wenig dissoziiert und die Zellen sind
für die undissoziierten Säuren verhältnismäßig leicht permeabel.
Daher dringen diese ebenso wie NH_3 unabhängig voneinander in
die Zellen ein. Dabei tritt die bereits in den Versuchen LOEBs beobachtete Gesetzmäßigkeit deutlich hervor, daß die Permeation
der Fettsäuren mit der Länge der C-Kette zunimmt, wie aus dem
zeitlichen Eintritt der Hämolyse in der Tabelle 27 ersichtlich ist.

Tabelle 27.   Zeitlicher Eintritt der Hämolyse von
Rinderblutkörperchen in $\frac{m}{4}$ Ammoniumsalzlösungen.
(Nach JACOBS.)

	p_H 7	p_H 6,5
Ammoniumformiat	239 sec	159
„ acetat	88 „	39,8
„ propionat	27,6 „	22,3
„ butyrat	20,2 „	20,4
„ valerianat	15,1 „	19,6

Zusammenfassend ergibt sich, daß die tierischen Zellen ebenso
wie die Pflanzenzellen im höchsten Maße für NH_3 und CO_2 durchlässig sind, für starke Mineralsäuren und Basen sich fast impermeabel erweisen, während die organischen Säuren eine Mittelstellung
einnehmen. Für die Geschwindigkeit ihres Durchtrittes durch die
Plasmahaut besteht zweifellos eine Beziehung zur chemischen Konstitution (Bedeutung der Länge der C-Kette) und zu physico-
chemischen Eigenschaften (Lipoidlöslichkeit, Erniedrigung der
Oberflächenspannung, Dissoziationskonstante), ohne daß eine einheitliche Erklärung, die den Befunden an verschiedenen Zellen gerecht wird, möglich ist[1].

b) Organische Stoffe.

1. Zucker, Harnstoff, Aminosäuren. Wir betrachten zunächst
die Durchlässigkeit verschiedener Zellen für Zucker und beginnen
mit den roten Blutkörperchen. Wenngleich die Untersuchungen
an diesen Zellen im wesentlichen die Permeabilitätsforschung überhaupt begründeten und dementsprechend eine sehr erhebliche Zahl
von Untersuchungen auch über die Zuckerdurchlässigkeit der
Erythrocyten vorliegt, so ist doch vieles hier ungeklärt, eine Tatsache, die nicht zum geringsten auf eine gewisse Labilität gerade
der roten Blutkörperchen der Säugetiere zurückzuführen sind.
Bedenkt man, daß diese Zellen wegen ihres Kernmangels nicht voll-
wertig sind, so wird man die an ihnen erhaltenen Ergebnisse keinesfalls als charakteristisch für die tierischen Zellen überhaupt ansehen dürfen. Aus den osmotischen Untersuchungen, die von
GRIJNS (1896) an den roten Blutkörperchen vom Huhn und Pferd
angestellt worden sind, geht hervor, daß diese sowohl für Mono-

---

[1] Vgl. hierzu auch die Befunde von WERTHEIMER an der Haut (S. 234).

wie Disaccharide impermeabel sind, ein Befund, der durch die Leitfähigkeitsuntersuchungen von HEDIN (1897/98) auch für die Rinderblutkörperchen bestätigt wurde. Während nun die Disaccharide ganz allgemein als impermeabel für die Blutkörperchen der verschiedensten Tiere angesehen werden müssen, bestehen hinsichtlich der Durchlässigkeit für Monosaccharide nicht unerhebliche Unterschiede.

Aus den Untersuchungen von KOZAWA (1914) geht hervor, daß die Erythrocyten von Rind, Schwein, Meerschweinchen und Kaninchen, Pferd, Ziege, Katze und Hammel für sämtliche Monosaccharide undurchlässig sind. Dagegen erwiesen sich sowohl auf Grund der chemischen Analyse über die Verteilung des Zuckers zwischen Blutkörperchen und Plasma wie mit Rücksicht auf ihr osmotisches Verhalten die Erythrocyten von Mensch, Affe und Hund für Hexosen und Pentosen als durchlässig, und zwar steigt die Durchlässigkeit im Sinne der Reihe: Lävulose $<$ Glukose $<$ Sorbose, Galaktose, Mannose $<$ Xylose, Arabinose. Der am meisten interessierende Punkt, die Durchlässigkeit der *menschlichen* Blutkörperchen für Traubenzucker, ist noch von einer Reihe anderer Autoren (RONA und MICHAELIS [1909], RONA und DÖBLIN [1911], MASING [1913], EGE [1920/21] und andere) bestätigt worden. BRINKMANN (1919/21) und seine Mitarbeiter haben dagegen geltend gemacht, daß diese Durchlässigkeit auf sekundäre Momente, die mit dem Gerinnungsvorgang in Verbindung stehen, zurückzuführen seien; denn sie erhielten bei Vermeidung von Hirudin und Auffangen des venösen Blutes in paraffinierten Gefäßen die menschlichen Blutkörperchen frei von Traubenzucker. Auch machen sie geltend, daß die von manchen Autoren erhaltenen Werte schon deshalb nicht für die Durchlässigkeit der roten Blutkörperchen unter physiologischen Verhältnissen verwendet werden können, da die angewandten Konzentrationen zu hoch und die Blutkörperchen daher als geschädigt anzusehen sind.

Es ist hiergegen zu sagen, daß erstens diese Angaben der sorgfältigen Nachprüfung von FOLIN (1922), PARNAS (1922), EGE und anderen nicht standgehalten haben, andererseits aus dem Verhalten der Erythrocyten gegenüber den Elektrolyten keine Anzeichen einer allgemein erhöhten Durchlässigkeit festgestellt sind. Bemerkenswert aber bleibt die Tatsache, daß die kernhaltigen Erythrocyten der Gans und des Frosches sich stets als völlig impermeabel erwiesen haben. Ein Hinweis auf die besondere Vulnerabilität der kernlosen roten Blutkörperchen ist auch in dem Befunde von MASING enthalten, daß die Durchlässigkeit der Hundeerythrocyten nach mehrfachen Aderlässen abnimmt. Dies hängt mit dem Übertritt kernhaltiger Blutkörperchen in den Kreislauf zusammen.

Nimmt man es zunächst als gegeben hin, daß bei Zusatz von Traubenzucker zum Menschenblut dieser sich auf Erythrocyten *und* Plasma verteilt, so ist damit die Frage der *Durchlässigkeit* der roten Blutkörperchen auch in diesem Falle noch keineswegs geklärt. Eine gewisse Inkongruenz zwischen dem osmotischen Verhalten der Blutkörperchen und der Verteilung des Traubenzuckers weist darauf hin, daß dieser zunächst in größerer Menge von den Zellen adsorbiert wird und sehr allmählich in die Zelle eindringt (EGE). Denn nur unter dieser Annahme ist es zu verstehen, daß die Schwellung der Erythrocyten sehr langsam vor sich geht, während die Aufnahme des Traubenzuckers schon in kürzester Zeit einen erheblichen Wert erreicht.

Keinesfalls ist anzunehmen, daß die Zuckerdurchlässigkeit der menschlichen Erythrocyten den Diffusionsgesetzen folgt. Hiergegen spricht schon, daß nach MASING der Temperaturquotient der Zuckeraufnahme sehr hoch ist. Der Traubenzucker dringt bei 25⁰ etwa 50mal schneller als bei 0⁰ ein. Auch die relative Unabhängigkeit der Traubenzuckeraufnahme seitens der roten Blutkörperchen von der Konzentration des Traubenzuckers im Plasma spricht dagegen. Der Befund von FRANK und BRETSCHNEIDER (1912), daß bei Adrenalinhyperglykämie der Zuckergehalt der Blutkörperchen kaum vermehrt ist, wurde von HÖBER (1912a) bestätigt und noch dahin erweitert, daß sowohl bei der alimentären Hyperglykämie wie bei der im Anschluß an die Pankreasexstirpation sich entwickelnden keineswegs die Blutkörperchen entsprechend der erhöhten Plasmakonzentration mehr Zucker aufnehmen. HÖBER findet sogar bei Adrenalinhyperglykämie weniger Blutzucker in den Erythrocyten als normalerweise. Ähnliche Befunde erhielt MOCHIZUKI (1924) im Anschluß an die Unterbindung des Pankreasganges. Trotz des ständig steigenden Blutzuckerspiegels bleibt der Traubenzuckergehalt der Blutkörperchen fast unverändert. In dem gleichen Sinne sprechen auch Erfahrungen von FOLIN und BERGLUND (1922) am Menschen. Sie fanden nach alimentärer Hyperglykämie im wesentlichen den Zuckerüberschuß im Plasma.

Von besonderer Bedeutung sind noch die Beobachtungen von
Häussler (1925) über die Abhängigkeit der Glucoseaufnahmen
von Rinder- und Menschenblutkörperchen von der Konzentration
des Traubenzuckers.

Er fand nämlich, daß Rinderblutkörperchen in sehr geringen
Konzentrationen von Glucose sehr erhebliche Mengen Traubenzucker aufnehmen, daß aber bei steigender Konzentration die Aufnahme entsprechend den früher geschilderten Untersuchungen Null
wird. Verfolgt man nun mittels des Hämatokriten die Volumenänderungen der Blutkörperchen, so findet man, daß die Blutkörperchen ihr Volumen unverändert beibehalten, wenn auf Grund
der chemischen Analyse keine Traubenzuckeraufnahme nachgewiesen werden kann. Analoge Untersuchungen an menschlichen
Blutkörperchen zeigten, daß auch an diesen mit steigender Glucosekonzentration eine verminderte Traubenzuckeraufnahme seitens
der Blutkörperchen einhergeht; nur liegt diese Konzentration erheblich höher als bei den Rinderblutkörperchen. Die Untersuchung
mit den Hämatokriten lehrt aber, daß hier sich grundsätzlich verschiedene Vorgänge abspielen, denn trotz der verminderten Aufnahme nehmen die Blutkörperchen stärker an Volumen zu als in
Gegenwart geringerer Glucosekonzentrationen. Die Versuche
weisen darauf hin, daß die Hemmung der Glucoseaufnahme an den
Rinderblutkörperchen stattfindet, ohne daß eine Schädigung dieser
Zellen nachweisbar ist, während die Schwellung der menschlichen
Erythrocyten die Annahme nahelegt, daß die verminderte Aufnahme zu einem Zeitpunkt stattfindet, in dem die Erythrocyten
geschädigt sind. Die Versuche zeigen erneut, wie außerordentlich
schwierig die Untersuchung der Traubenzuckerpermeabilität der
Blutkörperchen ist. Auch die Schwellung der Erythrocyten ist
mehrdeutig und gibt keinen sicheren Maßstab für die Menge des
permeierten Stoffes. Eine einwandfreie Trennung, inwieweit hier
adsorptive Vorgänge eine Rolle spielen und inwieweit es sich um
eine wirkliche Durchlässigkeit der Erythrocyten für Traubenzucker
handelt, ist keineswegs geglückt.

Die osmotischen Untersuchungen am quergestreiften Muskel
zeigen, daß dieser für Hexosen völlig impermeabel ist (Overton).
Ganz anders liegen die Verhältnisse am glatten Muskel. Nach
Meigs und Heymann ist anzunehmen, daß selbst Rohrzucker
in die Zellen eindringt, wenn auch Heymann im Gegensatz

zu MEIGS nicht annimmt, daß es zu einem Diffusionsausgleich kommen kann.

Über die Permeabilität der Aminosäuren sind die Meinungen geteilt. Nach osmotischen Untersuchungen von GRIJNS sind die Blutkörperchen für diese impermeabel und auch in die Muskelzellen dringen sie nach OVERTON gar nicht oder nur sehr langsam ein. Entgegengesetzte Befunde von ABDERHALDEN und KÜRTEN (1921) sind durch HIRUMA (1923) auf die Nichtberücksichtigung des osmotischen Verhaltens zurückgeführt worden. Im Sinne einer Aufnahme der Aminosäuren seitens der roten Blutkörperchen sprechen aber Untersuchungen von KOZAWA (1928) und HÄUSSLER (1926) (vgl. auch COSTATINO [1913] und HIRUMA [1922]). Es ist zu diesen Versuchen zu bemerken, daß, selbst wenn man die Aufnahme von Aminosäuren durch rote Blutkörperchen als gesichert annehmen wollte, hiermit in keiner Weise nachgewiesen ist, daß sie in das Innere der Zellen permeieren.

Vom Harnstoff ist bereits seit den Untersuchungen von OVERTON und GRIJNS bekannt, daß sie in die roten Blutkörperchen sowie die Muskeln permeieren. Doch geschieht dies langsamer als eine Reihe organischer Verbindungen, wie insbesondere die einwertigen Alkohole, die Ester, Aldehyde, Glykole und Glycerin. Es bestehen in dieser Hinsicht die von OVERTON aufgestellten Permeabilitätsregeln zu Recht, weshalb auf S. 67 verwiesen sei. Trotz der relativ leichten Diffusibilität des Harnstoffes bestehen Unterschiede zwischen dem Harnstoffgehalt der Erythrocyten und dem des Plasmas. Es hängt dies möglicherweise aber damit zusammen, daß ein Teil des Wassers in den Blutkörperchen als Quellungswasser vorhanden ist (POLONOVSKI 1923). Nach RONCATO bestehen unter den kernhaltigen Erythrocyten große Unterschiede in der Durchlässigkeit für Harnstoff.

Allerdings gilt auch hier, daß die allzu schematische Behandlung der verschiedensten Zellen wesentliche Differenzen unberücksichtigt läßt[1]. JACOBS, der kürzlich das Auftreten eines bestimm-

---

[1] JACOBS (1927) hat berechnet, daß die Wasserdurchlässigkeit befruchteter Arbaciaeier wesentlich geringer als die von Erythrocyten ist. Bei einer osmotischen Differenz von 1 Atm. verdoppeln die Erythrocyten ihr Volumen in 15 Sekunden, die Eier erst in 25 Minuten. Bei Berücksichtigung der verschiedenen Oberfläche errechnet JACOBS noch eine etwa 7mal größere Wasserdurchlässigkeit der Erythrocyten.

ten Hämolysegrades auch nach sehr kurzen Versuchszeiten exakt ermittelt hat, schließt aus seinen Versuchen, daß der Harnstoff, der in Pflanzenzellen im allgemeinen erst nach Stunden permeiert, in die Blutkörperchen bereits nach wenigen Sekunden eingedrungen ist. Möglicherweise hängen diese Unterschiede zum Teil mit der Empfindlichkeit der Methode zusammen. Um so bemerkenswerter ist der mit gleicher Methodik ermittelte Befund, daß sehr große Unterschiede in der Glycerindurchlässigkeit der Blutkörperchen verschiedener Säugetiere bestehen. Unter gleichen Bedingungen dringt es in die Blutkörperchen des Menschen in wenigen Minuten, in die von Rind und Schaf erst in mehr als einer Stunde ein. Es erinnert dieser Befund an die Sonderstellung, die die menschlichen Erythrocyten hinsichtlich der Durchlässigkeit für Traubenzucker einnehmen. Ein Zusammenhang hiermit ist um so wahrscheinlicher, als in den Versuchen die Permeabilität aus dem Auftreten von Hämolyse erschlossen wird, die Menschenblutkörper aber gegenüber der osmotischen Schwellung sich am meisten resistent erwiesen haben[1].

Erwähnt sei ferner, daß nach KOTAKE und OKAGAWA (1922) auch das optische Drehungsvermögen einen Einfluß auf die Permeabilität der Blutkörperchen besitzt; denn nach ihren an Kaninchenblutkörperchen ausgeführten Untersuchungen, die sich auf die quantitative chemische Analyse der Suspensionsflüssigkeit stützen, geht hervor, daß von der Oxyphenylmilchsäure nur die l-Form von den Blutkörperchen aufgenommen wird, diese aber für die d- und dl-Form impermeabel sind. So bemerkenswert diese spezifische Aufnahme eines Moleküles von bestimmter Konfiguration seitens der roten Blutkörperchen ist, für die irgendwelche Unterschiede in dem physikalisch-chemischen Verhalten der Substanzen wie Oberflächenaktivität oder Lipoidlöslichkeit nicht in Frage kommen, so ist doch in den Untersuchungen kein Beweis dafür enthalten, daß die l-Oxyphenylmilchsäure in das Innere der Blutzellen permeiert. Es wäre von großem Interesse, wenn man diesen Beweis durch die Volumenvergrößerung der Zellen mittels des Hämatokriten liefern könnte[2].

---

[1] Über die Durchlässigkeit der roten Blutkörperchen für organische Stoffe vgl. auch S. 377 die Untersuchungen von MOND und HOFFMANN.

[2] Vgl. hierzu die Untersuchungen HAMBURGERs über die elektive Permeabilität der Glomeruli S. 269.

Über die Permeabilität tierischer Zellen für Alkaloide ist unsere Kenntnis gering. Die Versuche von JACOBJ sind bereits S. 8 erwähnt. Von RONA und BLOCH (1921) wird angegeben, daß die Erythrocyten Chinin aufnehmen. Ob sich aber an die Adsorption auch ein Eindringen dieses Stoffes in die Zelle anschließt, ist nicht bekannt (vgl. auch MICHAELIS und DERNBY [1922]).

2. Farbstoffe. Die Beobachtungen über das Eindringen von Farbstoffen in tierische Zellen stimmen insoweit mit den Erfahrungen, die an Pflanzenzellen gemacht sind, überein, als sich auch hier im wesentlichen eine rasche Anfärbung durch basische und eine viel langsamere, sofern diese überhaupt zustande kommt, durch saure Farbstoffe vorfindet. Für die Beurteilung des zum mindesten in quantitativer Hinsicht sehr verschiedenen Erfolges der Anfärbung ist aber zu berücksichtigen, daß hierüber ja weniger die Permeabilität der Grenzschichten, als vielmehr die Speicherung in der Zelle entscheidet. Ferner haben v. MÖLLENDORFF (1914—18) und SCHULEMANN (1913—15) darauf hingewiesen, daß, während die basischen Farbstoffe in der Zelle aus sehr verdünnten Lösungen durch saure Zellkolloide ausgeflockt werden, dieser Vorgang primär mit den sauren Farbstoffen sich nicht vollzieht. Erst wenn es zur Bildung „tropfenartiger Einlagerungen" gekommen ist, findet im Inneren, wahrscheinlich durch Elektrolytwirkungen, eine Ausflockung statt. Zweifellos besteht bei der intravenösen Zuführung basischer und saurer Farbstoffe insofern ein großer Unterschied in der Anfärbbarkeit der Zellen, als sich die letzteren nur in bestimmten Geweben nachweisen lassen. Es ist aber, wie v. MÖLLENDORFF (1925) hervorhebt, hier besonders zu berücksichtigen, daß bestimmte Zellen und Gewebe offenbar durch besondere Strukturen, wie z. B. das Nervensystem durch die Blutliquorschranke, vor dem Eindringen der sauren Farbstoffe geschützt sind. Wenn andererseits festgestellt werden kann, daß Gewebe, die sich in einem Zustand erhöhter Tätigkeit befinden, sich in besonders starkem Maße mit sauren Farbstoffen anfärben, so ist hier neben der Möglichkeit, daß die Speicherungsbedingungen verändert sind, noch zu bedenken, daß dem tätigen Organ farbstoffbeladenes Blut in erhöhtem Maße zufließt, und außerdem besonders unter pathologischen Bedingungen, z. B. im Zustand der Entzündung, eine erhöhte Durchlässigkeit der Capillaren von Bedeutung sein kann. Berücksichtigt man all diese Tatsachen, so ist es nicht unwahrscheinlich, daß der Unterschied, der in der Anfärbbarkeit mit sauren und basischen Farbstoffen an tierischen Zellen in Erscheinung tritt, im wesentlichen quantitativer Natur ist.

Betrachten wir zunächst die basischen Farbstoffe im einzelnen, so zeigt sich, daß die meisten leicht in die tierischen Zellen eindringen und dort gespeichert werden. Von besonderem Interesse ist nun die Tatsache, daß einige Farbstoffe (Methylgrün, Methylengrün und Thionin) in die tierischen Zellen (Darmepithelien vom Frosch und Blutkörperchen vom Feuersalamander [HÖBER 1909], Nickhautdrüsen [GARMUS 1912]) eindringen, obwohl sie in Lipoiden unlöslich sind[1]. Prüft man aber die Löslichkeit dieser Farbstoffe in einem von NIRENSTEIN (1920) angegebenen Gemisch von Ölsäure, Diamylamin und Öl, so findet man (vgl. Tabelle 28), daß diese Farbstoffe in dem Ölgemisch löslich sind. Für die nach

Tabelle 28. Basische Farbstoffe.

| | | Nach RUHLAND | | Nach NIRENSTEIN | |
Nr.	Farbstoff	Lipoid-löslichkeit	Permea-bilität	Teil.-Koeff. Öls. Diam. / Wasser	Vitales Färbe-vermögen
1	Methylengrün Kristalle I	unlöslich	+++	84	+
2	Methylengrün	„	+++	30	+
3	Thionin	„	+++	mxm	+
4	Neublau R	„	++	mxm	+
5	Azophosphin G O . . .	„	+++	7,2	+
6	Malachitgrün	„	+++	mxm	+
7	Bismarckbraun	„	+++	mxm	+
8	Viktoriablau 4 R. . . .	+++	0	mxm	+
9	Viktoriablau B	+++	0	mxm	+
10	Nachtblau	+++	0	mxm	+
11	Baslerblau BB	+++	0	mxm	+
12	Baslerblau R	++(+)	0	mxm	+
13	Rhodamin G	+++	+	mxm	+
14	Diazingrün	+++	+	mxm	+
15	Viktoriablau R	+++	+	mxm	+

NIRENSTEIN modifizierte Lipoidtheorie bietet also das Verhalten der genannten Farbstoffe keine Schwierigkeiten. Weiter ist aus der Tabelle zu ersehen, daß die kolloidalen Farbstoffe Viktoria-

---

[1] Wie sehr die tierischen Zellen sich in ihrer Anfärbbarkeit unterscheiden, geht z. B. daraus hervor, daß nach ASHER und GARMUS (1911) die sauren Farbstoffe nur das Nickhautepithel, aber nicht die Nickhautdrüsenzellen färben.

blau, Nachtblau und Baslerblau, die nach RUHLAND in Pflanzen-
zellen nicht permeieren, in das lebende Paramaecium eindringen.
Dies gilt auch für die Darm- und Nierenepithelien, sowie die im
Froschdarm lebende Opalina (HÖBER und NAST 1913).

Was nun die sauren Farbstoffe anlangt, so erkennt man aus
Tabelle 29, daß der Widerspruch zur Lipoidtheorie, den RUHLAND
aus Versuchen an Pflanzenzellen herleitet, für die tierischen Zellen
(Paramaecium [NIRENSTEIN], Darmepithel vom Frosch und Rinder-

Tabelle 29. Saure Farbstoffe.

| Nr. | Farbstoff | Nach RUHLAND | | Nach NIRENSTEIN | |
		Lipoid-löslichkeit	Permea-bilität	Teil.-Koeff. $\frac{\text{Öls. Diam.}}{\text{Wasser}}$	Vitales Färbe-vermögen
1	Erythrosin B	+++	0 (+)	>1	+
2	Cyanosin	+++	0	>1	+
3	Rose bengale	++	0 (+)	>1	+
4	Echtrot A	+++	0	84	+
5	Tuchrot 3 G A	+++	0	54	+
6	Oxaminmarron	++	0	?	?
7	Gallein	++	0	0	0
8	Gallaminblau	++	0	0	0

blutkörperchen [SEO]) nicht besteht, wenn man die modifizierte
Lipoidtheorie NIRENSTEINS zugrunde legt. Vielleicht ist die Unstimmigkeit, die sich in diesen Versuchen zwischen pflanzlichen
und tierischen Zellen ergibt, und die zum Teil auch SEO bestätigen
konnte, dadurch bedingt, daß an Pflanzenzellen die lipoidhaltigen
Zellmembranen den Farbstoff so speichern, daß ein Eindringen in
das Zellinnere nicht stattfindet (HÖBER).

Entsprechend dem NIRENSTEINschen Prinzip werden von den
Darmepithelien des Frosches nur die lipoidlöslichen Säurefarbstoffe,
hingegen nicht die lipoidunlöslichen gespeichert. Für die roten
Blutkörperchen des Rindes liegen die Verhältnisse ähnlich; jedenfalls werden die lipoidunlöslichen Säurefarbstoffe in viel geringerem
Maße als die lipoidlöslichen von den Erythrocyten aufgenommen.
Anders liegen die Umstände bei Opalina (HERTZ), die auch die
lipoidunlöslichen Farbstoffe, wie Cyanol und Benzoblau zu speichern imstande ist. Der Widerspruch, in dem dieser Befund zur
Lipoidtheorie steht, wird von HÖBER durch die Annahme über-
brückt, daß die lipoidunlöslichen Farbstoffe durch einen grund-

sätzlich andersartigen Mechanismus von den Zellen aufgenommen werden. Eine Stütze für diese Anschauung ist nicht nur die Aufhebung der Farbstoffaufnahme durch Narkose, auf die noch zurückzukommen sein wird, sondern auch der Befund, daß diese Aufnahme nur in Gegenwart von Eiweißstoffen erfolgt. Hieraus ergeben sich enge Beziehungen zu der Phagocytose, da nach DE HAAN (1923) Leukocyten Reisstärke nur in Gegenwart von Eiweiß aufnehmen. Auch die Tatsache, daß an jugendlichen Mäusen die Darmepithelien im wesentlichen nur solange Säurefarbstoffe aufnehmen, als sie zur Aufnahme von genuinem Eiweiß befähigt sind (V. MÖLLENDORFF 1925), spricht für den Zusammenhang von phagocytären Eigenschaften der Zelle und ihrer Durchlässigkeit für lipoidunlösliche Säurefarbstoffe. Daß aber dieses Prinzip die Durchlässigkeit bestimmter Gewebe für diese Farbstoffe nicht restlos erklären kann, lehren Befunde an tierischen Membranen, die weiter unten besprochen werden.

Es ist noch kurz auf den Geltungsbereich des BETHESchen Prinzips, nach dem die Innenreaktion der Zelle maßgebend für die Speicherung basischer und saurer Farbstoffe ist, einzugehen. Eine interessante Bestätigung geben seine Beobachtungen an den Blutkörperchen von Ascidien (1914), die nach HENZE (1912) freie Säure enthalten und dementsprechend Säurefarbstoffe speichern. Weitere Tatsachen werden im speziellen Teil (vgl. S. 277) angeführt werden. Hier sei nur betont, daß auch dieses Prinzip die Durchlässigkeit für lipoidunlösliche Säurefarbstoffe nicht völlig erklären kann, da für die Annahme einer sauren Reaktion von Opalina keine Anhaltspunkte vorliegen [1].

Wie bereits mehrfach hervorgehoben, hat die Verwendung der Farbstoffe zur Beurteilung der cellulären Permeabilität neben dem Vorteil, den die direkte Nachweisbarkeit im Innern der Zelle darstellt, doch auch große Nachteile, die besonders durch die nicht völlig übersehbaren Speicherungsbedingungen und die Umwandlung entstehen, die die Farbstoffe in der Zelle erfahren können. Es schien deshalb nicht unwichtig, die Durchlässigkeit für Farbstoffe an tierischen Membranen zu untersuchen, die 1. die Feststellung der erhaltenen Erregbarkeit der Zellen erlaubten, und

---

[1] Vgl. hierzu auch S. 72 die Beobachtungen COLLANDERS an Pflanzenzellen.

2. aus dem Zeitpunkt des Übertrittes des Farbstoffes in die Lösung einen Maßstab für die Diffusibilität der Farbstoffe durch tierisches Gewebe abgeben. Solche Untersuchungen haben wir an den Muskelmembranen nach WINTERSTEIN (1916), sowie den Hautmembranen angestellt, für die WERTHEIMER (1923) die Durchlässigkeit für saure und basische Farbstoffe festgestellt hatte.

Betrachten wir zunächst das Verhalten der sauren Farbstoffe an der Muskelmembran, so ist aus der Tabelle 30 zu ersehen, daß die Lipoidlöslichkeit — auch unter Berücksichtigung der NIRENSTEINschen Modifikation der Lipoidtheorie — für die Permeabilität der Muskelmembran belanglos ist. Denn wir finden unter den rasch permeierenden Farbstoffen ebenso solche, die lipoidlöslich, wie andere, die lipoidunlöslich sind. Auch die quantitative Untersuchung der Menge des in einer bestimmten Zeit durch die Membran permeierten Farbstoffes ergibt keine Anhaltspunkte, daß die Lipoidlöslichkeit mit der Permeabilität im Zusammenhang steht[1]. Es geht dies weiter aus der Tabelle 30 auch insofern hervor, als unter den schwer permeablen oder impermeablen Farbstoffen sich ebenso lipoidlösliche wie -unlösliche finden. Tabelle 31, in der die entsprechenden Ergebnisse für die Froschhautmembran niedergelegt sind, läßt erkennen, daß auch für diese Membran die Lipoidlöslichkeit keine Beziehung zur Permeabilität aufweist. Damit ist die Erklärung der Farbstoffpermeabilität auf dem Boden der Lipoidtheorie hinfällig, sofern sich der Nachweis erbringen läßt, daß die Farbstoffe im wesentlichen intracellulär permeieren.

Was die Muskelmembran anlangt, so sprechen die folgenden Befunde für die celluläre Permeabilität. Bei der Untersuchung der Durchlässigkeit der Muskelmembran für basische Farbstoffe ergibt sich das zunächst überraschende Resultat, daß leicht diffusible Farbstoffe, die schon in sehr geringer Konzentration tierische Zellen vital färben, nicht oder fast nicht durch die Muskelmembran permeieren. So ist z. B. Nilblausulfat und Krystallviolett, die nach NIRENSTEIN Paramaecium schon in Konzentrationen von 1 : 300 000 bzw. 1 : 2 000 000 anfärben, nicht oder erst nach Stunden in Spuren jenseits der Membran nachweisbar, zu einem Zeitpunkt also, in dem die Muskelmembran bereits unerregbar geworden ist und die nunmehr beobachtete, wenn auch

---

[1] Vgl. E. GELLHORN 1928.

Tabelle 30.
Permeabilität der Muskelmembran für Säurefarbstoffe.

Name	Zeitpunkt des Farbstoff-durchtrittes	Diffusions-strecke in 4 vH Gelatine in 24^h bei 20⁰ in mm	Löslich-keit in dem Ge-misch nach NIRENSTEIN	Erregbarkeit
I. Gut permeable Farbstcffe.				
Patentblau	10—20 Min.	21,4	+	sehr gut erregbar
Cyanol	,,	18,3	negativ	,,
Säurerhodamin . . .	,,	17,8	,,	,,
Eosin	,,	12,5	++	,,
Fluorescin	,,	20,9	negativ	,,
Erythrosin	,,	21,6	+	,,
Azorubin S	,,	13,1	negativ	,,
Tartrazin	,,	18,5	+	,,
Säurealizarinrot B . .	20—30 Min.	12,8	negativ	,,
Orange G	,,	17,8	,,	,,
Wollviolett	30—40 Min.	16,0	+	,,
Bordeauxrot	,,	11,1	negativ	,,
Säurefuchsin	,,	24,4	+	,,
Martiusgelb.	,,	21,2	negativ	,,
Neupatentblau . . .	,,	16,7	,,	,,
II. Mäßig permeable Farbstoffe.				
Orange I	50—70 Min.	14,2	+	,,
Säurealizarinviolett .	,,	7,4	negativ	,,
Indigocarmin	,,	14,1	,,	,,
Rapid Filtergelb . .	,,	14,3	,,	,,
Azofuchsin	,,	14,5	+	,,
Trypanrot	,,	6,9	negativ	,,
Indigocarmin . . . ,	,,	15,3	,,	,,
Methylorange	,,	19,4	+	,,
Benzoblau	,,	5,9	negativ	,,
Tropäolin 0	1$^1/_2$—2$^1/_2$^{h}	19,5	+	,,
Säureviolett 7 B . . .	,,	10,5	negativ	,,
Alizaringelb	,,	14,7	,,	unerregbar
III. Schwer permeable und impermeable Farbstoffe.				
Gallein	2—3^h Spur	11,2	negativ	fast unerregbar
Aurantia	,, ,,	13,8	++	unerregbar
Alizarinrot P. S. . . .	,, ,,	8	+	gut erregbar
Trypanblau (GRÜBLER)	,, ,,	7,1	negativ	,,
Lichtgrün ,,	,, ,,	10,1	,,	,,
,, (J. G.) . .	,, ,,	10,1	,,	,,
Trypanblau (J. G.) . .	4—6^h ,,	3,9	,,	unerregbar
Nigrosin	6—7^h ,,	5,1	,,	gut erregbar
Säureviolett 6 BN . .	6—8^h ,,	9,9	,,	,,
Säurealizarinrot G . .	7—8^h ,, oder negativ	9,9	++	unerregbar

Tabelle 31.
Permeabilität der Froschhaut für saure Farbstoffe.

Name	Zeitpunkt des Farbstoff-durchtrittes	Diffusionsstrecke in 4 vH Gelatine in 24h bei 20° in mm	Löslichkeit in dem Gemisch nach NIRENSTEIN
I. Gut permeable Farbstoffe.			
Fluorescin	25—35 Min.	20,9	negativ
Eosin	„	12,5	++
Aurantia	„	13,8	++
Orange IV	„	14,5	+
Pikraminsäure	„	20,2	+
Tropäolin O	40—60 Min.	19,5	+
Säurealizarinrot B	„	12,8	negativ
Indigocarmin	„	14,1	„
Säurerhodamin	„	17,8	„
Tartrazin	„	18,5	+
II. Mäßig permeable Farbstoffe.			
Alizaringelb	1—1$^{1}/_{2}$h	14,7	
Erythrosin	„	21,6	+
Orange I	„	14,2	+
Säurefuchsin	„	24,4	+
Indigcarmin	„	15,3	negativ
Azorubin	1$^{1}/_{2}$—2h	13,1	„
Neupatentblau	„	16,7	„
Cyanol	„	18,3	„
Patentblau	„	21,4	+
Ponceau	„	13,6	+
Methylorange	„	19,4	+
Orange G	„	17,8	negativ
Martiusgelb	„	21,2	„
Säurealizarinrot G	„	9,9	++
III. Schwer permeable Farbstoffe.			
Säurealizarinviolett	4—5h	7,4	negativ
Bordeauxrot	„	11,1	„
Wollviolett	„?	16,0	+
Lichtgrün (GRÜBLER)	„	10,1	negativ
Lichtgrün (J. G.)	„	10,1	negativ
Alizarinrot P. S.	9h Spur!	8,0	+
IV. Impermeable Farbstoffe.			
Congorot	Nach 23h negat.	2,9	negativ
Trypanrot	„	6,9	„
Säureviolett 6 BN	„	9,9	„
„ 7 B	„	10,4	„
Carminblau B	„	5,5	„

nur geringe Durchlässigkeit Ausdruck einer Zellschädigung sein
dürfte. Dieser auffallende Befund ist unschwer dadurch zu er-

klären, daß man als Ursache der geringen Durchlässigkeit der Membran für basische Farbstoffe ihre Bindung an Zellbestandteile annimmt, auf die auch die Speicherung der basischen Farbstoffe in der Zelle zurückzuführen ist. Die sauren Farbstoffe hingegen permeieren ohne weiteres, da sie in der Zelle nicht oder jedenfalls nicht wesentlich gespeichert werden. Wollte man dennoch die Lipoidtheorie zur Erklärung der genannten Befunde heranziehen, so müßte man annehmen, daß die lipoidunlöslichen Farbstoffe intercellulär permeieren. Hiergegen spricht, daß andere wasserlösliche Stoffe durch die Muskelmembran intracellulär permeieren, sonst wäre auch die Chlordurchlässigkeit der Muskelmembran nach Winterstein (1927) nicht größer bei Verwendung von Kochsalz als von Ringerlösung, ein Verhalten, das sich zwanglos aus der Regel erklärt, nach der die Durchlässigkeit der Zellen in der äquilibrierten Salzlösung stets geringer als in Lösungen von Einzelsalzen unter Einschluß von NaCl ist. Tabelle 31 zeigt, daß auch an der Hautmembran unter den am leichtesten permeierenden Säurefarbstoffen sich mehrere, auch in dem Nirensteinschen Gemisch unlösliche Farbstoffe befinden. Die Auswertung dieser Befunde für die Theorie der Permeabilität wird in Kapitel V. B. gegeben.

D. Über die Abhängigkeit der Permeabilität der tierischen Zelle von äußeren und inneren Faktoren.

a) Äußere Faktoren.

1. Temperatur. Zuerst sei die Einwirkung der Temperatur auf die Durchlässigkeit der tierischen Zelle erörtert. Die Erfahrungen hierüber sind äußerst gering und beziehen sich meistens nur auf die ungenaue Feststellung, daß mit steigender Temperatur die Durchlässigkeit zunimmt. So gibt Wiechmann (1921) an, daß das Phosphation bei höherer Temperatur sich zu einem höheren Prozentsatz auf die Blutkörperchen aus einer Phosphatmischung verteilt als bei niederer. Masing (1914) findet, daß Traubenzucker von Menschenblutkörperchen mit steigender Temperatur in höherem Maße aufgenommen wird und gibt als Temperaturquotienten die folgenden Werte an:

$$
\begin{array}{ll}
 & Q_{10} \\
0^0\!-\!10^0 \quad \ldots \ldots \ldots \ldots \ldots & 12 \\
5^0\!-\!15^0 \quad \ldots \ldots \ldots \ldots \ldots & 6 \\
10^0\!-\!20^0 \quad \ldots \ldots \ldots \ldots \ldots & 3{,}5 \\
15^0\!-\!25^0 \quad \ldots \ldots \ldots \ldots \ldots & 2{,}3
\end{array}
$$

Der für mittlere Temperaturen gefundene Wert ist für chemische Vorgänge charakteristisch. EGE (1924) hat für die Chlorpermeabilität der roten Blutkörperchen einen Temperaturquotienten von 2,2, für organische Säuren einen solchen von 3,7 gefunden, auch hier wiederum also Werte, die die Annahme, daß es sich um chemische Vorgänge handelt, nahelegen. Nach Versuchen von CROZIER (1922) findet man bei der Untersuchung der Temperaturabhängigkeit der Säurepermeabilität an Chromodoris zebra ein eigentümliches Ineinandergreifen von Diffusions- und chemischen Prozessen. Während nämlich für höhere Konzentrationen von HCl ein Temperaturquotient $Q_{10}=1,89$ festgestellt wird, sinkt dieser in Versuchen mit niedrigeren Konzentrationen bis zu einem Werte von 1,19, der einem einfachen Diffusionsvorgange entspricht. Danach scheint es, daß neben der Diffusion die chemische Bindung an das Protoplasma mit steigender Säurekonzentration zunimmt und infolgedessen ein Ansteigen der Q_{10}-Werte bedingt.

Wie man sieht, liegen systematische Untersuchungen über die Temperaturabhängigkeit der Permeabilität des gleichen Substrates für verschiedene Stoffe nicht vor, und doch scheint eine solche Untersuchung nötig, weil sie die Frage entscheiden kann, ob die Durchlässigkeit eines Gewebes für verschiedene Stoffe gleichen oder verschiedenen Gesetzmäßigkeiten unterliegt. Ferner kann auf diese Weise festgestellt werden, ob sich verschiedene Gewebe bei der Prüfung ihrer Durchlässigkeit für einen bestimmten Stoff ungleich verhalten oder nicht. Eine derartige Entscheidung ist deshalb wichtig, weil sie für das bedeutungsvolle Problem, inwieweit die aus Versuchen über die Durchlässigkeit einer bestimmten Zellart für einen bestimmten Stoff gezogenen Schlüsse auch für andere Zellen Geltung haben, Material liefert. Wir nahmen deshalb Untersuchungen über die Temperaturabhängigkeit der Permeabilität an zwei verschiedenen Geweben des Frosches, nämlich an der Haut und der Muskelmembran[1] für mehrere Stoffe vor. Die folgenden Tabellen 32—33 geben eine Übersicht über die erhaltenen Durchschnittswerte.

Man erkennt aus Tabelle 32, daß in einem mittleren Temperaturbereich (15—25⁰) Q_{10} für Methylenblau, Methylenazur und

---

[1] Bezüglich der Methode vgl. WERTHEIMER (1926) und WINTERSTEIN (1927). Vgl. auch SNYDER (1908).

Tabelle 32.   Der Temperaturquotient Q_{10} der Permeabilität an tierischen Geweben.

I. Versuche am Froschhautsack.

A. Farbstoffe.

Tempe-ratur-intervall	Methylen-blau	Methylen-azur II	Auran-tia	Bemerkungen
5—15⁰	3,57 [1]	6,08	4,33	Die mit Ringer verdünnte Farb-
15—25⁰	2,13	2,38	2,12	stofflösung (1:1000 bis 1:2000) be-
20—30⁰	1,96	1,72	1,61	findet sich im Membransack und
				dialysiert gegen Ringerlösung. Die
				Haut ist bei Verwendung basischer
				Farbstoffe „normal", bei dem sau-
				ren Farbstoff Aurantia gewendet.

B.

Tempe-ratur-intervall	NaCl	Dex-trose	Bemerkungen
5—15⁰	1,12	1,27	In den NaCl-Versuchen dialysiert Ringerlösung
15—25⁰	1,15	1,79	gegen eine Lösung von $NaNO_3 + Ca(NO_3)_2$. Die
20—30⁰	1,10	1,68	Haut ist „gewendet". In den Dextroseversuchen
			dialysiert eine Ringer+Dextroselösung gegen
			eine Ringerlösung. Die Haut ist „normal".

II. Versuche an der Muskelmembran.

A. Farbstoffe.

Tempe-ratur-intervall	Säure-rhodamin	Patent-blau	Flucres-cin	Cyanol
5—15⁰	1,11	1,31		
15—25⁰	1,26	1,35	1,19	1,42
20—30⁰	1,34	1,20		

B.

Tempe-ratur-intervall	NaCl	Dex-trose
5—15⁰	1,44	1,33
15—25⁰	1,33	1,31
20—30⁰	0,77	1,23

---

[1] Die Zahlen sind Mittelwerte aus 5—10 Einzelversuchen.

Aurantia, mithin also für basische und saure Farbstoffe, annähernd 2 beträgt. Untersucht man die Q_{10}-Werte über einen größeren Temperaturbereich, so findet man, daß sie bei niederer Temperatur wesentlich größer, bei höherer Temperatur geringer sind, ohne jedoch die für die Diffusionsprozesse charakteristischen niedrigen Werte zu erreichen. Es gilt mithin auch für den Temperaturquotienten eines Permeabilitätsvorganges der bei vielen anderen biologischen Prozessen gefundene Verlauf[1].

Tabelle 33. Der Einfluß äußerer und innerer Faktoren auf den Temperaturquotienten der Permeabilität.

(Temperaturintervall 15 bis 25⁰.)

	Methylen-blau	Methylen-azur	Auran-tia
1. Kontrolle (unvorbehandelt)	2,13	2,38	2,12
2. Haut 4 Min. bei 45⁰ abgetötet	3,44	3,23	
3. Haut 48[h] bei 18⁰ in Ringer belassen . .	1,80	1,42	1,27

Wir legten uns nun die Frage vor, ob die so ermittelten Werte für die Durchlässigkeit der betreffenden Stoffe unter allen Umständen charakteristisch sind, oder ob die Veränderung gewisser äußerer oder innerer Bedingungen, die die Durchlässigkeit in positivem oder negativem Sinne beeinflussen, auch für die Grösse der Temperaturquotienten von Bedeutung ist. Dies ist nun in der Tat der Fall und bildet ein interessantes Gegenstück zu früheren Beobachtungen von GELLHORN (1924), nach denen in ähnlicher Weise auch die für die Schlagfrequenz des Herzstreifens festgestellten Q_{10}-Werte veränderbar sind. So konnte nachgewiesen werden, daß nach Einwirkung von 45⁰ auf die Haut während 4 Minuten sich nicht allein die Durchlässigkeit vermindert, sondern auch die Temperaturquotienten wesentlich ansteigen. Weiter ist aus der Tabelle 33 zu ersehen, daß an der Haut, die 48 Stunden in Ringerlösung belassen wird und in dieser langsam abstirbt, eine bedeutende Permeabilitätssteigerung mit einer Verminderung der Q_{10}-Werte einhergeht. In beiden Fällen werden wir anzu-

---

[1] Vgl. hierzu die Übersicht bei GELLHORN: Neuere Ergebnisse der Physiologie. Kap. IV. S. 72ff. Leipzig 1926. — Vgl. auch die entsprechenden Befunde von MASING über die Traubenzuckerpermeabilität der Erythrocyten.

nehmen haben, daß teils durch den Absterbevorgang, teils durch die Einwirkung höherer Temperatur Zustandsänderungen in den Zellkolloiden auftreten. Sie sind nicht nur mit Durchlässigkeitsveränderungen, sondern auch einer Beeinflussung der Q_{10}-Werte verknüpft. Es wäre aber unrichtig, wollte man aus diesen Versuchen den Schluß ziehen, daß die Steigerung der Durchlässigkeit stets mit einer Verminderung des Temperaturquotienten und umgekehrt verbunden wäre. Denn es gelingt durch Zusatz von Säure bzw. Lauge die Durchlässigkeit der Haut für Methylenblau zu steigern (WERTHEIMER) und gleichzeitig eine Erhöhung des Temperaturquotienten hervorzurufen (GELLHORN 1928).

Während in den geschilderten Versuchen sich für die Durchlässigkeit der Froschhaut für Farbstoffe hohe, für chemische Vorgänge charakteristische Temperaturquotienten bei mittlerer Temperatur ergeben, sind die entsprechenden Werte, die bei der Durchlässigkeit für Chlor erhalten werden, so niedrig, wie es Diffusionsprozessen entspricht. *Hieraus geht eindeutig hervor, daß es einen einheitlichen Temperaturquotienten der Permeabilität, wie ihn OSTERHOUT aus seinen Versuchen folgerte, nicht geben kann, weil offenbar bei dem Durchtritt verschiedener Stoffe durch eine lebende Zelle oder Membran sich in manchen Fällen chemische Vorgänge abspielen, während anderen ein reiner Diffusionsprozeß zugrunde liegt.* Es wäre aber auch unrichtig, aus den Versuchen zu folgern, daß z. B. die Permeabilität für Farbstoffe regelmäßig an einen hohen Temperaturquotienten gebunden sei. Entsprechende Versuche über die Durchlässigkeit der Muskelmembran für saure Farbstoffe [1] ergaben ganz niedere Werte, obwohl die Erregbarkeit der Muskelmembranen vollständig erhalten war. *Man sieht hieraus, daß sowohl die Temperaturquotienten der Permeabilität für verschiedene Stoffe an dem gleichen Gewebe ebenso verschieden sein können, wie die Q_{10}-Werte des gleichen Stoffes an verschiedenen Geweben.* Die Versuche bilden einen weiteren wichtigen Hinweis für die Tatsache, daß Verallgemeinerungen aus dem Verhalten der Durchlässigkeit einer bestimmten Zelle für einen Stoff auf andere Zellen nur mit größter Vorsicht gezogen werden dürfen.

2. Licht-, Radium- und Röntgenstrahlen. Unter den physikali-

---

[1] Die Temperaturquotienten für basische Farbstoffe konnten mit Rücksicht auf die sehr geringe Durchlässigkeit der Muskelmembran unter den gleichen Versuchsbedingungen bisher nicht ermittelt werden.

schen Faktoren, die die Durchlässigkeit tierischer Zellen beeinflussen, sind jetzt die Licht-, Radium- und Röntgenstrahlen anzuführen. PACKARD (1925) zeigte an Paramäcien, die mit Neutralrot angefärbt waren, daß Ammoniak um so rascher eine Entfärbung des Protoplasmas hervorruft, je länger die Zellen dem Licht ausgesetzt waren. Versuche, die mit verschiedenen Lichtfiltern durchgeführt wurden, zeigten, daß auch im monochromatischen roten Licht eine Permeabilitätssteigerung, wenn auch geringen Maßes, sich findet. Sie wächst, je kürzer die verwendeten Lichtstrahlen sind, und hat nahe dem ultravioletten Teil des Spektrums ihr Maximum.

Die durch ultraviolette Strahlen erzielte Permeabilitätssteigerung hat TCHAHOTINE (1921) in sehr ingeniöser Weise demonstrieren können. Er verwendete ein so feines Strahlenbündel, daß dieses nur eine umschriebene Stelle eines Seeigeleies traf. Wurde das Ei darauf in eine hypertonische Lösung gebracht, so zeigte sich an der Bestrahlungsstelle eine Einschnürung. Versetzte man die bestrahlte Zelle in eine hypertonische Lösung, so war lediglich die bestrahlte Zone des Eies vorgebuchtet. Die Ergebnisse sind ohne weiteres aus einer auf den Bestrahlungsbezirk beschränkten Permeabilitätszunahme für Wasser zu erklären. Diese bezieht sich aber auch auf gelöste Stoffe. Überträgt man nämlich eine so vorbehandelte Zelle, die mit Neutralrot gefärbt ist, in eine alkalische Lösung, so sieht man, wie an der Stelle, an der die sogenannte Radiopunktur vorgenommen war, ein Umschlag des Protoplasmas in Gelb auftritt. Auf die Bedeutung dieser Methode für die Erfassung der Permeabilitätsverhältnisse des Eies in verschiedenen Entwicklungsstadien kommen wir weiter unten zurück.

Auch die Radiumstrahlen sind imstande, eine Durchlässigkeitserhöhung an tierischen Zellen hervorzurufen. PACKARD (1924) beobachtete die Entfärbungszeit von mit Neutralrot gefärbten Paramäcien, wenn diese verschieden lange Zeit der Radiumstrahlung ausgesetzt waren. Die Entfärbung erfolgte in der üblichen Weise in verdünnten Ammoniaklösungen. Abb. 13 läßt erkennen, wie mit steigender Bestrahlungszeit Ammoniak immer rascher in die Zellen eindringt. Weitere Belege für die Durchlässigkeitssteigerung durch Radium bilden Versuche von HERWERDEN (1925), die am Epithel des Schwanzes der Froschlarve in verdünnten Essigsäurelösungen ein Sichtbarwerden der Kerne sowie Einzelheiten in der Struktur des Protoplasmas feststellen konnte. Diese Veränderungen werden als reversible Gelbildung, die durch das Eindringen der Essigsäure verursacht sind, aufgefaßt. Bringt man die Tiere nämlich in Wasser zurück, so schwinden die erwähnten strukturellen Veränderungen. Nach der Einwirkung von Radium läßt sich nun feststellen, daß die Essigsäure rascher in die Epithelien der bestrahlten eindringt, als es bei den unbestrahlten Kontrolltieren der Fall ist. Dagegen konnte eine Durchläs-sigkeitserhöhung für Farbstoffe nicht fest-gestellt werden. Es bleibt abzuwarten, ob dieser negative Befund nicht lediglich durch die Methode bedingt ist.

Wir verfügen auch über eine Reihe von Beobachtungen, nach denen die Röntgenstrah-len eine vermehrte Durchlässigkeit der Zell-grenzschichten zur Folge haben. LEHMANN und WELS (1926) beobach-teten an den Blutkör-perchen des Rindes, daß diese nach Röntgenbe-strahlung in isotonischer Traubenzuckerlösung

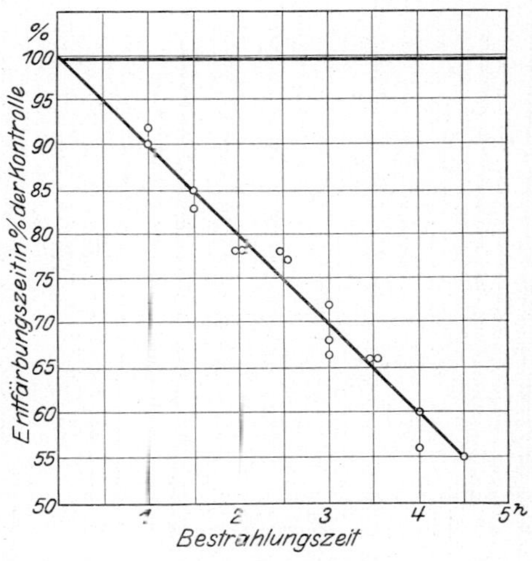

Abb. 13. Der Einfluß der Radiumbestrahlung auf die Durchlässigkeit von Paramaecium (nach PACKARD). Als Maß der Durchlässigkeit dient die Entfärbungszeit neutralrotgefärbter Paramäcien durch n/1280 NH₄OH. Ordinate: Entfärbungszeit in Prozenten der mit unbestrahlten Paramäcien erhaltenen Zeit. Abszisse: Dauer der Radiumbestrahlung in Stunden.

eine Volumenverminderung erfahren, die auf einer Salzexosmose beruht. Sowohl durch Leitfähigkeitsmessung wie analytische Be-stimmung von Chlor konnte gezeigt werden, daß die bestrahlten Blutkörperchen wesentlich mehr Chlor und andere Ionen abgeben als die unbestrahlten Zellen. Da aus elektrostatischen Gründen eine meßbare Anionenabgabe ohne gleichzeitiger Übertritt von Kationen in eine Nichtleiterlösung nicht denkbar ist, und da wir andererseits gesehen haben, daß die intakten Blutkörperchen lediglich anionen-permeabel sind, so folgt hieraus, daß die Röntgenstrahlen eine Per-meabilitätssteigerung für Salze an den schon an sich geschädigten

Zellen herbeiführen. Die Frage, ob durch diese Strahlen auch normale Zellen eine Permeabilitätssteigerung erleiden können, ist damit noch nicht geklärt. In diesem Sinne sprechen aber Beobachtungen von KROETZ (1927), der an der überlebenden Froschhaut eine Permeabilitätssteigerung für Chlor und Traubenzucker durch Bestrahlung herbeiführen konnte. Interessant ist der Befund, daß die Permeabilitätssteigerung an der überlebenden Membran besonders deutlich dann nachweisbar ist, wenn die Bestrahlung der Haut eines Beines in vivo stattgefunden hat. In diesen Versuchen dient die Haut des anderen Beines zur Kontrolle. Es zeigt sich, daß die Permeabilitätssteigerung nicht allein sehr bedeutend ist, sondern auch lange andauert, so daß eine Reversibilität bisher noch nicht gelungen ist. Ob eine allgemeine Permeabilitätssteigerung vorliegt, ist noch ungewiß, da KROETZ eine solche für Farbstoffe nicht nachweisen konnte. Möglicherweise hängt die verstärkte Giftwirkung von Vitalfarbstoffen an Paramäcien, die BALDWIN (1920) an Paramäcien beobachtete, mit einer derartigen Permeabilitätszunahme zusammen. BALDWIN glaubt, daß die Todesursache auf der Farbstoffaufnahme durch den Kern beruht, während die Kernmembran der unbestrahlten Zellen sich als impermeabel erweist. Ein direkter Beweis hierfür ist natürlich in diesen Versuchen nicht gegeben. Nach den Beobachtungen von KROETZ aber ist es sehr wahrscheinlich, daß durch Röntgenstrahlen Änderungen in der Plasmahaut von Zellen erzielbar sind. Wir werden auf diesen Befund in dem Kapitel über parenterale Resorption noch zurückkommen.

Nicht unerwähnt darf hier bleiben, daß auch der Mechanismus der durch Röntgenstrahlen geschaffenen Permeabilitätssteigerung bis zu einem gewissen Grade geklärt ist. Wir wissen, daß durch Röntgen- und Radiumbestrahlung an Kolloiden Trübung und Flockung auftreten, die als Ausdruck einer Um- bzw. Entladung aufzufassen sind. Natürlich werden mit der Änderung der elektrischen Ladung der Kolloide auch andere Zustandsänderungen verbunden sein; doch scheint für die Erklärung der Permeabilitätsänderung gerade die Beeinflussung der Ladung von besonderer Wichtigkeit. L. MICHAELIS (vgl. S. 27) hat nämlich zeigen können, daß engporige Kollodiummembranen durch Umladung mit Elektrolyten wesentliche Änderungen ihrer Salzdurchlässigkeit erfahren. Weiter hat LIECHTI (1926) an Ölketten und der CREMERschen Glaskette gezeigt, daß die mit diesen Ketten erhaltenen Potentialdifferenzen durch Bestrahlung wesentlich verändert werden. Bemerkenswerterweise blieben diese Veränderungen an solchen Membranketten aus, die einen relativ großen Porendurchmesser haben. Die Beobachtungen stimmen also durchaus mit den MICHAELISschen Versuchen überein und führen zu der Auffassung, daß unter dem Einfluß der Röntgenstrahlen durch Elektronen eine Umladung der Membranphase stattfindet, die in einer geänderten Durchlässigkeit zum Ausdruck kommt.

Erwähnt sei noch, daß auch der elektrische Strom eine reversible Permeabilitätssteigerung am Muskel selbst dann herbeiführt, wenn er unterschwellig bleibt (WEISS 1922). Die Permeabilitätssteigerung läßt sich ebenso durch die vermehrte Phosphorsäureausscheidung, wie durch den beschleunigten Eintritt der Kalilähmung nachweisen. Damit ergeben sich interessante Beziehungen zu der Permeabilitätsveränderung im Zustand der Erregung und Ermüdung.

3. Salze. Unter den äußeren Faktoren, die geeignet sind, die Permeabilität der Zellen zu verändern, nehmen die chemischen bzw. physico-chemischen deshalb eine besonders wichtige Stelle ein, weil wir aus dem Nachweis ihrer Wirksamkeit im physiologischen Experiment Schlüsse daraus ziehen können, ob die Zellen auch unter den natürlichen Bedingungen des Lebens durch diese Faktoren Änderungen ihrer Durchlässigkeit erleiden. Die Wirksamkeit verschiedener Salze auf die Durchlässigkeit der Blutkörperchen hat HÖBER (1908) durch den Hämolyseversuch gezeigt[1]. Verwendet man nämlich verschiedene Salze in nur schwach hypertonischen Lösungen, so tritt in den verschiedenen Salzlösungen nach ungleichen Zeiten und in einem ungleichen Maße Hämolyse ein, die als Ausdruck einer durch die Salze hervorgerufenen Permeabilitätssteigerung aufgefaßt wird. Aus der Tatsache, daß unter diesen Bedingungen für die Anionen die HOFMEISTERsche Reihe:

$$SO_4 < Cl < Br < NO_3 < SCN < J$$

und für die Kationen die bekannte Übergangsreihe gilt:

$$Li, Na < Cs < Rb < K,$$

darf gefolgert werden, daß nach Maßgabe der Stellung, die die Ionen innerhalb dieser Reihen einnehmen, die Größe ihrer permeabilitäts-

---

[1] Vgl. hierzu auch die Versuche von HERRMANN und ROHNER (1925).

fördernden Wirkung abhängt. Beobachtungen von LILLIE (1910) sind geeignet, diese Schlußfolgerung zu stützen, da er an den Eiern von Arbacia ebenfalls eine in verschiedenem Maße auftretende Permeabilitätssteigerung in Salzlösungen feststellen konnte, die durch Registrierung des zeitlichen Austrittes des in den Eiern enthaltenen Pigments festgestellt wurde. Es ergab sich die Reihe:

$$Cl < Br < NO_3 < J, \ SCN.$$

In diesem Zusammenhang kann noch erwähnt werden, daß nach LILLIE (1909) an Arenicolalarven der Pigmentaustritt im Sinne der Reihe:

$$Li < Na < K < NH_4$$

gefördert wird. Es ist aber dieser Versuch, auf den wir noch später zurückkommen, deshalb nicht ganz eindeutig, weil in den Lösungen der Salze starke Muskelkontrakturen an den Larven auftreten.

In unseren Erörterungen über die Abhängigkeit der Salzpermeabilität vom chemischen Milieu an Pflanzenzellen haben wir hervorgehoben, daß in zahlreichen Experimenten der Nachweis erbracht wurde, daß die Durchlässigkeit der Pflanzenzellen in der äquilibrierten Salzlösung ein Minimum aufweist. Es ist nun von großer Bedeutung, daß wir für die Geltung dieses Satzes auch an tierischen Zellen Beweise erbringen können. LOEB machte (1912) die Beobachtung, daß Funduluseier, die in hypertonischem Meerwasser mehrere Tage schwimmend am Leben bleiben, bei der Übertragung in eine Kochsalzlösung vom gleichen Gefrierpunkt bald schrumpfen und zu Boden sinken. Es geht hieraus hervor, daß in reiner Kochsalzlösung die Durchlässigkeit für Wasser erheblich größer als im Meerwasser ist. Fügt man jedoch der Kochsalzlösung eine geringe Menge von $CaCl_2$ hinzu, so bleiben die Eier am Leben, ein Zeichen dafür, daß die gesteigerte Durchlässigkeit, die die Grenzschicht des Eies in NaCl erfährt, durch $CaCl_2$ gehemmt wird. Mit dieser Methode wurde auch festgestellt, daß in Lösungen der Erdalkalisalze ebenfalls eine Permeabilitätssteigerung auftritt, die sogar erheblicher ist als nach Einwirkung der Alkalichloride. Ein quantitatives Maß für die Größe der Permeabilitätssteigerung ergibt sich aus dem Verhalten der verschiedene Zeit in Lösungen von Einzelsalzen vorbehandelten Eier, wenn diese in die hypertonische Lösung von $NaCl + CaCl_2$ übertragen werden. Je größer die Permeabilitätssteigerung ist, um so kürzerer Vorbehandlung bedürfen die

Eier, um in der äquilibrierten hypertonischen Salzlösung zu schrumpfen.

Den Nachweis der erhöhten Durchlässigkeit der Körperoberfläche bereits ausgeschlüpfter Funduli in unausgeglichenen Lösungen erbrachten LOEB und WASTENEYS (1915) auf folgende Weise. Sie übertrugen die Fische in hypertonische Lösungen von NaCl bzw. NaCl+CaCl$_2$ vom gleichen Gefrierpunkt und stellten nach bestimmter Zeit die Änderungen von $\triangle$ des Körpersaftes der Tiere fest. Dabei zeigte sich, daß $\triangle$ in den nicht ausgeglichenen Lösungen bedeutend stärker als in den äquilibrierten ansteigt.

Auch die Untersuchungen von MACCLENDON (1914), nach denen Funduluseier, die auf frühe Entwicklungsstadien in Lösungen von Li-, Na-, K-, Ca- oder Mg-Salzen verbracht werden, typische, und zwar in allen Fällen die gleichen Entwicklungsstörungen aufweisen, während diese in äquilibrierten Salzlösungen niemals auftreten, sind aus der gesteigerten Durchlässigkeit, die die Eier in nicht ausgeglichenen Salzlösungen erfahren, zu erklären. Hierher gehört auch die Beobachtung von THOMAS (1924), daß Nickel, in geringen Mengen dem Meerwasser zugesetzt, die Entwicklung von Funduluseiern nicht stört, im Süßwasser aber sehr giftig wirkt, obwohl dieses allein in keiner Weise schädlich ist.

Man könnte nun in diesem Zusammenhang auf die zahlreichen Erfahrungen über die Geltung des Ionenantagonismus für tierische Zellen hinweisen, da an den verschiedensten Substraten gezeigt werden konnte, wie die Giftwirkung von Alkalisalzen durch die Zugabe von kleinen Mengen zwei- und mehrwertiger Salze aufgehoben werden. Es ist nicht unwahrscheinlich, daß auch in diesen Fällen der Ionenantagonismus im wesentlichen auf einer Verhinderung der Permeabilitätssteigerung der Zelle beruht[1]. Es fragt sich aber, ob wir nicht auch sinnfälliger den Zusammenhang von Ionenwirkung und Permeabilität nachweisen können.

Wir haben früher darauf hingewiesen, daß am Muskel nach Ausweis der osmotischen Experimente eine Durchlässigkeit für KCl sehr wahrscheinlich ist. Auch die Tatsache, daß die Zugabe dieses Salzes zur Ringerlösung am quergestreiften Muskel eine starke Kontraktur auslöst, die nach Wechsel der Nährlösung so-

---

[1] Anmerkung bei der Korrektur. Sehr schön hat dies kürzlich SPEK (1928) an zerschnittenen Zellen bewiesen.

fort schwindet, macht die Annahme wahrscheinlich, daß Kalium in die Muskelzelle eindringt. Da sich nun weiter zeigen läßt, daß bei geeigneter Dosierung die Kaliumkontraktur mehrfach in fast gleicher Stärke an demselben Muskel auslösbar ist, so war die Möglichkeit gegeben, den Einfluß von Salzen und anderen physico-chemischen Faktoren auf die Kaliumpermeabilität des Muskels zu studieren. Wir machten nun die Beobachtung, daß

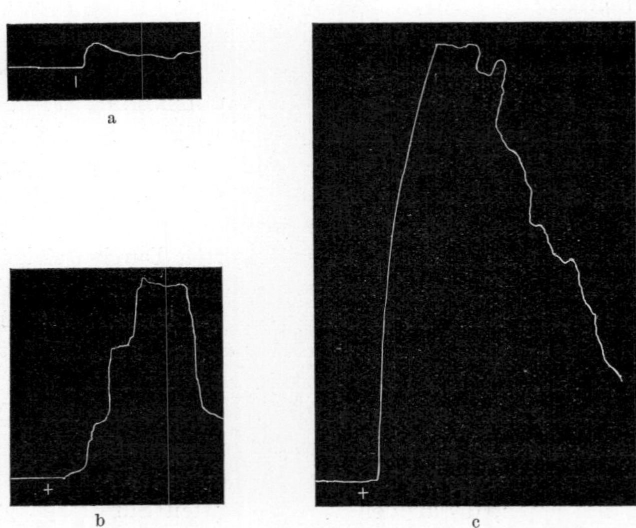

Abb. 14a—c. Die Kalikontraktur am M. sartorius des Frosches in verschiedenen Salzlösungen. Bei + wird stets 1 ccm isotonische KCl-Lösung zu folgenden Lösungen hinzugefügt:
a 12 ccm Ringer + 3 ccm isotonische NaCl-Lösung.
b 7,5 ccm ,,   + 7,5 ccm   ,,   ,,   ,,
c 15 ccm isotonische NaCl-Lösung. (Nach GELLHORN.)
Am gleichen Muskel wird durch 1,0 KCl in 15 ccm Ringerlösung überhaupt keine Kontraktur ausgelöst.

in der Ringerlösung eine wesentlich größere KCl-Konzentration erforderlich ist, um eine starke Contractur auszulösen, als wenn ein Teil der Lösung durch isotonisches NaCl ersetzt ist (vgl. Abb. 14) Dieser Versuch ist eine sehr einfache Demonstration für die Tatsache, daß die Permeabilität des Muskels in völliger Übereinstimmung mit den früher geschilderten Erfahrungen an Pflanzenzellen ebenfalls in der Ringerlösung ein Minimum (für KCl) aufweist. Da dieses Experiment gleichzeitig eine wichtige Stütze für die gegebene Deutung der Kaliumkontraktur ist, so schien es aussichtsreich, eingehender die Salzwirkung unter diesen Bedingungen zu studieren. Es ergab sich, daß die Zufügung verschiedener Alkalichloride zur Ringerlösung, obwohl diese selbst in den gewählten Konzentrationen keine Contractur auszulösen imstande sind, die Kaliumcontractur im Sinne der Reihe:

$$Li < Na, \ Cs < NH_4 < Rb$$

fördert. Man erkennt, daß auch hier wiederum dieselbe Reihe Geltung hat, die für die Quellungswirkung an der Muskulatur besteht. Man kann daher den Versuch dahin auffassen, daß

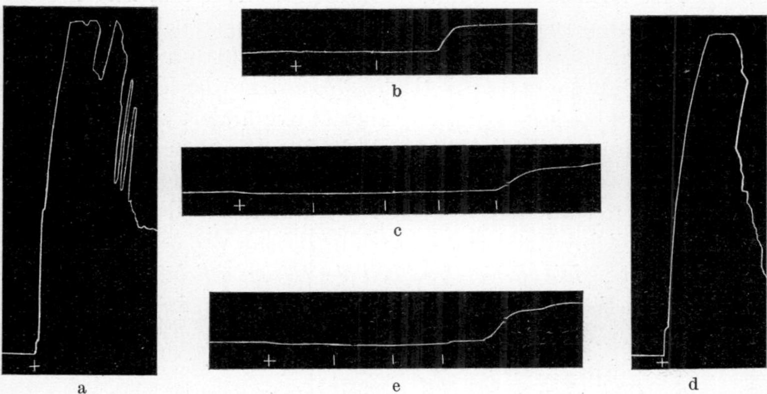

Abb. 15 a—d. Der Einfluß der alkalischen Erden auf die KCl-Kontraktur des M. sartorius. Bei + stets 2,0 ccm isoton. KCl; in Abb. b, c, e bei | stets 1,0 isoton. KCl-Lösung. Die Lösungen sind: a 14,0 ccm Ringer + 1,0 ccm isoton. NaCl, (Nach GELLHORN.)

   b 14,0 ccm ,, + 1,0 ccm ,, $CaCl_2$
   c 14,0 ccm ,, + 1,0 ccm ,, $SrCl_2$,
   d = a,
   e 14,0 ccm ,, + 1,0 ccm ,, $MgCl_2$.

mit zunehmender Quellung der Kolloide in den Zellgrenzschichten eine Permeabilitätssteigerung für Kalium statthat. Ist diese Auffassung richtig, so war anzunehmen, daß durch die Erdalkalien die Durchlässigkeit für Kalium wesentlich vermindert würde. Die Experimente bestätigten die Richtigkeit dieser Anschauung; denn es bedurfte der mehrfachen Konzentration von KCl, um auch in Gegenwart der Erdalkalien eine Contractur auszulösen, und selbst dann war diese, wie Abb. 15 zeigt, gegenüber dem Kontrollversuch wesentlich vermindert. Weitere Versuche zeigten, daß die Permeabilitätsverminderung durch Schwermetalle Co, Cd, Fe noch erheblich größer war. Aber auch diese Wirkungen waren völlig reversibel. Werden die Muskeln kurze Zeit mit Ringerlösung, der verschiedene Natriumsalze in den einzelnen Versuchen zugesetzt werden, vorbehandelt, so läßt sich auch ein Einfluß der Anionen auf die Permeabilität feststellen. Und zwar ergibt sich eine Förderung im Sinne der Reihe: $Cl < J < SCN$. Auch der osmotische Druck und das p_H üben einen wesentlichen Einfluß auf die Kaliumcontractur aus. Mit steigendem osmotischem Druck und wachsender $[H^·]$ nimmt nämlich diese in reversibler Weise ab. Die Deutung, die diesen Versuchen gegeben wurde, ist natürlich nur dann berechtigt, wenn sich zeigen läßt, daß die Ergebnisse sich nicht etwa auf Änderungen der Erregbarkeit zurückführen lassen. Dies läßt sich aber nicht nur dadurch ausschließen, daß nach BETHE (1925) die Stärke der Kalicontractur auch am narkotisierten Muskel nahezu unverändert bleibt, sondern diese Annahme wurde auch durch direkte Versuche widerlegt, da bei den verwendeten Versuchszeiten und Salzkonzentrationen die Schwellenerregbarkeit des Muskels für faradische Reize völlig unverändert blieb. Wir leiten daher aus diesen Versuchen folgendes Ergebnis ab: *Die Durchlässigkeit der Grenzschichten des quergestreiften Muskels für Kalium (bzw. KCl) zeigt in der äquilibrierten Salzlösung ein Minimum. Bei teilweisem Ersatz der Ringerlösung durch verschiedene isotonische Salzlösungen wird die Durchlässigkeit um so mehr gefördert, je stärker quellend die Salze wirken und um so mehr gehemmt, je stärker entquellend bzw. fällend sie wirken. Bei Sinken des osmotischen Druckes steigt die Permeabilität, bei Steigen sinkt sie. Innerhalb eines engen p_H-Bereiches (6,1—7,6) nimmt die Permeabilität mit zunehmender $[H^·]$ ab. Sämtliche Wirkungen sind reversibel.*

Es war nun von großem Interesse zu untersuchen, ob auch für die glatte Muskulatur derart funktionelle, d. h. von den jeweiligen äußeren Bedingungen abhängige reversible Permeabilitätsänderungen festzustellen sind. Zwar hatten wir auf Grund der Versuche von MEIGS und HEYMANN hervorgehoben, daß in quantitativer Hinsicht die Durchlässigkeit der glatten Muskeln sich wesentlich von der der quergestreiften Muskulatur unterscheidet. Es ist jedoch nicht unwahrscheinlich, daß die erhebliche Salzpermeabilität, die in langdauernden Versuchen an der überlebenden glatten Muskulatur festgestellt wurde, doch nur unter den abnormen Bedingungen dieser Versuche sich ausbildet. Denn

in vivo bestehen zwischen der Salzzusammensetzung des glatten
Muskels und der des Plasmas die gleichen grundsätzlichen Unterschiede, wie zwischen Plasma und quergestreifter Muskulatur. Um
so wichtiger war die Prüfung des Verhaltens der glatten Muskulatur in so kurzdauernden Versuchen, wie in den geschilderten Experimenten über die Abhängigkeit der Kaliumcontractur von
äußeren Faktoren. Da nun die glatte Muskulatur des Frosch-
magens ebenfalls durch KCl in Contractur versetzt wird und auch
diese bei geeigneter Dosierung des Salzes völlig reversibel ist, so
wurde unter genau den gleichen Bedingungen die Durchlässigkeit
für Kalium an der glatten Muskulatur untersucht. Das Ergebnis
war folgendes. Die Contractur wird durch die Alkalichloride gemäß der Reihe:

$$Li < Na < Cs < Rb$$

gefördert. Durch die alkalischen Erden Ca und Sr wird die Contractur gehemmt. Eine einwandfreie Prüfung von Mg und Ba war
deshalb nicht möglich, weil diese Salze schon in geringen Mengen
den Tonus der Magenmuskulatur stark verändern. Die Schwermetalle hemmen schon in sehr geringen Konzentrationen und in
stärkerem Ausmaße als Ca und Sr die Kaliumcontractur im Sinne
der Reihe:

$$Co, Cu < Cd, Fe,$$

Hinsichtlich des osmotischen Druckes und der Wasserstoffionenkonzentration besteht die gleiche Abhängigkeit der Kaliumcontractur
wie am quergestreiften Muskel. Es hat sich somit gezeigt, daß die
Abhängigkeit der K-Contractur von Salzen, p_H und osmotischem
Druck am glatten Muskel den gleichen Regeln unterliegt, die für
die quergestreiften Muskeln Geltung besitzen. Schon aus dieser
Tatsache geht hervor, daß nicht etwa Erregbarkeitsveränderungen
den Einfluß der genannten Faktoren erklären. Denn nach den
Untersuchungen von Höber (1927), Raab (1927) und Heymann
(1925) wissen wir, daß bezüglich der Wirkungen der Salze auf die
Erregbarkeit zwischen beiden Muskelarten grundsätzliche Unterschiede bestehen. So sind, um nur eines anzuführen, die glatten
Muskeln als hochgradig unempfindlich für Kalium anzusehen, während für die quergestreiften Muskeln bekanntlich das Gegenteil gilt.
Trotzdem zeigte sich, daß die Schwellenkonzentration von KCl,
die eine Contractur hervorruft, an beiden Muskelarten etwa dieselbe ist. Auch direkte Bestimmungen der Erregbarkeit des glatten

Muskels bewiesen, daß unter Innehaltung der in den Versuchen angewandten Konzentrationen und Versuchszeiten keine nennenswerten Erregbarkeitsveränderungen auftraten. Wir kommen somit zu dem bemerkenswerten Schluß, daß *bezüglich der Durchlässigkeit für KCl die gleichen Permeabilitätsregeln für glatte und quergestreifte Muskulatur bestehen.*

Auch die Aufnahme von $CaCl_2$ durch die quergestreifte Muskulatur läßt eine Abhängigkeit von der Salzzusammensetzung der Nährlösung erkennen, und zwar steigt die Salzaufnahme innerhalb der Alkalichloride gemäß der Reihe K<Na<Li, während gleichzeitig im selben Sinne die Entquellung des Muskels zunimmt. Bemerkenswert ist, daß bezüglich der Chloraufnahme keine Parallelität festgestellt werden kann (GELLHORN 1923). Es ist aber natürlich aus diesen Versuchen kein unbedingt bindender Schluß auf die Permeabilität möglich, da die Versuchsanordnung keine sichere Trennung zwischen Adsorption und Permeabilität zuläßt.

An der Muskelmembran, die aus den Bauchmuskeln des Frosches gebildet wird, haben WINTERSTEIN und HIRSCHBERG (1927) durch direkte analytische Bestimmung die Abhängigkeit der Salzdurchlässigkeit von äußeren Faktoren untersucht und haben in Übereinstimmung mit den geschilderten Versuchen auch hier gefunden, daß Kochsalz aus einer isotonischen Lösung in erheblich höherem Maße durch die Muskelmembran permeiert als aus der äquilibrierten Ringerlösung. Im Gegensatz zu den oben geschilderten Ergebnissen fanden sie aber, daß das Fehlen von Calcium gerade eine Permeabilitätsverminderung für Kochsalz hervorruft, und daß durch Hypertonie der Lösung eine Permeabilitätssteigerung eintritt. Die Unstimmigkeit zwischen diesen Befunden dürfte im wesentlichen auf die verschiedenen experimentellen Bedingungen zurückzuführen sein. In den Versuchen von WINTERSTEIN und ebenso unseren eigenen über die Abhängigkeit der Neutralisationsgeschwindigkeit des Muskels vom osmotischen Druck (GELLHORN und WEIDLING) handelt es sich um Versuche, in denen die Lösungen $^1/_2$ Stunde und länger auf die Muskeln einwirkten, während in den Versuchen über die Kaliumcontractur es sich um wenige Minuten handelt. Es ist aber keineswegs ausgeschlossen, daß schon die Änderung der Versuchszeit wesentliche Permeabilitätsänderungen zur Folge hat. So interessant die Tatsache ist, daß auch die letztgenannten Wirkungen äußerer Faktoren auf die

Durchlässigkeit des Muskels reversibel sind, so ist es doch wahrscheinlich, daß Versuchen von sehr kurzer Dauer eine größere Bedeutung für die Erkenntnis der im Organismus bei Permeabilitätsänderungen wirksamen Faktoren zukommt.

Es sei noch kurz auf zwei physiologische Paradoxa eingegangen, die vermutlich mit der Durchlässigkeit der Zellgrenzschichten in Verbindung stehen. Vornehmlich an den Muskeln von Esculenten beobachtet man eine paradoxe Form der Rhodancontractur. Fügt man nämlich zu einer Kochsalzlösung isotonische NaSCN-Lösung in solcher Menge hinzu, daß die Rhodankonzentration unterschwellig bleibt und läßt diese Lösung etwa 1—2 Minuten einwirken, so tritt beim Übergang zu Ringerlösung eine Contractur auf[1]. Der Versuch läßt sich an dem gleichen Präparat mehrfach wiederholen und gibt deshalb Gelegenheit, die Bedeutung des chemischen Milieus auf diesen Vorgang zu untersuchen. Wie Abb. 16 erkennen läßt, ist diese Contractur beim Übergang auf Ringerlösung wesentlich schwächer, als wenn diese zum Teil durch isotonische NaCl-Lösung ersetzt wird. Dieses Ergebnis macht die Hypothese wahrscheinlich, daß die paradoxe Rhodancontractur von der Permeationsgeschwindigkeit des Rhodans aus dem Muskel abhängig ist. Denn nach dem Gesagten können wir annehmen, daß diese in der äquilibrierten Ringerlösung geringer ist, als wenn sie teilweise durch NaCl-Lösung ersetzt ist. Wenn diese Anschauung richtig ist, so steht zu erwarten, daß das physiologische Paradoxon beseitigt werden kann, sobald die Permeationsgeschwindigkeit des Rhodans durch Zusatz der permeabilitätsvermindernden alkalischen Erden stark herabgesetzt wird. Abb. 17 zeigt, daß dies für Ca, Sr und Mg in der Tat gelingt[2]. Es ist bemerkenswert, daß auf diese Weise die für die Kaliumpermeabilität des Muskels aufgestellten Regeln auch unter den Umständen gelten, die die Vorbedingung für das Auftreten der paradoxen Rhodankontraktur bilden[3].

---

[1] Unveröffentlichte Versuche.

[2] Auf die abweichende Stellung von Ba, das in geeigneter Dosis die Contractur verstärkt, wird in der ausführlichen Veröffentlichung eingegangen werden.

[3] Es sei kurz erwähnt, daß die Rhodancontractur vom osmotischen Druck und dem p_H in der gleichen Weise wie die Kaliumcontractur abhängig ist (eigene Beobachtungen).

Nach Untersuchungen von WITANOWSKI (1926) (vgl. auch ZEE-
HUISEN und STREEF [1926], ZWAARDEMAKER [1926]) ist auch das
sogenannte LIBBRECHTsche Paradoxon von dem Verhalten der
Zellgrenzschichten abhängig. LIBBRECHT (1921) hatte festgestellt,
daß ein Froschherz, das eine Zeitlang ohne Schädigung seiner Automatie in kaliumfreier Ringerlösung geschlagen hat, beim plötz-

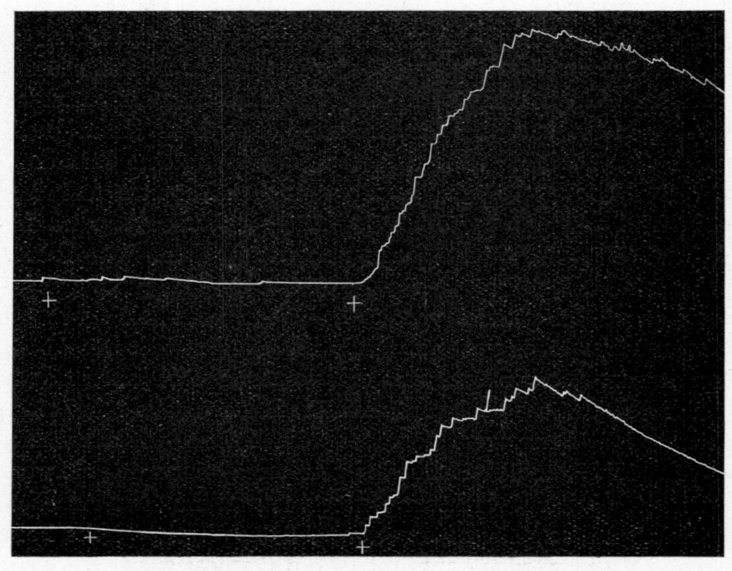

Abb. 16. Die paradoxe Rhodancontractur am M. sartorius (R. esculenta) nach GELLHORN.
1. Untere Kurve: Bei dem ersten + wird die Ringerlösung gegen die Lösung
$\dfrac{\text{NaCl (isoton.) } 9\,\text{ccm}}{\text{NaSCN (isoton.) } 9\,\text{ccm}}$ vertauscht. Beim zweiten + Ringerwechsel.
2. Obere Kurve: Bei dem ersten + wie bei Kurve 1; bei dem zweiten + wird die Lösung
gegen 12 ccm Ringer + 6 ccm isoton. NaCl vertauscht. Die paradoxe Rhodankontraktur
fällt in Gegenwart von Ringer + NaCl stärker aus als in der äquilibrierten Ringerlösung.

lichen Übergang auf normale Ringerlösung seine Automatie nach
einer Latenzzeit von etwa 0,2 Minuten für 1—2 Minuten einstellt.
WITANOWSKI hat nun beobachtet, daß das Paradoxon auch in der
umgekehrten Richtung, d. h. beim Übergang von der normalen
auf kaliumfreie Ringerlösung zustande kommt und von der Kochsalzkonzentration abhängig ist. Das Paradoxon fehlt nämlich,
wenn die Kochsalzkonzentration erniedrigt wird. Da sich nun gezeigt hat, daß in kaliumfreier Lösung ein Herz erheblich langsamer
das Kalium bei niedriger als bei normaler NaCl-Konzentration ver-

liert, so sieht WITANOWSKI die Ursache für das Auftreten des Paradoxons in der Durchlässigkeit der Zellgrenzschichten für Kalium, da nur bei rascher Diffusion des Kaliums entsprechend der plötzlichen Umschaltung von normaler auf kaliumfreier Ringerlösung

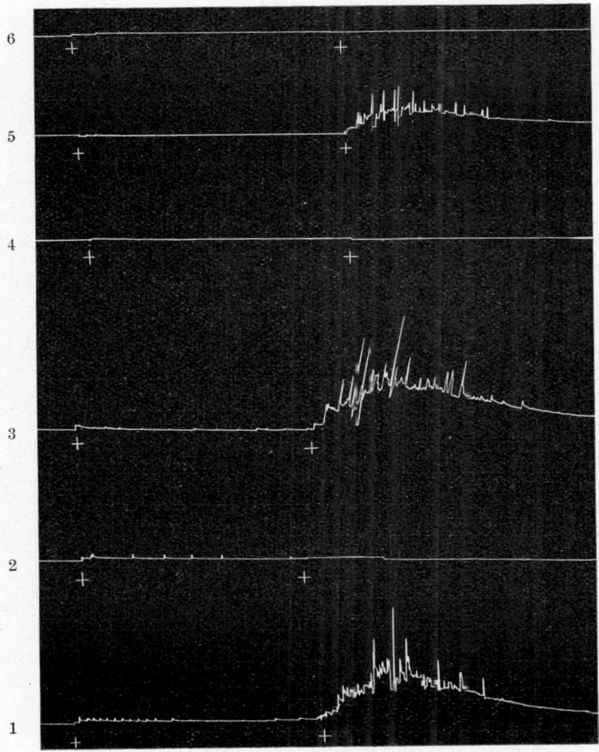

Abb. 17. Der Einfluß der Erdalkalien auf die paradoxe Rhodancontractur (nach GELLHORN). Bei dem ersten + wird stets die Ringerlösung durch 7,5 ccm NaCl (isoton.) + 7,5 ccm NaSCN (isoton.) ersetzt. Bei dem zweiten + wird in den Kurven 1, 3 und 5 diese Lösung durch Ringer ersetzt; dagegen tritt statt Ringer bei dem zweiten + folgende Lösung:

Kurve 2: $\dfrac{13\,\text{ccm Ringer}}{2\,\text{ccm isoton. CaCl}_2}$;   Kurve 4: $\dfrac{13\,\text{ccm Ringer}}{2\,\text{ccm isoton. SrCl}_2}$;   Kurve 6: $\dfrac{13\,\text{ccm Ringer}}{2\,\text{ccm isoton. MgCl}_2}$.

das Phänomen auftritt. Es wird also als Erklärung für diese Versuche angenommen, daß am Herzmuskel die Kaliumpermeabilität von dem Natriumgehalt der Lösung abhängt. Für diese Anschauung hat LOEB in seinen grundlegenden Versuchen über den Salzeffekt, mit denen wir uns S. 153ff. beschäftigen werden, die experimentelle Basis gegeben.

Die permeabilitätsverändernde Wirkung des chemischen Milieus erstreckt sich nicht allein auf die Durchlässigkeit für Salze, sondern ist auch für Säuren und Laugen nachweisbar. Hierauf wird noch bei Besprechung des Salzeffektes hingewiesen werden. Liegt in diesen Versuchen eine Förderung der Säurepermeabilität durch geringe Salzmengen vor, so findet man — wiederum den S. 153 geschilderten Salzversuchen entsprechend — in höheren Konzentrationen eine Hemmung der Säurepermeabilität. An Fundulusembryonen stellte LOEB (1917 und 1922) fest, daß auch unter diesen Bedingungen die Wertigkeitsregel gilt, d. h., daß die mehrwertigen Kationen und Anionen stärker die Säurepermeabilität als die einwertigen Ionen hemmen, wie es in den Reihen: Tartrat, Sulfat$>$Cl, NO_3 und La$>$Ca, Sr$>$Mg$>$Na zum Ausdruck kommt. Daß hier in der Tat eine Veränderung der Permeabilität dem Säure-Salzantagonismus zugrunde liegt, geht daraus hervor, daß Tartrat und Rhodanid wegen ihrer Giftigkeit am ausgeschlüpften Fisch gegenüber der Säure nicht antagonistisch wirken, während sie es am Fundulusei tun. Es läßt sich dies aber noch auf andere Weise zeigen. Bestimmt man in Säurelösungen, in denen sich die Fundulusembryonen befinden, in bestimmten Zeitabständen das p_H, so ergibt sich infolge der Säureaufnahme eine Steigerung desselben. Diese ist bei NaCl-Zusatz wesentlich geringer, noch kleiner in Gegenwart von $CaCl_2$, und bei $LaCl_3$ findet sich während längerer Zeit überhaupt keine Veränderung der Reaktion. Hieraus geht hervor, daß die Säureaufnahme durch Salz vermindert wird, und zwar um so stärker, je höher seine Wertigkeit ist[1].

Betrachten wir nun die Ergebnisse analoger Versuche über den Einfluß der Salze auf die Laugenpermeabilität, so zeigt sich, daß die Salze die Laugenpermeabilität, gleichviel ob es sich um NaOH oder Äthylamin handelt, regelmäßig verstärken. Auch dieses Ergebnis ist lediglich aus dem Verhalten der Mortalitätskurven, die

---

[1] Am Muskel wurde die Säure-Laugenpermeabilität von GELLHORN und WEIDLING (1925) durch die fortlaufende p_H-Messung der Lösungen untersucht, in denen die Muskeln sich befanden. Es ergab sich, daß die Neutralisationsgeschwindigkeit von den Kationen gemäß der Reihe: Li $<$ Na $<$ K, Ca gehemmt wird. Die mehrfach hervorgehobene Tatsache, daß in reiner Kochsalzlösung die Durchlässigkeit der Zellen wesentlich größer als in einer äquilibrierten Lösung ist, gilt auch für die Permeation von Laugen in Tier- und Pflanzenzellen (HARVEY).

an Fundulusembryonen in Lösungen von Lauge bzw. Lauge + Salz beobachtet wurden, erhalten. Daß aber auch hier die veränderte Permeabilität die Ursache bildet, geht daraus hervor, daß am ausgeschlüpften Fisch der Salzzusatz zur Lauge die Giftigkeit wesentlich herabsetzt, während am Fundulusei, wie erwähnt, gerade umgekehrt eine Verstärkung der Giftwirkung vorliegt. Diese Befunde sind von wesentlichem theoretischen Interesse. Sie geben nämlich wiederum einen wichtigen Beleg für die gegenwärtig noch ungenügend beachtete Tatsache, daß *die gleiche Umweltbedingung (Salzzusatz) an derselben Zelle bzw. Membran eine Erhöhung der Permeabilität (für Laugen) und eine Verminderung (für Säuren) herbeiführt.*

4. Nichtleiter. An den befruchteten Eiern von Fundulus heteroclitus beobachtete LOEB (1915—22), daß, wenn man die Eier aus dem Seewasser in eine KCl-Lösung überträgt, in mehreren Stunden das Herz der Embryonen durch Kalivergiftung gelähmt wird. Man kann nun diese Vergiftung außerordentlich lange verzögern, wenn man die Eier vorher 24 Stunden lang in destilliertes Wasser oder Nichtleiterlösungen wie Rohrzucker, Traubenzucker oder Harnstoff bringt. LOEB nimmt nun an, daß durch die Vorbehandlung mit Nichtleitern eine Veränderung in den Kolloiden der Eimembran stattfindet, die zu einer Permeabilitätsherabsetzung führt. Wenn diese Anschauung richtig ist, so ist anzunehmen, daß die Kalivergiftung länger bestehen bleibt, wenn man kalivergiftete Embryonen in Lösungen von Aqua dest. oder in Nichtleiter überträgt, als nach der Übertragung in Meerwasser oder andere Salzlösungen. Das in Tabelle 34 wiedergegebene Beispiel beweist die Richtigkeit dieses Gedankens; denn nur ein sehr geringer Prozentsatz von Embryonen erholt sich, unabhängig von der Konzentration der Rohrzuckerlösung, in dieser, während die in Kochsalzlösung übertragenen Embryonen sich bis zu 100 vH erholen. Die Entgiftung geht in diesem Falle um so schneller vor sich, je konzentrierter die verwendete Kochsalzlösung ist.

Sehr bemerkenswert sind nun die quantitativen Verhältnisse; denn nur in einem bestimmten Konzentrationsbereich ist der Salzeffekt in dem angegebenen Sinne nachweisbar. Wird diese Grenze überschritten, so wird die Durchlässigkeit wiederum gehemmt. Aus der Abb. 18 erkennt man, wie bei Verwendung einer äquilibrierten Lösung von NaCl + CaCl$_2$ bei $^1/_2$ mol. Konzentration ein Wendepunkt in der Kurve liegt, die die Zahl der von der Vergiftung er-

holten Herzen angibt; bis zu dieser Konzentration nimmt die Zahl
der erholten Embryonen mit steigender Konzentration zu, um jenseits dieses Punktes wieder abzunehmen, so daß bei m/8 und 2 mol.
die gleichen Zahlen erhalten werden.

Ähnliche Beobachtungen werden bei der Untersuchung des Ein-
flusses verschiedener NaCl-Konzentrationen auf die Diffusion von
KCl in die Fundulusembryonen gemacht. So findet LOEB, daß die
Diffusion von m/8 KCl durch m/4 NaCl bzw. m/512 Na-Citrat be-

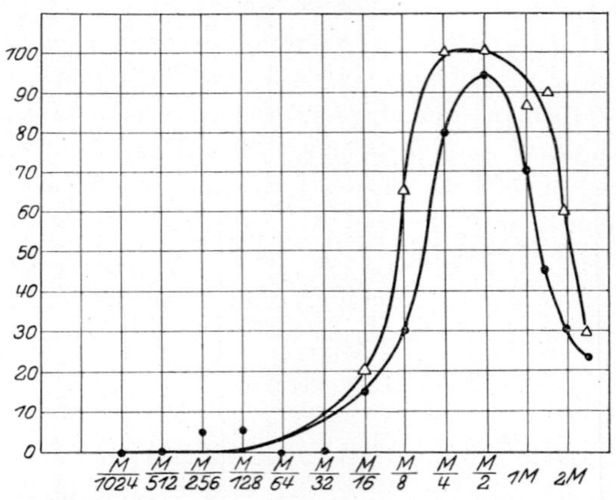

Abb. 18. Der Einfluß von NaCl + CaCl₂ auf die Erholung von Fundulus-Eiern, die mit
KCl vergiftet waren. (Nach JACQUES LOEB.) Abszisse: Molare Konzentration des Salzgemisches; Ordinate: Prozentzahl der entgifteten Eier. Die untere Kurve gibt die Ergebnisse nach 20, die obere nach 44 Stunden wieder. Das Maximum für die Erholungswirkung
des Salzgemisches liegt bei m/4 bis m/2.

schleunigt wird, durch m/2 NaCl bzw. m/256 Na-Citrat verzögert
wird. Während es sich im ersten Falle um den Salzeffekt LOEBS
handelt, liegt im zweiten der längst bekannte Ionenantagonismus
vor, durch den die Giftwirkung von KCl in Gegenwart von NaCl
vermindert wird.

Aus diesen sowie den früher erwähnten Untersuchungen von
CHAMBERS ergibt sich, daß der Antagonismus zwischen ein- und
zweiwertigen Kationen in gewissen Fällen auf einer Beeinflussung
der Permeabilität der Plasmahaut für eines der beiden Salze durch
das andere beruht[1], während unter anderen Bedingungen ein echter
Ionenantagonismus vorliegt, der z. B. in den Versuchen von

---

[1] Vgl. hierzu auch SPEK (1928).

Tabelle 34. Der Salzeffekt (nach J. LOEB).

I. Ungewaschene Eier (direkt aus Meerwasser übertragen).
Prozentsatz der schlagenden Herzen in Lösungen von K_2SO_4.

Nach	m/2	m/4	m/8	m/16	m/256
$^1/_2$h	80	85	100	100	100
1h	50	75	80	80	100
2h	0	30	50	50	95
11h		10	40	40	70

II. Gewaschene Eier (24 Stunden in Aq. dest.).
Prozentsatz der schlagenden Herzen.

1h	90	100	100	100	100
2h	35	100	100	100	100
12h	0	50	100	100	100
23h		5	85	100	100
78h		0	80	100	100

III. Prozentsatz der erholten Eier nach Kalilähmung.
1. Nach Übertragung in Rohrzucker.

Nach	m/1	m/2	m/4	m/64
$^1/_4$ Tag	14	5	14	15
1 „	14	10	14	15
2 Tagen	14	15	14	15
5 „	9	10	14	0

2. Nach Übertragung in Seewasser.

Nach	m/2	m/8	m/32	m/256
$^1/_4$ Tag	75	20	5	20
1 „	100	95	50	45
2 Tagen		100	75	45
5 „			100	100

CHAMBERS schon deshalb mit dem Verhalten der Grenzschichten
nichts zu tun hat, weil er sich am Protoplasma selbst nachweisen
läßt. LOEB (1915) hat sich nun die bedeutungsvolle Frage vor-
gelegt, ob die quantitativen Gesetzmäßigkeiten in beiden Fällen
die gleichen seien, und hat sie mit folgender Begründung verneint.
Er stellte an Funduluseiern diejenige $CaCl_2$-Konzentration fest, die
imstande ist, die durch wechselnde Mengen von NaCl herbeigeführte Permeabilitätssteigerung zu hemmen, so daß sich 50 vH der
Eier normal entwickeln. Dabei zeigte sich, daß, wenn NaCl im
Sinne einer arithmetischen Reihe wächst, $CaCl_2$ wie eine geome-

trische Reihe wachsen muß, um den antagonistischen Effekt herbeizuführen. An Larven von Balanus eburneus, die in Lösungen von
NaCl+KCl unerregbar sind und am Boden bleiben, während sie
bei Zusatz von $MgCl_2$+$CaCl_2$ wie im Meerwasser schwimmen und
einen positiven oder negativen Heliotropismus zeigen, findet man
aber, daß der Ionenantagonismus nunmehr bei annähernder Konstanz des Quotienten $\dfrac{Na+K}{Mg+Ca}$ besteht. Ob allerdings der hieraus
von LOEB gezogene Schluß einer prinzipiellen Verschiedenheit des
quantitativen Verlaufes des Ionenantagonismus, wenn es sich um

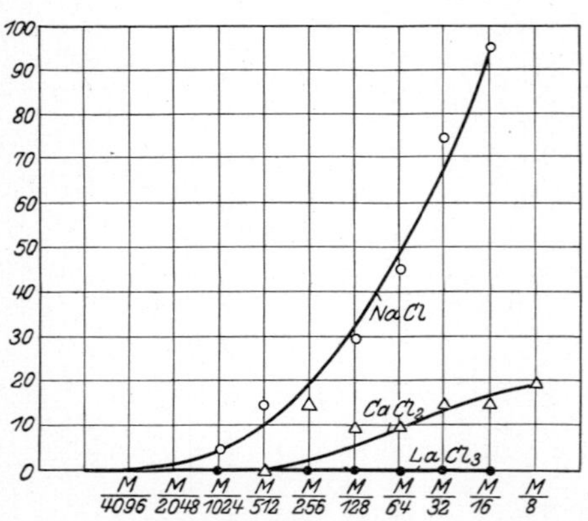

Abb. 19. Der Einfluß von NaCl, $CaCl_2$, $LaCl_3$ auf die
Erholung von Funduluseiern, die mit KCl vergiftet
waren. (Nach J. LOEB.) (Bezeichnung wie in Abb. 18.)

die Beeinflussung der
Permeabilität bzw. der
Erregbarkeit handelt,
berechtigt ist, muß noch
experimentell geprüft
werden. Denn zunächst
wissen wir noch nicht einmal, ob der eine oder an-
dere Typus des Ionen-
antagonismus auch an
anderen Substraten nach
diesen Gesetzmäßigkei-
ten verläuft. Bei der
recht bedeutenden Ver-
schiedenheit in dem Ver-
halten der Zellgrenz-
schichten an verschiedenen Zellen wäre eine Lösung der Frage am
ehesten zu erwarten, wenn es gelänge, die beiden Typen des Ionenantagonismus an demselben Substrat quantitativ zu untersuchen.
Eine Möglichkeit wäre hierzu in Versuchen an Amöben unter Anwendung der mikrurgischen Methode (vgl. CHAMBERS) gegeben.

Daß dem Salzeffekt eine allgemeine Bedeutung zukommt, geht
daraus hervor, daß er sich ebenso an ausgewachsenen Funduli wie
an Embryonen findet. Kommt es zwar in erster Linie für das Zu-
standekommen der Durchlässigkeit auf die Anwesenheit von Salzen
überhaupt an, so muß doch ergänzend betont werden, daß den verschiedenen Ionen sehr differente Wirkungen auf die Permeabilität zukommen. Wie Abb. 19 zeigt, ist Na besser als Ca zur Erholung vergifteter Eier befähigt. Letzteres noch mehr als Lanthan,

in dem praktisch keine Entgiftung stattfindet. Auch durch Cs und Rb findet offenbar wegen spezifischer Giftwirkung keine Erholung statt. Die Wirkung der Anionen ist sehr verschieden. Ordnet man die Salze nach ihrer abnehmenden Eignung zur Entgiftung, so erhält man die folgenden Reihen:

1. Na > Li > NH$_4$ > Mg, Ba, Ca > Sr, Mn > La
2. Fe(CN)$_6$, Zitrat > SO$_4$ > Acetat > Br > Cl, NO$_3$.

Die beim Studium des Salzeffektes ermittelten Tatsachen sind auch aus folgenden Gesichtspunkten von größtem Interesse. Bekanntlich findet man in tierischen und pflanzlichen Zellen K in höherer Konzentration als Na, während in ihrer Umgebung (Blut, Meerwasser) die Konzentrationsverhältnisse gerade umgekehrt sind. Die Loebschen Experimente haben nun gezeigt, daß NaCl bzw. NaCl + CaCl$_2$ die Diffusion von KCl begünstigt und daß der maximale Effekt gerade in dem Konzentrationsbereich, der in physiologischen Flüssigkeiten (Blut, Meerwasser) sich findet, gelegen ist. Damit ist natürlich die Tatsache der eigenartigen Ionenverteilung zwischen Zellen und Umgebung

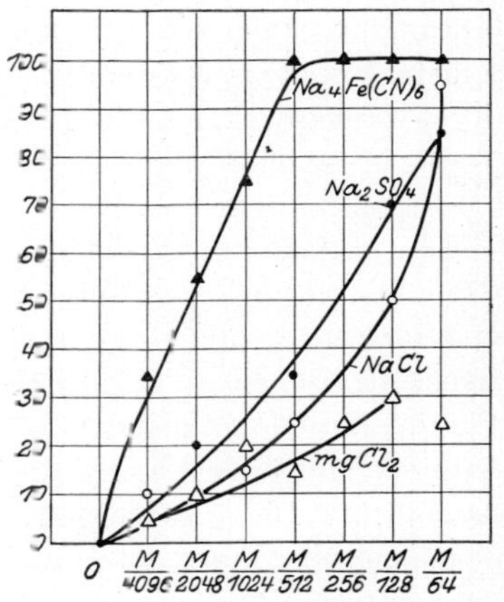

Abb. 20. Die Bedeutung der Wertigkeit des Anions für die Erholung von Funduluseiern, die mit KCl vergiftet waren. (Nach J. Loeb.) (Vgl. Abb. 18.)

nicht geklärt; nur ist es wahrscheinlich gemacht, daß die Gesetze der Kaliumpermeabilität, die Loeb entdeckte, hieran beteiligt sind[1].

Bevor wir auf die kolloidchemische Deutung der Versuche näher eingehen, sei noch auf die folgende bemerkenswerte Tatsache, die sich aus den Kurven (Abb. 20) ablesen läßt, aufmerksam gemacht. In den Versuchen mit verschiedenen Anionen bestehen die Unterschiede zwischen den verschiedenen Kurven lediglich darin, daß von Fe(CN)$_6$ eine geringe Konzentration zur Herbeiführung der Erholung der vergifteten Embryonen oder, wie wir besser sagen können, zur Erhöhung der Durchlässigkeit erforderlich ist, als von

---

[1] Vgl. hierzu auch die Versuche von Mond und Netter S. 107.

Sulfat und Chlorid. Aber auch in den Lösungen der letztgenannten Salze wird nahezu die maximale Erholungsziffer erreicht. Ganz anders verhalten sich die Kationen. Hier nehmen nämlich unabhängig von der verwendeten Konzentration mit steigender Wertigkeit die maximalen Erholungsziffern rapide ab. Wir werden diese Tatsache wohl so zu deuten haben, daß die Zellkolloide durch die in ihrer Umgebung vorhandenen Salze bei den mehrwertigen Kationen irreversibel verändert werden; deshalb sind die entsprechenden Salze zur Entgiftung ungeeignet.

Erwähnt sei ferner, daß ein Salzeffekt auch auf die Permeabilität der Eimembran für Säuren ausgeübt wird. Nur ist es zu seinem Nachweis notwendig, die Elektrolyte aus der Eimembran durch längere (4 Tage währende) Vorbehandlung in Nichtleiterlösung möglichst quantitativ zu entfernen.

Die unter dem Begriff des Salzeffektes zusammenfaßbaren Tatsachen erklärt nun LOEB durch die Annahme, daß die Salze die Globuline in der Eimembran bzw. in den Grenzschichten auch anderer Zellen, an denen der Salzeffekt nachweisbar ist, in geringen Konzentrationen in Lösung halten, in größeren aber fällen. Die Fällung der Globuline tritt auch bei vollständiger Abwesenheit von Salz ein und äußert sich in einer starken Herabsetzung der Permeabilität. Diese Auffassung macht nicht allein die geschilderten Versuche sehr gut verständlich, sondern erklärt auch gleichzeitig das Auftreten der Ionenreihen, die uns aus den HOFMEISTERschen Versuchen als Fällungsreihen der Eiweißkörper und des Lecithinsols bekannt sind[1]. Wenn es in den Versuchen, in denen die vergifteten Embryonen in Nichtleiterlösungen übertragen werden, doch in einer, wenn auch nur geringen Zahl, zu einer Erholung kommt, so liegt dies nach LOEB daran, daß die in der Eimembran vorhandenen Kalisalze selbst einen Salzeffekt ausüben, bis sie in die Nichtleiterlösung diffundiert sind; dann muß die weitere Diffusion der Kalisalze aus dem Embryo infolge der Undurchlässigkeit der Membran unterbleiben.

Damit ergibt sich die Frage, ob der Salzeffekt als eine allgemeine biologische Erscheinung angesehen werden darf, d. h. ob

---

[1] Vgl. hierzu die auf S. 163 geschilderten Versuche LOEBs, in denen die Beeinflussung der Wasserdurchlässigkeit von Funduluseiern durch Säuren und Laugen ebenfalls Anhaltspunkte dafür liefert, daß die Permeabilität vom Zustand der Eiweißkörper der Zellgrenzschicht abhängt.

auch an anderen Zellen und Geweben eine Permeabilitätshemmung durch Nichtleiter festgestellt werden kann. Diese Frage wurde zunächst von Höber und Memmesheimer (1923), Hiruma (1923) und Tanaka (1924) an den roten Blutkörperchen mit dem Ergebnis untersucht, daß eine Reihe basischer lipoidlöslicher Vitalfarbstoffe, wie nach den Loebschen Versuchen zu vermuten war, in Gegenwart von Nichtleitern (Rohrzucker und Glykokoll) im verminderten Maß aufgenommen wurden. Es zeigte sich aber weiter, daß unter den sauren Farbstoffen mehrere in ganz erheblich höherem Ausmaß aus einer Rohrzuckerlösung von den Erythrocyten aufgenommen wurden, als dies in Gegenwart von Kochsalz stattfindet, und zwar schien der Unterschied für die lipoidlöslichen Säurefarbstoffe am größten zu sein. Mehrere lipoidunlösliche Farbstoffe zeigten im Rohrzuckerversuch keine Abweichung von ihrem Verhalten in Kochsalzlösung. Wir fügen noch hinzu, daß Ammonium- und Alkaloidsalze aus Rohrzuckerlösung in vermindertem Maße aufgenommen werden, eine Beobachtung, die mit der von Rhode (1922) festgestellten hemmenden Wirkung des Rohrzuckers auf die durch Morphin sowie Ammoniumsalze hervorgerufene Hämolyse recht gut übereinstimmt. Weiter wurde von Hiruma gerade umgekehrt die vermehrte Aufnahme von Natriumsalicylat und -rhodanid festgestellt. Hieraus ersieht man, daß von einer einheitlichen Wirkung des Rohrzuckers auf die roten Blutkörperchen überhaupt nicht gesprochen werden kann[1]. Was die Farbstoffversuche anlangt, so ist ja bereits mehrfach betont worden, daß die Größe der Farbstoffaufnahme keineswegs in eindeutiger Beziehung zu der Größe der Durchlässigkeit der Zellgrenzschichten steht, sondern daß hier mindestens im gleichen Maße die Bindungsverhältnisse der Farbstoffe an das Protoplasma bedeutungsvoll sind. Hierfür sprechen auch Beobachtungen von Tanaka, der bezüglich der Farbstoffaufnahme durch die roten Blutkörperchen aus verschiedenen Salzlösungen gerade die entgegengesetzten Regeln für die Bindung von sauren und basischen Farbstoffen ableiten konnte. Er fand nämlich, daß für die Aufnahme der basischen Farbstoffe sich folgende Hemmungsreihe ergibt:

Na-Citrat, Na-Tartrat > Na_2SO_4 > $CaCl_2$ > Na-Phosphat, NaCl, Br. Genau dieselbe Reihe nur in umgekehrter Richtung zeigt die hem-

---

[1] Vgl. hierzu auch Netter (1927).

mende Wirkung der Salze auf die Aufnahme saurer Farbstoffe an. Allerdings bereitet auch dieser Befund einer Erklärung unter Hinzuziehung der polaren Adsorption der Farbstoffe durch das Protoplasma größte Schwierigkeiten. Denn wäre diese ausschlaggebend, so hätte gerade umgekehrt aus Salzlösungen mit mehrwertigen Anionen die Aufnahme der basischen Farbstoffe am stärksten gefördert, die der sauren am meisten gehemmt werden müssen.

Überhaupt sei bemerkt, daß die roten Blutkörperchen mit Rücksicht auf ihre geringe Dimension zur Untersuchung der Abhängigkeit der Durchlässigkeit ihrer Grenzschichten von äußeren Faktoren nicht sonderlich geeignet erscheinen. Wohl ist es möglich, den Gleichgewichtszustand, der sich bei der Aufnahme verschiedener Stoffe aus der umgebenden Lösung herstellt, genau festzustellen. Aber die Beziehung der so erhaltenen Werte zur Durchlässigkeit der Zellgrenzschichten bleibt ungewiß. In dieser Anschauung werden wir durch Versuche von GELLHORN und WEIDLING bestärkt, die die Pufferungspotenz von Blutkörperchen und Muskeln gegenüber sauren und alkalischen Lösungen untersuchten und dabei fanden, daß, so deutlich die Abhängigkeit der Geschwindigkeit der Neutralisationswirkung der Muskeln von physikalischen und chemischen Faktoren nachweisbar war, hiervon an den Blutkörperchen sich nichts zeigte. Dieser eigenartige Befund fand seine modellmäßige Erklärung darin, daß feinstes Gelatinepulver sich wie die Blutkörperchen, dünne Gelatinescheibchen hingegen sich wie die Muskeln verhielten. Im ersteren Fall erfolgte die Neutralisation so schnell, daß hemmende oder beschleunigende Faktoren nicht nachweisbar wurden, während dies in den Versuchen mit Gelatineplatten unschwer gelang. Deshalb erscheint es notwendig, analoge Versuche an anderen Geweben anzustellen. Solche Versuche sind bereits von HIRUMA am Muskel ausgeführt worden, und zwar fand er, daß basische Farbstoffe in vermehrtem Maße, ebenso die Alkaloidsalze, Natriumsalicylat und -rhodanid aufgenommen wurden, wiederum ein Ergebnis, das mit den Resultaten des LOEBschen Salzeffektes im Widerspruch steht. Die vermehrte Aufnahme von Methylenblau hat vermutlich mit einer veränderten Permeabilität nichts zu tun, da auch von Stärke aus einer Nichtleiterlösung mehr Farbstoff aufgenommen wird als aus einer Salzlösung (HUMMEL und PÜSCHEL 1924). Wählt man die durch Säure und Lauge hervorgerufene Contractur als Maß für die eingedrungene Menge dieser Substanzen, so ergibt sich, daß Rohrzucker die Aufnahme von Salzsäure, Milchsäure, Benzoesäure und CO_2 fördert, während die von NaOH gehemmt wird. Ebenso wie Rohrzucker wirken auch Traubenzucker und Harnstoff (Gellhorn 1926).

Hinsichtlich der KCl-Contractur ließ sich nun zeigen, daß auch nach kurzdauernder Vorbehandlung in einer Nichtleiterlösung die Contractur wesentlich geringer ausfiel bzw. vollständig gehemmt wurde (Gellhorn). Unter diesen Bedingungen kann die verminderte KCl-Wirkung lediglich durch eine Herabsetzung der Durchlässigkeit der Zellgrenzschichten verursacht sein; denn der Versuch vollzieht sich unter genau den gleichen äußeren Bedingungen, nur daß vorher auf den Muskel in dem einen Fall eine Nichtleiterlösung eingewirkt hatte. Man könnte höchstens daran denken, daß die Erregbarkeit des Muskels sich vermindert hätte. Es ist aber a. a. O. ausführlich gezeigt worden, daß die K-Contractur von der Erregbarkeit des Muskels unabhängig ist, und daß weiterhin unter den von uns gewählten Bedingungen nicht einmal eine Änderung der Erregbarkeit eintritt.

Es ist nun sehr merkwürdig, daß Embden ebenfalls am Muskel durch Rohrzucker eine Steigerung der K-Permeabilität feststellte. Als Maß der Durchlässigkeit der Zellgrenzschichten benutzte Embden die Größe der Phosphorsäureausscheidung. Diese stieg regelmäßig in den Rohrzuckerversuchen an. In Übereinstimmung hiermit fand Vogel in dem gleichen Institut, daß sowohl die Kaliumlähmung, wie die Entlähmung des mit KCl vergifteten Muskels sich schneller in Rohrzuckerlösung bzw. nach temporärer Einwirkung derselben auf den Muskel vollzieht. Bei der Embdenschen Methode ist natürlich stets die Möglichkeit gegeben, daß das Agens, dessen Wirkung auf die Permeabilität untersucht werden soll, den Lactacidogenstoffwechsel und damit auch die Menge diffusibler Phosphorsäure beeinflußt. Doch wird man hiervon im vorstehenden Falle kaum Gebrauch machen, da der Verlauf der Kalilähmung die Embdensche Auffassung unterstützt. Vielleicht liegt eine Klärung in dem Befund von Sommerkamp (1928), daß im Muskel besondere Tonusfasern vorhanden sind, die wesentlich stärker auf Contractursubstanzen reagieren als die übrigen Fibrillen. Es ist denkbar, daß auch der Aufbau ihrer Grenzschichten und infolgedessen ihr Verhalten dem

Rohrzucker gegenüber sich von den anderen Fibrillen unterscheidet[1].

Sehr instruktive Beispiele für die durch Nichtleiter herbeigeführte Durchlässigkeitsverminderung ergeben sich aus Versuchen an Seeigeleiern mit Farbstoffen. Es zeigt sich nämlich, daß die Anfärbung mit Methylenblau sich in Gegenwart von Nichtleitern (Rohrzucker, Traubenzucker, Galaktose) erheblich langsamer und in geringerem Grade als in Salzlösung vollzieht. Aus dem zeitlichen Verlauf der Anfärbung und der Tatsache, daß Eier, die sich auch nach relativ langer Einwirkungszeit in Nichtleiterlösung nicht angefärbt hatten, nach Übertragung in Meerwasser sich ebenso wie die nicht vorbehandelten Eier färben, geht hervor, daß hier lediglich eine Wirkung auf die Zellgrenzschichten, und nicht etwa auf die Bindungsverhältnisse in der Zelle stattgefunden hat. Auch für saure Farbstoffe läßt sich am gleichen Substrat eine Permeabilitätsverminderung herbeiführen (GELLHORN 1927). Die Giftigkeit von K, Rb und NH_4 sowie von Methylenblau, Eosin und Erythrosin wird durch Zucker und Aminosäuren ganz bedeutend herabgesetzt, wie durch die Beobachtung der Beweglichkeit des Froschspermas und den Erfolg des Befruchtungsversuches bewiesen wird. Es ist wahrscheinlich, daß diesem Befund eine durch die Nichtleiter bewirkte verminderte Permeabilität zugrunde liegt (GELLHORN 1924).

Hiernach ist es berechtigt, eine allgemeine und typische Wirkung des Rohrzuckers auf die Durchlässigkeit der Zellgrenzschichten in Abrede zu stellen. Der verschiedene Aufbau der verschiedenen Zellen läßt erwarten, daß die unter bestimmten Bedingungen für gewisse Zellen geltenden Permeabilitätsregeln auf andere Zellen nicht übertragbar sind. Ferner haben wir bereits verschiedentlich betont, daß die vermehrte Durchlässigkeit für einen bestimmten Stoff nicht zwangsläufig sich auf andere Substanzen erstreckt. Auch die ungleichen zeitlichen Verhältnisse machen die in verschiedenen Versuchen erhaltenen Ergebnisse nicht direkt vergleichbar. Mögen auch an der Wirkung der Nichtleiter Faktoren beteiligt sein, die mit der Durchlässigkeit der Zellgrenzschichten nichts zu tun haben, und hierfür bestehen wichtige

---

[1] Es ist aber auch daran zu denken, daß die ganz verschiedene *Dauer* der Rohrzuckerversuche an den widersprechenden Ergebnissen beteiligt ist.

experimentelle Grundlagen [1], so bleibt dennoch bei dem heutigen Stande des Wissens die Annahme, daß die Nichtleiter bald permeabilitätsfördernd, bald hemmend wirken, gerechtfertigt [2].

5. Wasserstoffionen. Hatte sich aus den bisher erörterten Versuchen ergeben, daß die Salze sehr stark die Durchlässigkeit tierischer Zellen verändern, so ist es wahrscheinlich, daß Säuren in der gleichen Weise wirken. Auch hierüber verdanken wir LOEB Versuche von grundsätzlicher Bedeutung. Sie wurden an Funduluseiern mit der früher erwähnten Methode ausgeführt, in denen die Schwimmprobe der Eier in hypertonischer $NaCl+CaCl_2$-Lösung als Maß der Durchlässigkeit gewählt wurde. Während normale Eier, wie erwähnt, tagelang unversehrt in dieser Lösung schwimmen, tritt nach kurzdauernder Vorbehandlung in Säure ziemlich rasch ein Sinken und Absterben der Eier als Zeichen dafür ein, daß infolge der Säureeinwirkung die Durchlässigkeit für Wasser erhöht ist. Es ist nun sehr interessant, daß diese Durchlässigkeitserhöhung wesentlich vermindert wird, wenn der Säure Salz hinzugesetzt wird. Im speziellen zeigt sich, daß in dem System H_2SO_4 $+Na_2SO_4$ die permeabilitätsvermindernde Wirkung des Salzes viel ausgesprochener ist, als in $HCl+NaCl+KCl+CaCl_2$ (Tabelle 35/36). Da wir wissen, daß der gleiche Unterschied auch bei der Hemmung der Säurequellung des Muskels durch Salze auftritt (BEUTNER 1912/13), so folgt hieraus, daß die Veränderung der *Wasser*durch-

Tabelle 35.   (Nach J LOEB.)

Nach Stunden	Zahl der in der Probelösung schwimmenden Eier. Vorbehandelt mit $n/1250\ H_2SO_4$						Nach	Zahl der in der Probelösung schwimmenden Eier. Vorbehandlung in $n/1250\ H_2SO_4$ in $m/2\ Na_2SO_4$ von					
	4	12	20	31	48	60 Min.		5	20	40	80	120	240 Min.
2	4	3	3	2	0	0	$7^1/_2$ Std.	4	4	4	4	4	4
$7^1/_2$	2	0	0	0	0	0	$23^1/_2$ „	3	3	3	2	1	1
23	0	0	0	0	0	0	2 Tagen	1	2	2	2	0	1

[1] Vgl. hierzu RUNNSTRÖM (1927), der besonders die flockende Wirkung des Rohrzuckers betont.

[2] Die weitgehenden Unstimmigkeiten die bisher hinsichtlich der Nichtleiterwirkungen festgestellt sind, haben zum Teil ihre Ursache darin, daß auf Grund indirekter Kriterien Permeabilitätswirkungen angenommen werden, ohne daß solche vorliegen. Hier werden direkte Methoden Klärung schaffen können.

Tabelle 36. (Nach J. LOEB.)

Nach Stunden	Zahl der in der Probelösg. schwimmenden Eier. Vorbehandelt mit $n/1250$ HCl				Nach Stunden	Zahl der in der Probelösung schwimmenden Eier. Vorbehandelt mit $n/1250$ HCl + $m/2$ (NaCl + KCl + CaCl$_2$)				
	5	$12^1/_2$	21	57 Min.		5	20	40	84	100 Min.
$2^1/_2$	4	2	0	0	4	4	4	0	3	1
$4^1/_2$	3	0	0	0	6	4	4	0	1	0
23	1	0	0	0	23	4	0	0	0	0

lässigkeit von dem Zustand kolloider Eiweißkörper in der Ei-membran abhängig ist.

Auch an den Zellen der Metazoen liegen einige Versuche vor, die die Wirksamkeit der [H·], die Permeabilität zu verändern, dartun. BURGER (1925) zeigte, daß aus den Blutkörperchen Cl erheblich langsamer in saure Phosphatlösungen (p_H 6,7) als in alkalische Lösungen (p_H 7,3) übertritt. Eigene Beobachtungen zeigten, daß im gleichen Sinne die K-Permeabilität des quergestreiften und glatten Muskels von der Reaktion abhängig ist, da die K-Contractur mit steigendem p_H (innerhalb der Grenzen p_H 6,7—7,8) zunimmt.

6. Sauerstoffmangel. Sauerstoffmangel führt zu einer reversiblen Permeabilitätssteigerung. Dies geht nicht allein aus der Vermehrung der Phosphorsäureausscheidung am Muskel hervor (SIMON 1922) — bei dieser ist möglicherweise auch eine verminderte Lactacidogensynthese beteiligt (FREY und TIEMANN 1927) —, sondern auch aus direkten Bestimmungen über die Cl-Durchlässigkeit der Muskelmembran (WINTERSTEIN und HIRSCHBERG 1927).

7. Pharmaka. Eine Reihe pharmakologisch wirksamer Stoffe ist geeignet, die Permeabilität der Zellen zu verändern. So haben HEUBNER und HANDOVSKY (1923/24) festgestellt, daß Adstringentien wie Tannin eine Abdichtung der Zellgrenzen an Blutkörperchen hervorrufen. Sie finden, daß Nitrit langsamer unter dem Einfluß geringer Tanninkonzentrationen in die Zellen eindringt und dort Methämoglobinbildung veranlaßt. In höheren Konzentrationen kommt es allerdings zu einer Beschleunigung des Nitriteintrittes. Die Untersuchungen machen es wahrscheinlich, daß die permeabilitätsvermindernde Wirkung des Tannins durch eine Beeinflussung besonders der Grenzschichten der Zelle zustande kommt. Allerdings deuten gewisse Erfahrungen dahin, daß sich hieran auch eine Zustandsänderung im Sinne einer Sol-Gelumwandlung im Inneren der Zelle anschließt. Es ist hiernach anzunehmen, daß durch eine Dehydratation der Zellgrenzschichtenkolloide in erster Linie die permeabilitätsvermindernde Wirkung bedingt ist. Die Versuche sind deshalb besonders lehrreich, weil sie zeigen, daß Agenzien, die wie Tannin und übrigens auch die Aluminiumsalze (vgl. FLURI 1908) sicherlich nur außerordentlich schwer in die Zellen eindringen, allmählich doch Zustandsänderungen auch im Zellinnern hervorrufen, so daß auch in diesem Falle die Sonderung zwischen reiner Permeabilitätsveränderung und einer veränderten Aufnahme durch die Strukturen des Zellinnern außerordentlich schwierig ist. Aus ultramikroskopischen Befunden geht weiter hervor, daß Tannin in permeabilitätserhöhenden Konzentrationen zur Koagulation von Kolloiden führt.

Nach RIESSER und NEUSCHLOSZ (1922) wird durch Veratrin in niedriger Konzentration, in der am quergestreiften Muskel die typische Veratrinzuckung erhalten wird, die Phosphorsäureausscheidung herabgesetzt. Daß hieraus ein permeabilitätsvermindernder Einfluß des Veratrins abzuleiten ist, wird auch dadurch wahrscheinlich gemacht, daß die Permeabilitätssteigerung durch Rohrzucker (gemessen an der Phosphorsäureabgabe) ebenso wie die Rohrzuckerlähmung in Anwesenheit von Veratrin gehemmt wird.

Erwähnt sei ferner, daß nach STRAUB (1920) durch Digitalis die Anionenpermeabilität der Blutkörperchen herabgesetzt wird. Die von FREY und TIEMANN (1927) unter dem Einfluß von Campher ermittelten Änderungen der Phosphorsäureausscheidung am Herzen sind aber nicht ohne weiteres als Änderungen der Permeabilität aufzufassen, da Campher den Lactacidogenstoffwechsel, speziell die Synthese des Lactacidogens hemmt. Diese Versuche weisen darauf hin, daß die grundlegenden Versuche der EMBDENschen Schule über die Änderungen der Phosphorsäureausscheidung unter dem Einfluß verschiedener Faktoren nur mit größter Vorsicht auf Änderungen der Permeabilität zu beziehen sind, da EMBDEN zeigen konnte, wie außerordentlich labil der Lactacidogenstoffwechsel in der Muskelzelle ist.

Das gilt auch von den Versuchen LANGES (1922) über die Hemmung der Phosphorsäureausscheidung des Muskels unter dem Einfluß des Adrenalins. OKAMOTO (1924) bestätigte diesen Befund, aber FREY und TIEMANN konnten an den quergestreiften Muskeln von Temporarien die abdichtende Wirkung des Adrenalins ebensowenig wie am Herzmuskel feststellen. Auch bezüglich der vegetativen Gifte der Muscaringruppe sowie Atropin besteht keine Übereinstimmung. LOEWI und SOLTI (1923) fanden nämlich sowohl in pilocarpin- wie atropinhaltiger Kochsalzlösung eine verminderte Phosphorsäureausscheidung, während nach OKAMOTO (1924) diese durch die parasympathischen Gifte gefördert und durch Adrenalin ebenso wie Atropin gehemmt wird. Es wird vom größten Interesse sein, die aus diesen Versuchen als wahrscheinlich anzunehmenden Wirkungen der vegetativen Gifte auf die Permeabilität durch direkte Methoden zu erhärten[1]. Erwähnt sei ferner, daß nach LAPICQUE (1927) ebenso wie durch Cholin auch durch den Preßsaft von Amanita eine erhöhte Durchlässigkeit der Muskeln eintritt, die sich in der Gewichtszunahme in RINGER-Lösung + Amanitapreßsaft ausdrückt. Dabei zeigt sich, daß gleichzeitig die Erregbarkeit des Muskels und Nerven erhöht wird, wie aus der Verringerung der Chronaxie hervorgeht. In diesen Versuchen ist ein wichtiger Hinweis für den Zusammenhang von Erregbarkeitsänderung und Permeabilität gegeben. Die in allgemeinphysiologischer Hinsicht außerordentlich wichtige Beziehung, die zwischen dem Erregungsvorgange und der Permeabilität besteht, sei nunmehr erörtert.

b) Innere Faktoren.

1. Erregung. GILDEMEISTER (1915/23) zeigte mittels elektrophysiologischer Methoden, daß mit dem Auftreten des psychogalvanischen Reflexes eine Widerstandsänderung der Haut verbunden ist, die auf eine verminderte Polarisation der Hautdrüsenzellen zurückgeführt werden muß. Damit war bewiesen, daß der Erregungsvorgang unter physiologischen Bedingungen mit einer reversiblen Permeabilitätserhöhung verbunden ist. Die Versuche wurden mit gleicher Methodik an der Haut unter Verwendung der verschiedensten Reize von EBBECKE[1] bestätigt. Auch direkte Versuche an der Froschhaut zeigten die durch Reizung hervorgerufene Permeabilitätserhöhung[2].

In diesem Sinne können auch Versuche von RAPPORT und RAY

---

[1] Vgl. S. 336.

[2] Vgl. näheres hierzu S. 237 und Versuche von PESERICO (1926) an der Speicheldrüse.

(1926) aufgefaßt werden, die am Schildkrötenherzen während der Contraction und kurz vorher eine Zunahme und in der Diastole eine Abnahme der Leitfähigkeit beobachteten. Hierher gehören auch die Befunde von Bronk und Gesell (1926) über die Leitfähigkeitszunahme bei sezernierender Speicheldrüse.

Für die Muskulatur liegen Versuche von Embden und Adler (1922) über die Phosphorsäureausscheidung vor. Ist diese am ruhenden Muskel fast 0 geworden, so findet man im Anschluß an eine elektrische Reizung eine Verstärkung derselben, die um so größer ist, je stärker oder länger der Muskel gereizt wird. Die quantitative Beziehung zwischen Reizerfolg und Phosphorsäureausscheidung geht auch daraus hervor, daß bei gleichstarker Reizung Reizerfolg und Phosphorsäureausscheidung mit Zunahme der Temperatur wachsen.

Mit zunehmender Ermüdung wächst auch die Phosphorsäureausscheidung, und gerade umgekehrt zeigt sich eine Parallelität zwischen dem Rückgang der Phosphorsäureausscheidung und dem Verlaufe der Erholung. Interessant ist, daß nach Behrendt (1922) die leichtere Ermüdbarkeit des M. semimembranosus gegenüber dem M. gastrocnemius sich auch in der größeren Phosphorsäureausscheidung des ersteren äußert, wenn beide Muskeln in genau der gleichen Weise gereizt werden. Die bei der Erregung des Muskels eintretende Permeabilitätserhöhung führt auch zu einer vermehrten Aufnahme von Chlor (Embden und Lange 1923). Da dieses nach Embden den Zerfall des Laktacidogens fördert, so ist die hierbei eintretende vermehrte Phosphorsäureausscheidung auch in diesem Falle nicht allein durch die Permeabilitätssteigerung bedingt. Daß aber mit der Erregung regelmäßig eine Durchlässigkeitssteigerung auch am Muskel verbunden ist, geht aus Versuchen von Mitchell, Wilson und Stanton (1921) hervor, die die hinteren Extremitäten des Frosches mit einer Rb- bzw. Cs-haltigen Ringerlösung durchspülten und bei einseitiger Nervenreizung, die nicht zu einer Erregbarkeitsabnahme führte, auf spektroskopischem Wege eine vermehrte Aufnahme von Rb und Cs auf der gereizten Seite feststellten. Während Mitchell und Wilson (1921) nach Reizung der Froschmuskeln in K-freier Ringerlösung keine vermehrte Kaliabgabe nach Erregung feststellten, wird dies neuerdings von Wojtczak (1927) behauptet. Eine interessante Illustration der erhöhten Durchlässigkeit des Muskels, die durch Reizung herbeigeführt wird, ergibt sich aus Versuchen von VERZÁR und PÉTER (1925), die am Muskel durch Formaldehyd und Glycerin in an sich unterschwelligen Konzentrationen eine Contractur hervorrufen konnten, wenn der Muskel durch eine vorhergehende Erregung (Zuckung) in einen Zustand erhöhter Durchlässigkeit versetzt war. Hierher gehört auch die Beobachtung CROZIERS (1922), daß nach faradischer Reizung Salpetersäure in die Zellen des Mantelgewebes von Chromodoris zebra in beschleunigtem Maße eindringt. Daß auch die Erregung des Sinnesepithels von einer erhöhten Durchlässigkeit begleitet ist, geht aus der erhöhten Phosphorsäureausscheidung der Netzhaut bei der Belichtung hervor. (LANGE und SIMON [1922].)

Mag auch im Einzelnen mancher der letzthin angeführten Versuche vieldeutig sein, in ihrer Gesamtheit beweisen sie unzweifelhaft, daß die Erhöhung der Durchlässigkeit der Zellgrenzschichten ein integrierender Bestandteil des Erregungsvorganges ist.

2. Befruchtung. Die Tatsache, daß die physiologische Erregung von einer gesteigerten Permeabilität begleitet ist, macht es wahrscheinlich, daß Änderungen in dem funktionellen Verhalten der Zellen überhaupt in gesetzmäßiger Weise mit Variationen der Durchlässigkeit ihrer plasmatischen Grenzschichten verbunden sind. Hiernach steht zu erwarten, daß die gewaltige Veränderung, die in der Eizelle im Anschluß an die Befruchtung vor sich geht, ebenfalls von einer Steigerung der Permeabilität begleitet ist. Schon lange sind Tatsachen bekannt, die eine mit dem Zellteilungsvorgang im Zusammenhang stehende Änderung in der Empfindlichkeit der Zellen für physikalische und chemische Faktoren dartun. COOKE und LOEB (1909) fanden, daß die Giftigkeit verschiedener Farbstoffe für Funduluseier auf den einzelnen Entwicklungsstadien ungleich ist und mit der Farbstoffaufnahme parallel geht. Auch die Giftigkeit von Kochsalz weist im Verlaufe der Entwicklung nach diesen Autoren die gleiche Periodizität auf.

Daß diese Befunde im wesentlichen durch eine Veränderung der Permeabilität bedingt sind, geht aus Versuchen von LYON und SHACKELL (1910), McCLENDON (1910/11), HARVEY (1911) und RUNNSTRÖM (1911) hervor. LYON beobachtete zuerst, daß die befruchteten Eier sich mit Methylenblau und Dahlia stärker färben als unbefruchtete. Kontrollversuche zeigten, daß nicht etwa der Unterschied auf einer ungleichen Fähigkeit der Zellen, die Farbstoffe zu reduzieren, beruht. Immerhin ist daran zu denken, daß er in der ungleichen Eignung der Zellen, den Farbstoff zu speichern, begründet sein könnte. Hierfür ist, wie BETHE gezeigt hat, in erster Linie die Reaktion der Zelle maßgebend. Es schien deshalb von Interesse, die Anfärbung befruchteter und unbefruchteter Eier mit Farbstoffen in Abhängigkeit von der Reaktion des Mediums zu untersuchen. In der Tabelle 37 sind die Ergebnisse von Versuchen am Seeigelei mit Methylenblau in einem p_H-Bereich von 6,13—9,38 wiedergegeben (GELLHORN 1927). Man erkennt, daß die BETHEsche

Tabelle 37. Die Färbung befruchteter und unbefruchteter
Eier von Strongylocentrotus mit Methylenblau.
(Nach GELLHORN.)
A = unbefruchtete, B = eben befruchtete Eier.

Lösung	Dauer des Versuches in Minuten			
1. Seewasser + Glykokollpuffer $p_H = 9,38$ + Methylenblau 1 : 10000	**41′** A. farblos B. 90 vH schwach hellblau	**57′** schwach hellblau fast hellblau, stärker als A	**70′** schwach hellblau hellblau	**145′** schwach hellblau hellblau
2. Seewasser + Glykokollpuffer $p_H = 8,24$ + Methylenblau 1 : 10000	**41′** A. farblos B. farblos	**70′** farblos hellblau	**95′** fast völlig farblos hellblau	**145′** ganz schwach hellblau hellblau
3. Seewasser + Glykokollpuffer $p_H = 6,92$ + Methylenblau 1 : 10000	**41′** A. farblos B. farblos	**145′** farblos farblos	**320′** farblos hellblau	
4. Seewasser + Phosphatpuffer $p_H = 6,13$ + Methylenblau 1 : 10000	A. } B. } bleiben während einer Beobachtungsdauer von $5^1/_2{}^h$ farblos			

Theorie insofern gilt, als eine Anfärbung mit dem basischen Farbstoff Methylenblau in saurer Lösung sich auch am befruchteten Ei niemals vollzieht, jedoch vom Neutralpunkt beginnend um so rascher und stärker eintritt, je alkalischer die Lösung ist. In diesem durch die BETHEsche Theorie für die Anfärbung gegebenen Rahmen sind aber wesentliche Unterschiede sowohl in der Geschwindigkeit wie in der Intensität der Anfärbung zwischen befruchteten und unbefruchteten Eiern nachweisbar. Diese Befunde scheinen lediglich durch die erhöhte Permeabilität der befruchteten Eier bedingt zu sein.

Bei der Problematik, die, wie mehrfach hervorgehoben, allen Farbstoffversuchen im Hinblick auf das Permeabilitätsproblem eigen ist, ist es von Wichtigkeit, daß wir über eine Reihe weiterer Versuche verfügen, die den Zusammenhang von Befruchtung und Permeabilitätserhöhung bekräftigen. Hierher gehört der von McClendon und Gray (1913) gegebene Nachweis, daß die Leitfähigkeit befruchteter Eier erheblich größer ist als vor der Befruchtung. Mittels seiner Methode der Radiopunktur zeigte Tchahotine (1921), daß die Eier nach der Befruchtung einen charakteristischen Wechsel in der Durchlässigkeit der Zellgrenzschicht aufweisen, der mit den Teilungsvorgängen zusammenhängt. Es tritt ein Maximum der Permeabilität beim Entstehen der Äquatorialspindel ein. Dabei ist die Durchlässigkeit der Eier im Äquator wesentlich größer als an den Polen. Mit der Permeabilitätssteigerung nach der Befruchtung hängt auch die von Warburg beobachtete Steigerung des Sauerstoffverbrauches zusammen. McClendon und Mitchell (1912) nehmen an, daß sie durch das Eindringen von OH-Ionen verursacht ist, da diese auch am unbefruchteten Ei eine Stoffwechselsteigerung herbeiführen.

Der Zusammenhang der Zellteilung mit der Permeabilität ist durch die Forschungen von Lillie (1910—18) besonders vertieft worden (vgl. auch Just 1922). Er zeigte an Arbacia, daß die Befruchtung zu einer erhöhten Wasserdurchlässigkeit der Eier führt, die in einer beschleunigten Schrumpfung in hypertonischen bzw. Schwellung in hypotonischen Lösungen zum Ausdruck kommt. Da die definitive Größe der Schwellung bzw. Schrumpfung bei befruchteten und unbefruchteten Eiern die gleiche ist, so sind die Unterschiede, für die auf Abb. 21 hingewiesen sei, nicht etwa durch einen verschiedenen osmotischen Druck der Zellen, sondern lediglich durch eine ungleiche Wasserdurchlässigkeit bedingt. Durch einen sehr einfachen Versuch kann man sich schon von den groben Unterschieden der Wasserdurchlässigkeit überzeugen. Bringt man nach Lillie befruchtete und unbefruchtete Eier in ein durch Zusatz von van 't Hoffscher Lösung hypertonisch gemachtes Meerwasser und entnimmt nach mehreren Minuten aus verschiedenen Höhen des Standgefäßes Eiproben, so findet man, daß die unterste Zone vorwiegend aus befruchteten, die obere Schicht hingegen fast ausschließlich aus unbefruchteten Eiern besteht. Diese Untersuchungen sind durch HERLANT (1918) bestätigt und insofern erweitert worden, als dieser Autor neben der erhöhten Wasserpermeabilität auch eine solche für Salze und Alkalien feststellen konnte. Dabei zeigte sich auch hier der zyklische, in Verbindung mit den Zellteilungsvorgängen stehende Wechsel der Permeabilität. Das Permeabilitätsmaximum wird wiederum im Stadium der Zellteilung (Bildung des Diaster) gefunden. Bringt man die Eier in verschiedenen Abständen nach der Befruchtung in hypertonische

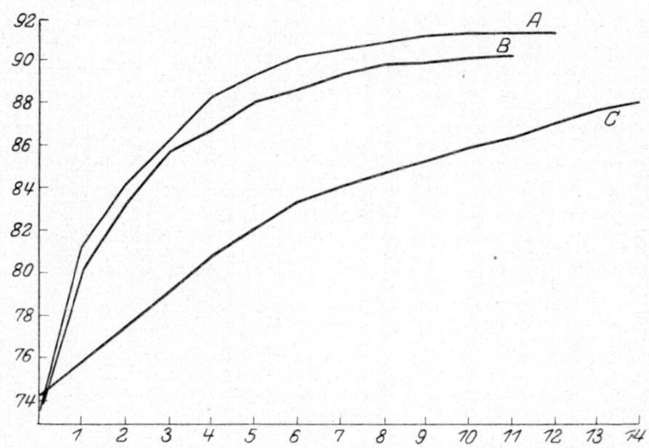

Abb. 21. Die Durchlässigkeit befruchteter und unbefruchteter Arbacia-Eier für Wasser. (Nach LILLIE.) Die Kurve gibt die Größe des Durchmessers von Arbacia-Eiern wieder, die verschieden lange Zeit in verdünntem Seewasser (60 Teile Brunnenwasser + 40 Teile Seewasser) verbleiben. Ordinate: Durchmesser in μ; Abszisse: Zeit in Minuten nach Übertragung in das hypotonische Medium. *A* befruchtete, *C* unbefruchtete Eier; *B* Eier mit künstlicher Befruchtungsmembran.

Lösungen, so findet man, daß innerhalb der ersten 25—30 Minuten keine Plasmolyse eintritt. Im Anschluß daran wird sie beobachtet, bis eine Zellteilung einsetzt. Man sieht hieraus, daß sofort nach der Befruchtung eine erhöhte Salzdurchlässigkeit besteht, so daß die Plasmolyse in hypertonischer Lösung ausbleibt. Allmählich nimmt die Permeabilität ab, so daß die Plasmolyse zustande kommt. Ganz entsprechend ist der Verlauf, wenn man die Alkalidurchlässigkeit an befruchteten Eiern, die mit Neutralrot gefärbt sind, mit der Permeabilität unbefruchteter vergleicht (HARVEY und HERLANT). Bezüglich der Wasserdurchlässigkeit findet sich insofern ein gewisser Unterschied, als das Maximum der Wasserdurchlässigkeit dem Maximum der Salz- und Alkalipermeabilität vorausgeht.

Es ist nun sehr interessant, daß HERLANT an dieser periodischen Steigerung der Durchlässigkeit der befruchteten Eier die bereits mehrfach erörterten Gesetzmäßigkeiten der Zellpermeabilität von dem chemischen Milieu in origineller Weise bestätigen und auf diese Weise die zyklischen Permeabilitätsveränderungen der Eizelle experimentell beeinflussen konnte. Er geht dabei von der Anschauung aus, daß eine Beschleunigung der gewöhnlich 25 Minuten nach der Befruchtung einsetzenden verminderten Durchlässigkeit, — gekennzeichnet durch das Auftreten der Plasmolyse in der hypertonischen Testlösung —, durch eine Permeabilitätsverminderung der Grenzschichten bedingt sein muß, während umgekehrt die Verzögerung der Plasmolyse die Wirkung eines permeabilitätsfördernden Agens anzeigt. Tabelle 38 zeigt nun, daß die Plasmolyse bei einem Überschuß von NaCl oder KCl verzögert, nach Zusatz von $CaCl_2$ oder $MgCl_2$ gefördert wird. Die permeabilitätssteigernde Wirkung der Alkalimetalle und die hierzu antagonistische Wirkung der alkalischen Erden läßt sich so sehr gut demonstrieren. Ebenso findet man nach dieser Methode, daß durch eine Änderung des p_H nach der alkalischen Seite eine Durchlässigkeitssteigerung, nach der sauren Seite aber eine Hemmung erzielt wird, ein Ergebnis, das sehr gut mit den früher geschilderten Befunden an Blutkörperchen und Muskulatur übereinstimmt. Auch die Verminderung der Durchlässigkeit der befruchteten Eizelle für Salze im Zustande der Narkose, die später erörtert werden wird, läßt sich durch die Beschleunigung der Plasmolyse demonstrieren[1].

Es ist vielfach gezeigt worden, daß künstlich aktivierte Eier (Parthenogenese) sich hinsichtlich der Permeabilität ebenso wie befruchtete Eier verhalten[2]. Demnach ist die Permeabilitätssteigerung als ein charakteristisches Merkmal jeder Entwicklungserregung anzusehen. Hierfür spricht auch, daß gerade jene Agen-

---

[1] Dieser Deutung widerspricht HEILBRUNN (1925 und 1927) und sucht die Wirkungen der Anästhetika auf das Protoplasma durch Viscositätsänderungen zu erklären. Daß hierdurch die Bedeutung der Permeabilität auch nur einzuschränken sei, hat schon OSTERHOUT (1916) gegenüber einer ähnlichen Vorstellung von SPAETH (1916) abgelehnt.

[2] Vgl. hierzu die Kurve *B* in Abb. 21, aus der hervorgeht, daß die Wasserdurchlässigkeit der parthenogenetischen Eier etwa ebenso groß ist wie die der befruchteten.

zien, die eine starke Förderung der Zelldurchlässigkeit hervorrufen, zur Auslösung der Parthenogenese besonders geeignet sind. So beobachtete LILLIE (1910) an Funduluseiern, daß die Parthenogenese durch kurzdauernde Behandlung mit Alkalichloriden und Übertragung in Meerwasser erfolgt, während diese Wirkung ausbleibt, sobald der NaCl-Lösung etwas $CaCl_2$ hinzugefügt wird. Entsprechende Erfahrungen liegen an den Eiern von Arbacia vor

Tabelle 38. Das zeitliche Auftreten von Plasmolyse in hypertonischen Lösungen nach Versuchen an befruchteten Seeigeleiern. (Nach HERLAND 1918.)

Minuten nach der Befruchtung	50 ccm Meerwasser +10 ccm $2^1/_2$ mol. NaCl (Testlösung)	10 ccm Meerwasser +40 ccm isot. NaCl +10 ccm $2^1/_2$ mol. NaCl	10 ccm Meerwasser +40 ccm isot. KCl +10 ccm $2^1/_2$ mol. NaCl	40 ccm Meerwasser +10 ccm isot. $CaCl_2$ +10 ccm $2^1/_2$ mol. NaCl	40 ccm Meerwasser +10 ccm isot. $MgCl_2$ +10 ccm $2^1/_2$ mol. NaCl	50 ccm isot. NaCl +10 ccm $2^1/_2$ mol. NaCl
5	−	−	−	−	−	−
10	−	−	−	−	−	−
15	−	−	−	+	−	−
20	−	−	−	+	−	−
25	−	−	−	+	+	−
30	+	−	−	+	+	−
35	+	−	−	+	+	−
40	+	−	−	+	+	−
45	+	−	+	+	+	−
50	+	−	+	+	+	−
55	+	−	+	+	+	−
60	+	−	+	+	+	−
65	+	+	+	+	+	−
70	+	+	+	+	+	−
75	+	+	+	+	+	−

(LILLIE 1911/14). Hier zeigte sich regelmäßig, daß Lösungen von NaSCN und NaJ sowie der entsprechenden Kalisalze wirksamer zur Herbeiführung der Parthenogenese als NaCl oder NaBr sind und daß es auch einer geringeren Einwirkungszeit im ersten Falle bedarf. Auch der Befund von LILLIE und BASKERVILL (1922), daß kurzdauernde Bestrahlung mit ultraviolettem Licht, dessen permeabilitätsfördernde Wirkung erwähnt wurde, die Parthenogenese begünstigt, gehört hierher. Anästhetika in narkotischen (d. h. reversibel lähmenden) Konzentrationen, in denen eine Herabsetzung der Permeabilität für Salze und Wasser beobachtet wird (vgl.

S. 189ff.), sind ebenfalls imstande, die Parthenogenese durch Alkalisalze zu unterdrücken. Lösungen der alkalischen Erden rufen niemals Parthenogenese hervor. Wenn weiterhin gefunden wird, daß eine große Anzahl cytolytisch wirkender Substanzen wie Alkohole, Seifen, Saponin usw. ebenfalls Parthenogenese auslösen, so ist dies zwar eine Bestätigung der Anschauung, daß die Permeabilitätssteigerung ein integrierender Bestandteil der Entwicklungserregung ist; es bleibt aber die Frage offen, ob der Angriffspunkt dieser organischen Substanzen in den Grenzschichten der Eizelle nicht ein grundsätzlich anderer ist.

Die hiernach auch für den Beginn der Parthenogenese anzunehmende Permeabilitätsvermehrung ist auch deshalb von Interesse, weil diese Beobachtungen den inneren Zusammenhang zwischen Erregung und Entwicklung dartun. Denn auch mechanische (Bataillon 1911) wie elektrische Reize (McClendon 1912) sind imstande, an Froscheiern eine parthenogenetische Entwicklung auszulösen, und die künstlich aktivierten Eier zeigen bei der Übertragung in destilliertes Wasser einen größeren Verlust an Elektrolyten durch Diffusion als die unbefruchteten Eier, während die natürlich befruchteten Eier ebenso elektrolytpermeabel sind wie die aktivierten. Wir können daher schließen, daß der physiologische Erregungsvorgang an tierischen Zellen ebenso wie der experimentell veranlaßte bei geeigneter Reizdosierung unabhängig von der Beschaffenheit der Reizqualität und der Natur des Reizeffektes (Bewegung, Sekretion, Entwicklungsanregung) regelmäßig von einer Erhöhung der Permeabilität begleitet ist.

Überblicken wir diesen Abschnitt, so erkennen wir hinsichtlich der Abhängigkeit der Permeabilität der tierischen Zelle von äußeren und inneren Faktoren in vieler Hinsicht die gleichen Regeln, die wir an der Pflanzenzelle gefunden haben. So können wir zusammenfassend als gültig für die lebendige Substanz überhaupt folgende Regeln feststellen: *Die Durchlässigkeit der Plasmahaut lebender Zellen ist in gesetzmäßiger Weise von den Umwelt- und den inneren Zustandsbedingungen abhängig. Eine reversible Permeabilitätssteigerung gelingt ebenso durch bestimmte physikalische (Licht, Röntgen-Radiumstrahlen, Temperatur) wie chemische Faktoren (Änderungen der Ionenzusammensetzung der Nährlösung, Nichtleiter). Die Durchlässigkeit aller Zellen hat in der äquilibrierten Salzlösung ein Minimum. Nimmt man hinzu, daß auch Änderungen des osmotischen*

Druckes und der Reaktion auf die Permeabilität wirken, so sind die wichtigsten Faktoren genannt, die in vivo die Durchlässigkeit der Zellgrenzschichten regulieren. Synthetische und dissimilatorische Prozesse beeinflussen hiernach notwendigerweise die Zellgrenzschichten, deren Verhalten ebenso einem dauernden Wechsel unterworfen ist wie der Zellstoffwechsel selbst. Die physiologische Erregung, der Befruchtungsvorgang und die Parthenogenese sowie die Zellteilung sind von einer erhöhten Durchlässigkeit der Zellgrenzschichten begleitet.

Der enge Zusammenhang zwischen Stoffwechsel und Durchlässigkeit eröffnet auch therapeutischen Fragen neue Gesichtspunkte.

E. Erregung und Lähmung (einschl. Narkose) vom Standpunkt der Permeabilitätstheorie.

Es hat sich aus unseren Erörterungen ergeben, daß die Erregung, wie sie im physiologischen Experiment besonders durch die elektrische Reizung herbeigeführt wird, von einer Steigerung der Permeabilität begleitet ist. Daraus entsteht die Frage, ob auch die bioelektrischen Ströme, die stets als besonders kennzeichnend für den Erregungsprozeß angesehen werden, etwa durch die gleichen Durchlässigkeitsänderungen der Zellgrenzschichten erklärbar sind. Wir müssen uns deshalb kurz mit der Membrantheorie der bioelektrischen Ströme (BERNSTEIN-HÖBERsche Theorie) beschäftigen, ohne allerdings auf das Gesamtproblem der tierischen Elektrizität und seine physico-chemische Erklärung einzugehen.

Nach der Membrantheorie stellt man sich vor, daß die Zellgrenzschichten eine elektive Ionendurchlässigkeit besitzen, wie sie schon lange von den TRAUBEschen Niederschlagsmembranen und neuerdings aus den Versuchen von MICHAELIS und seiner Schule an getrockneten Kollodiummembranen bekannt ist[1]. Nimmt man nun an, daß die Zellgrenzschicht für die Kationen durchlässig, für die Anionen aber impermeabel ist, so erhält man von der ruhenden Muskelzelle eine Vorstellung, die dem Schema der Abb. 22 entspricht. So entsteht eine elektrische Doppelschicht der Membran, da die permeierenden Kationen elektrostatisch von den Anionen ebenso wie an einer Zn-Elektrode die positiv geladenen Zn-Ionen durch elektrostatische Attraktion seitens der negativ ge-

---

[1] Vgl. hierzu S. 27ff.

ladenen Zn-Elektrode am Abdissoziieren in Wasser verhindert werden. Eine unleugbare Schwäche der Membrantheorie besteht darin, daß wir nicht wissen, welche Ionen in vivo den geforderten Bedingungen genügen. Für die ursprüngliche Annahme, daß die K-

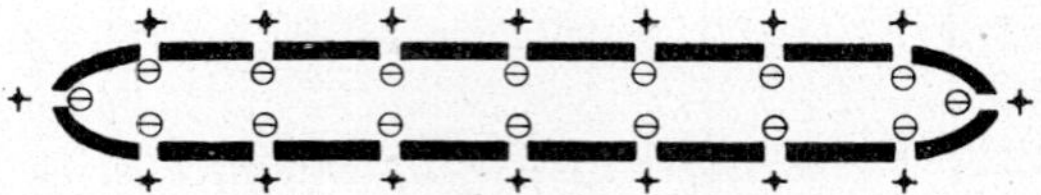

Abb. 22. Schema der Verteilung der Ionen und der Grenzladung der ruhenden Zelle. (Nach v. TSCHERMAK.) Die positiv geladenen Kationen sind durch die Membran hindurchgetreten, während die impermeablen Anionen von den Zellgrenzschichten zurückgehalten werden.

Ionen die permeablen, die H_2PO_4-Ionen die impermeablen darstellen, ergeben sich aus der Wanderungsgeschwindigkeit keine Anhaltspunkte[1], doch stimmt sie mit den S. 107 besprochenen Versuchen von MOND gut überein.

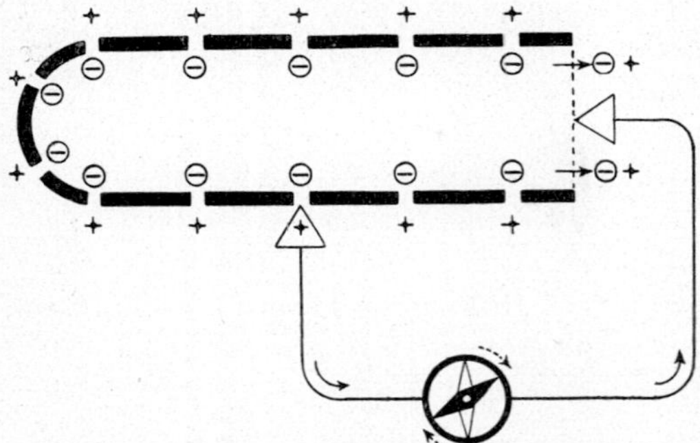

Abb. 23. Schema des Verletzungsstromes an einer Muskelfaser (nach v. TSCHERMAK). An der Läsionsstelle (in der Abbildung rechts) ist durch die Verletzung der Membran wegen des Austritts der Anionen die Grenzladung der Membran aufgehoben. Infolgedessen verhält sich bei äußerer Ableitung die verletzte Stelle zu der unverletzten, mit positiver Grenzladung versehenen, negativ.

Eine Erklärung ist auch durch Modellversuche an kationenpermeablen Kollodiummembranen möglich; denn LABES und ZAIN (1927) haben gezeigt, daß man unter Verwendung der getrockneten Kollodiummembranen zu einem Modell des Verletzungsstromes gelangt. Füllt man nämlich Kollodium-

röhren, die miteinander durch einen Heber verbunden sind, mit neutralem Kaliumsulfat, das einer $^1/_{10}$ mol. NaCl-Lösung isotonisch ist, und bringt sie in Gefäße, die $^1/_{10}$ mol. NaCl-Lösungen enthalten, so erhält man bei Ableitung aus diesen keine Potentialdifferenz; diese tritt aber sofort auf, wenn eine der beiden Röhrchen verletzt wird, und zwar verhält sich die verletzte Stelle wie am Muskel zur un-

---

[1] Vgl. hierzu TSCHERMAK: Allgemeine Physiologie. S. 613 Anm.

verletzten negativ. Die unverletzte Membran ist außen positiv und innen negativ aufgeladen, da die Kaliumionen siebenmal schneller von innen nach außen als die Natriumionen in umgekehrter Richtung diffundieren.

Die Membranver-
letzung beseitigt
natürlich die elek-
tive Kationenper-
meabilität und da-
mit die Aufladung
der Membran. In-
folgedessen ver-
hält sich die ver-
letzte Stelle nega-
tiv zur unverletz-
ten wie es dem
Schema der Ab-
bild. 23 entspricht.
Die Anwendbar-
keit dieses Modell-
versuches setzt
voraus, daß sich
die Zellgrenz-
schicht wie eine
kationenperme-
able Membran ver-
hält. Nach den an
der Muskelmem-
bran (nach WIN-
TERSTEIN) ausge-
führten Versuchen
ist dies allerdings
nicht der Fall
(vgl. S. 112).

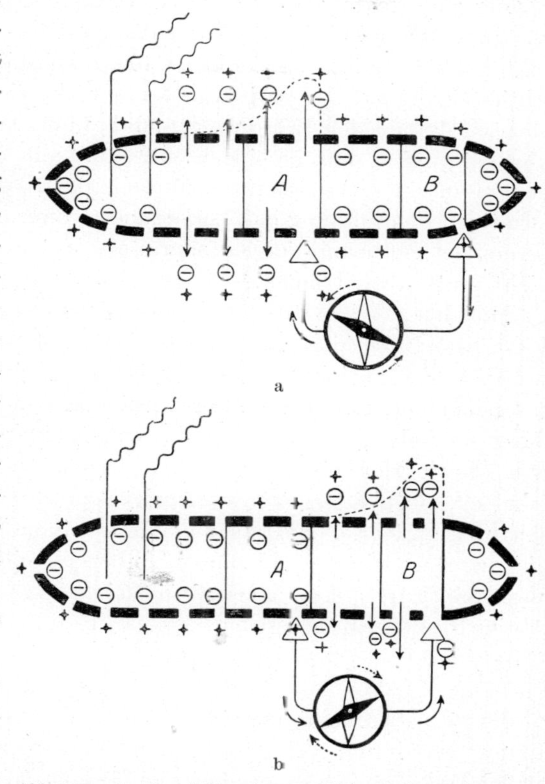

Abb. 24 a u. b. Der Aktionsstrom erklärt auf Grund der Ionen-siebtheorie (nach v. TSCHERMAK). Die erregte Stelle verhält sich infolge einer Permeabilitätssteigerung, die zu einer Aufhebung der Grenzladung führt, negativ zu dem noch nicht erregten Teil des Muskels. Die Erregung durch elektrische Reizung erfolgt in dem Schema am linken Ende der Muskelfaser. a erste, b zweite Phase des Aktionsstromes.

In der gleichen Weise läßt sich der Aktionsstrom erklären, wenn man von der Annahme ausgeht, daß die Erregung mit einer lokalen Permeabilitätserhöhung der Zellgrenzschichten verbunden ist (Abb. 24). Diese Annahme ist, wie sich aus den früher geschilderten Versuchen mit chemischer und physikalischer Methodik ergibt, aufs beste begründet. Zum Unterschiede von dem Verletzungsstrom müssen wir nur beachten, daß die Permeabilitätserhöhung bei der physiologischen Erregung reversibel ist, so daß, sobald die Erregung die erregte Stelle passiert hat, diese wieder in den Ruhezustand, der durch die Erhaltung der positiven Grenzladung charakterisiert ist, übergeht. So ist ohne weiteres der diphasische Aktionsstrom auf der Basis der Membrantheorie verständlich und ebenso folgt aus den Erörterungen, daß, wenn der Aktionsstrom so abgeleitet wird, daß die eine Elektrode an einer unverletzten, die andere an einer verletzten des Muskels liegt, es lediglich zu einer negativen Schwankung des Verletzungsstromes kommen kann, da reversible Permeabilitätsveränderungen an der verletzten Stelle nicht statthaben können.

Mit den Aktionsströmen haben die Salzruheströme (Höber 1905, Seo 1924) nicht nur eine äußere Ähnlichkeit, sondern eine wesenhafte Gemeinschaft, denn wie die Aktionsströme sind sie reversibel und führen zu einer vorübergehenden Negativität der durch die Salze „erregten" Oberfläche des Muskels. Es liegt daher nahe, beide Erscheinungen auf das gleiche Grundphänomen, die lokale Permeabilitätssteigerung zurückzuführen. Für diese Anschauung spricht, daß gerade die Salze zu einem Ruhestrom führen, die quellend wirken und dementsprechend eine erhöhte Durchlässigkeit zur Folge haben. Die einheitliche Auffassung der Aktions- und Salzruheströme wird auch durch den Nachweis gestützt, daß beide durch Narkose vermindert und gehemmt werden können.

Es mag aber nicht unerwähnt bleiben, daß von Labes und Zain an dem erwähnten Kollodiummodell der Salzruhestrom durch KCl nachgeahmt werden kann, ohne daß eine Permeabilitätssteigerung der Membran eintritt.

Auch die Erregungsleitung ist auf dem Boden der Membrantheorie verständlich. Man braucht nur anzunehmen, daß durch die aufgelockerte und ungeladene erregte Grenzschicht hindurch eine Ausgleichung der Grenzladung des benachbarten unerregten Teilchens stattfindet. Mit dem Verschwinden der Grenzladung des letzteren ist aber die Bedingung für die Wiederholung des gleichen Prozesses und damit der Fortleitung der Erregung gegeben. Lillie (1920) hat durch schöne Modellversuche die Anschaulichkeit dieser Vorgänge erhöht. Ob aber die der Erregungsfortleitung zugrunde liegenden Reaktionen auch nur im Prinzip mit den Modellversuchen übereinstimmen, wissen wir nicht.

Von einer Theorie der Erregung, wie sie die Membrantheorie darstellt, ist zu verlangen, daß sie auch die charakteristische refraktäre Periode, die sich regelmäßig an die Erregung anschließt, nach dem gleichen Prinzip erklärt. Nun haben die Untersuchungen von TAIT (1910) gezeigt, daß die Dauer der absoluten refraktären Periode mit dem aufsteigenden Schenkel der Aktionsstromkurve und die Länge der relativen refraktären Periode mit ihrem absteigenden Schenkel übereinstimmt. Damit ist es wahrscheinlich, daß die elektrischen Veränderungen, die den physikalischen Ausdruck der mit der Erregung einhergehenden Auflockerung der Membrankolloide darstellen, im engsten Zusammenhang mit dem Schwinden und Wiederauftreten der Erregbarkeit stehen. Während der absoluten refraktären Periode ist eine Permeabilitätserhöhung eingetreten und infolgedessen die in der ruhenden Zelle bestehende „Semipermeabilität" und damit die Grenzladung aufgehoben. Infolgedessen kann in diesem Stadium ein die Zelle treffender Reiz nicht wirken. Das relative Refraktärstadium ist eine Periode, in der sich die Membranauflockerung allmählich zurückbildet und in der infolgedessen nach Maßgabe dieser Rückbildung die Bedingungen für die Erregbarkeit mehr oder weniger gegeben sind (LILLIE, EBBECKE). Auch die im Anschluß an die relative Refraktärperiode auftretende übernormale Phase (ADRIAN und KEITH LUCAS[1]) ist vom Standpunkt der Membrantheorie insofern verständlich, als man mit EBBECKE annehmen kann, daß bei der Restitution der Zellgrenzschichten eine Phase durchlaufen wird, in der die Membrankolloide besonders leicht auf Reize im Sinne einer Permeabilitätserhöhung reagieren. Interessant ist, daß der Restitutionsprozeß, der sich regelmäßig an eine Erregung anschließt, einen hohen Temperaturquotienten aufweist, was darauf hinweist, daß die Zustandsänderungen der Kolloide, die mit Depolarisation und erhöhter Zelldurchlässigkeit verbunden sind, im Zusammenhang mit chemischen Zellprozessen stehen (Literatur bei LILLIE 1924)[2].

Auch die elektrotonischen Veränderungen des Nerven stehen, wie BERNSTEIN und EBBECKE (1922/26) gezeigt haben, im Einklang mit der Membrantheorie. Schickt man nämlich durch den Nerven

---

[1] Vgl. KEITH LUCAS: The conduction of the nervous impulse. London 1917.   [2] Vgl. auch BERNSTEIN (1912).

mit unpolarisierbaren Elektroden einen konstanten Strom und legt die eine Elektrode an eine unerregbare Stelle des Nerven, so ist der Gleichstromwiderstand verschieden, je nachdem die andere, an einer erregbaren Stelle liegende Elektrode Anode oder Kathode darstellt. Im ersteren Falle ist der Gleichstromwiderstand erhöht, im zweiten erniedrigt. Dies deutet darauf hin, daß im Anelektrotonus eine Dichtung der Membran, im Katelektrotonus eine Auflockerung statthat. Berücksichtigt man, daß die Erregung mit einer Permeabilitätserhöhung, die Abnahme der Erregbarkeit aber, wie im folgenden bei der Besprechung der Narkosewirkungen gezeigt werden wird, mit einer Verminderung der Permeabilität für Elektrolyte verbunden ist, so ist durchaus zu verstehen, daß im Katelektrotonus die Erregbarkeit erhöht, im Anelektrotonus dagegen vermindert ist. Aus dem elektrotonischen Membranveränderungen geht weiter der interessante Befund hervor, daß trotz des Fehlens einer sichtbaren Erregung des von einem konstanten Strom durchflossenen Nerven an der Kathode eine Dauererregung (Membranauflockerung) zustande kommt. Verwendet man konstante Ströme von besonderer Stärke, so kann die Auflockerung der Zellkolloide maximal werden. Unter diesen Bedingungen ist es nicht möglich, daß durch eine Erregung eine weitere Permeabilitätserhöhung herbeigeführt wird. Die Folge davon muß eine Unerregbarkeit an der Kathode sein, die unter dem Namen der depressiven Kathodenwirkung (WERIGO) bekannt ist. Für die Richtigkeit dieser Erklärung sprechen auch noch die später zu schildernden Befunde, nach denen die Permeabilität der Zellen beim Tode maximal ist.

Das Verhalten der elektrotonischen Ströme, die als Polarisationserscheinungen aufgefaßt werden, ist nach dem gleichen Prinzip erklärbar. Denn die größere Stärke des anelektrotonischen Stromes ist aus der infolge zunehmender Membranverdichtung resultierenden Vergrößerung der Polarisation ebenso verständlich wie das entgegengesetzte Verhalten des elektrotonischen Stromes an der Kathode. Da mit der Dauer der Durchströmung die Membranverdichtung an der Anode zunimmt, so steigt auch der anelektrotonische Polarisationsstrom; der wachsenden Abnahme der Polarisation an der Kathode entspricht die zunehmende Verminderung des katelektrotonischen Stromes[1].

---

[1] Auch an Pflanzenzellen wird durch die elektrische Erregung eine Abnahme der Polarisierbarkeit aus der Messung des Gleichstromwider-

Hierher gehört auch die von BERNSTEIN (1866), GRÜNHAGEN (1869) und HERMANN (1872) bereits festgestellte und in neuerer Zeit besonders von VERZÁR (1913/28) studierte Abnahme der Polarisierbarkeit des Nerven durch die Erregung, die nach der Membrantheorie in einer Steigerung der Permeabilität seine Ursache hat[1].

Gewisse Erfahrungen, die auf physiologisch-pathologischem Grenzgebiet liegen, müssen noch kurz erwähnt werden. VASSILIEFF (1922) stellte fest, daß ein Nerv, der durch Kalium oder OH-Ionen parabiotisch gemacht worden war, unter dem Einfluß der membranverdichtenden Anodenwirkung seine Leitfähigkeit wieder erlangte, während nach Lähmung durch $CaCl_2$ gerade umgekehrt die Einwirkung der Kathode günstig wirkte. Diese Befunde sind vom Standpunkt der Membrantheorie durchaus verständlich, da die Erregbarkeit an einen mittleren Permeabilitätszustand der Plasmahaut gebunden ist. Ist die Permeabilität von vornherein maximal, so kann die zur Erregung notwendige Permeabilitätssteigerung nicht erreicht werden; ist die Verdichtung der Membran hingegen zu stark, so wird durch den einwirkenden Reiz noch nicht jener Grad von Permeabilitätssteigerung erreicht, in dem Depolarisation auftritt. Gleichsinnige Erfahrungen verdanken wir WORONZOW (1924/25). Nach Einwirkung von destilliertem Wasser, Zuckerlösung und Alkalichloriden kommt es zur Wiederherstellung der Leitfähigkeit, wenn die Richtung des konstanten Stromes aufsteigend ist, die Membranauflockerung also durch anodische Polarisation vermindert wird. Umgekehrt sind nach Einwirkung von membranverdichtenden Erdalkalien nur absteigende Ströme zur Wiederherstellung der Leitungsfähigkeit geeignet, da in diesem Falle die kathodische Polarisation durch ihre membranauflockernde Wirkung die Kolloide der Zellgrenzschichten in den Normalzustand überführt. In Erweiterung dieser Versuche zeigte MACKUTH (1926), daß die durch NaOH oder NH_3 erzielte Leitungsunfähigkeit des Nerven durch anodische, die durch H-Ionen bewirkte Lähmung durch kathodische Polarisation behoben wird. Hierher gehören

standes festgestellt (EBBECKE und HECHT). Wichtig ist, daß mit derartigen Membranänderungen auch die pflanzlichen Reizbewegungen ursächlich verknüpft sind.

[1] Vgl. hierzu auch die grundlegenden Versuche von GILDEMEISTER (S. 239).

auch die besonders von THÖRNER (1924) studierten Erscheinungen, nach denen an parabiotischen Nerven eine polare Umkehr der Erregbarkeit beobachtet wird. Sie stehen im Zusammenhange mit der unter diesen Bedingungen erfolgten Auflockerung der Zellmembran (LAUGIER 1921).

Eine Stütze für die Membrantheorie der Erregung darf auch darin gesehen werden, daß sie sich zwanglos auch auf die Haut und ihre Erregbarkeitsveränderungen (EBBECKE), sowie auf Beobachtungen über Erregung und Erregungsfortpflanzung im Herzmuskel (SCHELLONG) übertragen ließ. Wenn man an einem Herzstreifen beobachtet, daß durch Übertragung aus einer calciumfreien RINGER-Lösung in eine RINGER-Lösung von normalem Kalium-Calciumgehalt die Erregbarkeit zunimmt, während eine weitere Erhöhung des Calciumgehaltes eine Herabsetzung der Erregbarkeit herbeiführt, so sind diese je nach der Konzentration verschiedenen Calciumwirkungen vom Standpunkt der Membrantheorie durchaus verständlich. Denn beim Fehlen von Calcium sind die Kolloide der Zellgrenzschichten durch das Überwiegen der Kaliumionen so aufgelockert, daß die mit der Erregung verknüpfte Permeabilitätssteigerung nicht mehr stattfinden kann. Daher wirkt Calcium durch seine abdichtende Wirkung restituierend. Im zweiten Falle aber wird durch einen Überschuß von Calcium die Durchlässigkeit der Zellmembran über das normale Maß soweit vermindert, daß eine Herabsetzung der Erregbarkeit zustande kommt.

Es ist von großem Interesse, daß die aus physiologischen Versuchen gezogenen Schlußfolgerungen über Auflockerung und Abdichtung von Zellgrenzschichten durch direkte anatomische Beobachtungen von MACKUTH gestützt werden. Hiernach beobachtet man, daß Calcium- und H-Ionen die Achsencylinder verdichten, während umgekehrt durch K- und OH-Ionen eine Auflockerung der Achsencylinder erfolgt. Man ersieht, daß tatsächlich entsprechend den gemachten Annahmen sowohl eine Verdichtung wie eine Auflockerung über ein gewisses Maß hinaus zu einer Unerregbarkeit führt. Wir hatten nun vorher erwähnt, daß die auf diese Weise herbeigeführte Lähmung des Nerven durch Polarisation aufgehoben werden kann und hatten dabei aus der spezifischen Wirksamkeit der kathodischen bzw. anodischen Polarisation geschlossen, daß durch die erstere eine Auflockerung, durch letztere eine Abdichtung der Zellmembran herbeigeführt wird. Die mikroskopischen Befunde von MACKUTH beweisen direkt die Richtigkeit dieser Annahme. Denn die durch Einwirkung von Ca- und H-Ionen zustande gekommene Verdichtung der Achsencylinder geht durch die kathodische Polarisation ebenso zurück wie die durch K- und OH-Ionen bewirkte Auflockerung derselben, sobald die anodische Polarisation einwirkt.

So ergibt sich zusammenfassend, daß die Erregbarkeit an einen mittleren Zustand der Durchlässigkeit der Zellgrenzschichten gebunden ist, die Erregung stets mit einer Durchlässigkeitserhöhung unter gleichzeitiger Depolarisation einhergeht, die im Verlaufe der refraktären Phase sich zurückbildet.

Da aus den vorstehenden Betrachtungen hervorgeht, daß die Erregung zwangsläufig mit einer Erhöhung der Durchlässigkeit der Zellgrenzschichten verbunden ist, so liegt die Annahme nahe, im Zustande der Narkose, also bei experimenteller Verminderung der Erregbarkeit eine Herabsetzung der Permeabilität anzunehmen. Ebenso wie die Steigerung der Durchlässigkeit bei der Erregung reversibel ist, müßte auch die Reversibilität der Durchlässigkeitsverminderung bei Narkose aus logischen Gründen gefordert werden; denn die Narkose kann vom Standpunkte der Permeabilitätstheorie nur dann als beseitigt gelten, wenn die Erregung imstande ist, wiederum eine Permeabilitätserhöhung hervorzurufen. Diese Überlegungen fordern mittels logischer Gründe bestimmte Permeabilitätsänderungen im Zustande der Narkose und es ist Sache des Experimentes nachzuweisen, inwieweit an pflanzlichen und tierischen Zellen Anhaltspunkte für eine Permeabilitätstheorie der Narkose gegeben sind.

Wir beginnen mit einer Erörterung der Narkosewirkung an Pflanzenzellen, wobei wir zunächst grundsätzlich nur solche Beobachtungen anführen, die zu *reversiblen* Änderungen der Erregbarkeit führen. Bereits PFEFFER (1886) hat festgestellt, daß die Farbstoffspeicherung in den Wurzelhaaren von Trianea durch Chloroform gehemmt wird. LEPESCHKIN (1911), der an diese Untersuchungen anknüpft, glaubt bezüglich der Hemmung der Farbstoffaufnahme Unterschiede zwischen ätherlöslichen und unlöslichen Farbstoffen machen zu sollen, ein Befund, der von RUHLAND (1912) nicht bestätigt werden konnte, da dieser Autor an Spirogyra keinen Unterschied in der Farbstoffspeicherung in Gegenwart von Äther gegenüber dem Kontrollversuch feststellen konnte. Neuerdings hat aber COLLANDER (1921) an Hyacinthus unter Verwendung der Säurefarbstoffe Cyanol und Orange G zeigen können, daß durch 2proz. Äther nicht nur die Farbstoffspeicherung gehemmt wird, sondern daß auch das Eindringen des Farbstoffes bis zum Gleichgewicht verzögert wird.

Mittels seiner Methode der isotonischen Koeffizienten fand LEPESCHKIN an den Epidermiszellen von Tradescantia discolor, daß die Aufnahme von Kaliumnitrat durch geringe Konzentrationen von Chloroform und Äther gehemmt wird, wie sich aus den geringeren Werten der Permeabilitätskoeffizienten ergibt. Es ist im methodischen Teile darauf hingewiesen worden, daß die Zuverlässigkeit der Methode mit wichtigen Gründen bestritten wird. Man wird daher die Annahme, daß die Salze in ihrer Aufnahme durch die narkotisierte Zelle reversibel gehemmt sind, erst dann als bewiesen anerkennen können, wenn noch weitere Experimente in diesem Sinne sprechen. Bevor wir hierauf eingehen, sei aber erwähnt, daß LEPESCHKIN an den narkotisierten Zellen eine Erhöhung des osmotischen Druckes des Zellsaftes um 0,1—0,5 Atm. feststellte, ein Befund, der sehr gut mit der Verminderung der Zellpermeabilität für die zelleigenen Stoffe in Einklang steht. TRÖNDLE (1920) hat mittels der plasmolytischen Methode gefunden, daß durch geringe Konzentrationen verschiedener Narkotika die Aufnahme von NaCl und KCl reversibel vermindert oder sogar vollständig gehemmt werden kann. Daß sich verschiedene Alkaloidbasen insofern grundsätzlich anders verhalten als die Aufnahme dieser Stoffe durch Narkotika nicht gehemmt werden kann, wird man aus TRÖNDLES Versuchen, wie WINTERSTEIN (1926) in seiner Kritik hervorhebt, nicht entnehmen können, da TRÖNDLE meistens geringere Narkotikakonzentrationen als in den Salzversuchen verwendete.

Eine Ergänzung zu den Versuchen TRÖNDLES stellen die Experimente von LULLIES (1925) dar, der die grenzplasmolytische Methode FITTINGS an den Blattzellen von Tradescantia anwendete. Es wird die Frage untersucht, ob ebenso wie für die Salze auch für solche organischen Stoffe, die wegen ihrer langsamen Permeabilität im Sinne der OVERTONschen Regeln den Salzen relativ nahe stehen, eine Beeinflussung der Permeabilität durch Narkose erfolgt. Die Untersuchung erstreckte sich auf Glycerin, den zweiwertigen Alkohol Glykol und Harnstoff. Es zeigt sich, daß Glycerin und etwas schwächer auch Glykol unter dem Einflusse der Narkose in verringertem Maße permeiert. Dagegen ist für Harnstoff keine Hemmung, eher sogar eine Beschleunigung aus dem Gang der Deplasmolyse abzuleiten. Damit ist gezeigt, daß sicherlich für Stoffe, die wie Glycerin und Glykol bezüglich der Aufnahme durch die Zellgrenzschichten sich anders als die Neutralsalze verhalten, eine Verminderung der Permeabilität durch Narkose herbeigeführt wird. Dies ist um so bemerkenswerter, als gerade an Tradescantia das verschiedene Verhalten im Permeabilitätsmechanismus von Neutralsalzen einerseits, Glycerin, Glykol und Harnstoff andererseits nachgewiesen werden konnte. Während nämlich die Aufnahme der Neutralsalze durch Calcium gehemmt wird, gilt dies für die genannten organischen Stoffe nicht. Auf die Bedeutung dieses Befundes für unsere theoretische Auffassung des Aufbaues der Zellgrenzschichten wird noch zurückzukommen sein. Sehr wichtig wäre die Feststellung, ob der von LULLIES erhobene Befund, daß die Harnstoffaufnahme durch Narkose an Tradescantia nicht gehemmt wird, für alle Pflanzenzellen gilt, da wir ja mehrfach gesehen haben, wie leicht man gerade beim Permeabilitätsproblem zu Trugschlüssen bei vorzeitigen Verallgemeinerungen kommt.

In dieser Hinsicht sind Untersuchungen von HÖFLER und WEBER (1926) von prinzipieller Bedeutung. Mittels der plasmometrischen Bedeutung wurde an Hemerocallis und Callisia unter dem Einfluß von Äther eine Erhöhung der Harnstoffpermeabilität festgestellt. Dieser Befund ist deshalb so wichtig, weil die Permeabilitätsveränderungen in geeigneten Ätherkonzentrationen sich ebenso wie die Abnahme der Erregbarkeit des Protoplasmas als reversibel erwiesen. Die Reversibilität der durch Äther hervorgerufenen Änderungen in der Durchlässigkeit der protoplasmatischen Grenzschichten konnte an Hemerocallis dadurch gezeigt werden, daß die mittels der plasmometrischen Methode festgestellte Harnstoffpermeabilität den Kontrollwert nicht überstieg, wenn die Zellen nach Vorbehandlung in 2proz. Ätherlösung genügend lange in Wasser übertragen wurden, bevor der plasmometrische Versuch begonnen wurde. Noch einwandfreier liefen die Versuche an Callisia ab, da hier nach Feststellung der Harnstoffpermeabilität in Ätherlösung die folgende Übertragung in Wasser sinkende Zahlen für die Harnstoffpermeabilität lieferte, bis etwa der Kontrollwert erreicht wurde. Da nun bei der so wichtigen Ausnahme, die das Verhalten des Harnstoffes

nach diesen Versuchen darstellt, daran gedacht werden muß, daß
es sich hier um eine Ätherwirkung handelt, die mit dem charakteristischen Zustande der Narkose nichts zu tun hat, so müßte in
objektiver Weise durch die reversible Herabsetzung von Zellfunktionen bewiesen werden, daß tatsächlich Narkose vorliegt. Dies
gelang an den Zellen von Callisia. Wie KÜSTER (1910) gezeigt hat,
tritt an plasmolysierten Zellen eine Umlagerung der im Protoplasma vorhandenen corpusculären Elemente (Chloroplasten,
Stärkekörner usw.) in dem Sinne ein, daß diese sich um den Zellkern herum anhäufen. Diese als Systrophe bezeichnete Reaktion
fehlt nun in den Ätherversuchen (Abb. 25). Nach Beseitigung des
Äthers tritt die Systrophe prompt ein. Damit ist der Beweis geliefert,

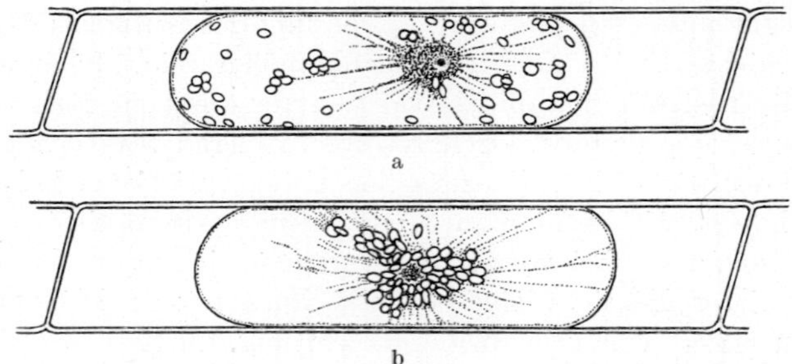

Abb. 25. Die Wirkung der Narkose auf die Systrophe an den Stengelzellen von Callisia
repens. (Nach HÖFLFR und WEBER) a Fehlen der Systrophe in 2 proz. Ätherlösung.
b Kontrollversuch mit typischer Systrophe.

daß an Pflanzenzellen durch narkotische Konzentrationen von Äther
die Permeabilität von Harnstoff reversibel erhöht ist. Zum mindesten für pflanzliche Zellen wird die Anschauung, daß die Oberfläche des Protoplasten sich durch Adsorption mit einer Hülle
des Narkoticums umgibt, den geschilderten Versuchen nicht gerecht; denn da der Harnstoff in Äther unlöslich ist, so müßte man
eher eine verminderte als eine vermehrte Permeabilität erwarten.

Bezogen sich die bisherigen Erörterungen lediglich auf die Veränderung der Durchlässigkeit der Zellgrenzschichten für verschiedene gelöste Stoffe, so muß als wichtige Ergänzung der Untersuchung von CZAJA (1924) gedacht werden, aus der sich für die
Membran der Utriculariablase eine reversible Hemmung der Wasseraufnahme in Gegenwart geringer Mengen von Äther, Alkohol und
Chloroform ergibt. Allerdings handelt es sich hier um eine Än-

derung der Membrandurchlässigkeit, an der das Protoplasma nicht beteiligt ist.

Unter Verwendung des in den Blütenblättern von Ipomoea enthaltenen Farbstoffes als Indicator für das Eindringen von CO_2 und anderen Säuren fand E. PH. SMITH (1923) eine reversible Permeabilitätsverminderung in der Narkose, und im gleichen Sinne sprechen Versuche von NOTHMANN-ZUCKERKANDL (1912), in denen die Gerbstoff- bzw. Anthocyanexosmose als Maß der Permeabilität gewählt war.

Auch die mittels der Leitfähigkeit von OSTERHOUT (1913—22) erhobenen Befunde sprechen ebenfalls im Sinne einer reversiblen Permeabilitätsverminderung in der Narkose. Natürlich handelt es sich hier wiederum um indirekte Beweise. Aber es darf nicht übersehen werden, daß OSTERHOUT die Methode durch so zahlreiche Kontrollversuche gesichert hat, daß sie bei dem heutigen Stande unserer Kenntnis den besten Methoden an die Seite gestellt werden kann und gerade zum Studium quantitativer Fragen geeignet ist. Aus den Abb. 26—28 ist je ein charakteristischer Versuch an Laminaria mit den drei wichtigsten Narkoticis wiedergegeben. Man erkennt, daß in geringen Konzentrationen eine Zunahme des Widerstandes zu beobachten ist, die als Ausdruck der verminderten Permeabilität angesehen wird und sich als vollständig reversibel erweist. Daß die Widerstandsänderung in der Tat durch das Verhalten des Protoplasmas bedingt ist, geht daraus hervor, daß entsprechende Änderungen in der Leitfähigkeit des Zellsaftes fehlen. Mit der gleichen Methodik wurden auch noch an anderen Pflanzenzellen gleichsinnige Ergebnisse erzielt (1919). Es bestehen aber große Unterschiede, da z. B. an Rhodymenia die in der Narkose auftretende Permeabilitätsabnahme nur sehr gering ausfiel oder ganz fehlte.

Bemerkenswert ist ferner der Befund von HARVEY (1911) an Elodea, daß Narkotika eine reversible Steigerung der Permeabilität hervorrufen. MEDES und McCLENDON (1920) zeigten an derselben Pflanzenzelle, daß unter Berücksichtigung der reversiblen Änderung in der Protoplasmaströmung die Narkotika eine an der Vermehrung der Chloridexosmose gemessene Erhöhung der Permeabilität auftritt, und endlich wurde eine derartige Veränderung an den Zellen von Ulva lactuca von GOMPEL (1925) festgestellt, der den vermehrten Eintritt von Säuren in Gegenwart verschiedener Nar-

kotika beobachtete. Fehlt auch in dem letztgenannten Experiment
der Nachweis, daß eine Narkose vorliegt, so ergibt sich aus unserer

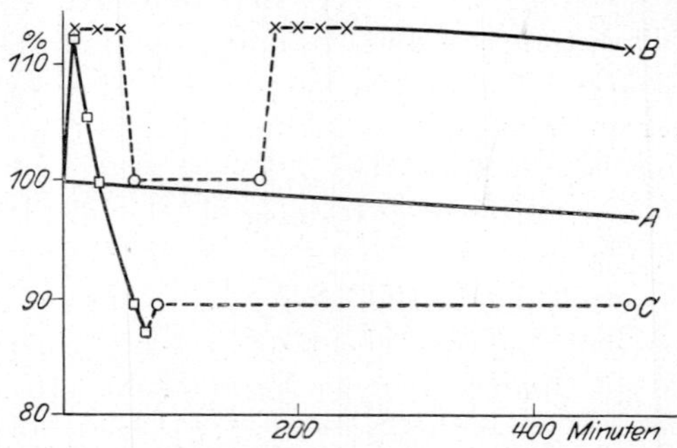

Abb. 26. Der Einfluß von Äther auf den elektrischen Widerstand von Laminaria nach
OSTERHOUT. *A* Kontrollversuch in Seewasser. *B* Seewasser + 1 vH Äther. *C* Seewasser
+ 2,96 vH Äther. Ordinate: Elektrischer Widerstand in willkürlichen Einheiten; Abszisse:
Zeit in Minuten. ✕ = Äther 1 vH, □ = Äther 2,96 vH, ○ = Seewasser, - - - - nach
Übertragung in Seewasser.

Darstellung doch zur Genüge, daß zwar die Mehrzahl der Experimente für den Zusammenhang einer reversiblen Permeabilitäts-

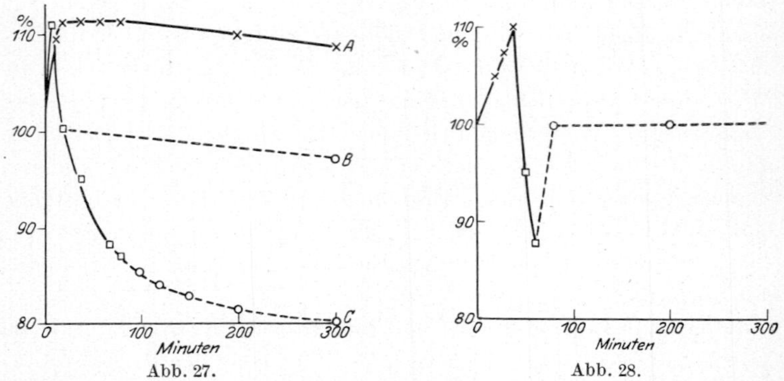

Abb. 27.   Abb. 28.

Abb. 27. Der Einfluß von Chloroform auf den elektrischen Widerstand von Laminaria
nach OSTERHOUT. *A* Seewasser + 0,05 vH Chloroform. *B* Kontrollversuch in Seewasser.
C. Seewasser + 0,1 vH Chloroform. ○ = Seewasser, ✕ = Chloroform 0,05 vH,
□ = Chloroform 0,1 vH.
Abb. 28. Der Einfluß von Alkohol auf den elektrischen Widerstand von Laminaria nach
OSTERHOUT. ✕ = Alkohol 0,269 vH, □ = Alkohol 13,875 vH, ○ = Seewasser.

verminderung von Elektrolyten mit dem Zustande der Narkose
spricht, daß aber die Verallgemeinerung einer generellen Per-

meabilitätsverminderung schon mit Rücksicht auf die Experimente von HÖFLER und WEBER unstatthaft ist.

Tierische Zellen. HÖBER (1907) beobachtete am Muskel — und dieser Befund war in Verbindung mit den noch zu schildernden Versuchen von LILLIE (1909—1918) der Ausgangspunkt für eine Permeabilitätstheorie der Narkose —, daß die Salzruheströme, die bekanntlich durch die lokale Einwirkung verschiedener Salze gemäß der lyotropen Reihe zustande kommen, durch Narkotika, die geeignet sind, die Erregbarkeit der Muskeln in reversibler Weise zu vermindern, abgeschwächt werden. Wie SEO (1924) zeigte, bezieht sich die Wirkung der Narkotica nicht nur auf eine Verzögerung in der Entwicklung des Potentials, sondern auch auf eine Verminderung seiner definitiven Größe. Da vieles dafür spricht, daß Salzruheströme und die den Erregungsprozeß begleitenden Aktionsströme auf gleiche physico-chemische Änderungen zurückzuführen sind, so ist hierdurch eine Grundlage für die Auffassung gegeben, daß in der Narkose die durch eine lokale Änderung der Ionenkonzentration hervorgerufene Steigerung der Durchlässigkeit der Muskelgrenzschichten in reversibler Weise gehemmt ist. Direkte Beweise erbrachte WINTERSTEIN (1916) in osmometrischen Versuchen, die an den Bauchmuskeln von Fröschen angestellt wurden. Trennten diese destilliertes Wasser von isotonischer Kochsalzlösung, so wurde in Gegenwart von nur reversibel lähmenden Narkoticis eine verminderte Wasserpermeabilität festgestellt. An wärmestarren Muskeln wurde in der gleichen Anordnung gezeigt, daß durch Narkotika eine reversible Permeabilitätsverminderung für Chloride hervorgerufen wird. So interessant der Befund ist, daß selbst wärmestarre Muskeln noch reversible Veränderungen in der Permeabilität durch Narkotika erleiden, so muß doch für die Begründung einer physiologischen Theorie der Narkose (nicht der Wirkungen der Narkotika schlechthin!) allein das Experiment an der lebenden Zelle ausschlaggebend bleiben. Diese Lücke füllen Versuche von ARANI[1] (unter WINTERSTEIN) aus, der in der gleichen Versuchsanordnung durch die Feststellung der Chlordiffusion aus einer Kochsalz- in eine isotonische Na_2SO_4-Lösung den Beweis erbrachte, daß die Chlorpermeabilität des Muskels im Zustande der Narkose reversibel vermindert ist. Im gleichen Sinne sprechen

---

[1] Zitiert bei WINTERSTEIN (1926).

auch Versuche von GELLHORN und WEIDLING (1925), die die Neutralisationswirkung von Muskeln in Pufferlösungen von verschiedenem p_H mit und ohne Narkotika verfolgten. Dabei zeigte sich, daß die Reaktion der Pufferlösung nach dem Neutralpunkt hin in Gegenwart reversibel lähmender Narkotika weniger als im Kontrollversuch verschoben wurde.

LANGE, KAPPUS und MÜLLER (1922/23) untersuchten mittels der Methode der Phosphorsäureausscheidung den Einfluß der Narkotika auf die Permeabilität von Froschmuskeln. Im Gegensatz zu den bereits geschilderten Experimenten kommen sie zu der Auffassung, daß die Narkose am Muskel sowohl mit einer erhöhten als auch verminderten Permeabilität verknüpft sein kann. Es ist natürlich diesem Befunde gegenüber einzuwenden, daß die Beweiskraft eines indirekten Versuches erheblich geringer als der direkten WINTERSTEINschen Versuche ist. Hinzu kommt noch, daß die ausgeschiedene Phosphorsäure, deren Menge als Reagens für den Permeabilitätszustand der Zellgrenzschichten dient, ein Stoffwechselprodukt der Muskelzelle ist und somit die herausdiffundierende Phosphorsäuremenge in weitestem Maße durch Änderungen des Stoffwechsels beeinflußt werden kann, die bei der Narkose sicherlich vorliegen. Vielleicht hängt auch hiermit zusammen, daß die durch Rohrzucker bewirkte Steigerung der Phosphorsäureausscheidung am narkotisierten Muskel geringer als am Kontrollmuskel ist. Ob hieraus gefolgert werden darf, daß das Wesen der Narkose weniger durch eine bestimmte Beeinflussung der Durchlässigkeit der Zellgrenzschichten als ihre verminderte Reaktionsfähigkeit auf permeabilitätsverändernde Agenzien gekennzeichnet ist, ist zweifelhaft. Die Berechtigung dieser Hypothese wäre erst durch direkte Versuche zu erbringen.

Die an roten Blutkörperchen angestellten Versuche liefern weiteres Material für die Permeabilitätstheorie der Narkose. Allerdings muß bemerkt werden, daß der Nachweis der Narkose an diesen Zellen schwer zu geben ist, denn auch die von SIEBECK (1922) gezeigte Parallelität von Permeabilitätsverminderung und Oxydationshemmung kann nicht in diesem Sinne verwertet werden, da trotz einer gewissen Ähnlichkeit zwischen Erstickung und Narkose die Atmungsverminderung keineswegs als ein Kriterium des narkotischen Zustandes bezeichnet werden kann. Es ist aber andererseits zu bedenken, daß, wenn die Narkotisierbarkeit als eine allgemeine Eigenschaft der lebendigen Substanz bezeichnet werden kann — und nur unter dieser Annahme hat die Narkosefrage physiologische Bedeutung! —, auch an solchen Zellen, deren Erregbarkeit wir nicht messen können, wohl dann auf den Zustand der Narkose geschlossen werden kann, wenn *reversible* Permeabilitätsänderungen vorliegen. So erscheint denn eine kurze Erörterung der Permeabilitätswirkungen von Narkoticis an Blutkörperchen berechtigt. Versuche von Traube (1908), Joel (1915), Arrhenius und Bubanovic (1913) sowie Jarisch (1921) haben gezeigt, daß die Hämolyse durch Hypotonie in geringen Konzentrationen verschiedener Narkotika gehemmt wird und als Ausdruck einer verminderten Wasserpermeabilität aufgefaßt werden kann. In chlorfreier Lösung beobachtete Siebeck eine verminderte Abgabe von Chlor in Gegenwart von Narkoticis. Diese fand in besonders starkem Ausmaße in solchen Konzentrationen statt, die nach den Untersuchungen von Warburg (1910, 14) die Oxydation um 50 vH herabsetzen. Ein Beispiel für die außerordentliche Wirksamkeit von Harnstoffderivaten zeigt die folgende Tabelle, zu der noch bemerkt sei, daß die Versuche vollkommen reversibel verliefen. Was die Aufnahme organischer Stoffe in die Zellen anlangt, so konnte Katz (1918) feststellen, daß Harnstoff durch Narkotika in geringerem Maße in die menschlichen Blutkörperchen in Gegenwart von Narkoticis übertritt. Für Traubenzucker wurde dies vermißt, doch geben Häussler und Margarido (1925) hierfür positive Befunde, so daß also die Versuche an Blutkörperchen durchaus einheitlich verlaufen und in geringen reversibel wirkenden Konzentrationen eine verminderte Aufnahme, bzw. Abgabe von Wasser, Ionen und organischen Stoffen erkennen lassen.

Tabelle 39. Hemmung der Chlorpermeabilität der roten Blutkörperchen durch Narkotika. (Nach Siebeck.)

Diäthylharnstoff	Phenylharnstoff
0,021 Mol pro Liter 11 vH Hemmung	0,00072 Mol pro Liter 13 vH Hemmung
0,104 „ „ „ 35 „ „	0,0036 „ „ „ 32 „ „
0,52 „ „ „ 86 „ „	0,018 „ „ „ 91 „ „

Wenden wir uns nunmehr den Versuchen an niederen Tieren zu, so sind an erster Stelle die Experimente von Lillie (1909) an der Larve von Arenicola zu erwähnen. Überträgt man diese aus dem Meerwasser in isotonische Salzlösung, so tritt gleichzeitig mit einer starken Kontraktion der gesamten Muskulatur Pigment aus dieser in die umgebende Lösung über. Wird der Versuch in gleicher Weise in Anwesenheit von Narkoticis vorgenommen, so wird die Kontraktion je nach der Dosis gehemmt oder abgeschwächt und der Pigmentaustritt fehlt. Hieraus schloß Lillie, daß die Narkose die Ursache der verminderten Permeabilität sei. Höber (1926) wandte dagegen ein, daß vielleicht die außerordentlich starke Contractur mechanisch zum Pigmentaustritt führt, und daß deshalb ihre Hemmung die Ursache für den fehlenden Übergang des Pigments in das Medium sei, ohne daß eine Verminderung der Permeabilität durch die Narkose bewiesen sei. Da aber Lillie (1912) an Seeigeleiern unter den gleichen Bedingungen einen durch Narkose hemmbaren Pigmentaustritt beobachtete, so ist wohl eine gemeinsame Erklärung beider Versuche berechtigt und in ihnen ein wichtiger Beleg für die permeabilitätsvermindernde Wirkung der Narkose zu sehen.

Unter Verwendung von Vitalfarbstoffen kam Hertz (1922) an dem im Froschdarm lebenden Infusor Opalina zu interessanten Ergebnissen. Er stellte fest, daß Opalina sich in vitro in Gegenwart von Eiweißstoffen mit diamylamin-unlöslichen Säurefarbstoffen färbt, und daß diese Färbung durch Narkotika gehemmt werden kann, während sie keinen Einfluß auf die Aufnahme diamylaminlöslicher Farbstoffe besitzen. Mit Rücksicht auf die in den Versuchen Wintersteins am wärmestarren Muskel nachgewiesene reversible Verminderung der Chloraufnahme erscheint es nicht notwendig, die Beobachtung Hertz' durch die Annahme einer aktiven Aufnahme des lipoidunlöslichen Säurefarbstoffes zu erklären und die Wirkung der Narkose in der Hemmung eines aktiven Zellvorganges zu sehen. Aber der Versuch zeigt in sehr interessanter Weise, daß offenbar der Durchtrittsmechanismus lipoidunlöslicher Stoffe sich hier anders vollzieht als der lipoidlöslicher, womit nicht gesagt sein soll, daß die Ursache des verschiedenen Verhaltens die „Lipoidlöslichkeit" ist.

In diesem Zusammenhange sind Experimente von Lillie (1914) an Seeigeleiern von besonderem Interesse. Es gelingt bekanntlich durch isotonische Lösungen verschiedener Neutralsalze (NaJ und KCNS) unbefruchtete Seeigeleier unter Bildung einer Befruchtungsmembran zur Entwicklung anzuregen. Dieser Vorgang, der mit einer Steigerung der cellulären Permeabilität verknüpft ist, wird durch Narkotika in etwa entwicklungshemmenden Konzentrationen verhindert. Die Auffassung der Narkosewirkung als Hemmung der Permeabilitätssteigerung wird durch den gleichsinnigen Erfolg, der sich mit Calciumsalzen erzielen läßt, gestützt. Ebenso aber wie in den HERTZschen Experimenten die Narkotika auf die Permeabilität lipoidlöslicher Stoffe ohne Einfluß sind, zeigt sich auch in LILLIES Versuchen, daß die durch Fettsäuren ausgelöste Entwicklungserregung durch Narkose der Zellen nicht gehemmt wird.

Auch an tierischen Eiern konnte von LILLIE (1918) gezeigt werden, daß durch Narkose nicht allein eine Permeabilitätsverminderung für gelöste Stoffe, sondern auch eine solche für Wasser herbeigeführt wird. In hypertonischen Seewasserlösungen schrumpfen nämlich befruchtete narkotisierte Eier im Gegensatz zu den Kontrollen nicht oder nur sehr wenig. Die hierfür benötigte Dosis entspricht derjenigen, die die Entwicklung hemmt, oder ist etwas größer. Die Wirkungen sind reversibel. Endlich ist noch der Befund von McCLENDON (1915) anzuführen, nach dem der Chloridaustritt von Eiern, die in isotonischer $NaNO_3$-Lösung übertragen sind, durch Narkotika in reversibler Weise gehemmt wird.

Die Übersicht über die Permeabilitätstheorie der Narkose erfordert noch eine Ergänzung durch die Versuche, die an verschiedenen Organen gemacht wurden. Die Experimente der HÖBERschen Schule an der Froschniere sind an anderer Stelle (S. 274) erwähnt und ordnen sich durchaus den allgemeinen Erfahrungen ein. Wichtig ist, daß GILDEMEISTER (1920) und LASZNITZKI (1922) unter Verwendung einer Modifikation der KOHLRAUSCHschen Brückenmethode zu den gleichen Auffassungen gelangten. Bei Untersuchung des Widerstandes von Elektrolyten und ebenso von Geweben findet man, daß kein absolutes Tonminimum infolge einer auf Polarisation beruhenden Phasenverschiebung erzielbar ist. Da die Größe der Phasenverschiebung und damit der Polarisation aber ein Maß der Permeabilität darstellt, kann diese durch Bestimmung der zur Herbeiführung eines absoluten Tonminimums erforderlichen Selbstinduktion in Milli-Henry quantitativ bestimmt werden. Dabei zeigt sich auch diese Methode bei geringen Konzentrationen der verwendeten Narkotika eine reversible Permeabilitätsverminderung an. Dies wurde von HOZAWA (1924) bestätigt.

Zusammenfassend ergibt sich, daß tierische und pflanzliche Zellen im Zustand der Narkose meistens eine reversible Permeabilitätsverminderung aufweisen. Dies gilt besonders für den Fall, daß es sich um den Ein- oder Austritt von Elektrolyten handelt. Und da wir gerade eine Steigerung der Elektrolytpermeabilität und die hierdurch bedingte Abnahme der Polarisierbarkeit als charakteristisch für die Erregung ansehen, so steht die für diese Stoffe nachgewiesene Permeabilitätsverminderung im besten Einklang mit der eingangs aufgestellten Hypothese. Es muß weiterer Forschung vorbehalten bleiben, zu untersuchen, ob die erwähnten Ausnahmen eine allgemeine Bedeutung besitzen. Notwendig aber erscheint es zu betonen, daß eine Permeabilitätsverminderung schlechthin durchaus nicht den Narkosezustand kennzeichnet. Denn nach Versuchen der Höberschen Schule (Hertz, Plattner 1924) bleibt die Aufnahme lipoidlöslicher Farbstoffe unverändert, während lipoidunlösliche Säurefarbstoffe in vermindertem Maße aufgenommen werden. Höber hat hierin ein Argument für seine Theorie gesehen, nach der die wasserlöslichen Stoffe durch eine besondere Form der Permeabilität eindringen, die er als „physiologische“ bezeichnet, weil ihr eine aktive Zelltätigkeit zugrunde liegen soll. Mit der Verminderung der Zelltätigkeit in der Narkose soll daher auch die physiologische Permeabilität geringer werden und in einer verminderten Aufnahme von Salzen und lipoidunlöslichen Säurefarbstoffen zum Ausdruck kommen. Winterstein macht aber mit Recht gegen diese Anschauung geltend, daß die Narkotika auch an abgetöteten Muskelmembranen die Durchlässigkeit für Wasser herabsetzen, mithin die Erklärung der Permeabilitätsverminderung in der Narkose durch eine „physiologische“ Permeabilität unzutreffend ist. Wenn aber Winterstein den Gegensatz zwischen lipoidlöslichen und lipoidunlöslichen Farbstoffen dadurch erklärt, daß die ersteren in ihren „Löslichkeitsverhältnissen“ mit den Narkotika erheblich übereinstimmen, so hat diese Erklärung die Geltung der Lipoidtheorie der Permeabilität zur Voraussetzung, die wir ebenso wie Winterstein ablehnen. Davon abgesehen, wird diese Betrachtung auch dem Befund nicht gerecht, daß an bestimmten Pflanzenzellen nach Weber und Höfler die Durchlässigkeit auch für einen ätherunlöslichen und wasserlöslichen Stoff, nämlich Harnstoff, gesteigert ist. Es wäre von größtem Interesse, diese Befunde zu erweitern und namentlich festzustellen, ob auch diese Zellen die typische Verminderung der Salzpermeabilität aufweisen. Man sieht, daß auch bei der durch die Narkose hervorgerufenen Permeabilitätsänderung bestimmte Stoffe eine Steigerung, andere eine Verminderung der Permeabilität der Zellgrenzschichten anzeigen. Dieser Befund bestätigt die bereits aus anderen Versuchen gezogene Schlußfolgerung, daß die für einen Stoff unter bestimmten Bedingungen nachgewiesene Permeabilitätssteigerung in keiner Weise entscheidet, ob eine gleichsinnige Veränderung auch für andere Stoffe vorliegt.

Es scheint uns richtiger, unvoreingenommen diese Sachlage zu betonen, als eine theoretische Erklärung zu versuchen. Sie wird erst dann möglich sein, wenn ein umfassenderes Tatsachenmaterial darüber vorliegt, welche Stoffe sich bei experimentellen Permeabilitätsänderungen anomal verhalten.

Es fragt sich nun, wie wir den Mechanismus der Permeabilitätsänderung durch Narkose uns vorzustellen haben. Die Aufhebung der gemäß der lyotropen Reihe entstehenden Salzruheströme Höbers durch Narkose deutet bereits darauf hin, daß den Angriffspunkt der Narkotika die Zellkolloide bilden. Hierfür ergeben sich weitere experimentelle Anhaltspunkte in den Versuchen von v. Knaffl-Lenz (1918/20), nach denen an den roten Blutkörperchen durch Narkose eine Entquellung hervorgerufen wird. Entsprechende Ergebnisse erhielt Kochmann (1923/24) an der Fibrinflocke[1]. Bedeutungsvoller ist sein Befund (1923) (vgl. auch Dette 1924), daß auch am Muskel durch die Narkose eine Entquellung hervorgerufen wird, da hier die Veränderung des Zustandes der Kolloide im Zusammenhang mit narkotischen Erregbarkeitsveränderungen festgestellt ist.

Werden in den Versuchen größere Narkotikakonzentrationen verwendet, so kommt es zu irreversiblen Lähmungen, die völlig einheitlich durch eine Steigerung der Permeabilität charakterisiert sind. Dies ergibt sich bereits aus den Abb. 26—28 für die an Laminaria ausgeführten Leitfähigkeitsmessungen. Gleichsinnige Befunde sind von Gildemeister und Lasznitzki an der Muskelmembran und der Haut erhoben worden und finden sich auch an den verschiedensten Zellen wieder. Aus Abb. 29 ergibt sich dies auch für die roten Blutkörperchen in den von Joel mittels der

---

[1] Vgl. hierzu auch Wels (1926).

Leitfähigkeitsmessung angestellten Versuchen. In diesem Sinne ist auch der Befund zu deuten, daß die Narkotika in höheren Konzentrationen Cytolyse hervorrufen. Es ist wahrscheinlich, daß diese irreversible Steigerung der Permeabilität, die offenbar in gleicher Weise für den Aus- und Eintritt aller Stoffe gilt, ebenfalls an den Zellkolloiden ihren Angriffspunkt hat. v. Knaffl-Lenz nimmt auf Grund seiner an roten Blutkörperchen angestellten Versuche an, daß diese durch eine Quellung der Zellkolloide verursacht ist. Mehr Wahrscheinlichkeit besitzt allerdings die von Winterstein vertretene Anschauung, nach der die Permeabilitätssteigerung bei Verwendung toxischer Dosen durch eine Dispersitätsverminderung der Zellkolloide bedingt ist, wofür die koagulierende Wirkung höherer Konzentrationen der Narkotika die experimentelle Grundlage abgeben.

Die für höhere Konzentrationen gefundene Erhöhung der Permeabilität ist nun für die Narkotika als solche durchaus nicht charakteristisch; sie wird vielmehr stets gefunden, wenn ein Gewebe geschädigt wird.

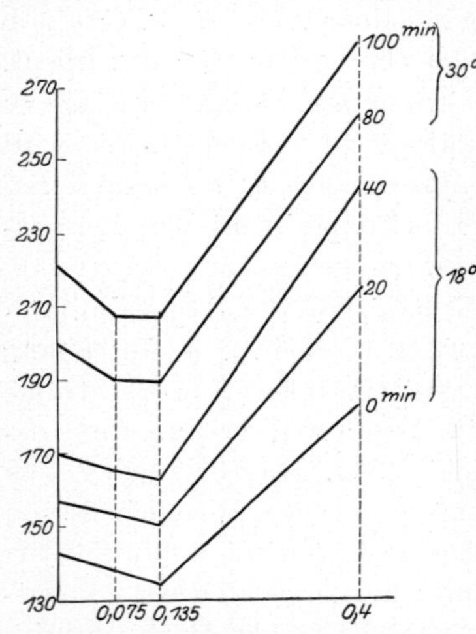

Abb. 29. Die Leitfähigkeit von scharf zentrifugiertem Blutkörperchenbrei, der mit isotonischer Rohrzuckerlösung gewaschen wurde, unter dem Einfluß von Chloroform. Ordinate: Leitfähigkeiten bezogen auf 0,7 vH KCl. Abszisse: Konzentration des Chloroforms in Gewichtsprozenten. (Nach Joel.)

Dabei nimmt die Permeabilitätssteigerung mit der Zeit zu und unterscheidet sich dadurch von der z. B. an Pflanzenzellen in der Narkose gefundenen reversiblen Permeabilitätssteigerung. Osterhout, der mit der Leitfähigkeitsmessung diese Verhältnisse quantitativ studierte, stellte in verschiedenem chemischen Milieu eine so regelmäßige Zunahme der Leitfähigkeit fest, daß die Kurve der einer monomolekularen Reaktion entspricht[1] (Abb. 30).

---

[1] Wenn die Leitfähigkeitsmessung bei Leber und Niere im Gegensatz zum Muskel eine Zunahme des Widerstandes (v. Bud 1927) ergibt, so spricht dies nicht unbedingt gegen die Annahme, daß der Absterbevorgang regelmäßig mit einer Permeabilitätssteigerung verknüpft ist. Denn die

Inwieweit dieser Befund zu einer allgemeinen Theorie des Todes verwertet werden kann (vgl. hierzu S. C. BROOKS 1922/23), muß erst durch seine Prüfung an anderen Zellen unter Hinzuziehung direkter Methoden festgestellt werden. Die Permeabilitätszunahme infolge des in physiologischem Milieu langsam einsetzenden Absterbevorganges hat WINTERSTEIN und HIRSCHBERG (1927) an Muskelmembranen beobachtet und analoge Erscheinungen sind von mir an der Froschhaut studiert worden [1].

SEYDERHELM (1925) hat gezeigt, daß der bei Zellschädigung auftretenden Permeabilitätssteigerung auch eine klinisch-diagnostische Bedeutung zukommt. Während intakte Leukocyten sich mit einem Gemisch von Kongorot und Trypanblau nicht färben, ist dies an geschädigten Zellen der Fall. So lassen sich Leukocyten in frischem Eiter nicht oder nur zu einem geringen Prozentsatz anfärben, während

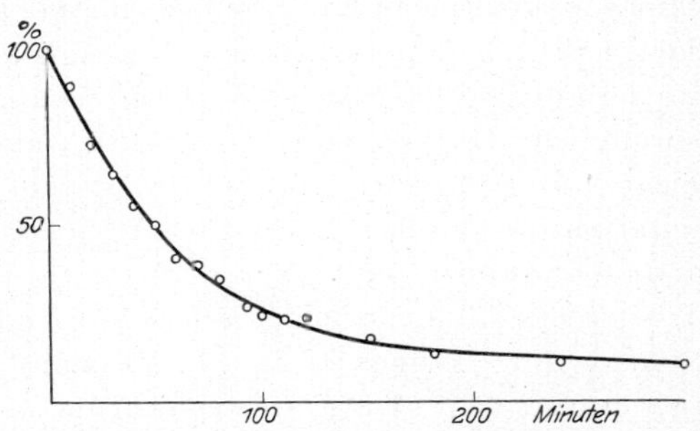

Abb. 30. Die Abnahme des elektrischen Widerstandes von Laminaria beim Absterben(Todeskurve). Nach OSTERHOUT. Ordinate: Widerstand in willkürlichen Einheiten. Abszisse: Zeit in Minuten. Temperatur 15⁰ C. Lösung: 0,52 m NaCl.

einige Stunden später sämtliche weißen Blutkörper gefärbt sind. Die Untersuchung der Leukocyten im Harn bei entzündlichen Erkrankungen ergibt, daß im akuten Stadium die Zahl der mit Kongorot-Trypanblau anfärbbaren Zellen wesentlich geringer als im weiteren Verlauf der Erkrankung ist. Man muß allerdings daran denken, daß hier eine Änderung in der Bindungsfähigkeit eine wichtige Rolle spielen könnte, zumal eine Säuerung des Protoplasmas seine Bindungsfähigkeit für saure Farbstoffe erhöhen müßte (vgl. hierzu ZIPF 1927).

Aus unseren Erörterungen geht hervor, daß die Schädigung einer Zelle sich in einer erhöhten Durchlässigkeit äußert. Das gilt

---

Leitfähigkeitsmessung ist im Hinblick auf die Permeabilität eine Bruttomethode, für deren Ergebnis die Durchlässigkeitsveränderung nicht allein bestimmend ist.

[1] Vgl. hierzu die Befunde von ZOOND (1927) an Bakterien.

auch für jene Agenzien, die zunächst eine Verminderung der Permeabilität hervorrufen. Denn nach länger dauernder Einwirkung wird auch in solchen Fällen eine erhöhte Durchlässigkeit gefunden, wie dies speziell OSTERHOUT durch Leitfähigkeitsmessungen an Laminaria feststellte. Diese Messungen geben nun nicht allein einen quantitativen Maßstab für den Grad der Schädigung, sondern ermöglichen auch zu erforschen, inwieweit die Zellen imstande sind, Alterationen ihrer Durchlässigkeit vollkommen zu kompensieren, wenn sie wieder unter streng physiologische Bedingungen (Laminaria in Seewasser) gebracht werden. Es zeigt sich nun, daß Laminaria selbst nach sehr erheblichen Änderungen der Durchlässigkeit und auch dann, wenn diese in geeigneten Abständen mehrfach wiederholt werden, nach der Übertragung in Seewasser die ursprüngliche Leitfähigkeit als Ausdruck einer unveränderten Permeabilität annimmt. Wir werden daraus schließen dürfen, daß unter physiologischen Verhältnissen im Organismus die Zellen weiteste Variationen ihrer Permeabilität aufweisen können, ohne bei Wiederherstellung normaler äußerer und innerer Bedingungen eine Spur davon erkennen zu lassen. Bedenkt man, wie außerordentlich stark schon kleine Änderungen im chemischen und physicochemischen Milieu die Durchlässigkeit der Zelle verändern, und wie andererseits die Wiederherstellung der relativen Impermeabilität der ruhenden Zelle notwendig für die Erhaltung des normalen Stoffwechsels ist, so ist ohne weiteres das Verständnis für die Bedeutung der Reversibilität weitgehender Permeabilitätsänderungen gegeben. Ob in dieser Hinsicht zwischen den verschiedenen Zellen und Geweben des Organismus tiefgreifende Unterschiede bestehen, erscheint hiernach als ein bedeutsames physiologisches Problem, das noch nicht in Angriff genommen ist.

F. Permeabilität und Stoffwechsel.

Wir haben in den früheren Kapiteln mehrfach erörtert, daß die körpereigenen wasserlöslichen Stoffe, wie besonders die Salze und die Zucker, für die die ruhende Zelle nur in sehr geringem Grade permeabel ist, nur unter bestimmten äußeren und inneren Bedingungen durch die protoplasmatischen Grenzschichten in das Zellinnere in vermehrtem Maße eindringen. Wir müssen uns die Frage vorlegen, welche Bedeutung für das Lebensgeschehen in der Zelle diesen Tatsachen zukommt. Es ist deshalb zu besprechen, ob und in welcher Weise der Stoffwechsel der Zelle durch den Eintritt der genannten Stoffe beeinflußt wird. Wir können hierbei kurz erwähnen, daß nach Versuchen von Boas (1921/26) an der Hefezelle die Gärung durch die Kationen und Anionen im Sinne der Hofmeisterschen Reihen beeinflußt wird. Im speziellen ergibt sich eine zunehmende Steigerung der Gärung durch die folgenden Ionen:

$$Li < Na < NH_4 < K \quad und \quad SCN < J < NO_3 < Cl < SO_4.$$

In diesen Versuchen bleibt der Mechanismus, durch den der Gärungsvorgang in quantitativer Hinsicht verändert wird, noch unklar. Einen tieferen Einblick in die Frage nach der Stoffwechselwirkung der Salze und ihrer Beziehung zur Permeabilität gewähren Versuche von Iljin (1922), die an den Zellen höherer Pflanzen ausgeführt sind. Beobachtet man nämlich das Verhalten der Schließungszellen an den Spaltöffnungen verschiedener Pflanzen in hypertonischen Salzlösungen, so kommt man zu der eigentümlichen Feststellung, daß nach der anfänglichen Plasmolyse nicht allein eine vollständige Deplasmolyse eintritt, sondern es sogar zu einem Ansteigen des osmotischen Druckes der Zelle auf das drei- oder mehrfache des ursprünglichen Wertes kommt. Dieser Befund kann nicht etwa durch das Permeieren der Salze allein erklärt werden, sondern wir müssen annehmen, daß es offenbar unter dem Einfluß des Eintrittes der Salze zur Bildung osmotisch wirksamer Substanz aus Vorstufen von geringerer osmotischer Wirksamkeit kommt, und es liegt nahe, in dieser Hinsicht an eine Spaltung der Stärke zu denken. Die genauere Untersuchung lieferte in der Tat den Beweis, daß das Ansteigen des osmotischen Druckes in der Zelle regelmäßig von einem Schwund ihres Stärkegehaltes begleitet ist. In charakteristischer Weise tritt diese Zunahme des osmotischen Druckes äußerlich durch das Öffnen der Spaltöffnung in Lösungen zutage, die vor Einwirkung der Salze für die Zelle hypertonisch waren.

Die Bedeutung der Salze für die Hydrolyse der Stärke ist nach den Versuchen Iljins eine sehr verschiedene. In erster Linie wurden die Kationen der Alkalimetalle wirksam gefunden, und zwar nach der Reihe:

$$Li > Na > Cs > K.$$

Von den zweiwertigen Kationen war nur Barium und Beryllium wirksam, die, wie die folgende Tabelle zeigt, schon in außerordentlich geringer Konzentration eine Öffnung der Spaltöffnungen und ein Verschwinden der Stärke herbeiführen. Dabei ergaben sich gewisse quantitative Unterschiede insofern, als Barium in optimaler Konzentration langsamer, Beryllium aber schneller zu den erwähnten Stoffwechselveränderungen in der Zelle führten. Auch die Anionen sind in dieser Hinsicht von Bedeutung. Zwar konnte bei Verwendung von Natriumsalzen eine unterschiedliche Wirkung verschiedener anorganischer Anionen nicht wahrgenommen werden; es ergab sich aber, daß die organischen Anionen von sehr erheblicher Wirksamkeit im Sinne der folgenden Reihe waren:

$$Cl < Acetat < Oxalat,\ Tartrat < Citrat.$$

Wenn es richtig ist, daß die Ionen die Spaltung der Stärke begünstigen, so ist es wahrscheinlich und kann zur Erhärtung dieses Befundes dienen, daß unter Bedingungen, unter denen eine Synthese der Stärke eintritt, die Ionen nach Maßgabe der Stärke ihrer hydrolysierenden Wirkung eine Hemmung dieses Prozesses herbeiführen. Belichtet man nun in feuchter Atmosphäre während einer gewissen Zeit die Schließungszellen, so schwindet die Stärke, um sich z. B. in Maltoselösung wieder zu regenerieren. Der Zusatz der erwähnten Salze hemmt in der Tat diesen Prozeß in bestimmten Konzentrationen, aus denen wiederum die unterschiedliche Wirkung der Salze im Sinne der vorher genannten Reihen aufs deutlichste hervorgehen (Tabelle 40).

Tabelle 40. Optimale molare Salzkonzentrationen zur Herbeiführung der Stärkehydrolyse A. und zur Hemmung der Stärkesynthese B. in den Schließungszellen der Pflanzen. (Nach ILJIN.)

Kationen		Anionen	
A.	LiCl 0,05 BaCl$_2$ 0,005—0,01 NaCl 0,15 BeCl$_2$ 0,0001 CsCl 0,20 KCl 0,40	NaCl 0,05 Na-acetat 0,02 Na-oxalat 0,01 Na-tartrat 0,01 Na-citrat 0,005	A.
B.	LiCl 0,04 BaCl$_2$ 0,015 NaCl 0,07 CsCl 0,02 RbCl 0,2 KCl 0,17	MgCl$_2$ 0,2 (geringe Hemmung). Mg-acetat 0,005 (starke Hemmung).	B.

Diese Versuche legen die Annahme nahe, daß durch die Salze, sobald sie in bestimmter Menge in die Zelle eindringen, die fermentativen Vorgänge, die speziell den Kohlehydratstoffwechsel beherrschen, in bestimmter Richtung beeinflußt werden. Da aber auch unter dem Einfluß von Salzwirkungen eine Zunahme des osmotischen Wertes stärkefreier Zellen beobachtet wird, so ist es nicht unwahrscheinlich, daß die Wirkung der Salze nicht auf den Zuckerstoffwechsel beschränkt bleibt. Daß die Salze speziell die Wirksamkeit der Diastase beeinflussen, ist nach den Erfahrungen der Fermentchemie ohne weiteres verständlich. Wissen wir doch, daß vollkommen elektrolytfreie Diastase völlig unwirksam ist[1]. Die Geltung der HOFMEISTERschen Reihen weist darauf hin, daß die Beeinflussung des Fermentes vermutlich durch Zustandsänderungen seiner kolloiden Begleitstoffe bedingt ist.

Es muß aber an dieser Stelle noch erwähnt werden, daß nach Versuchen von BIEDERMANN (1923), ILJIN (1924) und HAEHN (1923) noch eine andere Art des Angriffspunktes in Frage kommt. Diese Autoren haben nämlich beobachtet, daß eine Salzhydrolyse der Stärke auch ohne Ferment eintreten kann, wenngleich wohl nicht alle Versuchsanordnungen mit Sicherheit den Einfluß bakterieller Umsetzungen ausschließen. Wie dem auch sein mag, so bleibt unabhängig von der speziellen Erklärung des Mechanismus der Stärkehydrolyse die Tatsache bestehen, daß die Permeation bestimmter Salze, und zwar auch solcher, die sich regelmäßig in der Umgebung der pflanzlichen Zelle finden, den Kohlehydratstoffwechsel in weitestem Ausmaße beeinflußt. Berücksichtigen wir nun, daß nach den in den früheren Kapiteln gemachten Erörterungen die Erhöhung der Temperatur, die Belichtung und schon geringe Veränderungen in dem chemischen Milieu der Zellen Permeabilitätssteigerungen herbeiführen, so scheint, besonders wenn wir im Auge behalten, in welch geringen Konzentrationen die Salze diese Wirkungen entfalten, der Schluß gerechtfertigt, daß unter physiologischen Bedingungen der Stoffwechsel der Pflanzenzellen von dem Verhalten der Zellgrenzschichten stark abhängt.

Bei der prinzipiellen Bedeutung der Frage nach dem Zusammenhang der Durchlässigkeit der Zellgrenzschichten mit dem Zellstoffwechsel und wegen der indirekten Beweisführung, die wir für diesen Zusammenhang unter physiologischen Bedingungen in den Versuchen ILJINS[2] erblicken konnten, ist es notwendig, noch weiteres

---

[1] C. OPPENHEIMER: Die Fermente und ihre Wirkungen. Bd. I. 5. Aufl. Leipzig 1925.

[2] Vgl. auch ARENDS (1925).

Beweismaterial heranzuziehen. Dieses ist für die tierische Zelle, speziell für das Muskelgewebe, in den grundlegenden Versuchen von EMBDEN (1922—26) und seiner Schule beigebracht worden. Wir erinnern hier kurz daran, daß die Erregung die Muskelgrenzschichten durchlässiger macht, Phosphorsäure in vermehrtem Maße aus dem Muskel austritt, und daß, was hier besonders bedeutungsvoll ist, Chlorionen in den Muskel eintreten (EMBDEN und LANGE 1923). Daraus ergibt sich für uns die Frage, ob Chlor- und andere Ionen, die sich normalerweise in der Umgebung der Muskelzellen befinden,

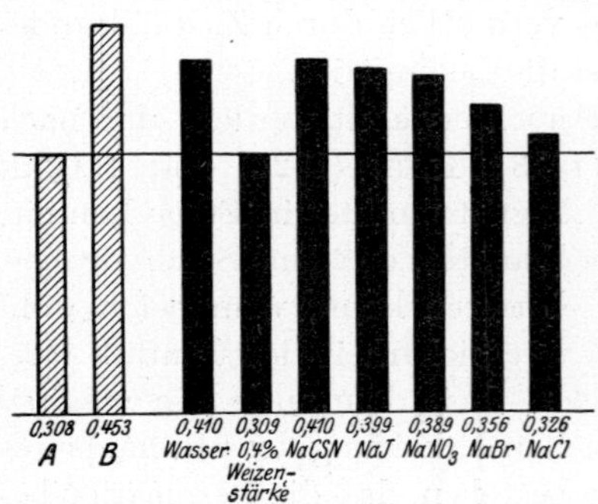

Abb. 31. Beeinflussung der Lactacidogenspaltung im Muskelbrei durch verschiedene Natriumsalze in $\frac{m}{9}$-Lösungen. (Nach EMBDEN.) A von vornherein vorhandene Phosphorsäure; B nach vollständiger Abspaltung der Phosphorsäure aus Lactacidogen.

auf den Tätigkeitsstoffwechsel der Muskulatur von Einfluß sind. Das ist nach den Versuchen von EMBDEN der Fall. Zunächst wurde in Versuchen an zerkleinerter Muskulatur gezeigt, daß in geeigneter Konzentration unter ausschließlicher Verwendung von Natriumsalzen die Anionen die Spaltung des Lactacidogens im Sinne der HOFMEISTERschen Reihe begünstigen (Abb. 31). Besonders interessant ist es, daß aber auch der Aufbau des Lactacidogens aus Kohlehydrat und Phosphorsäure durch bestimmte Ionen gesteigert werden kann, von denen zunächst Fluor genannt sei. Dieser Befund ist deshalb bedeutungsvoll, weil dieses Ion nach Untersuchungen von GAUTIER und CLAUSSMAN (1913) regelmäßig im Muskel gefunden wird. Damit ist aber die Zahl der den Lactacidogenstoffwechsel beeinflussenden Ionen nicht erschöpft. Es ist bemerkenswert, daß der Zusatz von Calciumchlorid zum Muskelbrei je nach der Konzentration eine Steigerung der Spaltung des Lactacidogens oder eine Begünstigung seiner Synthese bewirkt[1]. Und endlich sei noch erwähnt, daß auch durch Milchsäure eine Förderung der Lactacidogensynthese herbeigeführt wird. Es kann an dieser Stelle nicht im einzelnen ausgeführt werden, welche

---

[1] Vgl. hierzu aber die abweichende Ansicht von MEYERHOF (1926).

mannigfachen Möglichkeiten der Beeinflussung des Lactacidogenstoffwechsels auf Grund des Nachweises dieser Ionenwirkungen gegeben sind. Es genüge der Hinweis, daß in verschiedenen Konzentrationen die genannten Ionen sich bald im synergistischen, bald im antagonistischen Sinne beeinflussen, und daß somit eine überaus feine Regulierung des Lactacidogenstoffwechsels durch die Menge und Art der in den Muskel eintretenden Ionen gegeben ist. Daß es sich hier um eine Beeinflussung der Gleichgewichtslage der Reaktion: Kohlehydratphosphorsäure $\rightleftarrows$ Kohlehydrat $+$ Phosphorsäure handelt, ist dadurch bewiesen, daß die geschilderten Versuche zu dem gleichen Ergebnis auch am zellfreien Muskelpreßsaft führen. Die physiologische Verwertung dieser Ergebnisse ist gesichert, weil sie auch am intakten Muskel sowie am Gesamtorganismus reproduziert werden konnten. Für den Zusammenhang von Stoffwechsel und Permeabilität ist besonders der Versuch beweisend, in dem gezeigt wurde, daß die Synthesebegünstigung durch Natriumfluorid am ermüdeten Muskel, dessen Durchlässigkeit bekanntlich erhöht ist, in weitaus stärkerem Maße, als an dem Ruhemuskel in Erscheinung tritt.

Endlich sei kurz darauf hingewiesen, daß auch durch die Ex- und Endosmose gewisser organischer Nährstoffe, wie z. B. des Traubenzuckers, der Stoffwechsel in der Zelle beeinflußt wird. Seit man gelernt hat, die Fermentprozesse als katalytische anzusehen, auf die das Massenwirkungsgesetz angewendet werden muß, weiß man, daß nicht nur die Schnelligkeit einer fermentativen Umsetzung, sondern auch ihre Richtung, also Synthese oder Spaltung von der Menge der anwesenden Spaltprodukte abhängt. Es liegt deshalb auf der Hand, daß der vermehrte Eintritt oder Austritt derartiger Stoffe bei Erhöhung der Permeabilität die Stoffwechselprozesse in der Zelle beeinflußt. Andererseits ist auch daran zu denken, daß die Bildung von Traubenzucker im Sinne des Salzeffektes permeabilitätsverändernd wirkt und hierdurch wiederum den Zellstoffwechsel beeinflussen kann.

Hatten die bisherigen Erörterungen gezeigt, daß die durch exogene oder endogene Faktoren herbeigeführten Permeabilitätsänderungen den Zellstoffwechsel beeinflussen, so muß noch ergänzend darauf hingewiesen werden, daß auch der Zellstoffwechsel fortdauernd die Permeabilität der Zelle kontrolliert. Es ergibt sich dies ohne weiteres schon aus der Tatsache, daß die Durchlässigkeit der Zellgrenzschichten von der Reaktion sehr stark abhängig ist und NH_3 und CO_2 normale Stoffwechselprodukte der Zelle sind. Auch die Oberflächenaktivität von Sauerstoff, Kohlensäure und Ammoniak, die BRINKMANN und v. SZENT-GYÖRGYI (1924) an der Grenzfläche Petroläther—Wasser nachwiesen, kann hier von Bedeutung sein, sofern dieser Befund auch für die Grenzfläche Wasser —Protoplasma gilt. MOND und AMSON sowie NETTER (1928) sind der Ansicht, daß die Kaliumanreicherung der quergestreiften Muskeln dadurch zustande kommt, daß in die nur für bestimmte Kationen durchlässigen Zellen Kalium im Austausch gegen die im Zellstoffwechsel gebildeten $H^{\cdot}$- und $NH^{\cdot}_4$-Ionen eintritt. Da uns auch sonst kationenpermeable Membranen an tierischen Zellen bekannt sind (z. B. am Nerven nach NETTER), so dürfte dieser Befund von allgemeinem Interesse sein.

So ergibt sich aus diesen Betrachtungen, welch große Bedeutung für den Ablauf der wichtigsten Grundfunktion der Zelle, nämlich ihres Stoffwechsels, der durch Beeinflussung der Durchlässigkeit der Zellgrenzschicht bedingte quantitativ veränderte Ein- und Austritt von Salzen und organischen Nährstoffen besitzt und wie außerdem die normalen Stoffwechselprodukte die Zellgrenzschichten verändern. Bei der großen Wirksamkeit dieser Faktoren ist anzunehmen, daß von der Zelle gewisse regulatorische Maßnahmen getroffen werden können, um zu weitgehende Veränderungen des Stoffwechsels zu verhüten. In dieser Beziehung ist der außerordentlich schnelle Ablauf der durch eine Erregung gesetzten Durchlässigkeitsvermehrung von Wichtigkeit, andererseits zeigen gewisse Erfahrungen von NATHANSOHN, daß die Zelle die Aufnahme eines Stoffes selbst hemmt, längst bevor ein Diffusionsgleichgewicht eingetreten ist. Das ist von NATHANSOHN[1] für die Aufnahme der Salze gezeigt worden, scheint uns aber auch für die Aufnahme der organischen Nährstoffe höchstwahrscheinlich. Leider ist über den Mechanismus dieser biologisch höchst wichtigen Funktion nichts näheres bekannt. Aber auch ohne Kenntnis dieser Gleichgewichte[2] wird es für die Bewertung der physiologischen Bedeutung des gesamten Permeabilitätsproblems von Interesse sein zu wissen, daß die in vivo sich vollziehenden Änderungen der Per-

---

[1] A. NATHANSOHN (1910), speziell S. 97 ff.
[2] Vgl. hierzu NETTER (1928).

meabilität für die Stoffwechselprozesse und damit auch für die energetischen Leistungen der Zelle von größtem Belang sind.

G. Die zell- und organspezifische Permeabilität, ihre Ursache und ihre Bedeutung für die funktionelle Differenzierung.

Wie früher auseinandergesetzt wurde, hängt die Aufnahme zelleigener Stoffe sowie gewisser wasserlöslicher Farbstoffe von dem Verhalten der Kolloide in den Grenzschichten der Zellen ab. Im speziellen hat LOEB (1916) beim Studium des Salzeffektes darauf hingewiesen, daß die Durchlässigkeit der Grenzschichten offenbar von dem Lösungszustand der kolloiden Globuline bestimmt wird. Schon in diesen Versuchen hatte sich gezeigt, daß für die Wirkung eines Salzes auf die Permeabilität seine Konzentration maßgebend ist; denn bei höheren Konzentrationen konnte eine Hemmung der Permeabilität genau so beobachtet werden, wie bei gänzlichem Fehlen der Elektrolyte, während die gleichen Elektrolyte in geringeren Konzentrationen die Durchlässigkeit der Zellen erhöhten. Es liegt also die Annahme nahe, daß die Salzempfindlichkeit der Globuline oder der Kolloide[1] in den Grenzschichten überhaupt gewisse Unterschiede in den verschiedenen Organen aufweist, eine Vorstellung, die um so weniger theoretische Schwierigkeiten besitzt, als wir ja eine Zellspezifität des Eiweißes in den verschiedenen Organen[2] und erst recht bei verschiedenen Tierklassen auf Grund immunobiologischer Studien annehmen müssen.

Zur Charakteristik der Kolloide in den Zellgrenzschichten hatte sich nun seit langem die Analyse des Verhaltens der Zellen in verschiedenen Salzlösungen als zweckmäßig erwiesen. Es mußte daher, sofern die hier entwickelte Vorstellung richtig ist, darauf gefahndet werden, ob mittels des Studiums der Ionenreihen sich Unterschiede in dem Verhalten der Zellkolloide in verschiedenen Organen des gleichen Tieres bzw. bei verschiedenen Tierklassen nachweisen lassen würden, und, wenn dies der Fall wäre, ob dem zellspezifischen Aufbau der kolloiden Grenzschichten auch in gewisser Beziehung eine spezifische Permeabilität entspräche.

Aus methodischen Gründen schien es zweckmäßig, derartige

---

[1] Vgl. hierzu den Abschnitt über die kolloidchemischen Theorien (S. 362ff.).

[2] Vgl. hierzu E. ABDERHALDEN: Die ABDERHALDENsche Reaktion. Berlin 1922.

Versuche möglichst an Einzelzellen auszuführen, an denen mit
Rücksicht auf die Komplexität des Permeabilitätsproblems verschiedene Methoden zum Studium der cellulären Durchlässigkeit
zur Verfügung standen. Die Wahl fiel auf die Spermatozoen und
Eier verschiedener Tiere, da GELLHORN bereits 1920 Unterschiede
in der Reaktion der Seeigelspermatozoen auf Salze gegenüber dem
Verhalten der Froschspermatozoen nachgewiesen hatte. Es wurden

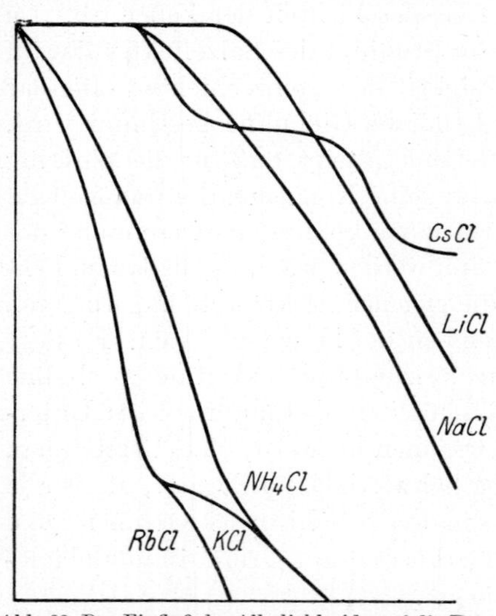

Abb. 32. Der Einfluß der Alkalichloride auf die Beweglichkeit und Lebensdauer der Spermatozoen
von R. temporaria. Ordinate: Beweglichkeit; Abszisse: Zeit. Sämtliche Lösungen sind $\frac{n}{40}$.
(Nach GELLHORN.)

nun systematische Unter-
suchungen über das Verhalten der Spermatozoen in den
Lösungen der verschiedenen
Alkalichloride, sowie über
die Wirkung der Anionen
bei ausschließlicher Ver-
wendung von Natriumsal-
zen angestellt. Sie seien in
ihren Haupttypen an der
Hand einiger graphischen
Darstellungen kurz be-
sprochen. Aus Abb. 32 er-
gibt sich die nach steigender
Giftigkeit geordnete Ionenreihe:

$$\mathrm{Li} < \mathrm{Cs} < \mathrm{Na} \ll \mathrm{NH_4} < \mathrm{K, Rb.}$$

Man erkennt sofort, daß
die Kationen hinsichtlich
der Beeinflussung der Be-
weglichkeit des Froschsper-
mas sich in zwei große Gruppen ordnen, von denen die eine Gruppe
(Li, Cs, Na) zur Erhaltung der Beweglichkeit sehr geeignet erscheint, während die Ionen der anderen Gruppe (NH₄, Rb, K)
schon frühzeitig eine Lähmung der Samenkörper herbeiführen
(GELLHORN 1922). Die Gültigkeit der so gefundenen Ionenreihe
ergibt sich nicht allein aus der mikroskopischen Beobachtung der
Beweglichkeit der Spermatozoen, sondern geht auch zahlenmäßig
aus Befruchtungsversuchen hervor. Verwendet man nämlich
Spermatozoen, die in den Lösungen der Alkalichloride eine bestimmte Zeit vorbehandelt sind, zur Besamung normaler Eier,

so findet man, wie die folgende Tabelle zeigt, daß die Spermatozoen der Lithiumgruppe zu sehr hohen Befruchtungsziffern führen, während diese unter sonst gleichen Bedingungen bei den Spermatozoen der Ammoniumgruppe Null beträgt. Betrachten wir diese Ionenreihe genauer, so erkennen wir, daß sie mit der sogenannten Übergangsreihe HÖBERS (1907) völlig identisch ist.

Tabelle 41. Befruchtungsversuch an Rana temporaria.

Nr.	Lösungen	Dauer der Behandlung	Vorbehandlung des Spermas. Prozentsatz der entwickelten Eier		
1	CsCl		39		83	
2	NH_4Cl		0		0	
3	RbCl	35 Min.	0	Vers. A	0	Vers. B
4	KCl		0		0	
5	NaCl		36		78	
6	LiCl		60		73	

Ganz entsprechende Versuche wurden mit den Spermatozoen vom Meerschweinchen ausgeführt, nur daß für die Feststellung der Ionenreihe hier lediglich das mikroskopische Verhalten der Spermatozoen in der verschiedenen Salzlösung zur Verwendung kommen konnte. Aus der Abb. 33 ergibt sich die folgende Reihe:

$$K \leqq Rb < Na < NH_4 < Cs < Li.$$

Sie ist fast das genaue Spiegelbild der an den Froschspermatozoen erhaltenen Übergangsreihe, da K und Rb, die auf die Froschspermatozoen eine sehr deletäre Wirkung ausüben, die Beweglichkeit der Warmblüterspermatozoen am längsten erhalten. Ferner geht aus der Abb. 33 hervor, daß Li und Cs zu einer sehr starken und plötzlichen Schädigung der Samenkörper des Meerschweinchens führen, während in den Froschversuchen gerade die Chloride dieser Alkalimetalle die Beweglichkeit der Spermatozoen am längsten bewahrt haben. Es wäre aber falsch, wollte man aus der Richtungsumkehr der Ionenübergangsreihe auf einen völlig andersartigen Zustand der Kolloide in den Zellgrenzschichten des Spermas bei den in Rede stehenden Tierklassen schließen. Denn wir wissen aus Versuchen an nicht organisierten Kolloiden (HÖBERS Versuche über die Koagulationstemperatur von Hühnereiweiß in verschiedenen Salzlösungen), daß eine derartige Reihenumkehr am gleichen Substrat schon durch Änderung der Salzkonzentration zustande kommen kann, und auch an biologischen Objekten liegen ähnliche

Erfahrungen vor, da die Übergangsreihe, nach der die Hämolyse an Rinderblutkörperchen in den Lösungen der Alkalichloride eintritt, sich vollständig umkehrt, sobald die Salzhämolyseversuche in Gegenwart von Saponin vorgenommen werden[1].

Systematische Beobachtungen an den Spermatozoen von Meerestieren führten hingegen zu Reihen, die als grundsätzlich verschieden von der bisher gefundenen Übergangsreihe betrachtet werden müssen (GELLHORN 1927). Ersetzt man einen Teil des Meerwassers durch eine mit diesem isotonische Lösung eines Alkalichlorides, so beobachtet man, daß die Spermatozoen vom Seeigel und von Holothuria nach Maßgabe der folgenden Reihe gelähmt werden:

$$K < Li \leqq Na < Cs \ll Rb, NH_4 \quad \text{(Strongylocentrotus lividus)},$$
$$K < Li \leqq Na \ll Rb, NH_4 \qquad \text{(Holothuria tubulosa)}.$$

Die beiden Reihen selbst sind untereinander fast vollkommen identisch. Dasjenige Faktum, das die grundsätzliche Verschiedenheit in dem Verhalten dieser Spermatozoen gegenüber den bisher besprochenen Zellen von Wirbeltieren beweist, besteht in dem großen Unterschied der Giftigkeit von Kalium und Rubidium. Diese beiden Kationen waren in den oben erwähnten Reihen einander stets benachbart, also in ihrer Giftigkeit fast gar nicht voneinander verschieden. Hier hingegen erkennen wir, daß Kalium fast ganz ungiftig wirkt, da die Spermatozoen stundenlang ihre Beweglichkeit behalten, während der ent-

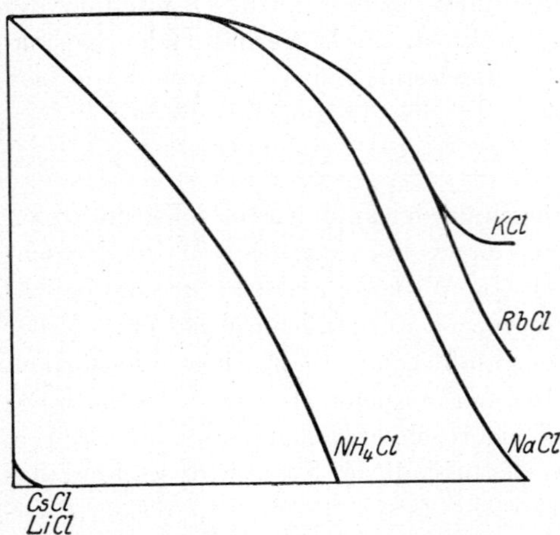

Abb. 33. Der Einfluß der Alkalichloride auf die Beweglichkeit und Lebensdauer der Spermatozoen des Meerschweinchens. (Nach GELLHORN.)

---

[1] Vgl. hierzu: E. GELLHORN: Neuere Ergebnisse der Physiologie. Leipzig 1926, spez. Kap. II.

sprechende Zusatz von Rubidium fast zu einer momentanen Lähmung der Samenkörperchen führt. Man könnte nun einwenden, daß die Verschiedenheit der Ionenreihen an Meeresspermatozoen dadurch bedingt wäre, daß die Versuche nicht in Lösungen eines Alkalichlorides, sondern in einer komplizierten Salzlösung vorgenommen wurden, so daß hier vielleicht Wirkungen vorliegen, die nur indirekt durch das gestörte Ionengleichgewicht zustande gekommen sind. Eine Untersuchung in Lösungen eines einzelnen Alkalichlorides konnte aber deshalb nicht ausgeführt werden, weil selbst die isotonische KCl-Lösung sich als stark giftig erwies. Wäre aber dieser Einwand richtig, so hätte man bei der unter genau den gleichen äußeren Bedingungen vorgenommenen Untersuchung von Spermatozoen anderer Meerestiere zu derselben Ionenreihe gelangen müssen, die die Versuche an den Samenkörperchen von Seeigeln und Seewalzen ergeben hatten. Aus diesem Grunde wurde noch an weiteren Meerestieren die Einwirkung der Alkalichloride auf die Beweglichkeit der Spermatozoen untersucht. Für Phallusia und Sepia wurden die beiden folgenden Reihen erhalten:

$$\underbrace{\text{K, Na} < \text{Cs}} \ll \underbrace{\text{Li} < \text{NH}_4 < \text{Rb}} \quad \text{Phallusia,}$$
$$\text{K} < \text{Cs} < \text{Na} \ll \text{NH}_4 < \text{Rb} < \text{Li} \quad \text{Sepia.}$$

Wohl erkennt man, daß gewisse Charakteristika der an Seeigeln und Seewalzen erhaltenen Ionenreihen auch hier wieder zum Vorschein kommt, insbesondere die schon erwähnte stark unterschiedliche Wirkung von Rubidium und Kalium. Aber in anderer Hinsicht werden nicht unbedeutende Unterschiede festgestellt. So erweist sich Li für die Spermatozoen von Sepia als äußerst giftig, ein Befund, der im stärksten Gegensatz zu der Wirkung dieses Kations auf die Spermatozoen von Seeigeln und Holothurien steht. Es ist also von einer Gleichartigkeit in dem Verhalten von Spermatozoen von Meerestieren gegenüber den Alkalichloriden keine Rede, eine Tatsache, in der wir den Ausdruck ihrer kolloidchemischen Verschiedenheit sehen. Hier haben wir es also insbesondere beim Vergleich mit den Spermatozoen des Frosches mit Zellen zu tun, die mit Rücksicht auf den aus den Salzversuchen erschlossenen andersartigen Aufbau der Zellkolloide ganz besonders geeignet erscheinen müßten, die Frage zu entscheiden, inwieweit gewisse Regeln der Permeabilität von dem spezifischen kolloidchemischen Aufbau der Zellgrenzschichten abhängig sind.

Es schien uns aber von vornherein wahrscheinlich, daß kolloid-chemische Verschiedenheiten und im Zusammenhang damit auch Unterschiede hinsichtlich der Permeabilität nicht allein zwischen artverschiedenen Zellen bestehen, sondern daß derartige Differenzen auch zwischen verschiedenen Geweben und Organen desselben Organismus vorhanden sein müßten. Aus diesen Gründen suchten wir auch die Salzempfindlichkeit der Eier des Seeigels festzustellen. Hier ergab sich nun unter Verwendung des Befruchtungsversuches, daß in der Tat eine völlige Verschiedenheit in dem Verhalten des Spermas und der Eier von Strongylocentrotus zu konstatieren ist (GELLHORN 1927). Zur Erläuterung dieser Tatsache sei auf die folgende Tabelle verwiesen, in der die Größe des Befruchtungserfolges wiedergegeben ist, wenn einmal die Spermatozoen, das andere Mal aber die Eier mit verschiedenen Salzlösungen vorbehandelt werden und darauf die Befruchtung im Meerwasser mit normalen Eiern bzw. Spermatozoen vorgenommen wird. Ohne auf Einzelheiten, die aus der Tabelle ersichtlich sind, näher einzugehen, sei die Tatsache betont, daß sowohl Kalium wie Caesium auf die Eier im Gegensatz zu ihrer Wirkung auf die Samenkörperchen stark giftig wirken.

Tabelle 42. Befruchtungsversuche am Seeigel (Strongylocentrotus).
A. Vorbehandlung der Spermatozoen.

Nr.	Lösung	Befruchtungsziffern in vH		Bemerkungen
1	Seewasser + LiCl	66	100	Reaktion der Lösung durch Zusatz von Glykollpuffern in
2	„ + NaCl	92	100	
3	„ + CsCl	82 Versuch A	58 Versuch B	
4	„ + NH_4Cl	0	0	
5	„ + RbCl	0	0	Vers. A p_H 7,96, in
6	„ + KCl	92	95	Vers. B p_H 8,24
Dauer der Vorbehandlung in Minuten		150	53	

B. Vorbehandlung der Eier.

Nr.	Lösung			Bemerkungen
1	LiCl	90	95	
2	NaCl	90	98	
3	CsCl	0	0	Reaktion in beiden Versuchen 7,8
4	NH_4Cl	0	0	
5	RbCl	0	0	
6	KCl	13	12	
Dauer der Vorbehandlung in Minuten		40	180	

Zusammenfassend ergibt sich aus diesen Versuchen, daß 1. die an den Spermatozoen verschiedener Tierklassen (Frosch, Meerschweinchen einerseits, Seeigel und andere Meerestiere andererseits) erhaltenen Ionenreihen sich so grundsätzlich voneinander unterscheiden, daß die Annahme eines verschiedenartigen Aufbaues ihrer Zellgrenzschichten gerechtfertigt erscheint, und daß 2. dasselbe nach den entsprechenden Salzversuchen auch für die Spermatozoen und Eier des Seeigels gelten muß. Wenn wir nunmehr die Permeabilität der genannten Spermatozoen und Eier unter den gleichen äußeren Bedingungen studieren, so ergibt sich die Möglichkeit zu prüfen, ob die eingangs aufgestellte Hypothese richtig ist, daß die Permeabilität der Grenzschichten bei verschiedenen Zellen des gleichen Organismus sowie bei gleichen Zellen verschiedener, in der Entwicklungsreihe einander fernstehender Organismen verschiedenen Gesetzmäßigkeiten unterliegt. Hieraus könnte dann die dominierende Rolle der kolloiden Grenzschichten für die zellspezifische Permeabilität gefolgert werden.

Da gerade die Unstimmigkeit hinsichtlich der Permeabilitätswirkung des Rohrzuckers beim Studium der Nichtleiterwirkungen an verschiedenen Organen besonders aufgefallen war, indem bald Vermehrung, bald Verminderung der Permeabilität festgestellt wurde, so schien es uns zweckmäßig, eine systematische Untersuchung der Rohrzuckerwirkungen hinsichtlich ihres Einflusses auf die Durchlässigkeit der Zellgrenzschicht an solchen Zellen anzustellen, von denen auf Grund der beschriebenen Salzversuche wesentliche Unterschiede im kolloidchemischen Verhalten der Zellgrenzschichten, also jenes Substrates, an dem die Permeabilitätsänderungen bewirkt werden, bestanden.

Wir beginnen mit der Besprechung der Nichtleiterwirkung auf die Permeabilität von Seeigeln bzw. Holothurieneiern. Die Versuche wurden an Eiern, die mit Neutralrot gefärbt waren, ausgeführt. Die Schnelligkeit, mit der Säure bzw. Lauge in die Zelle eindringen, wurde als Maßstab der Durchlässigkeit der Zellgrenzschichten gewählt. Das Eintreten der Säuren bzw. Laugen ist an dem Entfärben bzw. dem Umschlag nach Gelb leicht zu erkennen. Aus der folgenden Tabelle ist ersichtlich, daß in Gegenwart von Rohrzucker, Traubenzucker und Galaktose eine rasche Entfärbung der Eier eintritt, während in den entsprechenden Kontrollversuchen auch nach vielstündiger Einwirkungszeit keine Veränderung an den Eiern zu bemerken ist. Es folgt daraus, daß die genannten Nichtleiter offenbar die Permeabilität der Zellgrenzschichten sowohl für Säuren wie für Laugen fördern (GELLHORN 1927).

Tabelle 43. Versuch an neutralrot-gefärbten Eiern von Holothuria tubulosa. (Beginn des Versuches 5³⁰h.)

Nr.	Lösung	Färbung der Eier	
1	Seewasser	rot	rot
2	„ + n/400 HCl . . .	„	„
3	„ + n/400 NaOH . .	„	„
4	„ + Rohrzucker . .	„	„
5	„ + Traubenzucker	„	„
6	„ + Galaktose . . .	„	„
7	„ + Rohrzucker + n/400 HCl . . .	fast sämtlich entfärbt	sämtlich entfärbt
8	„ + Rohrzucker + n/400 NaOH . .	dgl.	97 vH „
9	„ + Traubenzucker + n/400 HCl .	60 vH entfärbt	96 vH „
10	„ + Traubenzucker + n/400 NaOH	95 vH „	95 vH „
11	„ + Galaktose + n/400 HCl . . .	60 vH „	100 vH „
12	„ + Galaktose + n/400 NaOH . .	90 vH „	90 vH „
	Zeit	5 50 h	7 h

Dieses Ergebnis suchten wir noch auf andere Weise zu sichern, indem der Einfluß der Nichtleiter auf die Säuren- und Laugenpermeabilität durch den Befruchtungsversuch festgestellt wurde. Es wurden also Seeigeleier in Seewasserlösungen mit und ohne Nichtleiter in Gegenwart von Säure und Lauge vorbehandelt und darauf nach Übertragung in Meerwasser mit normalem Sperma befruchtet. Wenn in der Tat durch Nichtleiter eine erhöhte Durchlässigkeit der Zellen für Säuren und Laugen hervorgerufen wird, so mußte dies darin zum Ausdruck kommen, daß der Befruchtungserfolg in den mit Rohrzucker + Säure bzw. Lauge vorbehandelten Eiern wesentlich geringer ausfiel als in jenen Versuchen, in denen die Nichtleiter bzw. die Säuren und Laugen allein auf die Eier eingewirkt hatten. Dies geht aus dem Versuch der Tabelle 44 mit aller Deutlichkeit hervor.

War somit als charakteristischer Ausdruck der Nichtleiterwirkung auf Seeigel- und Holothurieneier eine sich gemeinsam auf Säuren und Laugen erstreckende Permeabilitätserhöhung festge-

Tabelle 44. Befruchtungsversuch an Strongylocentrotus.
Vorbehandlung der Eier.

Nr.	Lösung	Befruchtungsziffer	
1	Seewasser + Traubenzucker	99 vH	99 vH
2	„ + Galaktose	100 „	100 „
3	„ + n/400 HCl	96 „	41 „
4	„ + n/1000 NaOH	100 „	68 „
5	„ + Traubenzucker + n/400 HCl . . .	0 „	0 „
6	„ + „ + n/1000 NaOH .	91 „	26 „
7	„ + Galaktose + n/400 HCl	0 „	0 „
8	„ + „ + n/1000 NaOH . . .	13 „	10 „
	Dauer der Vorbehandlung	20 Min.	45 Min.

stellt worden, so erhob sich nunmehr die Frage, wie sich unter den
gleichen Bedingungen die Spermatozoen des Seeigels verhalten
würden. Nach unserer Theorie mußten wir vermuten, daß hier
nicht die gleichen Gesetzmäßigkeiten zutage treten würden, da
nach den oben mitgeteilten aus entsprechenden Befruchtungsversuchen gewonnenen Ionenreihen ein grundsätzlich verschiedenes
Verhalten der kolloidalen Grenzschichten in beiden Zellarten angenommen werden mußte. Die Versuche der Tabelle 45 bestätigen
dies. Bei der Betrachtung der Beweglichkeit der Spermatozoen
erkennt man, daß diese in Gegenwart von Nichtleiter + Säure sehr
rasch ihre Beweglichkeit einbüßen, obwohl die Nichtleiter als solche
ebenso wie die gewählten Säurekonzentrationen, nicht die geringste

Tabelle 45. Versuch an Spermatozoen von Strongylocentrotus.
(Beginn des Versuches 6^{20} h.)

Nr.	Lösung	6^{30} h	7^{15} h
1	Seewasser	sehr gut beweglich	beweglich
2	„ + n/400 HCl	„ „ „	„
3	„ + n/1000 NaCl	„ „ „	„
4	„ + Rohrzucker	„ „ „	„
5	„ + Traubenzucker	„ „ „	„
6	„ + Galaktose	„ „ „	„
7	„ + n/400 HCl + Rohrzucker	unbeweglich	—
8	„ + „ + Traubenzucker	„	—
9	„ + „ + Galaktose . .	„	—
10	„ + n/1000 NaOH + Rohr- zucker	sehr gut beweglich	beweglich
11	„ + n/1000 NaOH + Traubenzucker	„ „ „	„
12	„ + n/1000 NaOH + Galaktose	„ „ „	„

schädigende Wirkung ausübten. Dagegen ließen die entsprechenden, mit Lauge ausgeführten Versuche keine sichere Veränderung in der Permeabilität für Laugen erkennen.

Die Ergebnisse wurden durch entsprechende Befruchtungsversuche bestätigt. Bezüglich der Laugenpermeabilität konnte aus den bisher geschilderten Versuchen lediglich gefolgert werden, daß keine Erhöhung durch die verschiedenen Zucker bewirkt wird. Es bestand aber noch die Möglichkeit, daß diese Nichtleiter gerade umgekehrt eine Herabsetzung der Laugenpermeabilität zur Folge hätten. Das wird durch den folgenden Befruchtungsversuch einwandfrei bewiesen (Tabelle 46). *Es ergibt sich mithin aus diesen Versuchen, daß durch Nichtleiter an den Eiern des Seeigels eine Permeabilitätserhöhung für Säuren und Laugen herbeigeführt wird, wäh-*

Tabelle 46. Befruchtungsversuch mit Vorbehandlung der Spermatozoen (Strongylocentrotus).

Nr.	Lösung	Befruchtungs-ziffer	Dauer der Vorbehandlung
1	Seewasser + Traubenzucker	48	
2	„ + Galaktose	82	
3	„ + n/500 NaOH	0	
4	„ + Traubenzucker + n/500 NaOH	27	15 Minuten
5	„ + Galaktose + n/500 NaOH	22	

rend für das Sperma unter den gleichen Bedingungen lediglich eine erhöhte Säurepermeabilität, aber eine Verminderung der Durchlässigkeit für Laugen besteht[1].

Hatten wir in diesen Versuchen verschiedene Organzellen derselben Individuen miteinander verglichen, so hatten weitere Experimente an den Spermatozoen des Frosches die Frage zum Gegenstand der Untersuchung, ob an der gleichen Zellart einer anderen Tierspezies Permeabilitätsregeln aufgefunden würden, die von den

---

[1] RUNNSTRÖM (1927) hat darauf hingewiesen, daß die erhöhte Giftigkeit von Säuren für Spermatozoen in Gegenwart von Nichtleitern nicht unbedingt die Folge einer erhöhten Säurepermeabilität sein müßte, sondern auf die leichtere Ausflockbarkeit der Kolloide durch [H˙] unter diesen Bedingungen zurückgeführt werden könnte. Auf den uns wesentlichsten Versuch, der das entgegengesetzte Verhalten von Spermatozoen und Eiern des Seeigels gegenüber Laugen in Anwesenheit von Nichtleitern feststellt, ist diese Deutung nicht anwendbar.

bisher am Seeigelsperma erhaltenen abweichen. Die Versuche betrafen die Frage, wie die genannten Nichtleiter die Giftwirkung verschiedener Kat- und Anionen beeinflussen. Tabelle 47 läßt aus einigen Beispielen erkennen, daß an den Froschspermatozoen durch Nichtleiter eine Hemmung der Kationen- und Anionenpermeabilität herbeigeführt wird. (GELLHORN 1924.)

Tabelle 47. Befruchtungsversuch mit Vorbehandlung der Spermatozoen. (Rana temporaria.)

Nr.	Lösung	Befruchtungs- ziffer in vH A	B	Dauer der Vorbehandlung
1	KCl n/40	27	3	
2	KCl n/40 + $^1/_2$ vH Rohrzucker	100	97	Versuch A 35 Min.
3	KCl n/40 + $^1/_4$ vH Trauben- zucker	100	100	„ B 80 Min.
4	KCl n/40 + $^1/_4$ vH Laevulose	100	100	
5	RbCl n/40	57	10	
6	„ + $^1/_2$ vH Rohrzucker	100	93	
7	„ + $^1/_4$ vH Trauben- zucker	93	97	
8	„ + $^1/_4$ vH Laevulose	100	97	A = 40 Minuten
9	NH_4Cl n/40	87	17	B = 75 Minuten
10	„ + $^1/_2$ vH Rohrzucker	100	93	
11	„ + $^1/_4$ vH Trauben- zucker	100	100	
12	„ + $^1/_4$ vH Laevulose	100	100	
13	Na-citrat n/40	47		
14	„ + $^1/_2$ vH Rohr- zucker	97		
15	„ + $^1/_4$ vH Trau- benzucker	100		80 Minuten
16	„ + $^1/_4$ vH Laevu- lose	100		

Überblicken wir die an verschiedenen Zellarten mit möglichst gleicher Methodik durchgeführten Versuche, so sehen wir, daß die Nichtleiter außerordentlich verschiedene Wirkungen auf die Permeabilität entfalten können. Sie sind durch das folgende kleine Schema wiedergegeben, in dem + eine Erhöhung und — eine Verminderung der Permeabilität bedeutet.

Ohne Berücksichtigung des Verhaltens der kolloidalen Zellgrenzschichten wären diese verschiedenen Resultate kaum verständlich. Behalten wir aber den besonderen Aufbau der Zell-

Tabelle 48. Der Einfluß von Nichtleitern auf die Permeabilität
verschiedener Zellen für Kationen und Anionen.

Nr.	Zellart	Permeabilitätswirkung der Nichtleiter für	
		Kationen[1]	Anionen
1	Spermatozoen von Rana temporaria	—	—
2	Spermatozoen vom Seeigel	+	—
3	Eier vom Seeigel	+	+

grenzschichten im Auge, so erscheint es geradezu als dessen notwendige Folge, daß auf den gleichen Reiz, oder besser gesagt, auf die gleiche Veränderung in den äußeren Lebensbedingungen der Zellen verschiedene Reaktionen erfolgen. Wir haben uns aber nunmehr zu fragen, welche allgemein-physiologischen Konsequenzen aus diesen Versuchen zu ziehen sind.

Schon bevor eine systematische Erforschung des Permeabilitätsproblems vorlag, hat man den Zellgrenzschichten eine besondere Bedeutung deshalb zuerkennen müssen, weil durch ihre elektive Permeabilität die spezifische chemische Zusammensetzung der Zellen und Organe erklärt werden konnte. Da die Zellen der verschiedenen Gewebe im Organismus eines Metazoon von der im wesentlichen in allen Teilen des Körpers in gleicher Weise zusammengesetzten Blutflüssigkeit umspült werden, so ist die Erhaltung ebenso wie die Entstehung einer organspezifischen biochemischen Struktur nur durch eine in verschiedenen Organen nach speziellen Gesetzmäßigkeiten verlaufende elektive Permeabilität verständlich. Aber so lange der Mechanismus der Permeabilitätsänderungen unklar war, konnte hierin nicht mehr als eine Beschreibung gesehen werden. Die früher auf Grund osmotischer Versuche angenommene Impermeabilität der tierischen und pflanzlichen Zellen für Salze und Zucker stand geradezu in schroffem Gegensatz zu der Annahme einer elektiven Permeabilitätsregulation, die sich in erster Linie auf die Aufnahme und Abgabe zelleigener Stoffe bezieht. Heute aber wissen wir, daß gerade die Aufnahme und

---

[1] Mit der Bezeichnung Kation bzw. Anion soll nur gesagt werden, daß die erhöhte bzw. verminderte Giftigkeit von Salzen, Säuren und Laugen, die mit einer entsprechenden Permeabilitätsänderung in Verbindung gebracht wird, sich auf die basischen oder sauren Bestandteile der genannten Verbindungen bezieht, ohne daß die Frage, ob letztere als Ionen oder Moleküle permeieren, entschieden wird.

Abgabe sowohl der organischen Nährstoffe wie der Salze, für die bei der ruhenden Zelle eine nur sehr geringe Permeabilität besteht, durch die Änderung des Chemismus in der Umgebung der Zellen nach verschiedenen Richtungen reguliert werden kann.

Wir haben früher auseinandergesetzt, daß diese Permeabilitätsänderungen im engsten Zusammenhang mit dem Verhalten der kolloiden Grenzschichten stehen. Hierfür sprachen nicht nur Analogien aus der allgemeinen Kolloidchemie, sondern auch direkte mikroskopische Beobachtungen, die z. B. im Falle der Permeabilitätserhöhung eine Auflockerung des Gewebes nachweisen konnten. Diese Betrachtungen haben nun nicht allein für solche Permeabilitätsänderungen Geltung, die durch Veränderungen in der ionalen Zusammensetzung des chemischen Milieus bedingt sind, sondern auch für solche, die infolge des teilweisen Ersatzes der Nährlösung durch bestimmte Nichtleiter, speziell Zucker, eintreten. Denn LOEB hat, wie erwähnt, beim Salzeffekt nachweisen können, daß die Wirkung der Nichtleiter auf die Zellgrenzschichten gerade in einer Fällung der Globuline beruht. *Nun haben die vorstehend besprochenen Versuche einerseits an der Hand der Ionenreihen gezeigt, daß eine organspezifische Verschiedenheit in dem kolloidchemischen Aufbau der Zellgrenzschichten besteht, andererseits haben sie bewiesen, daß die durch Zusatz von Nichtleitern bewirkten Permeabilitätsveränderungen an Zellen, die verschiedene Ionenreihen ergeben, ganz verschieden verlaufen. Daraus folgern wir, daß der organspezifische Aufbau der Zellgrenzschichten dieses eigenartige Verhalten bedingt. Die angeführten Versuche über die Wirkung von Nichtleitern auf die Permeabilität verschiedener Zellen für ein und denselben Stoff können gleichsam als primitive Modellversuche für die Tatsache angesehen werden, daß das gleiche chemische Milieu an den Zellen eines Organes eine Permeabilitätserhöhung, an einem anderen aber eine Verminderung der Durchlässigkeit zur Folge hat. So begreift man, welche Bedeutung die organspezifische Permeabilität auch für die organologische Differenzierung und damit für die Möglichkeit einer Entwicklung überhaupt besitzt, und erhält gleichzeitig eine Vorstellung von dem Mechanismus dieser biologisch so wichtigen Differenzierung.* (GELLHORN 1927.)

Da wir im Verlaufe unserer Auseinandersetzungen mehrfach gesehen haben, wie komplex das Permeabilitätsproblem ist und wie leicht Versuche im Sinne von Permeabilitätsänderungen gedeutet werden können, die durch eine Beeinflussung des Stoffwechsels, Änderung der Speicherungsfähigkeit der Zelle für einen bestimmten Stoff und dergleichen bedingt sind, so müssen wir noch untersuchen, inwieweit die Tatsachen, die hier als bedeutungsvoll für die Entstehung und Erhaltung der biochemischen Differenzierung der Organe angesehen werden, nicht nur als Ausdruck einer organspezifischen Permeabilität der Zellgrenzschichten, sondern auf Grund spezifischer Bindungsverhältnisse in den Zellen aufgefaßt werden könnten. Wir erinnern hier an unsere Ausführungen zur Kritik der Vitalfärbung als Methode der Permeabilitätsmessung. Dort hatte sich ergeben, daß bei gleicher Permeierfähigkeit derjenige Farbstoff rascher und in größerer Menge in die Zelle eindringt, der in ihr gespeichert werden kann, weil hierdurch das Konzentrationsgefälle fast unvermindert erhalten bleibt. Es ist deshalb auch denkbar, daß die verschiedene biochemische Struktur der Organe auch durch ungleiche Bindungsfähigkeit der Zellen für bestimmte Stoffe bedingt sein könnte. Daß diese überhaupt eine Rolle spielt, soll keineswegs bestritten werden. Aber ebenso sicher scheint es uns, daß diese Annahme zur Erklärung nicht ausreicht. Durch Höbers grundlegende Untersuchungen über die innere Leitfähigkeit der Blutkörperchen wissen wir, daß in ihnen ein sehr erheblicher Teil der Elektrolyte in freiem Zustande vorhanden ist. Obwohl wir über die entsprechenden Verhältnisse in den Organzellen nichts wissen, ist es aus allgemein physiologischen Gründen wahrscheinlich, daß hier die Dinge ähnlich liegen. Dann bleibt aber entsprechend unserer Annahme nur eine durch die spezielle Beschaffenheit der kolloiden Zellgrenzschichten bedingte elektive Permeabilität im Sinne der oben beschriebenen Versuche zur Erklärung der chemischen Differenzierung der Zellen im Organismus übrig (vgl. hierzu auch Kapitel über die Plasmahaut).

Wir müssen diese Gedanken nach einer anderen Richtung hin weiter verfolgen. Wir haben bisher die Zelle als eine unteilbare Einheit betrachtet, und doch liegen mannigfaltige Erfahrungen dafür vor, daß auch innerhalb der Zelle noch besondere Strukturen vorhanden sind, deren Permeabilität für die Aufrechterhaltung des Zellstoffwechsels wohl von gleicher Bedeutung sein dürfte wie die Durchlässigkeit der Zellgrenzschichten für die ganze Zelle. Es sei hier kurz nur daran erinnert, daß der Kern schon von einer mikroskopisch leicht sichtbaren Membran umgeben ist, die unter Berücksichtigung der starken Formveränderungen bei wandernden Leukocyten eine große Elastizität besitzen muß, und deren Vorhandensein man bei geschrumpften Kernen an ihrer Fältelung erkennen kann (HEIDENHAIN 1907). Vergleichen wir nun Protoplasma und Zellkern hinsichtlich ihres chemischen Verhaltens, so ergeben sich· gewaltige Unterschiede. Während im Protoplasma durch micro-chemische Reaktionen von Anionen Chlor, Phosphat und Carbonat und von Kationen Kalium regelmäßig gefunden wird, fielen die entsprechenden Versuche im Kern völlig negativ aus (MACALLUM und COLLIP 1920). Schon hiernach ist es wahrscheinlich, daß auch die „Kernmembran" in elektiver Weise durchlässig ist und dadurch die abweichende chemische Kernstruktur im Gegensatz zu der chemischen Beschaffenheit des Protoplasmas garantiert. Denn wir müssen in diesem Zusammenhang daran erinnern, daß sonst das Fehlen der Ionen im Kern unverständlich bliebe, da wir nach HÖBERS erwähnten Untersuchungen über die innere Leitfähigkeit von Zellen annehmen müssen, daß die Ionen zum Teil im freien Zustande im Protoplasma vorhanden sind. Die Ähnlichkeit der Kernmembran mit den protoplasmatischen Grenzschichten der Zelle geht aber noch weiter; denn die Untersuchungen COLLIPS haben gelehrt, daß die fehlenden Ionen im Kern durch Aminosäuren und Ammonsalze offenbar ersetzt sind, um das osmotische Gleichgewicht zwischen Kerninhalt und Protoplasma in der gleichen Weise aufrecht zu erhalten wie zwischen Zelle und Blut bzw. Gewebsflüssigkeit.

Erwähnt sei auch, daß ROMKES (1908) auf Grund osmotischer Versuche annimmt, daß die Plasmahaut der Leberzellen für Traubenzucker permeabel, die Kernmembran aber impermeabel ist. Es wird von größtem Interesse sein festzustellen, inwieweit die chemische Beschaffenheit der Kerne in verschiedenen Organen und Geweben verschieden ist, ob also eine gewisse Abhängigkeit von der chemischen Beschaffenheit des Protoplasmas der Zelle besteht oder ob hier eine gewisse Gleichartigkeit in chemischer Hinsicht zwischen den verschiedensten Organen vorliegt. Bisher sind unsere Erfahrungen hier außerordentlich lückenhaft, denn die interessanten Ergebnisse COLLIPS, die zu dem Nachweis geführt haben, daß der Nichteiweißstickstoff in den Kernen etwa drei- bis fünfmal soviel als im Protoplasma vorhanden ist, gründet sich lediglich auf den Vergleich von kernhaltigen und kernlosen Blutzellen.

Wenn somit noch kein Material vorliegt, die Ursache der elektiven Durchlässigkeit der Kernmembran genauer zu erkennen, so können wir es doch als wahrscheinlich ansehen, daß nicht nur der Kern, sondern auch andere, morphologisch differenzierte Einschlüsse im Protoplasma wie die Plastiden und Mitochondrien (COWDRY 1926) ihre chemische Struktur und damit auch ihre physiologische Funktion nur dadurch erhalten, daß sie von elektiv durchlässigen Membranen umgeben sind, wobei es für unsere Betrachtung gleichgültig ist, ob es sich wie bei der Kernmembran um eine Membran im eigentlichen Sinne handelt, oder ob wir wie bei der äußeren Umgrenzung der tierischen Zellen nur eine besondere, durch ihr funktionelles Verhalten charakterisierte Zellgrenzschicht annehmen. In diesem Zusammenhange ist es von Interesse, gewisse experimentelle Erfahrungen an Pflanzenzellen von OSTERHOUT (1913) zu erwähnen, nach denen auch die äußere und innere Zellgrenzschicht einer eine Vacuole enthaltenden Pflanzenzelle von verschiedener Durchlässigkeit sein können. Überträgt man nämlich Zellen der Meeresalge Griffithsia in eine Lösung von NH_4Cl, so beobachtet man, daß bei der Plasmolyse eine Verbreiterung des Protoplasmaschlauches eintritt. Dies Verhalten ist so zu erklären, daß die äußere Zellgrenzschicht für das genannte Salz durchlässiger ist als die innere, und daß auf diese Weise eine ungleiche Krümmung des Protoplasmas an einer Außen- und Innenseite resultiert.

Eine derartige Verschiedenheit der äußeren und inneren Protoplasmagrenzschicht läßt sich nach OSTERHOUT, DAMON und JACQUES (1927) an Valonia sehr elegant demonstrieren. Hier versagt zwar die Mikroskopie, aber die bei symmetrischer Ableitung gefundenen Potentialdifferenzen lassen keine andere Deutung zu. OSTERHOUT brachte nämlich die Zellen mit reinem Zellsaft in Berührung und leitete von diesem und dem in der Vakuole befindlichen Zellsaft zu einem Galvanometer ab, das eine Potentialdifferenz von 14,5 mv. ergab. Hieraus folgt, daß die Kette nicht dem Schema: Zellsaft | Protoplasma | Zellsaft entspricht, da sie sonst keine Potentialdifferenz ergeben könnte, sondern besser durch das Schema:

Zellsaft	Äußere Grenzschicht	Protoplasma	Innere Grenzschicht	Zellsaft

wiedergegeben wird. Als Ursache der Potentialdifferenzen ergibt sich ein unterschiedliches Verhalten der äußeren und inneren Grenzschicht.

Daß auch die einzelne tierische Zelle regionäre Unterschiede in der Permeabilität der Zellgrenzschichten aufweist, geht aus den Untersuchungen von Traube-Mengarini, sowie von Child und Deviney (1926) hervor. Diese Autoren fanden, daß der vordere Pol von Paramaecium caudatum eine bedeutend größere Permeabilität aufweist als der hintere Pol, wie besonders deutlich aus dem Farbenumschlag von Zellen, die mit Neutralrot gefärbt waren, bei Einwirkung schwacher Basen und Säuren ersichtlich ist. Das unterschiedliche Verhalten, das Child (1926) auch an anderen Tieren beobachtete, bezieht sich nun auf eine ganze Reihe weiterer Erscheinungen (Farbspeicherung, Entfärbung, Indophenolreaktion), die zum Teil sicher nicht durch ein verschiedenartiges Verhalten der Zellgrenzschichten erklärt werden können. Es ist aber durchaus wahrscheinlich, daß im Sinne unserer obigen Betrachtungen hier zwar Unterschiede in der chemischen und physicochemischen Reaktionsweise des Protoplasmas innerhalb der gleichen Zelle zutage treten, deren Entwicklung und Erhaltung erst durch die regionäre Verschiedenheit in der Durchlässigkeit der Zellgrenzschichten ermöglicht wurde.

Die letztgenannten Versuche scheinen uns ein Hinweis, daß das Protoplasma auch vom Standpunkte der Permeabilitätstheorie aus als ein kompliziertes System zu betrachten ist. Wir sind gewohnt, das Protoplasma als ein heterogenes System zu bezeichnen, das der Mischung eines Sols, eines Gels und einer Gallerte (Tschermak) vergleichbar ist. In einem derartigen System sind zahllose Oberflächen gegeben, deren physico-chemisches Verhalten in Abhängigkeit von den in ihm sich abspielenden chemischen Vorgängen den größten Schwankungen unterliegen dürften. So erkennen wir, in wie komplizierter Weise auch in der einzelnen Zelle eine unübersehbare Zahl von „Membranen" die chemische Eigenart und in Verbindung auch damit die morphologische Struktur der Zellen bewahrt.

IV. Spezieller Teil: Permeabilität der Organe.

a) Die Permeabilität der Haut.

Die vergleichend-physiologische Untersuchung deckt wohl kaum bei einem zweiten Organ so große Unterschiede in der funktionellen

Bedeutung für den Organismus auf wie bei der Haut. Stellt diese
doch bei den in Wasser lebenden Organismen in erster Linie ein
Resorptionsorgan dar, während diese Funktion an der Haut der
Warmblüter praktisch gar nicht in Frage kommt. Aus unseren
früheren Erörterungen ergibt sich aber, daß das Permeabilitätsproblem ein allgemein physiologisches im weitesten Sinne ist und
infolgedessen die Eigenschaft der Durchlässigkeit allen Zellen
eigen ist. So werden sich auch bei anatomisch und funktionell
so weit unterschiedenen Geweben, wie es die Haut bei den Amphibien und beim Menschen darstellt, dennoch für beide geltende
allgemeine Gesetzmäßigkeiten aufweisen lassen.

In erster Linie ist der Frosch zu Untersuchungen über die Permeabilität der Haut herangezogen worden. Schon älteren Autoren
(PAUL BERT 1883) war es bekannt, daß am lebenden Frosch Wasser
sowohl von außen nach innen, wie unter geeigneten Bedingungen
in umgekehrter Richtung durch die Haut geht; denn nach Übertragung der Tiere in hypertonische Lösungen beobachtet man eine
im Zusammenhang mit der Größe des osmotischen Druckes
stehende Gewichtsabnahme. Das im Wasser erfolgende Einströmen
von Wasser durch die Haut läßt sich dadurch nachweisen, daß, wie
OVERTON (1904) zeigte, nach Verschluß des Anus die Tiere eine
bedeutende Gewichtszunahme erfahren, und das durch die Haut
eindringende Wasser sich in der Blase und von dort ausgehend im
ganzen Darmkanal ansammelt. Wenn nun normale Frösche, die
sich im Wasser aufhalten, ihre Gewichtskonstanz annähernd be-
wahren, so muß dies, wie OVERTON richtig schloß, an der Tätigkeit
der Nieren liegen. Der dauernd durch die Haut erfolgende Einstrom von Wasser wird durch die Nieren so rasch ausgeschieden,
daß eine Veränderung des osmotischen Gefälles zwischen dem tierischen Gewebe und der Außenflüssigkeit nicht eintritt. Die Regulation des Wassereinstromes durch die Haut hängt aber nicht
allein von der Nierentätigkeit ab, sondern dürfte auch mit dem
Verhalten der Körpergewebe im Zusammenhang stehen. PRZY-
LECKI (1921/24) fand nämlich, daß, wenn er die Ureteren oder die
zuführenden Nierengefäße unterband, zwar in den ersten Stunden
die durch Wassereinstrom zunehmende Gewichtszunahme die
gleiche war wie bei den Tieren, denen lediglich der Anus ver-
schlossen war; in der Folgezeit bemerkte er aber, daß an den Tieren
mit ausgeschalteter Nierenfunktion der Wassereinstrom immer

mehr und mehr abnahm, so daß z. B. in einem Versuche nach 96 Stunden die Frösche mit unterbundenen Ureteren und verschlossenem Anus nur 17 vH, die Kontrolltiere mit verschlossenem Anus dagegen mehr als 50 vH an Gewicht zugenommen hatten. Man könnte nun denken, daß der beschriebene Unterschied von einer Verminderung des osmotischen Gefälles nach Ausschaltung der Nierentätigkeit herrühre. Die Untersuchung der Gefrierpunktsdepression des Blutes zeigt aber, daß auch am Ende des Versuches keine nennenswerte Verschiebung in der Gefrierpunktserniedrigung des Blutes auftritt. Die Verminderung des Wassereinstromes ist also sicherlich nicht auf osmotische Ursachen zurückzuführen. Es bestehen offenbar beim Frosch seitens der Gewebe osmoregulatorische Vorrichtungen, die bei Verhinderung der Wasserexcretion den Einstrom von Wasser durch die Haut in bedeutendem Maße herabsetzen und infolgedessen einer weitgehenden Veränderung des osmotischen Druckes der Gewebe vorbeugen.

Die engen Beziehungen, die bezüglich der Wasseraufnahme durch die Haut zwischen der Nierentätigkeit einerseits, dem Verhalten der übrigen Gewebe des Körpers andererseits bestehen, werden auch dadurch illustriert, daß, wie Durig (1901) gezeigt hat, durstende Frösche auch aus hypertonischen Lösungen Wasser aufzunehmen imstande sind. Es zeigt sich aber, daß, so bedeutungsvoll an sich diese Feststellung für den Anteil der Haut an dem gesamten Wasserwechsel des Organismus bei den Amphibien ist, gerade wegen des komplizierten Ineinandergreifens verschiedener Organe die am Gesamtorganismus ausgeführten Untersuchungen für eine Analyse der Permeabilität der Haut nicht besonders aufschlußreich sind. Sie finden daher ihre notwendige Ergänzung in Versuchen an der überlebenden Haut, in denen unter einfacheren Verhältnissen die Abhängigkeit der Hautdurchlässigkeit für Wasser und gelöste Stoffe von verschiedenen Faktoren festgestellt werden kann. Bevor wir jedoch auf diese Untersuchungen eingehen, muß noch erwähnt werden, daß am lebenden Tier die lipoidlöslichen Stoffe entsprechend den Overtonschen Regeln nach Maßgabe ihrer Lipoidlöslichkeit bzw. Oberflächenaktivität durch die Haut eindringen. Salze dringen hingegen im allgemeinen nicht ein, dies zeigt sich daran, daß auch in isotonischen KCl-Lösungen keine Vergiftungserscheinungen auftreten. Przylecki fand aber, daß der letztgenannte Satz nicht völlig richtig ist. Zwar bleiben in der Tat in isotonischen KCL-Lösungen Vergiftungserscheinungen aus, dies liegt aber nicht daran, daß überhaupt kein KCl permeiert, sondern daß dieses Salz durch die Nierentätigkeit so rasch aus dem Organismus ausgeschwemmt wird, daß die tödliche Dosis nicht erreicht wird. Injiziert man nämlich den Harn so vorbehandelter Tiere anderen Fröschen subcutan, so werden diese getötet. Man wird daher nicht eine völlige Impermeabilität, aber doch ein relativ verlangsamtes Eindringen des KCl durch die normale Haut anzunehmen haben.

Daß die Permeabilität der Haut von bestimmten äußeren und inneren Faktoren abhängig ist, läßt sich in Analogie zu den früher geschilderten Experimenten an einzelnen Zellen auch an diesem Substrat erweisen. So zeigte OVERTON (1926), daß die Hinzufügung einer verdünnten Salzsäure, die selbst durch die Haut nicht eindringt, die Permeabilität für die verschiedensten Stoffe erhöht. Während ein Frosch in *Salzsäure-Ringer* tagelang völlig normal bleibt, geht er in wenigen Stunden ein, wenn er in *Wasser*, das die gleiche Salzsäuremenge enthält, übertragen wird. Letzteres ist durch die Exosmose der Körpersalze bedingt, für die die Haut unter physiologischen Umständen impermeabel ist. Ferner kann man durch eine geringe Menge von KCl eine Lähmung des Frosches herbeiführen, wenn dieses dem salzsäurehaltigen Ringer zugefügt wird. Durch Übertragung eines gelähmten Tieres in Salzsäure-Ringer ohne KCl tritt wieder vollständige Erholung ein. Hierdurch ist der Beweis erbracht, daß durch Salzsäure, die als solche in keiner Weise die Haut schädigt, eine reversible Permeabilitätserhöhung der Haut für anorganische und organische Stoffe herbeigeführt wird. Dabei gilt diese Permeablitätsvermehrung in gleicher Weise für den Ein- und Austritt verschiedener Stoffe. Übrigens gelingen die interessanten Versuche OVERTONS mit dem gleichen Ergebnis, wenn dem Außenmedium verdünnte Lauge hinzugefügt wird [1].

Von pharmakologischem Interesse sind Beobachtungen von LENDLE (1927), nach denen Frösche, die längere Zeit in Lösungen von verdünntem Alkohol verblieben waren, wesentlich größere Konzentrationen in gleicher Anordnung vertragen als nicht gewöhnte Tiere. Als Ursache dieser Erscheinung wird die durch die

---

[1] Eigene unveröffentlichte Versuche.

Alkoholvorbehandlung verminderte Permeabilität der Haut angesehen.

Daß während der Entwicklung die Permeabilität der Froschhaut sich grundsätzlich ändert, haben neuere Untersuchungen von ADOLPH (1927) gezeigt. Vergleicht man nämlich das Verhalten von Froschkeimen auf verschiedenen Entwicklungsstadien, wenn diese in Kochsalzlösungen verschiedener Konzentration übertragen werden, so ergibt sich, daß vor dem Ausschlüpfen kein konstantes Verhalten der Embryonen festgestellt werden kann, während die ausgeschlüpften Kaulquappen ihr Gewicht proportional dem osmotischen Druck der Umgebung verändern. Mit

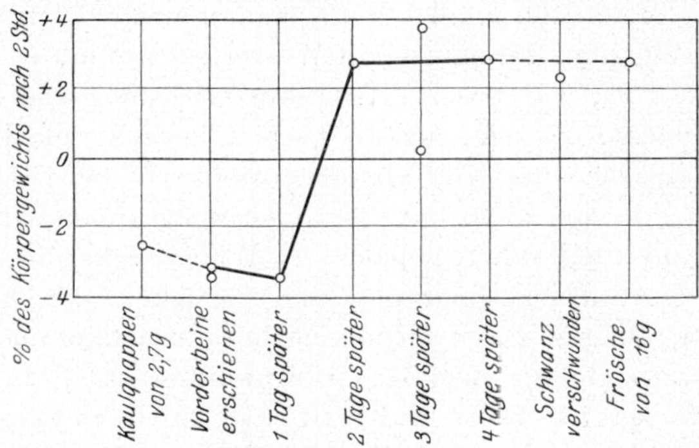

Abb. 34. Die Änderung des Körpergewichts von Kaulquappen und Fröschen in 0,08 mol. NaCl während der Metamorphose. (Nach ADOLPH.) Ordinate: Prozentuale Gewichtsveränderungen bezogen auf die Gewichtsveränderungen, die Frösche des gleichen Alters in Brunnenwasser erleiden. Abszisse: Alter der Tiere.

der Metamorphose der Kaulquappen zu Fröschen ändert sich dies Verhalten in sprunghafter Weise. Man erkennt aus Abb. 34, daß die Kaulquappen in einer verdünnten Kochsalzlösung an Gewicht verlieren, nach der Metamorphose aber eine Gewichtszunahme erfahren, obwohl keine Veränderungen im osmotischen Druck der Gewebe eintreten. Damit ist die Annahme naheliegend, daß die Durchlässigkeit der Haut bei der Metamorphose sich in grundlegender Weise ändert, eine Annahme, die vielleicht dadurch noch mehr Berechtigung erhält, daß sich zum gleichen Zeitpunkt auch eine morphologische Differenzierung der Haut wahrnehmen läßt.

Die vorliegenden Untersuchungen haben es wahrscheinlich gemacht, daß sich die Permeabilität der Haut für Wasser und gelöste

Bestandteile in Abhängigkeit von bestimmten äußeren und inneren Faktoren vollzieht. Bei der Bedeutung des Eintrittes dieser Stoffe in den Körper für den gesamten Stoffwechsel des Organismus wird man aber eine genauere Analyse, nach welchen Gesetzmäßigkeiten sich der Durchtritt dieser Stoffe vollzieht, verlangen müssen, und mit ihr wollen wir uns auf Grund von Experimenten an der *überlebenden Haut* befassen.

Zunächst erörtern wir die Frage, wie der Wassertransport durch die Haut zustande kommt. Es liegt nahe, daß hier osmotische Kräfte wirksam sind, zumal ja unter physiologischen Bedingungen der Frosch sich in einem im Verhältnis zu seinen Geweben hypotonischen Medium aufhält. Füllt man nun einen Hautsack mit Ringerlösung und bringt ihn in Wasser, so nimmt er in der Tat an Gewicht zu, wie dies bei Wirksamkeit osmotischer Kräfte zu erwarten steht. Es zeigt sich aber schon hier eine sehr bemerkenswerte Tatsache insofern, als die osmotisch bewirkte Wasserwanderung in der Richtung von außen nach innen sich sehr viel schneller als umgekehrt vollzieht[1]. Wir erblicken in diesem Befund den Ausdruck einer gewissen Seitigkeit der Froschhautmembran, auf die wir noch ausführlich zurückkommen müssen. Schon REID (1890) machte darauf aufmerksam, daß für den Wassertransport osmotische Kräfte allein nicht in Frage kommen können; denn schaltet man die Froschhaut als Membran zwischen zwei völlig identische Lösungen, so findet dennoch eine einseitige Wasserwanderung (von außen nach innen) statt (vgl. auch MAXWELL 1913). Wie groß diese auf nicht-osmotischen Kräften beruhende Wasserbewegung ist, läßt sich daraus abschätzen, daß man die entgegengesetzt gerichtete osmotische Kraft ermittelt, die zur Unterdrückung des einwärts erfolgenden Wasserstromes notwendig ist. Derartige Versuche sind von McCLURE mit dem Ergebnis angestellt worden, daß bei hypertonischer Außenflüssigkeit (0,7proz. Kochsalzlösung), gegenüber einer im Froschhautsack befindlichen 0,6proz. dennoch eine Gewichtszunahme des Membransackes nach anfänglicher geringer Gewichtsabnahme sich ergab. Die physiologische Bedeutung dieses Befundes wird dadurch erhöht, daß die Gewichtskurve von Fröschen mit doppelseitiger Ureterenunter-

---

[1] Vgl. hierzu KELLER und GICKLHORN (1928), speziell S. 1248, die eine quantitative Methode zur Demonstration der irreziproken Permeabilität ausgearbeitet haben, sowie ADOLPH (1925).

bindung in genau derselben Weise verläuft, wenn die Tiere in eine nicht zu starke hypertonische Lösung versetzt werden. Sehr bemerkenswert ist die Tatsache, daß die Größe der zwischen isotonischen Lösungen in der Richtung von außen nach innen erfolgenden Wasserbewegung auch von chemischen Bedingungen abhängig ist. Befindet sich im Innern des Membransackes eine kaliumfreie Ringerlösung, so ist der einwärts gerichtete Wasserstrom geringer als wenn KCl anwesend ist (McClure 1927).

Die Ursache für die zwischen identischen Lösungen durch die Membran erfolgende Wasserbewegung liegt nach Wertheimer (1923) in der Verschiedenartigkeit der Membrankolloide an der Innen- und Außenseite. Stellt man einen Membransack in normaler [1] und gewendeter Lage her und wägt denselben nach Kontakt mit verschiedenen Lösungen, so läßt sich eine verschiedene Quellbarkeit der Außen- und Innenseite feststellen. So zeigt sich z. B., daß die Außenseite in n/100 NaOH stark quillt, die Innenseite hingegen nur sehr wenig. Genau die umgekehrten Verhältnisse gelten für die Quellung in Säure (Wertheimer 1925). Läßt man nun den sorgfältig abgebundenen Membransack in solchen Lösungen liegen, so beobachtet man, daß das Wasser ins Innere der Membran nur dann eindringt, wenn die der Lösung zugekehrte Membranseite eine Quellung erfährt. Es zeigt sich also, daß in dem angeführten Falle das Wasser nicht etwa wie durch die feinen Poren einer nichtlebenden Membran hindurchgeht, sondern daß die Vorbedingung für die Wasserbewegung die Quellbarkeit der Membran ist. Es gilt daher als Regel, daß bei dem Fehlen von Verschiedenheiten zwischen den durch die Froschhautmembran getrennten Lösungen eine Wasserwanderung von dem Orte der höheren Wasserbindung nach dem der niederen stattfindet und daß die Menge des in dieser Richtung durchtretenden Wassers von der Größe dieses Gefälles abhängig ist.

Wie die folgende Tabelle zeigt, gilt die verschiedene Quellbarkeit auch für eine Reihe von Salzen und Nichtelektrolyten. Speziell die vorher erwähnte einwärts gerichtete Wasserwanderung, die bei Suspension der Membran zwischen Kochsalz- oder Ringerlösungen auftritt, erfährt durch die Quellungsverschiedenheit eine Aufklärung, da die Wasserbindung an der Außenseite sehr stark,

---

[1] d. h. Außenseite der Haut nach außen.

an der Innenseite aber fast gar nicht erfolgt. Es ist von großem Interesse festzustellen, daß der hier an einem biologischen Objekt ermittelte Zusammenhang zwischen Größe der Quellungsgeschwindigkeit und Membranpermeabilität für Wasser in Versuchen von FLUSIN (1908) an quellbaren Membranen eine Analogie findet. Nur sind diese quellbaren Membranen insofern wesentlich einfacher als die Froschhautmembran gebaut, als letztere zwei Schichten von verschiedener Quellbarkeit besitzt. Mit Rücksicht darauf, daß auf Grund dieser Versuche eine einseitig gerichtete Wasserbewegung zwischen isotonischen Lösungen am überlebenden Organ nachgewiesen ist, die zweifellos für die Wasserbewegung im Organismus von Bedeutung ist, sei noch erwähnt, daß in Gegenwart von CO_2 eine Umkehr der Wasserbewegung beobachtet wurde. Man wird gerade bei pathologischen Wasseransammlungen im Organismus daran zu denken haben, ob nicht hierbei ähnliche Faktoren eine Rolle spielen.

Tabelle 49. Die Quellung der Innen- und Außenseite der Froschhaut in isotonischer Lösung. (Nach WERTHEIMER.)

I. Ionen (als Chloride untersucht:
$K > Rb > Cs > NH_4^1 > Li > Na$
————————————————————→ abnehmende Quellung der Innenseite, zunehmende Quellung der Außenseite).

II. Nichtleiter. Isotonische Rohrzucker-, Traubenzucker- und Fruchtzuckerlösungen wirken nur auf die Außenseite quellend; umgekehrt verhält sich Harnstoff.

Endlich hat WERTHEIMER (1923 und 1924) gezeigt, daß eine Wasserbewegung noch durch elektrostatische Kräfte verursacht werden kann. Bekanntlich fand LOEB (1919, 1920) an Kollodiummembranen, die mit Gelatine überzogen waren, daß unter Verwendung von Neutralsalzlösungen sich bald eine Erhöhung, bald eine Verminderung des berechneten osmotischen Druckes ergibt, eine Erscheinung, die als anomale Osmose bezeichnet wird. Es ergab sich aus diesen Versuchen, daß sich in Lösungen von Neutralsalzen mit ein- und zweiwertigem Kation die Wasserteilchen so verhalten, als ob sie positiv geladen wären; denn sie werden von den Anionen nach Maßgabe ihrer Ladungsstärke

---

[1] NH_4Cl gibt den Indifferenzpunkt der Reihe wieder, da in isotonischer Lösung dieses Salzes beide Seiten der Froschmembran etwa gleich stark quellen.

angezogen, so daß Natriumcitrat einen höheren osmotischen Druck ergibt als Na_2SO_4 und dieses wiederum NaCl übertrifft. Bei Verwendung von Salzen mit drei- und vierwertigem Kation verhielt sich das Wasser so, als ob es negativ geladen und von dem Kation nach Maßgabe seiner Ladungsstärke angezogen würde. Interessanterweise läßt sich an der Froschhaut zeigen, daß auch an dieser die anomale Osmose gilt. So findet man bei Verwendung gewendeter Membransäcke und n/8 NaCl-Lösung als Innenflüssigkeit, daß in eine Natriumcitratlösung wesentlich mehr Wasser einströmt als in eine mit dieser isotonischen Kochsalzlösung. Wir erkennen, daß die Wasserpermeabilität der überlebenden Froschhautmembran in außerordentlich komplizierter Weise durch verschiedene Kräfte geregelt wird. Neben osmotischen spielen elektrostatische Kräfte eine erhebliche Rolle, die bald zu einer positiven, bald zu einer negativen Aufladung der Membran führen, und ferner sind noch kolloidchemische Kräfte von Bedeutung, die durch den Zusammenhang von Wasserbindung und Wasserwanderung nachgewiesen sind.

Gehen wir nunmehr zur Besprechung der Permeabilität der Froschhaut für gelöste Stoffe über, so können wir ein Phänomen von großer Bedeutung feststellen, die sogenannte irreziproke Permeabilität[1]. Es zeigt sich nämlich, daß bestimmte Stoffe die Froschhaut nur in einer Richtung durchwandern. Bei anderen Stoffen ist die Irreziprozität nicht in so scharfer Weise ausgeprägt; aber auch hier läßt sich feststellen, daß eine gewisse Seitigkeit der Membran insofern besteht, als die Stoffe in einer Richtung die Membran rascher als in der entgegengesetzten durchdringen. Diese Erscheinung dürfte deshalb von allgemeinerer Bedeutung sein, weil sie nicht auf die Froschhautmembran beschränkt ist, sondern auch am Darm sich wiederfindet[2]. Wir werden mit ihrer Anwesenheit überall dort rechnen müssen, wo eine Membran aus anatomisch und funktionell differenzierten Schichten besteht.

Erörtern wir nun die Erscheinungsweise der irreziproken Permeabilität und ihre Ursachen (WERTHEIMER 1923, 1925, 1926, vgl.

---

[1] Es handelt sich hier nur um Erörterung der irreziproken Permeabilität auf Grund chemischer Methoden, da eine von BAYLISS (1908) beobachtete physikalische Erscheinung nach Versuchen von GILDEMEISTER und JUSSUF (1919) fälschlich im Sinne der irreziproken Permeabilität gedeutet worden war.   [2] Vgl. S. 244.

auch GIRARD). Bei Verwendung von Natriumsalzen, die in den Froschhautsack eingeführt werden, läßt sich zeigen, daß diese nur in der Richtung von außen nach innen, nicht aber in umgekehrter Richtung die Froschhaut permeieren. Die Wiederholung dieser Versuche mit anderen, z. B. Kaliumsalzen, zeigt, daß hier die Ionen nach beiden Richtungen durch die Froschhaut in gleicher Weise hindurchgehen. *Die irreziproke Permeabilität ist also an die Anwesenheit von Natrium gebunden.* Natriumsalze werden infolgedessen auf einer Seite der Membran angehäuft. Interessant ist, daß diese Sonderstellung der Natriumsalze auch beim Studium der Salzruheströme an der Froschhaut in charakteristischer Weise erscheint (UHLENBUCK 1924).

Von anderen körpereigenen Stoffen sind zunächst die Kohlenhydrate zu erwähnen. Die Versuche WERTHEIMERS zeigen, daß unter bestimmten Bedingungen, die in der folgenden Tabelle kurz präzisiert sind, eine ausgesprochene irreziproke Permeabilität für Mono- und Disaccharide besteht. In der Tabelle 50 ist bereits ein Hinweis für die später noch zu besprechende Tatsache enthalten, daß die irreziproke Permeabilität an ganz bestimmte chemische Bedingungen geknüpft ist. Wir werden also entsprechend den Er-

Tabelle 50. Die irreziproke Permeabilität der Froschhaut für
Zucker (Wertheimer 1927).

Innnerhalb der Membran	Außerhalb der Membran	Durchlässigkeit in Richtung innen nach außen	
		a) normaler Membransack	b) gewendeter Membransack
Isotonische Traubenzuckerlösung	Ringer	+ +	0
Isotonische Traubenzuckerlösung	Aq. dest.	+	+ +
Isot. Traubz. + Ringerlösung	Ringer	0	0
Isot. Traubz. + Ringerlösung	Aq. dest.	0	+ +

fahrungen, die an einzelnen Zellen gemacht wurden, auch für die Froschhaut eine Abhängigkeit der Durchlässigkeit von äußeren Faktoren zu erwarten haben. Auch andere organische Stoffe, die im Zelleben von großer Bedeutung sind, die Aminosäuren, die Polypeptide und Peptone zeigen eine teilweise irreziproke Permeabilität, da diese Stoffe von außen nach innen bedeutend schneller als in umgekehrter Richtung permeieren. Was die Säuren und Basen anlangt, so gilt entsprechend den früher erörterten, an Tier- und Pflanzenzellen ausgeführten Versuchen auch für die Froschhaut, daß sie für starke Mineralsäuren und Laugen undurchlässig ist, für schwache Säuren und Basen aber sich als durchlässig erweist. Dabei ist anzunehmen, daß lediglich der undissoziierte Anteil dieser Stoffe die Membran durchdringt und erst hernach dissoziiert. Es zeigt sich, daß der nichtdissoziierte Anteil der Säuren rascher von innen nach außen als umgekehrt die Membran passiert, während gerade die Basen mit ihrem nicht dissoziierten Anteil bedeutend schneller von außen nach innen, als umgekehrt permeieren. Die irreziproke Permeabilität der Froschhautmembran läßt sich aber vielleicht am reinsten durch Verwendung basischer und saurer Farbstoffe demonstrieren. Füllt man nämlich in einen normalen Membransack einen basischen Farbstoff, so permeiert dieser, wie z. B. Methylenblau, rasch in das Außenmedium. Ein saurer Farbstoff wird unter diesen Bedingungen dagegen für eine Reihe von Stunden meist quantitativ zurückgehalten.

Füllen wir die Farbstoffe dagegen in eine gewendete Membran, so daß der Farbstoff die Außenseite der Haut berührt, so ist der Erfolg genau der umgekehrte. Man sieht daraus, daß basische Farbstoffe vorzugsweise von innen nach außen, saure in umgekehrter Richtung die Froschhaut durchdringen. Von dem Vorhandensein des irreziproken Permeabilität der Farbstoffe kann man sich durch einen eleganten Versuch überzeugen. Stellt man eine Mischung eines sauren und basischen Farbstoffes her, die sich gegenseitig in ihrer Löslichkeit nicht beeinflussen, und füllt diese in einen Membransack, so kommt es auf Grund der einseitigen Durchlässigkeit der Haut, die für die beiden Farbstoffe in entgegengesetzter Richtung besteht, zu einer mehr oder weniger quantitativen Abscheidung des einen Farbstoffes in der Außenflüssigkeit.

Die Erklärung der irreziproken Permeabilität ist deshalb von physiologischem Interesse, weil an der abgetöteten Membran jede Seitigkeit vermißt wird. In den Versuchen mit Farbstoffen scheinen Adsorptionsphänomene richtunggebend für die Permeabilität der Membran zu sein. Wir wissen, daß die Außenseite der Membran im Verhältnis zur Innenseite eine negative Ladung besitzt. Füllen wir nun in einen normalen Froschhautsack einen basischen Farbstoff, so werden die positiv geladenen Farbstoffteilchen, die der positiven Innenseite der Froschmembran zugekehrt sind, von dieser keine Hemmung für den Durchtritt erfahren können. Wählen wir aber die gewendete Membran, so werden die positiven Farbstoffteilchen an der ihnen zugekehrten negativ geladenen Außenseite der Froschhaut polar adsorbiert und infolgedessen ihr Durchtritt verhindert. Die gleichen Betrachtungen gelten für die negativ geladenen sauren Farbstoffe; deshalb muß die Richtung, in der sie durch die Froschhaut treten, die umgekehrte sein[1].

Anders liegen die Verhältnisse, wenn es sich um den Durchtritt von Kohlehydraten durch die Froschhautmembran handelt. Hier scheint die Außenseite der Froschhautmembran regelmäßig zuckerdurchlässig zu sein, während unter streng physiologischen Bedingungen eine Impermeabilität für Zucker seitens der Innenseite der Froschhautmembran besteht. Die Innenseite ist aber hinsichtlich ihrer Zuckerpermeabilität sehr stark von der chemischen Zusammensetzung der Nährlösung abhängig, mit der sie in Berührung steht. Sobald an Stelle von Elektrolyten Nichtelektrolyte treten, wird sie durchlässig; auch die Erhöhung der Wasserstoffionenkonzentration und der Kontakt mit destilliertem Wasser ist in demselben Sinne wirksam.

Für die einseitige Permeabilität der Froschhautmembran für Säuren und Laugen dürften nach WERTHEIMER (1925) Änderungen in der Ionenkonzentration, wie sie durch die unter dem Einfluß von Membranströmen erfolgende Polarisation zustande kommen, verantwortlich sein. Die lebende Froschhaut zeigt nämlich in ihrer Umgebung charakteristische Reaktionsverschiedenheiten in dem Sinne, daß die Außenseite sich saurer verhält als die Innenseite. Die Tatsache, daß die Reaktionsverschiebungen an abgetöteten Membranen niemals auftreten, läßt an einen Zusammenhang mit den Membranströmen der Froschhaut denken. Hiernach wäre anzunehmen, daß leicht permeable, also schwach dissoziierte Säuren unter dem Einflusse der Membranströme eine polarisatorische Anhäufung der H- bzw. OH-Ionen im Sinne der vorher geschilderten Reaktionsverschiebung erfahren. Infolgedessen resul-

---

[1] Es ist nicht ausgeschlossen, daß im Anschluß an die Versuche von ZIPF (1927) (vgl. S. 373) sich auch eine chemische Erklärungsweise der irreziproken Permeabilität durchführen läßt.

tiert eine scheinbare einseitige Permeabilität der Säuren von innen
nach außen und der schwachen Basen in umgekehrter Richtung.

Ergänzend seien noch einige Bemerkungen bezüglich der
Permeabilität der Froschhautmembran für verschiedene Säuren
und Basen gemacht. Sie sind in der Tabelle 51 zusammenge-
stellt. Daß starke Säuren und Basen in Konzentrationen, die die
Froschhautmembran nicht irreversibel schädigen, impermeabel
sind, geht in Übereinstimmung mit den an Einzelligen und Wirbellosen gemachten Erfahrungen (BETHE [1909], HARVEY [1911/13])
aus der Tabelle deutlich hervor. Schwieriger ist dagegen für die
spezielle Reihenfolge der schwachen Säuren und Basen eine physico-chemische Ursache zu finden. Ein direkter Zusammenhang
mit der Dissoziation fehlt, wie insbesondere der Vergleich von
Essigsäure mit Monochloressigsäure zeigt. Da auch hinsichtlich
der Lipoidlöslichkeit sowie der Oberflächenspannung der verwendeten Agenzien und des Grades ihrer Permeabilität eine Parallelität vermißt wird, bleibt die Frage noch offen. Dagegen ist der
Hinweis wichtig, daß auch die Froschhautmembran, ebenso wie
andere tierische und insbesondere pflanzliche Zellen nach Versuchen von JACOBS (1920) außerordentlich leicht für CO_2 und NH_3
permeabel ist. Es geht dies besonders deutlich hervor, wenn man
in das Innere einer Froschhautmembran die folgenden Lösungen
in geeigneten Mengenverhältnissen einfüllt:

1. $NaCl + NaHCO_3$,
2. $NaHCO_3$ gesättigt mit CO_2,
3. $NH_4Cl + NH_3$.

Obwohl alle Lösungen mit Lackmus neutral reagieren, wird im
Falle 2 die Außenlösung rasch sauer, bei 3 hingegen alkalisch,
während sie im 1. Falle neutral bleibt. Man sieht hieraus, wie entscheidend für eine Reaktionsverschiebung in einer Zelle nicht allein
die Reaktion des Außenmediums, sondern seine chemische Zusammensetzung ist, da unter bestimmten Bedingungen sogar bei
einem alkalischen Außenmedium, das eine leicht permeable Säure
enthält, eine Erhöhung der Wasserstoffionenkonzentration in der
Zelle eintreten kann. Auf die Nutzanwendung für die Reaktionstheorie der Atmung sei nur hingewiesen.

Schon die vorhergehenden Betrachtungen lassen erkennen, wie
speziell am Beispiel der Zuckerpermeabilität nachgewiesen wurde,
daß die Durchlässigkeit der Froschmembran für gewisse Substan-

zen nicht schlechthin bestimmt, sondern in Ausmaß und Richtung von bestimmten Faktoren abhängig ist. Es bleibt noch übrig, diese Permeabilitätsänderungen systematisch zu schildern.

Beginnen wir mit der Erörterung, welche Bedeutung die chemische Zusammensetzung der die Membran umspülenden

Tabelle 51. Permeabilität der Froschhautmembran für Säuren und Alkalien. (Nach WERTHEIMER.)

(Die Säuren und Basen sind nach abnehmender Permeabilität geordnet.)

Nr.	Säure	Dissoziationskonstante
1	Kohlensäure	0,000 03
2	Salicylsäure	0,102 0
3	Benzoesäure	0,006 0
4	Isovaleriansäure	0,001 7
5	Aminosäure	0,021 4
6	n-Capronsäure	0,001 5
7	Monochloressigsäure.	0,155
8	Propionsäure	0,001 37
9	Essigsäure	0,001 87
10	Milchsäure	0,013 8
11	Weinsäure	0,1
12	H_2SO_4, HCl	impermeabel

Alkalien	Dissoziationskonstante
Ammoniak	0,001 4
Trimethylamin	0,007 4
Dimethylamin	0,74
(schwer durchgängig)	
NaOH	impermeabel

Nährlösung für die Permeabilität der Froschhautmembran besitzt, so sind zunächst Untersuchungen über den Einfluß der Reaktion auf die Permeabilität zu erwähnen. An Farbstoffen läßt sich zeigen, daß durch geeignete p_H-Werte innerhalb und außerhalb der Membran der Durchtritt der Farbstoffe bald gehemmt, bald gefördert werden kann. Optimale Bedingungen für den Durchtritt basischer Farbstoffe in der Richtung von innen nach außen sind gegeben bei alkalischer Reaktion der Innen- und saurer der Außenflüssigkeit. Für die sauren Farbstoffe liefert die umgekehrte Anordnung die besten Durchtrittsbedingungen (WERTHEIMER). So hat man es in der Hand, die Permeabilität für Farbstoffe durch Reaktionsveränderungen weitgehend zu beeinflussen. Die Verschiedenheiten der Innen- und Außenseite der Membran kommen in diesen Versuchen in besonders charakteristischer Weise zum Ausdruck, da gerade entgegengesetzte Reaktionsveränderungen an beiden Seiten der Membran auf ihre Durchlässigkeit den gleichen Einfluß ausüben. Ferner ist bemerkenswert, daß Bedingungen, die eine Permeabilitätssteigerung für einen bestimmten Stoff gewährleisten, für einen anderen gerade eine Herabsetzung der Permeabilität zur Folge haben. Es liegen also hier die Verhältnisse genau so wie sie früher für einzelne Zellen und Organe (Muskel) als gültig befunden wurden. Offenbar ist der Durchtrittsmechanismus verschiedener Stoffe so verschieden, daß eine Vergleichbarkeit nicht möglich ist. Von einer Erhöhung oder Verminderung des Permeabilitätsgrades schlechthin zu sprechen, hätte nur dann Sinn, wenn die Funktion der Zellgrenzschichten durch eine mechanische Betrachtungsweise im Sinne eines verkleinerten oder vergrößerten Durchmessers der „Poren" erschöpfend erklärt werden könnte. Und das ist sicherlich nicht der Fall (vgl. hierzu auch S. 375 die Versuche von ZIPF).

Für das eben Gesagte ergibt die Betrachtung des Einflusses der Reaktionsverschiebung auf den Durchtritt verschiedener zelleigener Stoffe weitere Belege (WERTHEIMER 1926). So findet man beispielsweise, daß die Durchlässigkeit der Chloride innerhalb weiter p_H-Grenzen (6—9) von der Reaktion unabhängig ist, während die Phosphate im sauren Milieu eine verstärkte Permeabilität zeigen. Für die Aminosäuren gilt, daß die Durchlässigkeit bei neutraler Reaktion ein Minimum zeigt, Versuche mit Traubenzucker wiederum lassen erkennen, daß bei alkalischer Reaktion der Durchtritt gehemmt, bei saurer aber vermehrt wird. Will man diese große Variabilität zusammenfassen, so läßt sich dies durch die Feststellung tun, daß für zelleigene Stoffe, soweit ihre Permeation überhaupt von der Reaktion abhängig ist, die Permeabilität der Haut bei saurer Reaktion an der Innenseite (wenn der Stoff von innen nach außen durchtritt), eine Steigerung, und an der Außenseite (wenn er von außen nach innen permeiert), eine Verminderung aufweist. Also auch hier wiederum besteht die entgegengesetzte Wirkung ein und desselben Faktors auf die Außen- und Innenseite der Membran.

Unter den chemischen Faktoren, die die Permeabilität zelleigener und zellfremder Stoffe zu verändern geeignet sind, bedarf der sogenannte Salzeffekt besonderer Erwähnung (WERTHEIMER 1923). Er gilt, wenn auch in etwas eingeschränktem Maße, ebenso wie für Fundulus auch für die Froschhaut. Der Durchtritt eines basischen Farbstoffes von innen nach außen erfolgt wesentlich rascher, wenn dieser in einem Elektrolyten gelöst ist, als wenn Aqua dest. oder ein Nichtleiter Verwendung gefunden hat, ein Befund, der deshalb von Interesse ist, weil man unter alleiniger Zugrundelegung der Labilität der Innenseite gerade eine Permeabilitätssteigerung bei Fehlen des Elektrolyten infolge Schädigung der Membraninnenseite erwarten sollte. Bemerkenswert ist, daß der Salzeffekt für saure Farbstoffe nicht gilt. Hingegen läßt er sich für die Permeation von Chlor nachweisen.

Für die Zuckerpermeabilität zeigen sich sehr eigenartige Verhältnisse, die man nach WERTHEIMER als umgekehrten Salzeffekt bezeichnen kann. Der Kontakt der Innenseite der Membran mit Elektrolyten macht sie für Traubenzucker undurchlässig, dagegen wird durch das Fehlen von Leitern eine Permeabilität von Zuckern herbeigeführt. Dieser *„umgekehrte Salzeffekt“* gilt in der gleichen Weise für Peptone und Aminosäuren. Es ist aber zu betonen, daß er sich lediglich auf die Innenseite der Froschhautmembran bezieht.

Nach BASKERVILL (1927) besteht an der Froschhaut für die Permeation von Harnstoff ein Salzeffekt, denn durch die ungeschädigte Membran diffundiert Harnstoff in isotonischen Glucose- oder Rohrzuckerlösungen langsamer als in Ringerlösung.

Unter den physikalischen Faktoren, die die Permeabilität der Froschhaut verändern, ist zunächst die Temperatur zu nennen. Auch an dieser läßt sich zeigen, daß regelmäßig mit Steigen der Temperatur die Permeabilität zunimmt. Vereinzelt ist schon von früheren Autoren (SNYDER 1908) für die Wasserdurchlässigkeit ein Temperaturquotient von 2 gefunden worden. Systematische eigene Versuche führten unter Berücksichtigung des Durchtrittes verschiedener Gruppen von Substanzen zu dem Ergebnis, daß am gleichen Gewebe verschiedene Substanzen sehr ungleiche Temperaturquotienten liefern (vgl. S. 134). Man findet für Cl so niedrige Q_{10}-Werte, daß man sich die Cl-Permeabilität als Diffusionsprozeß vorstellen muß, während der Temperaturquotient des Farbstoffdurchtrittes dafür spricht, daß bei der Permeabilität für Farbstoffe sich chemische Prozesse abspielen. Man begreift hiernach, daß ein einheitliches Verhalten verschiedener Stoffe hinsichtlich ihrer Permeationsgeschwindigkeit unter experimentellen Bedingungen gar nicht erwartet werden kann, da schon die verhältnismäßig grobe Charakterisierung des Permeabilitätsvorganges durch die Feststellung der Temperaturquotienten der Permeabilität prinzipielle Unterschiede im Durchtrittsmechanismus bei verschiedenen Stoffen aufdeckt.

Wenden wir uns nunmehr zur Besprechung der Einwirkung des elektrischen Stromes. Infolge der nahen Beziehung der durch elektrische Reizung am überlebenden Organ hervorgerufenen Veränderungen zu den Erscheinungen der physiologischen Erregung beanspruchen diese Versuche ein besonderes Interesse. NIINA (1924) hat unter Verwendung des Froschhautsackes gezeigt, daß die elektrische Durchströmung der Haut eine deutliche, reversible Permeabilitätssteigerung zur Folge hat. Am besten läßt sich dies demonstrieren, indem man den Membransack mit an sich impermeablen Farbstoffen versetzt. Dann tritt der Farbstoff nur aus demjenigen Membransack in die Außenflüssigkeit über, der vorher elektrisch gereizt worden war. Die Verwendung konstanter und faradischer Ströme führt zum gleichen Ergebnis. Bemerkenswert ist, daß die durch die elektrische Reizung hervorgerufene Permeabilitätssteigerung durch geeignete Narkotika verhindert werden kann. Für die physiologische Bedeutung der durch den elektrischen Strom ausgelösten Permeabilitätsänderung spricht der Befund, daß sie an abgetöteten Membranen nicht mehr zustande kommt. Aus den Versuchen ergibt sich die Auffassung, daß die Wirkung des Stromes auf einer kathodischen Polarisation der Innenseite der Froschhaut beruht, eine Auffassung, die in Übereinstimmung mit der Erklärung BERNSTEINs und EBBECKEs über den Elektrotonus steht, der ebenfalls durch kathodische Membranauflockerung bedingt sein soll.

Von Interesse ist noch die bereits von REID (1890) gemachte Beobachtung, daß die Durchlässigkeit der Froschhaut auch von inneren Faktoren abhängig ist. Während, wie erwähnt, zwischen isotonischen Lösungen eine einwärts gerichtete Wasserwanderung vorliegt, beobachtete REID an der Froschhaut *brünstiger* Tiere, daß unter den gleichen Bedingungen eine gerade umgekehrt gerichtete Wasserbewegung erfolgt. Mit derartigen inkretorischen Einflüssen hängt vielleicht die Beobachtung von WERTHEIMER und PAFFRATH (1925) zusammen, daß die Cholindurchlässigkeit der Froschhaut an Winterfröschen bedeutend größer als an Sommerfröschen ist.

Über den Einfluß der Inkrete auf die Permeabilität der Froschhaut vgl. S. 342.

Die Sonderstellung, die nach diesen Versuchen durch den Nachweis der irreziproken Permeabilität der Haut und, wie im nächsten Kapitel gezeigt werden wird, auch der Darmwand zukommt, ist durch den mehrschichtigen Aufbau der Membran und die kolloidchemische Verschiedenheit im Verhalten der Innen- und Außenseite wenigstens im Prinzip erklärt. Wir müssen uns aber noch die Frage vorlegen, ob ihre Permeabilität cellulär bedingt und infolgedessen die Verwertung der an der Haut erhobenen experimentellen Befunde für das allgemeine Permeabilitätsproblem statthaft ist oder nicht. Wir möchten die Fragen bejahen, weil die Haut in ihrer Permeabilität in vieler Hinsicht mit den an Einzelzellen erhaltenen Ergebnissen übereinstimmt. Hierher gehört die außerordentlich große Durchlässigkeit für NH_3 und CO_2, während für Mineralsäuren und starke Basen die ungeschädigte Haut impermeabel ist. Die ziemlich große Salzdurchlässigkeit spricht nicht dagegen, da sie auch der Muskulatur zukommt, wenn diese nach WINTERSTEIN als Dialysiermembran verwendet wird. Auch die Tatsache, daß die Froschhaut in einem Gemisch von $NaCl + CaCl_2$ ein Minimum der Durchlässigkeit für Harnstoff aufweist, während in isotonischen Lösungen von NaCl bzw. $CaCl_2$ eine erheblich größere Durchlässigkeit besteht (BASKERVILL 1917), zeigt, daß die Froschhaut ebenso wie isolierte Zellen ein Permeabilitätsminimum in der äquilibrierten Salzlösung aufweist, und bildet daher ebenfalls ein wichtiges Argument zugunsten einer cellulären Auffassung ihrer Permeabilität.

Wenden wir uns nunmehr der Besprechung der auf die Permeabilität der menschlichen Haut bezüglichen Tatsachen zu, so ist besonders der Befund, daß sie in ihrer Durchlässigkeit experimentell veränderbar ist, für uns von Bedeutung. So haben GANS und SCHLOSSMANN (1925) gezeigt, daß die Durchlässigkeit der menschlichen Haut durch ultraviolette Strahlen gesteigert wird. Die Methode der Autoren bestand darin, daß bestrahlte und unbestrahlte Hautstückchen excidiert, in feine Schnitte zerlegt und darauf mit Neutralrot gefärbt wurden. Sodann wurden sie in eine Lösung von Ammoniumhydroxyd übertragen; in der Schnelligkeit des auftretenden Farbumschlages wurde ein Maß für die Größe der Prermeabilität gesehen. Während die mit ultraviolettem Licht bestahlte Haut bedeutend schneller einen Farbumschlag als die Kontrolle erkennen läßt, wird nach Röntgenbestrahlung gerade umgekehrt eine Verzögerung der Farbreaktion beobachtet, eine Erscheinung, die BRUMMER (1925/26) als eine Verminderung der Permeabilität der Zellgrenzschichten auffaßt.

Damit kommen wir zur Besprechung der Wirkung der physiologischen Erregung auf die Haut, die besonders in dem psychogalvanischen Phänomen in der folgenden Weise nachgewiesen werden kann. Man leitet durch den Körper der Versuchsperson den konstanten Strom eines Akkumulators und kompensiert diesen unter Verwendung der WHEATSTONEschen Brücke, so daß das in der Schaltung befindliche Drehspulengalvanometer seine Ruhelage behält. Wirken nunmehr auf die Versuchsperson Reize irgendwelcher Art ein — es ist dabei gleichgültig, ob man eine psychische Erregung hervorruft oder sensible oder sensorische Nerven reizt —, so tritt am Galvanometer nach einigen Sekunden Latenzzeit ein Ausschlag auf, der maximal einer E.M.K. von etwa 0,2 Volt entspricht und so gerichtet ist, als ob der Akkumulatorstrom eine Zunahme erfahren hätte. Die genaue physikalische Untersuchung dieses von TARCHANOFF (1890) und VERAGUTH (1909) entdeckten Phänomens durch GILDEMEISTER (1913 und 1915) und SCHWARTZ (1913) führte zu der folgenden für die Permeabilitätstheorie grundlegenden Auffassung. Da bei Verwendung von hochfrequenten Wechselströmen der Widerstand sich nicht ändert, hingegen bei Gleichstrom eine bedeutende Abnahme erfährt, so ergibt sich, daß die scheinbare Zunahme des Akkumulatorstromes durch eine Abnahme der entgegengesetzt gerichteten Polarisation während der Erregung bedingt ist. Man kann also sagen, daß die Abnahme der Polarisierbarkeit für das Auftreten der physiologischen Erregung charakteristisch ist [1]. Bildlich gesprochen verhalten sich die Zellen so, als ob ihre Grenzschichten durch die Erregung „ein Loch" bekämen.

Da der galvanische Hautreflex von verschiedenen Körperstellen sich mit sehr ungleicher Intensität ableiten läßt, da ferner LEVA (1913) fand, daß dies mit der Zahl der Schweißdrüsen zusammenhängt — hiermit steht in guter Übereinstimmung der Befund, daß der galvanische Hautreflex durch Atropinisierung gehemmt werden kann —, so spricht alles dafür, daß der galvanische Hautreflex am Menschen durch eine Durchlässigkeitssteigerung der Hautdrüsen

---

[1] Nach WATERMAN (1922) ist der Polarisationswiderstand von Carcinom gegenüber normalem Gewebe wesentlich verringert.

zustande kommt. Daraus könnte man gegen die oben gegebene
Deutung folgenden gewichtigen Einwand erheben. Es wäre möglich, daß die erhöhte Permeabilität lediglich durch die Drüsensekretion vorgetäuscht wird. Denn unzweifelhaft ist eine vermehrte Durchlässigkeit der Drüsen für Elektrolyte mit der Sekretion verbunden und äußert sich in einer scheinbaren Abnahme des
Widerstandes. Soll also der in allgemein-physiologischer Beziehung
höchst bedeutungsvolle Schluß, daß die Erregung mit einer reversiblen Erhöhung der Zellpermeabilität verbunden ist, aufrecht
erhalten werden, so muß sich zeigen lassen, daß die Drüsensekretion
erst *nach* dem galvanischen Hautreflex einsetzt. Den Beweis hierfür konnte GILDEMEISTER (1923) durch die gleichzeitige Registrierung des galvanischen Hautreflexes und des Aktionsstromes der
Hautdrüsen erbringen. Es zeigte sich nämlich, daß das galvanische
Phänomen und der Aktionsstrom fast gleich auftreten. Bekanntlich fällt aber der Aktionsstrom in die Latenzzeit der Erregung.
Dementsprechend wird beobachtet, daß erst 0,1 Sekunden später
die Sekretion einsetzt, also unmöglich die Ursache des galvanischen
Hautreflexes sein kann.

Bedeutungsvoll sind die GILDEMEISTERschen Experimente deshalb, weil hier unter streng physiologischen Bedingungen der Nachweis der mit der Erregung untrennbar verknüpften Permeabilitätssteigerung erbracht worden ist. Mit der gleichen Methodik hat
dann EBBECKE (1921, 1922) zeigen können, daß auch die Epithelien
der Haut, wenn sie lokal mit galvanischen, chemischen oder mechanischen Reizen erregt werden, eine Permeabilitätssteigerung
erfahren. Denn auch in diesen Versuchen wird eine Änderung des
Widerstandes festgestellt, die auf einer Abnahme der Polarisierbarkeit der Zellen beruht[1]. Weder Durchblutung noch Sekretion
können hier eine Rolle spielen, da der Versuch mit gleichem Erfolg
sich auch an der Leichenhaut in den ersten Tagen nach dem Tode
anstellen läßt. Auf die gleichen Ursachen läßt sich die Tatsache

---

[1] Vgl. hierzu die kritischen Bemerkungen von GILDEMEISTER (1928),
der es für wahrscheinlich hält, daß die Hornschicht der Epidermis als
polarisierbare Membran, wie die Kollodiummembran in den Versuchen
von MICHAELIS und FUJITA (vgl. S. 27) aufzufassen ist, so daß mit dem
Nachweis der Abnahme der Polarisierbarkeit durch *lokale* Reize der Zusammenhang mit einer durch den *Erregungsvorgang* bedingten Permeabilitätserhöhung nicht sicher erbracht ist.

zurückführen, daß durch Reiben der Haut der Hautwiderstand auch für die Stromstöße des Induktionsapparates herabgesetzt wird. Dabei tritt das Überwiegen des Öffnungsschlages gegenüber dem Schließungsschlag, der sogenannte Fleischleffekt zurück, weshalb dieser von EBBECKE, wie schon von seinem Entdecker, als Polarisationserscheinung aufgefaßt wird. Endlich sei noch kurz erwähnt, daß bei der galvanischen Durchströmung der Haut unter Verwendung verschiedener Flüssigkeitselektroden, die nach dem GILDEMEISTERschen Prinzip ausgeführten Widerstandsmessungen es gestatten, die Wirkung der Elektrolyte auf die Zellgrenzschichten zu studieren. Dabei ergibt sich für die Zellen der menschlichen Haut eine Permeabilitätserhöhung durch Kaliumionen und Säuren, sofern letztere in größerer Konzentration gebraucht werden. Hingegen setzen Calciumionen und Säuren in geringerer Konzentration die Durchlässigkeit der Zellgrenzschichten herab (EBBECKE 1922).

Unter Verwendung elektrischer Reize hat EBBECKE mit einer ähnlichen Versuchsanordnung an der Haut einige Tatsachen feststellen können, die nicht nur weitere Belege für die mit der Erregung verbundene Permeabilitätssteigerung darstellen, sondern auch in speziellere Eigentümlichkeiten des Erregungsvorganges einen Einblick gestatten. Fließt ein schwacher konstanter Strom, in den ein Galvanometer eingeschaltet ist, durch die Haut und wird diese durch einen stärkeren Stromstoß gereizt, so hat letzterer eine Abnahme des scheinbaren Widerstandes der Haut zur Folge. Dabei ist die Reizwirkung des Stromes nicht konstant, sondern hängt von der Zahl und Wirkung der vorangegangenen Reize ab. Je mehr nämlich durch diese Reize infolge Abnahme des Widerstandes der konstante Strom sich seinem Maximum genähert hat, um so geringer ist die Reizwirkung des Stromstoßes. Im Sinne der Membrantheorie der Erregung bedeutet dies, daß der Stromstoß zu einer plötzlichen Permeabilitätssteigerung der Membran führt. Ein konstanter Strom, der so schwach ist, daß er keine meßbare Veränderung in der Durchlässigkeit der Membranen zur Folge hat, bewirkt, daß die durch den Stromstoß durchlässiger gewordenen Membranen in diesem Zustand verharren. Weiterhin zeigt sich, daß, je größer die Durchlässigkeit der Membran ist, um so mehr die Wirkung des Stromstoßes abnimmt. Interessant ist auch die genaue zeitliche Verfolgung dieser Verhältnisse. So findet EB-

BECKE, daß im Anschluß an eine durch einen Stromstoß hervorgerufene Permeabilitätssteigerung die hierdurch aufgelockerten Membranen insofern eine gewisse Labilität zeigen, als sie unter der Einwirkung eines sonst hinsichtlich der Membrandurchlässigkeit unwirksamen Stromes eine bedeutende Permeabilitätsauflockerung erfahren. Kurz erwähnt sei, daß nach Versuchen von REIN (1926) unter ähnlichen methodischen Bedingungen sich Unterschiede in dem scheinbaren Widerstand der männlichen und weiblichen Haut ergeben haben. Der scheinbare Widerstand der männlichen Haut ist regelmäßig größer, ein Beweis dafür, daß die Durchlässigkeitsverhältnisse der Haut auch von den inneren Bedingungen des Organismus abhängig sind, worauf auch die oben erwähnten Beobachtungen REIDS an der Froschhaut hingewiesen haben.

b) Die Durchlässigkeit des Magen-Darmtraktus.

Die folgende Erörterung kann aus äußeren Gründen nur einige Teilfragen aus der Lehre von der Resorption behandeln, um zu zeigen, inwieweit die Permeabilität der den Magen-Darmtraktus bildenden Membran von anderen biologischen Membranen abweicht und die aus unseren bisherigen Erörterungen sich ergebenden allgemeinen Gesichtspunkte auch der Lösung des Resorptionsproblems förderlich sind. Bekanntlich ist HEIDENHAIN (1894) in seinen klassischen Experimenten zu der Vorstellung gelangt, daß die Resorption von Salzlösungen durch die bekannten physikalischen Gesetze der Osmose und der Diffusion nicht erklärt werden kann, weil eine Aufnahme von Salz auch aus hypotonischen Lösungen und eine Resorption von Wasser aus einem hypertonischen Medium stattfindet. Er folgerte deshalb, daß eine spezifische, an die Lebenstätigkeit des Darmes gebundene Triebkraft vorhanden sein müsse, die entscheidend den Resorptionsvorgang beeinflusse. Auf die Berechtigung dieser Annahme kommen wir weiter unten zurück. Hier sei jedoch erwähnt, daß STARLING (in OPPENHEIMERS Handbuch) auf Grund theoretischer Überlegungen leicht nachweisen kann, daß die Resorption eines Salzes aus hypotonischem Medium ohne die Annahme spezieller vitaler Triebkräfte möglich ist. Stellt man sich nämlich zwei Lösungen durch eine Membran getrennt vor, von denen die erste Kochsalz in geringerer Konzentration als die zweite und letztere ferner weitere Substanzen enthält, die einen wesentlich höheren osmotischen Druck der Lösung 2 bedingen, so vollziehen sich unter der Annahme, daß die Membran für Wasser leichter durchgängig als für das Salz und noch weniger permeabel für die übrigen in Lösung 2 vorhandenen Stoffe ist, die Austauschvorgänge folgendermaßen. Zuerst dringt durch Osmose Wasser aus Lösung 1 in Lösung 2, während umgekehrt, nur langsamer, entsprechend dem Diffusionsgefälle Kochsalz in Lösung 1 übertritt. Infolge der Impermeabilität der Membran für die übrigen in Lösung 2 gelösten Stoffe bleibt der osmotische Druck dieser Lösung auch dann noch erhöht, wenn ein Konzentrationsausgleich bezüglich des Kochsalzes durch Diffusion stattgefunden hat. Es muß also weiter mittels Osmose Wasser aus Lösung 1 in 2 übertreten und die hierdurch bedingte Zunahme der Kochsalzkonzentration in 1 hat ein Diffundieren des Salzes nach 2 zur Folge. Es wird also, ohne daß physikalisch unerklärbare Kräfte eine Rolle spielen, unter diesen Bedingungen Salz aus einer hypotonischen Lösung aufgenommen werden.

So wertvoll diese Vorstellungen sind, so wird man zum tieferen Verständnis des Resorptionsprozesses auf weitere Experimente zurückgreifen müssen[1]. Hier sind nun die folgenden von Cohnheim (1898) studierten Erscheinungen außerordentlich bemerkenswert. Er experimentiert im wesentlichen an Hunden mit Thirry-Vellaschen Darmfisteln. Führte er in diese Traubenzuckerlösungen von verschiedener Konzentration ein, so beobachtete er, daß, sofern diese hypotonisch waren, zuerst das überschüssige Wasser resorbiert wurde. Waren sie aber hypertonisch, so wurde von der Darmwand zuerst der überschüssige Zucker aufgenommen und alsdann setzte die Resorption der isotonischen Lösung ein. Dabei wurde der Ausgleich der osmotischen Spannung zwischen dem Blut und der in den Darm eingeführten Lösung niemals durch das im Blut in reichlicher Menge enthaltene Kochsalz herbeigeführt. Der Kochsalzgehalt der im Darm befindlichen Lösung bleibt nämlich außerordentlich niedrig und ist vollständig durch den Kochsalzgehalt des abgesonderten Darmsaftes zu erklären. Wiederholt man nun diese Versuche unter sonst gleichen Bedingungen nach vorhergehender Vergiftung mit Fluornatrium, so zeigt sich ein völlig abweichendes Verhalten. Einerseits steigt der Kochsalzgehalt im Darminhalt ganz erheblich an, andererseits beobachtet

---

[1] Es ist auch zu bedenken, daß der Übertritt von NaCl aus dem Blute in den Darm unter physiologischen Verhältnissen nicht erfolgt.

man, daß der Zuckergehalt sich nicht auf den isotonischen Wert einstellt, sondern aus hypo- und hypertonischen Lösungen in gleicher Weise kontinuierlich sinkt. Die Versuche weisen darauf hin, daß nach Schädigung der Darmepithelien die Resorption sich nach einfachen physikalischen Gesetzen vollzieht, indem für die Veränderung der Zuckerkonzentration im Darm wie auch für das Ansteigen des Kochsalzgehaltes lediglich das Diffusionsgefälle maßgebend ist. Während offenbar am lebenden Darm eine Impermeabilität der Darmmembran für das Kochsalz des Blutes besteht, gilt dies für die durch Gifte geschädigte Darmmembran nicht mehr. Zu den gleichen Ergebnissen führen Versuche mit Arsenvergiftung. Ähnliche Erfahrungen hat auch REID (1890) gemacht, wenn er die Darmwand durch verschiedene Gifte oder temporäre Aufhebung der Zirkulation schädigte.

Hiermit ist die interessante Feststellung gemacht, daß ebenso wie für die Froschhaut auch für die Darmmembran des Warmblüters eine irreziproke Permeabilität charakteristisch ist. Dadurch ist es wahrscheinlich geworden, daß diese Sonderform der Permeabilität an verschiedenen tierischen Membranen vorkommt und vermutlich mit dem mehrschichtigen Aufbau der Membran im Zusammenhang stehen dürfte. Ist es doch HAMBURGER (1908) in Modellversuchen gelungen, an Membranen, die aus zwei verschiedenen Schichten bestehen, die irreziproke Permeabilität nachzuahmen. Bei der Bedeutung dieser Erscheinung für das Verständnis des Resorptionsvorganges müssen wir uns näher mit einer Untersuchung von MOND (1924) befassen, der am Dünndarm des Frosches ebenfalls dies Phänomen nachweisen konnte.

MOND durchspülte die Gefäße des Dünndarmes beim Frosch mit einer Ringerlösung, die den lipoidunlöslichen Säurefarbstoff Cyanol enthielt und stellte dabei fest, daß schon bei einer Konzentration von 0,02 vH dieser Farbstoff im Darmlumen in wenigen Minuten nachweisbar wurde. Hingegen wird bei zehnfach höherer Konzentration ein Übertritt des Farbstoffes aus dem Darmlumen in die Gefäße nicht beobachtet, wenn der Farbstoff im Darm in Kochsalz gelöst und die Gefäße mit Ringerlösung durchströmt wurden. Man sieht, daß hier ein sehr anschaulicher Demonstrationsversuch vorliegt, der die irreziproke Permeabilität auch für den Dünndarm des Frosches nachweist. Es muß aber hervorgehoben werden, daß die Seitigkeit der Darmmembran in dem angeführten

Cyanolversuch gerade in umgekehrter Weise, als in den früher geschilderten Resorptionsversuchen in Erscheinung tritt. Denn in diesen ist ja gerade die Darmwand für die Blutsalze impermeabel, während in der Resorptionsrichtung keinerlei Hindernisse bestehen. Es ist aber gerade das entgegengesetzte Verhalten des Farbstoffes für die Untersuchung der irreziproken Permeabilität zunächst belanglos, wenn man sich begnügt, an einem Beispiel von irreziproker Permeabilität die Bedeutung verschiedener Faktoren für dieses eigenartige Verhalten der Darmmembran festzustellen. Eine Reihe derartiger Versuche hat MOND angestellt. Dabei zeigte sich, daß es unter bestimmten Bedingungen möglich ist, eine Permeabilität der Darmwand für Cyanol auch in der Resorptionsrichtung zu erzwingen. Es ist nun außerordentlich bemerkenswert, daß es hierzu sehr starker Abweichungen von den physiologischen Verhältnissen bedarf. So gelingt es durch die Erhöhung des osmotischen Druckes auf den acht- bis zehnfachen Wert des Froschblutes eine Permeabilität des Farbstoffes in der Resorptionsrichtung herbeizuführen. Dann zeigt sich, daß verschiedene Salze hinsichtlich der Förderung der Durchlässigkeit sich verschieden verhalten, und zwar gehen auch hier, wie wir dies bereits häufig gefunden haben, Quellungswirkung und Permeabilitätsförderung einander parallel im Sinne der beiden folgenden Reihen:

$$SCN > Br, Cl > SO_4 \text{ und } K > Ca.$$

Untersucht man die Einwirkung von Lösungen von verschiedenem p_H, so zeigt sich wiederum die außerordentlich große Resistenz der Außenseite der Darmmembran. Selbst wenn die im Darm befindliche Lösung ein p_H von 4,7 aufwies, trat der Farbstoff nicht in das Gefäßsystem über. Erst bei weiterer Säuerung (p_H 3,7) wurde dies festgestellt. Unter diesen Bedingungen ist aber die Darmmuskulatur sicherlich abgetötet. Es fehlt die spontane Rhythmik und die faradische Erregbarkeit. Auch die mikroskopische Färbung weist darauf hin, daß die Zellen abgestorben sind. In weiteren Versuchen wurde der Ladungszustand der Membran geändert in der Absicht, auf diese Weise eine Durchlässigkeit für den Farbstoff in der Resorptionsrichtung herbeizuführen. Aber auch hier zeigte sich kein Einfluß, obwohl $La(NO_3)_3$ in recht hoher Konzentration (m/25) verwendet wurde. Es bestand nun noch die Möglichkeit, daß Cyanol deshalb nicht in der Resorptionsrichtung die Darmwand passierte, weil es an der Darmoberfläche adsorbiert und hierbei vielleicht in irreversibler Weise verändert würde. Da Cyanol wenig oberflächenaktiv ist, ist diese Annahme nicht wahrscheinlich. Sollte dennoch eine derartige Verbindung vorliegen, so müßte es möglich sein, durch stark oberflächenaktive Stoffe, wie z. B. Linolensäure, den Farbstoff aus der Membranoberfläche zu verdrängen. In Konzentrationen, in denen Linolensäure bereits komplette Hämolyse hervorruft, war keine Permeabilität des Farbstoffes festzustellen. Wenn diese bei wesentlich höheren Konzentrationen beobachtet wurde, so ist der Befund physiologisch belanglos, da unter diesen Bedingungen die Lipoide in der Darmwand gelöst und somit eine irreversible Veränderung der Membran geschaffen wird. Zusammenfassend ergibt sich aus den Versuchen, daß die Außenfläche der Darmwand außerordentlich resistent ist.

Dieser Befund steht in starkem Gegensatz zu der relativen Labilität der Innenseite der Darmmembran, eine Tatsache, die an das ähnliche Verhalten der Froschhautmembran erinnert. Wird nämlich der Farbstoff wiederum dem Darminhalt zugefügt und nun die Reaktion der Durchströmungsflüssigkeit auf $p_H = 5$ verändert, so tritt alsbald der Farbstoff durch, obwohl höhere H-Ionenkonzentrationen von der Darmaußenseite her wirkungslos waren. Bemerkenswert ist, daß der Zusatz von Narkoticis zur Durchströmungsflüssigkeit die Permeabilität des Farbstoffes entgegen der Resorptionseinrichtung nicht zu verändern vermochte. Wenn hieraus MOND die irreziproke Permeabilität auf Grund dieses Kriteriums durch die Eigenschaften der Membran und nicht durch die Lebenstätigkeit der Zellen bedingt ansieht, also in ihr, um die Terminologie HÖBERS zu gebrauchen, eine physikalische und nicht eine „physiologische" Permeabilität als vorliegend erachtet, so scheint uns diese Gegenüberstellung deshalb nicht fruchtbringend, weil die Veränderung der Zellfunktion ebenfalls physico-chemisch bedingt sein dürfte. Ferner ist daran zu erinnern, daß Narkotika auch an der abgetöten Muskelmembran nach WINTERSTEIN permeabilitätsverändernd wirken (vgl. hierzu auch die Versuche von WERTHEIMER und NIINA über Narkose der Froschhautmembran).

Es wäre sehr wichtig, wenn die Frage der irreziproken Permeabilität des Darmes und damit ein Grundproblem in der Lehre von der Resorption durch weitere Versuche geklärt würde, in denen gerade das Verhalten körpereigener Stoffe Beachtung fände. Für die Bearbeitung dieses Problems dürfte die schöne Methode Monds wichtige Ergebnisse liefern können.

Wir kommen nunmehr zu der Erörterung einer der Hauptfragen in der Lehre von der Resorption. Wie bereits oben beschrieben, findet man, daß nach Einführung anisotonischer Lösungen in eine Darmschlinge zunächst die Isotonie der Lösungen hergestellt und dann diese in vollem Umfange resorbiert werden. Die einseitige Beförderung blutisotonischer Lösungen durch die Darmwand stellt also eine der wichtigsten Leistungen der resorbierenden Membran dar. Handelt es sich hierbei um blutisotonische Kochsalz- oder Zuckerlösungen, so könnte die Resorption unter Berücksichtigung des kolloidosmotischen Druckes der Eiweißkörper des Blutes rein physikalisch erklärt werden. Bedenkt man aber, daß wir schon seit langer Zeit vornehmlich durch die Untersuchungen von Voit und Bauer (1869), Heidenhain (1894), Reid (1900) und Höber (1898) wissen, daß selbst Serum der Resorption unterliegt, so erkennen wir, daß diese Erklärungsweise nicht ausreichend ist. Man hat deshalb in Anlehnung an Heidenhain auf eine spezifische einseitig gerichtete Triebkraft zurückgegriffen, eine Tatsache, die im Sinne exakter physiologischer Forschung natürlich nur eine Umschreibung und nicht eine Erklärung darstellt. Es erscheint aber fraglich, ob wir zu diesem resignierenden Standpunkt gezwungen sind. Es ist hier zu erinnern, daß ja an der Froschhaut durchaus identische Verhältnisse vorliegen; denn wie Reid gezeigt hat, findet auch an dieser Membran ein einseitig gerichteter Flüssigkeitstransport statt, wenn die Froschhaut zwei in jeder Beziehung gleichartige Lösungen voneinander trennt. Da ferner die Haut der Amphibien ein Resorptionsorgan par excellence darstellt, so liegt der Gedanke nahe, daß die funktionellen Leistungen der Froschhaut und der Darmmembran auf identische oder doch ähnliche Kräfte zurückzuführen sind. Wie die Versuche von Wertheimer gezeigt haben, gelingt es, den einseitigen Flüssigkeitstransport durch die Haut physico-chemisch zu erklären. Denn man beobachtet, daß der Flüssigkeitstransport durch die ungleiche Quellbarkeit der Außen- und Innenseite der Membran bedingt ist, indem nämlich regelmäßig dieser von der leicht quellbaren zu der weniger quellbaren Seite sich vollzieht. Diese Erklärung ist um so bedeutungsvoller, als, wie bereits erwähnt wurde, auch an unbelebten Membranen, die aus verschiedenem quellbaren Material zusam-

mengesetzt sind, der einseitige Flüssigkeitstransport beim Fehlen
von osmotischen Differenzen in derselben Weise zustande kommt.
Es scheint deshalb nicht unmöglich, daß auch der einseitige Flüssigkeitstransport durch die Darmmembran des Warmblüters durch
derartige kolloidchemische Kräfte geregelt wird[1]. Hiermit steht
die Beobachtung, daß die Abtötung der Zellen durch Fluornatrium
die Resorption isotonischer Lösungen verhindert, nicht im Widerspruch; denn es ist klar, daß bei der Verwendung so differenter
Mittel die kolloidchemische Struktur der Zellen stark verändert
wird. Unter solchen Bedingungen kann natürlich auch die ungleiche Quellbarkeit der Außen- und Innenseite der Darmmembran
mehr oder weniger aufgehoben sein.

Hatten wir uns bisher mit dem allgemeinen Mechanismus der
Resorption und seiner Beziehung zur irreziproken Permeabilität
beschäftigt, so sei nunmehr auf einige spezielle Tatsachen über die
Darmpermeabilität eingegangen. CORI (1925) hat an wachsenden
Ratten, denen mittels Schlundsonde 25—80proz. Zuckerlösungen
in den Magen eingeführt waren, nach verschiedenen Zeitabständen die Menge des im gesamten Darmkanal zurückgebliebenen
Zuckers untersucht und hieraus die Größe des Absorptionskoeffizienten, der den pro Stunde und 100 g Körpergewicht absorbierten
Zucker angibt, ermittelt. Es zeigte sich zunächst, daß unter gleichen Bedingungen der von verschieden großen Tieren erhaltene
Absorptionskoeffizient der gleiche ist, d. h., daß die Absorptionsfläche proportional der Körpergröße ansteigt. Damit war die
Grundlage gegeben, an einem großen Tiermaterial die Absorp-

Tabelle 52. **Die Absorptionskoeffizienten verschiedener
Hexosen und Pentosen. (Nach** CORI.**)**

Zucker	Mittlerer Absorptionskoeffizient	Relative Werte Glukose = 100
d-Galaktose	0,196 g	110
d-Glucose	0,178 g	100
d-Fructose	0,077 g	43
d-Mannose	0,034 g	19
l-Xylose	0,028 g	15
l-Arabinose	0,016 g	9

[1] Doch macht JURIŠIĆ (1928) darauf aufmerksam, daß dieser Erklärung thermodynamische Bedenken entgegenstehen.

tionskoeffizienten unter verschiedenen Bedingungen zu studieren. Die Versuche ergaben, daß der Absorptionskoeffizient einer Zuckerlösung in mehreren aufeinanderfolgenden Perioden konstant bleibt, obwohl sich in dieser Zeit die ursprünglich im Darm vorhandene Menge bis zu 90 vH vermindert hat. Gleichzeitig erkennt man, daß die Absorptionskoeffizienten für verschiedene Hexosen und Pentosen sehr verschiedene Werte ergeben. (Tab. 52.)

Man erhält in diesen Versuchen die gleiche Reihenfolge wie Nagano (1902) in Versuchen an Hunden mit Vellafisteln. Aus der Tatsache, daß die Größe des Absorptionskoeffizienten trotz Abnahme der Menge des im Darm verbleibenden resorbierbaren Zuckers konstant bleibt, ist schon mit Wahrscheinlichkeit zu entnehmen, daß die Absorptionskoeffizienten für einen bestimmten Zucker unabhängig von der Menge und Konzentration der Zuckerlösung sind. Cori findet in der Tat die gleichen Werte, ob er eine 25proz. oder eine 80proz. Lösung verabreicht. Es ist aber damit kaum etwas gegen eine physico-chemische Deutung dieser Versuche gesagt. Denn jede der eingeführten hypertonischen Lösungen wird durch Wasserabgabe — nach Cori hauptsächlich aus der Haut — vermutlich isotonisch gemacht, und nunmehr setzt die Resorption ein, durch die trotz absolut stark abnehmender Zuckermengen im Darmkanal die Zuckerkonzentration sich nicht zu ändern braucht (vgl. Cohnheim l. c.). Dadurch ist auch die Konstanz des Absorptionskoeffizienten verständlich. Vom Standpunkt der Permeabilitätslehre ist es natürlich äußerst bemerkenswert, daß diese Versuche unter streng physiologischen Bedingungen durch die Feststellung der Absorptionskoeffizienten verschiedener Zucker am Darm ähnliche Verhältnisse aufgedeckt haben, wie sie nach Hamburger an der Niere bestehen.

Man hat nun schon seit Brücke (1851) die Resorption der Darmwand und ihr Bestehenbleiben auch beim Fehlen eines osmotischen oder Diffusionsgefälles durch die Tätigkeit der Darmzotten zu erklären versucht. Und auch den Druckverhältnissen im Darm ist durch Hamburger große Bedeutung zugemessen worden. Ohne in Abrede stellen zu wollen, daß diese Faktoren für die Schnelligkeit der sich unter physiologischen Verhältnissen vollziehenden Resorption von größter Bedeutung sind, so dürften sie zur restlosen Erklärung des Resorptionsvorganges bestimmt nicht ausreichen. Gerader duch die neuen Untersuchungen von King

und ARNOLD (1922) und VERZÁR (1927) ist die Bewegung der Darmzotten in ihrer Abhängigkeit von verschiedenen Faktoren genau
untersucht worden. Dabei hat sich gezeigt, daß diese erlischt, sobald der Darm aus dem Verbande des Körpers gelöst wird. Aber
bekanntlich ist auch am überlebenden Darm die Resorption erhalten. Die Pumpwirkung der Zottenmuskulatur kann also nicht
die einzige Ursache der Resorption isotonischer Lösungen sein.

Für diese Anschauung sind häufig Experimente von COHNHEIM
(1901) am Holothuriendarm herangezogen worden, da an diesem
Zotten gänzlich fehlen und dennoch ein einseitiger Flüssigkeitstransport zwischen isotonischen Lösungen beobachtet wurde. Dies
trifft aber, wie ENRIQUES (1902) und OOMEN (1926) gezeigt haben,
nicht unter streng physiologischen Bedingungen zu. Solange die
isolierten Darmstücke gut erregbar bleiben, findet nämlich eine
Resorption isotonischer Lösungen niemals statt. Vielmehr erweist
sich der Darm der Holothurien als völlig impermeabel für Kochsalz, Harnstoff, wahrscheinlich auch für Glucose sowie auch für
Farbstoffe. Hingegen findet eine Wasserbewegung im Sinne der
osmotischen Gesetze statt. Erst wenn pathologische Verhältnisse
eintreten, zeigt das Darmepithel die Eigenschaften einer einfachen
Dialysiermembran. Die Resorption der Nahrungsstoffe wird bei
diesen Tieren lediglich durch Wanderzellen besorgt. Man sieht
hieraus, daß in verschiedenen Tierklassen die Resorption in sehr
unterschiedlicher Weise sich vollzieht. Auf dem höchsten Stadium
finden wir offenbar im Zusammenhang mit dem verschiedenen
Aufbau der Schichten der Darmwand auch eine Resorption zwischen isotonischen Lösungen. Bei den Schnecken ergibt sich, daß
der Darm in beiden Richtungen für gelöste Stoffe durchgängig ist,
sich also wie eine Dialysiermembran verhält, während, wie erwähnt, die Darmwand bei den Holothurien eine semipermeable
Membran darstellt. Interessant ist, daß bei Octopoden aus dem
überlebenden Darm quantitativ ein körperfremder Stoff, Dijodnatrium, ausgeschieden wird, während eine Resorption isotonischer
Lösungen nicht stattfindet (COHNHEIM 1902). Wir können also bei
Betrachtung verschiedener phylogenetischer Stufen eine gewisse
Entwicklung der Resorption feststellen und als die niedrigste Stufe
jene Verhältnisse ansehen, in denen die Darmwand Diffusionsvorgänge jeder Art zuläßt (JORDÁN 1918, 1923).

Auch in verschiedenen ontogenetischen Entwicklungsstadien

zeigen die Darmepithelien ein unterschiedliches Verhalten. Wie
v. MÖLLENDORFF (1924/25) durch Fütterungsversuche mit Trypanblau zeigen konnte, dringt dieser Farbstoff in die Epithelien des
Magens in weit stärkerem Maße bei Tieren im Säuglingsstadium,
als nach Beendigung des Wachstums ein. Die Ursache hierfür
dürfte in einer geringeren Dichte des Cuticularsaumes der Epithelien liegen. Dieser Tatsache kommt, wie wir noch sehen werden,
eine allgemeine Bedeutung zu. Denn auch die Blutliquorschranke
ist bei jugendlichen Menschen und Tieren erheblich permeabler als
bei Erwachsenen. Sehen wir hier, daß aus inneren Gründen (Ent-
wicklungszustand der Zelle) die Epithelzellen des Magen-Darm-
kanales starke Permeabilitätsunterschiede aufweisen, ein Befund,
der besonders gut dadurch demonstrabel ist, daß bei Mäusesäug-
lingen sogar die relativ grob dispersen Tuscheteilchen aufgenommen werden, so sei ergänzend bemerkt, daß auch äußere Faktoren
die Durchlässigkeit der Darmepithelien beeinflussen. So beobachtete LASCH (1926), daß an der isolierten Darmschlinge des Meerschweinchens eine verstärkte Resorption von Calcium in Gegenwart
von Kochsalz gegenüber dem Kontrollversuch, in dem lediglich
eine CaCl$_2$-Lösung in die Darmschlinge eingeführt wurde, stattfindet. Oberflächenaktive Stoffe, wie die Saponine, haben in besonders hohem Maße die Eigenschaft, eine Permeabilitätserhöhung
des Darmes herbeizuführen; denn nach LASCH wird durch Saponin
sowohl die Resorption von Traubenzucker wie die von CaCl$_2$ gefördert, ein Befund, der vielleicht im Zusammenhang mit der Adsorptionsverdrängung, die das oberflächenaktive Saponin hervorruft, steht. Möglicherweise gehören hierher auch die Versuche von
KOFLER und KAUREK (1925), die durch Saponin eine verstärkte
Resorption von Strophanthin und Digitoxin feststellten.

Noch eine wichtige Frage müssen wir erörtern, nämlich welche
Bedeutung die Lipoidlöslichkeit für die Geschwindigkeit der Resorption hat und auf welche Weise lipoidunlösliche Stoffe resorbiert werden. Aus den Untersuchungen von KATZENELLENBOGEN
(1906) geht hervor, daß die lipoidlöslichen Stoffe bedeutend
rascher als die lipoidunlöslichen resorbiert werden. Damit verhalten sich die Epithelien des Magen-Darmkanals ebenso wie dies
gemäß den OVERTONschen Regeln für tierische und pflanzliche
Zellen gilt. Weiterhin hat sich gezeigt, daß innerhalb der Reihe
der lipoidlöslichen Stoffe die Permeabilität von dem Grade der

Lipoidlöslichkeit abhängt. Je größer die Lipoidlöslichkeit ist, um so bedeutender ist auch die Resorptionsgeschwindigkeit. Es besteht nur eine Ausnahme von dieser Regel, da stark lipoidlösliche Stoffe, die gleichzeitig Narkotika sind, eine Verminderung der Resorptionsgeschwindigkeit herbeiführen. Die Ursache hierfür sieht Höber in der durch die Narkose der Epithelien bedingten verminderten Triebkraft dieser Zellen. Es ist aber auch daran zu denken, daß die Narkotika die Zelldurchlässigkeit für verschiedene Stoffe ungleich beeinflussen können.

Was die zweite Frage anlangt, so hat Höber (1901 und 1909) den Standpunkt vertreten, daß die Resorption lipoidunlöslicher Stoffe zwischen den Epithelien stattfindet. Er hat als Beweis für diese Anschauung den interepithelialen Niederschlag von Farbstoffen in der fixierten Darmschleimhaut angesehen. Diese Befunde sind aber durch neuere Untersuchungen von v. Möllendorff und Huppert (1926) als überholt anzusehen. Denn diese Autoren konnten intracellulär verschiedene lipoidunlösliche Stoffe in der Darmschleimhaut von Kalt- und Warmblütern nachweisen. Es scheint uns dieser Befund mit der allgemeinen Theorie der Permeabilität durchaus vereinbar, denn wir haben früher gezeigt, daß auch die Muskel- und Hautmembran des Frosches für lipoidunlösliche Stoffe permeabel sind. Wenn die intracelluläre Nachweisbarkeit lipoidunlöslicher Farbstoffe bisher nur an bestimmten Zellen (z. B. Darmepithel, Tubuli contorti) geglückt ist, so spricht dies, wie mehrfach hervorgehoben wurde, nicht gegen die Durchlässigkeit auch der nicht anfärbbaren Zellen, sondern nur dafür, daß in ihnen die Vorbedingungen für eine Speicherung dieser Farbstoffe nicht erfüllt sind [1].

Wir müssen uns nunmehr noch kurz mit der Permeabilität der Magenwand befassen, der speziell Kobayashi (1926) einige wertvolle Studien gewidmet hat. In diesen Versuchen wurde

---

[1] Anhangsweise sei noch angeführt, daß nach Mayerhofer und Přibram (1910) die Durchlässigkeit der Darmwand für gelöste Stoffe von dem Quellungsgrad ihrer Kolloide so abhängt, wie dies die früher geschilderten Versuche an Gelatinemembranen gelehrt haben. Allerdings ist aus den Versuchen der Autoren nicht zu ersehen, daß die Darmmembranen noch überlebend waren. Auch sei auf die klinisch interessanten Versuche von Grant (1926), nach denen von den Mengenverhältnissen der Vitamine in der Nahrung die Permeabilität der Darmwand für Bakterien abhängig ist, hingewiesen.

Hunden eine große Reihe von Farbstoffen intravenös eingespritzt und die Abscheidung dieser Stoffe in den Magen verfolgt, wobei sich der Verfasser solcher Tiere bediente, die nach PAWLOW einen kleinen Magen erhalten hatten. Es zeigte sich nun, daß keine der Eigenschaften, die für die Permeation von Farbstoffen in die Zellen von besonderer Bedeutung sind, entscheidend für den Übertritt dieser Stoffe in den Magen sind. Diejenigen Farbstoffe, für die sich die Magenwand als permeabel erwies, waren sämtlich lipoidlöslich und gehörten zur Gruppe der basischen Farbstoffe. Gemessen an der Diffusibilität in Agar-Agar befanden sich unter ihnen sowohl schwer wie leicht diffusible Stoffe. Es ist nun wichtig, daß eine ganze Reihe basischer Farbstoffe trotz Lipoidlöslichkeit und hoher Diffusibilität nicht die Magenwand passieren konnten. Der Verfasser neigt dazu, daß die Permeabilität der Magenwand für Farbstoffe im Zusammenhang mit ihrer chemischen Konstitution steht. Interessant ist, daß die Durchtrittsgeschwindigkeit in Beziehung zur Salzsäuresekretion des Magens, also der Tätigkeit der Belegzellen steht. Wird diese durch Pilocarpin gesteigert, so nimmt die Konzentration der ausgeschiedenen Farbstoffe zu. Die funktionelle Herabsetzung der Tätigkeit dieser Zellen durch Atropin hat den entgegengesetzten Erfolg. Ganz entsprechende Ergebnisse wurden am Menschen mit Hyper- und Hypoacidität erzielt. Dieser Befund ist deshalb wichtig, weil er für die Zellen des Magens die bereits an anderen Organzellen nachgewiesene Tatsache bekräftigt, daß die Erregung mit einer gesteigerten Permeabilität verbunden ist.

Eine gewisse Sonderstellung, die die Magenwand hinsichtlich ihrer Permeabilität gegenüber der Niere einnimmt, geht aus Versuchen von LIPSCHITZ (1926) hervor. Dieser Autor arbeitete an Kaninchen, denen zwecks Ausschaltung etwaigen Rückflusses von Darminhalt in den Magen der Pylorus unterbunden war. Wurde durch intravenöse Traubenzuckerinjektionen oder durch Adrenalin eine Hyperglykämie herbeigeführt, so trat Zucker nicht nur in den Urin, sondern auch in den Magen über. Nur insofern bestand ein wichtiger Unterschied, als für Zucker die Magenschwelle erheblich höher als die Nierenschwelle liegt. Dieser Unterschied in der Permeabilität der Nieren und der Magenmembran wird besonders deutlich beim Studium der Ausscheidung von Salicylsäure. Denn während nach intravenöser Injektion dieser Substanz eine rasche

Ausscheidung durch die Niere zu beobachten ist, fehlt diese in dem Magen gänzlich, auch wenn man durch lokale Reizung oder Anregung der Magendrüsen eine Permeabilitätssteigerung dieser Zellen hervorruft. In dem gleichen Sinne sprechen auch Versuche über die Jodausscheidung, da im Gegensatz zur Niere in den Magen Jod und Chlor im Verhältnis der Blutkonzentration ausgeschieden werden.

Hatten die letztgenannten Versuche ein instruktives Beispiel dafür gegeben, wie bei gleichem Diffusionsgefälle der Durchtritt bestimmter Stoffe in der Niere ganz anderen Gesetzmäßigkeiten unterliegt als im Magen, so zeigen weitere Versuche von KOBAYASHI, daß auch die Durchlässigkeit der Magenwand in den beiden entgegengesetzten Richtungen offenbar vollständig verschieden ist. Werden nämlich Farbstoffe in den am Pylorus und an der Cardia abgebundenen Magen des Hundes injiziert, und wird durch Analyse der Galle, des Blutes und des Harns festgestellt, welche von diesen Stoffen die Magenwand passieren, so zeigt sich die merkwürdige Tatsache, daß für die Permeabilität weder die Reaktion noch die Lipoidlöslichkeit, sondern allein die Diffusibilität maßgebend ist. Hatten wir vorher gesehen, daß von den Gefäßen in das Magenlumen hinein nur basische Farbstoffe abgeschieden werden, so ergeben diese Versuche, daß Permeabilität der Magenwand in der Resorptionsrichtung für basische und saure Farbstoffe besteht, sofern ein bestimmter Diffusionsgrad nicht unterschritten wird. So zeigen auch diese Versuche wiederum für den Warmblüter, daß die Durchlässigkeit auch der Magenwand für bestimmte Stoffe in beiden Richtungen eine gänzlich verschiedene ist.

In diesem Zusammenhang sei an die auf S. 110 besprochenen Versuche MONDS (1927) erinnert, der mittels einer ganz andersartigen Versuchsanordnung ebenfalls zu dem Schluß kommt, daß die beiden Seiten der Membran des Magens — die Versuche wurden am Froschmagen ausgeführt — hinsichtlich ihrer Permeabilität grundverschieden sind.

c) Permeabilität der Körperhöhlen.

(Parenterale Resorption.)

Die in theoretischer und praktischer Hinsicht gleich wichtige Frage, in welcher Weise und in welchem Ausmaße sich die Resorption von Flüssigkeiten in verschiedenen Körperhöhlen vollzieht, kann hier nur kurz, insoweit sie Beziehung zum Permeabilitätsproblem hat, behandelt werden. Den Ausgangspunkt bilden ebenso wie bei der Darmresorption die klassischen Untersuchungen von HEIDENHAIN und seines Schülers ORLOW (1895). Aus ihren Versuchen ergibt sich, daß insbesondere in der Peritonealhöhle die eingeführte Flüssigkeit resorbiert wird, nachdem die Isotonie der Lösung hergestellt ist. Gegenüber den bei der Darmresorption beobachteten Verhältnissen besteht nach den Autoren ein quantitativer Unterschied insofern, als die Resorption sich wesentlich langsamer vollzieht. Daß neben rein physikalischen Diffusionsvorgängen der „vitalen" Leistung der Endothelzellen eine wichtige Rolle zukommt, schließen sie aus Versuchen, in denen diese Zellen durch Fluornatrium geschädigt wurden. Dann konnte zwar noch die Herstellung der Isotonie der eingeführten Lösung beobachtet werden, aber ihre Resorption blieb aus oder wurde wenigstens stark vermindert. Dieser Auffassung trat HAMBURGER entgegen, der die Resorption ganz auf physikalische Vorgänge zurückführte und dabei dem intraabdominalen Druck eine wichtige Rolle für die Resorption auch isotonischer Lösungen zuerkannte. Durch diesen ist es nach HAMBURGER auch zu erklären, daß die Resorption sich um so schneller vollzieht, je größere Mengen in die Bauchhöhle eingeführt wurden.

Eine bedeutsame Klärung dieses Problems ist durch die Untersuchungen von COHNHEIM (1898) herbeigeführt worden. In Analogie zu seinen früher geschilderten Resorptionsversuchen am Darm führte er auch in die Bauchhöhle Zuckerlösungen von verschiedener Konzentration ein und bestimmte nach einer gewissen Zeit nicht allein die Menge der resorbierten Flüssigkeit, sondern auch die chemische Zusammensetzung der noch in der Peritonealhöhle befindlichen Lösung. Zunächst bestätigte er die Versuche HEIDENHAINS insofern, als auch er bei Verwendung hyper- oder isotonischer Traubenzuckerlösungen die außerordentlich langsame Resorption feststellen konnte. Die chemische Zusammensetzung der Lösungen war aber eine grundsätzlich andere, als sich bei den Versuchen über intestinale Resorption ergeben hatte. Während in diesem Falle die Herstellung der Isotonie bei hypertonischen Lösungen durch Resorption des überschüssigen Zuckers, bei hypotonischen durch beschleunigte Wasserresorption erreicht wurde, findet COHN-

HEIM, daß bei der parenteralen Resorption wesentliche Kochsalz-
mengen aus dem Blute in den Darm übertreten und zur Herstellung
der Isotonie der eingeführten Flüssigkeiten dienen, während der
Zucker entsprechend seinem Konzentrationsgefälle aus der Bauchhöhle verschwindet.

In gleicher Weise vollziehen sich die Veränderungen in der chemischen Zusammensetzung von Lösungen, die in die Pleurahöhle
eingeführt wurden. Was zunächst den Zuckergehalt anlangt, so
findet man sowohl bei hyper- wie hypotonischen Lösungen eine
starke Verminderung, während eine so große Menge von Kochsalz
in die betreffende Körperhöhle hineindiffundiert ist, als zum Ausgleich des osmotischen Druckes erforderlich ist (Tabelle 54). Aus
diesen Versuchen geht unzweifelhaft hervor, daß bei der Herstellung der Isotonie von Lösungen, die in Körperhöhlen eingeführt
wurden, die Endothelien sich als permeabel für diffusible Stoffe
erweisen, und daß hierbei keinerlei Unterschiede in der Permeabilität in den beiden entgegengesetzten Richtungen nachweisbar
sind. Damit ist ein wesentlicher Unterschied gegenüber dem Verhalten der Darmmembran nachgewiesen, die in der Richtung zum
Lumen für Krystalloide impermeabel ist. Wie wir bereits früher
gesehen haben, wird diese Impermeabilität bei Schädigung der
Darmmembran durch verschiedene Gifte, wie z. B. Fluornatrium,
aufgehoben. Man kann daher sagen, daß sich die Endothelien der
Körperhöhlen etwa ebenso verhalten bezüglich ihrer Durchlässigkeit, wie die durch Fluornatrium geschädigten Darmepithelien
(COHNHEIM)[1]. Vgl. Tab. 53.

Tabelle 53. Dünndarmresorption an der Katze. (Nach COHNHEIM.)

I. Eingeführt 38 ccm	Vorher:	Zucker	4 vH
Entleert 23 ccm	Nachher:	Zucker	3,7 vH
Resorbiert 15 ccm		NaCl	0,065 vH
II. Eingeführt 40 ccm	Vorher:	Zucker	4 vH
Entleert 38,5 ccm	Nachher:	Zucker	3,15 vH
Resorbiert 1,5 ccm		Kochsalz	0,23 vH

Versuchsdauer in beiden Versuchen 45 Minuten.
In Versuch II enthält die eingeführte Zuckerlösung 0,05 vH Fluornatrium.

Wird nun zwecks Feststellung der Bedeutung „vitaler" Leistungen der Endothelien die parenterale Resorption unter Zusatz

---

[1] Vgl. auch LEATHES und STARLING.

von Fluornatrium untersucht, so ergibt sich auch hier eine deutliche Verminderung der Resorptionsgröße. Wir können bezüglich der Erklärung hier ebenso wie bei der Resorption isotonischer Lösungen im Darm auf die Annahme einer physiologischen Triebkraft verzichten und dabei auf unsere oben gegebene Erklärung verweisen. Diese hat übrigens gewisse Beziehungen zu kolloidchemischen Vorstellungen, die M. H. Fischer (1927) entwickelt hat.

Tabelle 54. **Resorption aus der Peritonealhöhle am Kaninchen.**
(Nach Cohnheim.)

I. Eingeführt 51 ccm	Vorher: Zucker	4,2 vH
Gewonnen 53 ccm	Nachher: Zucker	0,7 vH
	Kochsalz	0,57 vH

Versuchsdauer 70 Minuten.

II. Eingeführt 50 ccm	Vorher: Zucker	5,5 vH
Gewonnen 21 ccm	Nachher: Zucker	0,3 vH
	NaCl	0,56 vH

Dauer 248 Minuten.

Resorption aus der Pleurahöhle am Kaninchen.
(Nach Cohnheim.)

Eingeführt 33 ccm	Vorher: Zucker	4,2 vH
Entleert 24 ccm	Nachher: Zucker	2,3 vH
	Kochsalz	0,56 vH

Dauer 90 Minuten.

In neuerer Zeit wurden diese Untersuchungen vor allem von Clark (1922) bestätigt und erweitert. Dieser Autor führte verschiedene Salzlösungen sowie Traubenzucker in isotonischen Lösungen intraperitoneal dem Kaninchen ein und bestimmte nach einer gewissen Zeit die chemische Zusammensetzung und Gefrierpunktsdepression der nicht resorbierten Flüssigkeit. Dabei stellte sich heraus, daß der osmotische Druck der Lösungen keine Veränderungen erfährt, während die chemische Zusammensetzung entsprechend den zwischen den gelösten Stoffen des Blutes und der Peritonealhöhle erfolgenden Diffusionsvorgängen verändert wird. Injiziert man eine isotonische Kochsalzlösung, so vermindert diese ihren Kochsalzgehalt bis zu 0,6 vH. Zur Herstellung der Isotonie sind Salze, Eiweißkörper und Zucker aus dem Blute in die Peritonealhöhle übergetreten. Dementsprechend findet man, als Endzustand, einen Kochsalzgehalt von 0,6 vH, gleichviel welche Salzlösungen intraperitoneal injiziert wurden. Mit dieser Veränderung der chemischen Zusammensetzung der eingeführten Flüssigkeiten hängt es zusammen, daß die Geschwindigkeit der Resorption im Verlaufe des Versuches deutlich vermindert wird.

Einen interessanten Einblick in die zwischen Blut und Peritonealhöhle sich abspielenden Diffusionsprozesse geben die Untersuchungen von POLLAK (1927), der sich speziell mit der Resorption bzw. Ausscheidung von Zucker in die Peritonealhöhle beschäftigte. Hierbei stellte er fest, daß eine glucosefreie Ringerlösung, die in die Bauchhöhle eines Kaninchens eingeführt wird, allmählich an Zucker zunimmt, bis nach etwa $1\frac{1}{2}$—2 Stunden die Zuckerkonzentration der Peritonealhöhle mit der des Blutes übereinstimmt. In der gleichen Weise beobachtet man eine Zunahme des Zuckergehaltes der Ringerlösung bis zur Höhe der Blutzuckerkonzentration auch an solchen Tieren, die mit Insulin behandelt sind. Da hier die Blutzuckerkonzentration in etwa der gleichen Zeit wie am normalen Tier erreicht wird, so fehlt jeder Anhaltspunkt für eine etwaige Beeinflussung der Permeabilität des Serosaendothels der Bauchhöhle durch dieses Inkret. Hierfür spricht auch der Befund, daß, wenn man durch gleichzeitige Glucoseinjektion eine Erniedrigung der Blutzuckerkonzentration verhindert, die Diffusion von Traubenzucker in die Peritonealhöhle entsprechend dem höheren Konzentrationsgefälle sich mit größerer Schnelligkeit vollzieht[1]. Diese Versuche erfahren eine interessante Bestätigung durch eine Versuchsanordnung, die gewissermaßen das Spiegelbild der eben beschriebenen Versuche darstellt. Führt man nämlich in die Bauchhöhle eine blutisotonische Traubenzuckerlösung ein, so ist die Geschwindigkeit, mit der die Glucose in das Blut diffundiert, lediglich von dem Konzentrationsgefälle, das für diesen Stoff zwischen dem Blut und der in der Bauchhöhle befindlichen Flüssigkeit besteht, abhängig. Infolgedessen wird die Resorption beschleunigt, wenn durch Insulin eine Senkung des Blutzuckerspiegels herbeigeführt worden ist. Bemerkenswert ist die Tatsache, daß auch Lävulose und Galaktose, die intraperitoneal injiziert wurden, an dem mit Insulin behandelten Kaninchen rascher resorbiert werden als am Kontrolltier. Es deutet dies darauf hin, daß die im Blute direkt nicht bestimmbaren Konzentrationen dieser beiden Zucker unter dem Einfluß von Insulin vermindert wird.

Endlich sei noch die wichtige Tatsache erwähnt, daß auch Kol-

---

[1] Dies steht in direktem Gegensatz zu der Darmresorption, bei der der Absorptionskoeffizient nach CORI konstant bleibt (vgl. S. 248).

loide durch die Serosaendothelien permeieren. Die Resorption von
Eiweißlösungen war schon HEIDENHAIN bekannt. OKUNEFF (1924
bis 1926) hat in quantitativen Studien in verschiedenen Phasen
des Resorptionsexperimentes beobachtet, daß im Vergleich zu diffusiblen Stoffen Trypanblau nur in verhältnismäßig sehr geringen
Mengen in das Blut übertritt. Im Zusammenhang hiermit dürfte
die starke Aufnahme des Farbstoffes durch das Peritoneum stehen,
das nur sehr langsam den Farbstoff abgibt. Da die Beeinflussung
der Geschwindigkeit der Resorption von in der Bauchhöhle befindlichen Flüssigkeiten gleichzeitig von theoretischem und praktischen
Interesse ist, so sei zunächst auf diese Fragen kurz eingegangen.

Verändert man den osmotischen Druck der Kochsalzlösung, in
der Trypanblau gelöst ist, so zeigt sich, daß die Erhöhung des
osmotischen Druckes eine wesentliche Verzögerung der Farbstoff-
resorption bedingt. Man könnte daran denken, daß dies mit einer
Beeinflussung des Endothels durch die Steigerung des osmotischen
Druckes zusammenhänge, zumal an anderen Zellen wahrscheinlich
gemacht werden konnte, daß Hypertonie häufig eine Permeabilitätsverminderung zur Folge hat (vgl. S. 146). Die Erklärung in
diesem Versuche ist aber doch eine andere; denn sie ist durch eine
teilweise Ausflockung des Farbstoffes bedingt. Der Versuch weist
darauf hin, daß bei der Veränderung der Resorption nicht nur das
Verhalten der Zellen, sondern auch die physico-chemischen Eigenschaften des Farbstoffes von Bedeutung sind. Weiter konnte
OKUNEFF feststellen, daß durch Zunahme der H- und OH-Ionenkonzentration eine Resorptionsbeschleunigung eintritt. Da in Diffusionsversuchen in Agar-Agar unter diesen Bedingungen gerade
eine Hemmung der Farbstoffdiffusion beobachtet wird, so ist der
Versuch wohl so zu deuten, daß die Endothelien bei starker Abweichung der Reaktion in ihrer Umgebung vom Neutralpunkt eine
Durchlässigkeitssteigerung erfahren. Wenn unter dem Einfluß
intravenös injizierten Adrenalins eine Resorptionsverzögerung beobachtet wird, so ist hierbei zu denken, daß es sich nicht um eine
Änderung der Durchlässigkeit des Serosaendothels und der Capillaren handelt, sondern diese Erscheinung im wesentlichen durch
die veränderten Kreislaufverhältnisse bedingt ist.

Für die Frage, ob es unter physiologischen Bedingungen in vivo
Änderungen in der Permeabilität des Peritonealendothels gibt,
sind die folgenden Versuche von ASHER (1908) bedeutungsvoll.

Dieser Autor stellte nämlich fest, daß die Resorption von Eiweiß aus der Bauchhöhle in vermehrter Weise stattfindet, wenn durch Blutentzug die Gesamtmenge des zirkulierenden Eiweißes vermindert ist. Zum kausalen Verständnis des Versuches reichen osmotische oder Diffusionsvorgänge nicht vollständig aus. Dies gilt auch für folgende Tatsachen. Entzieht man einem Kaninchen Blut und ersetzt es durch eine isotonische Traubenzuckerlösung, so findet man, daß der Übertritt von Kochsalz in eine kochsalzarme Lösung, die sich in der Bauchhöhle befindet, bedeutend vermindert ist. Während es, wie mehrfach erwähnt, sonst regelmäßig zu einem Ausgleich der Kochsalzkonzentration zwischen Blut und der in der Bauchhöhle befindlichen Flüssigkeit kommt, tritt er unter den letztgenannten Bedingungen niemals ein. Die Befunde sprechen dafür, daß die Endothelzellen und die Blutcapillaren ein von der Norm abweichendes Verhalten zeigen können, indem sowohl eine vermehrte Resorption von Eiweiß einerseits, eine verminderte Diffusion von Kochsalz aus den Blutgefäßen in die Bauchhöhle andererseits dann stattfinden kann, wenn durch die Versuchsbedingungen eine Verarmung des Blutes an Eiweiß bzw. an Kochsalz herbeigeführt worden ist. Man sieht aus diesen Versuchen, daß die Rolle der Endothelien nicht immer eine rein passive ist, sondern daß sie im Dienste wichtiger Regulationen funktionelle Änderungen ihrer Durchlässigkeit aufweisen können, deren physicochemische Erklärung allerdings noch aussteht. Sehr eindeutige Ergebnisse über die experimentelle Veränderbarkeit der Permeabilität des Endothels erhielt KRÖTZ (1927) mittels Röntgenstrahlen. Wurde Ringerlösung in die Bauchhöhle des Kaninchens injiziert, so ergab sich ein vermehrter Übertritt von Aminosäuren und Phosphaten aus dem Blut, der nicht etwa durch eine Änderung des Konzentrationsgefälles erklärt werden und deshalb in Übereinstimmung mit den Versuchen von KRÖTZ an der Haut als Ausdruck einer erhöhten Permeabilität angesehen werden kann.

Mit der Frage der Veränderbarkeit der Permeabilität des Peritonealendothels beschäftigt sich noch eine Arbeit von HARA (1921). Als Maß der Durchlässigkeit dieser Zellen dient die Ausscheidungsgeschwindigkeit von intraperitoneal injiziertem Fluorescin in die vordere Augenkammer. Es zeigt sich, daß sie vom osmotischen Druck der intraperitoneal injizierten Lösung abhängig ist. Sowohl hyper- wie hypotonische Lösungen rufen eine beträchtliche Verzögerung in der Ausscheidungsgeschwindigkeit des Farbstoffes hervor. Dieses ist deshalb bemerkenswert, weil bei Verwendung hypotonischer Lösungen die osmotische Druckdifferenz die Farbausscheidung gerade fördern müßte. Die Versuche legen die Deutung nahe, daß die durch stark anisotonische Lösungen hervorgerufene Schädigung des Serosaepithels die Resorptionsleistung dieser Zellen schädigt. Eine bedeutende Herabsetzung in der Ausscheidung dieses Farbstoffes wird auch erzielt, wenn das Peritoneum durch Novocain anästhesiert wird. Den gleichen Erfolg hat die Durchschneidung der Nervi splanchnici sowie die Lumbalanästhesie.

STAHNKE (1927), der diese Versuche wiederholt hat, findet gerade umgekehrt eine beschleunigte Resorption des Farbstoffes und erklärt die gegenteiligen Befunde HARAS aus der Nachwirkung der Operation, während er in den eigenen Versuchen stets erst mehrere Tage nach der Operation experimentiert hat. Auch nach Vagusdurchschneidung tritt nach der Methode eine Resorptionsbeschleunigung ein. Dagegen findet STAHNKE eine Resorptionsverzögerung durch Vagus- und Sympathicusdurchschneidung bei experimenteller Peritonitis.

Es ist bei der Deutung dieser Versuche aber zu berücksichtigen, daß hier sicherlich nicht etwa eine einfache Permeabilitätsverminderung vorliegt, die an sich durchaus verständlich wäre, seitdem wir wissen, daß auch die Narkose mit einer Permeabilitätsverminderung einhergeht, sondern daß die veränderte Resorptionsgeschwindigkeit wesentlich von den Kreislaufsverhältnissen abhängt. Die KROGHschen Untersuchungen (1924) haben gelehrt, daß im Capillarsystem weitgehende Veränderungen auch unabhängig vom Gesamtkreislauf stattfinden können, und daß insbesondere die Zahl der geöffneten Capillaren von dem Tätigkeitszustand des Organs abhängt. Endlich wissen wir, daß bestimmte Gifte, zu denen auch das Novocain gehört, die Capillaren lähmen. So ist die unter den letztgenannten Bedingungen geschilderte Resorptionsverzögerung auch dann zu verstehen, wenn ein spezifischer Einfluß des Nervensystems sowie der genannten Gifte fehlen sollte. Das gilt auch bezüglich des Adrenalins, wenn auch am isolierten Muskel eine Permeabilitätsverminderung festgestellt werden konnte. Mit den Kreislaufsänderungen dürfte auch die Tatsache im Zusammenhang stehen, daß nach starkem Blutentzug die Ausscheidung des Fluoresceins in die vordere Augenkammer völlig fehlt. Ob die unter den gleichen Bedingungen von ASHER gefundene verstärkte parenterale Resorption von Eiweiß etwa darauf hinweist, daß der Mechanismus der Permeabilität des Serosaepithels für Kolloide ein grundsätzlich anderer ist als für diffusible Stoffe, läßt sich bisher nicht entscheiden.

Hatten die bisher beschriebenen Versuche einen Einblick in die Durchlässigkeit der Peritonealmembran auf Grund von Resorptionsversuchen ergeben, so müssen wir uns zur Ergänzung mit solchen Versuchen beschäftigen, in denen die Durchlässigkeit der Membran in der umgekehrten Richtung zum Gegenstand der Untersuchung gemacht wurde. In dieser Anordnung, die zuerst von PUTNAM (1923) studiert wurde, werden die zu untersuchenden Stoffe intravenös injiziert und ihr Übertritt in die Peritonealhöhle quantitativ verfolgt, wenn diese mit physiologischer Kochsalzlösung kontinuierlich durchspült wird. Dabei zeigte es sich, daß verschiedene körperfremde Salze leicht in die Bauchhöhle übertreten, und daß weiterhin in der Durchspülungsflüssigkeit auch Blutbestandteile wie Traubenzucker, Kochsalz und Harnstoff nachweisbar sind. Kolloide Farbstoffe hingegen, die in der Resorptionsrichtung aufgenommen werden, treten nicht in die Bauchhöhle über.

Diese Versuche haben durch ENGEL und KEREKES (1927) eine wesentliche Erweiterung erfahren. Die Prüfung einer großen Reihe von Farbstoffen ergab, daß alle basischen Farbstoffe von den Gewebszellen zurückgehalten werden, während die sauren Farbstoffe (ausgenommen sind nur Patentblau, Wasserblau und Kongorubin) in die Bauchhöhle übertreten. Dies läßt sich besonders elegant dadurch zeigen, daß, wenn gleichzeitig ein saurer und ein basischer Farbstoff an verschiedenen Körperstellen injiziert werden, lediglich der saure Farbstoff in der Spülflüssigkeit der Bauchhöhle erscheint. Die Menge des permeierten Farbstoffes hängt mit der Teilchengröße zusammen; denn sie war unter den sauren Farbstoffen um so größer, je diffusibler diese waren. Die eigenartige Trennung, die hinsichtlich ihres physiologischen Verhaltens saure und basische Farbstoffe aufweisen, hat nicht etwa in der verschiedenen Ausscheidungsgeschwindigkeit durch die Nieren ihre Ursache. Denn es zeigte sich, daß gerade die sauren Farbstoffe, die in die Bauchhöhle übertreten, rasch und in großer Menge durch

die Nieren ausgeschieden werden. Da nun im allgemeinen basische
Farbstoffe lipoidlöslich und saure lipoidunlöslich sind, so konnte
ihr unterschiedliches Verhalten mit ihrer Lipidlöslichkeit in Verbindung stehen. Eine Entscheidung dieser Frage ermöglichten
Versuche, in denen saure lipoidlösliche und basische lipoidunlösliche Stoffe verwendet wurden. Auch in diesen Versuchen zeigte
es sich, daß nur die sauren Farbstoffe ausspülbar waren. Somit
ergibt sich, daß die Lipoidtheorie keinesfalls das eben charakterisierte Verhalten der Farbstoffe erklären kann. Es lag nahe, im
Anschluß an die früher geschilderten Versuche von Bethe und
Rohde zu untersuchen, inwieweit die Farbstoffpermeabilität durch
eine Reaktionsänderung der Körperzellen auch unter diesen Bedingungen beeinflußt werden könnte. Nimmt man an, daß eine
Steigerung der Farbstoffpermeabilität der Gewebe bzw. der Farbstoffbindung an die Körperzellen eine Verminderung der Ausscheidung in der Peritonealhöhle zur Folge haben muß, so ist anzunehmen, daß am angesäuerten Frosch die Ausscheidung der sauren
Farbstoffe verringert, bei Alkalisierung des Tieres aber gesteigert
werden muß. Die Versuche fielen in der Tat entsprechend der
Betheschen Theorie aus, nur gelang es nicht, den Beweis für ihre
Geltung durch die entsprechenden Versuche mit basischen Farbstoffen zu erbringen. Auf den Zusammenhang dieser Versuche mit
den früher geschilderten Versuchen über die Permeabilität des
Magens für Farbstoffe kommen wir weiter unten noch zurück.

Aus den Versuchen folgt, daß die Endothelien der Bauchhöhle
im Gegensatz zu den Zellen der Darmwand nach beiden Richtungen
permeabel sind. Wenn, wie in den letzterwähnten Versuchen, es
zu einer elektiven Ausscheidung der sauren Farbstoffe in die Bauchhöhle kommt, während diese mit basischen Farbstoffen nicht gelingt, so beweist dies natürlich nicht etwa eine unterschiedliche
Permeabilität der Endothelien für die beiden Farbstoffgruppen,
sondern dies Verhalten ist die Folge ungleicher Bindung der basischen und sauren Farbstoffe an die Zellen, sowie dadurch bedingt,
daß die sauren Farbstoffe, wie Wittgenstein und Krebs (1926)
gezeigt haben, länger im Blute verweilen als die basischen. Natürlich besteht zwischen diesen beiden Faktoren eine kausale Ver-
knüpfung. Die S. 373 besprochenen Versuche von Zipf weisen
darauf hin, daß die Bindung der basischen Farbstoffe an die
Körperzellen bei physiologischer Blutreaktion sowie die der sauren

Farbstoffe nach künstlicher Säuerung nicht nur als Adsorptionserscheinungen, sondern auch durch die Änderung des chemischen Gleichgewichtes unter Zugrundelegung einer chemischen Bindung gedeutet werden können.

Anhangsweise sei kurz auf die Permeabilität der Blase eingegangen. COHNHEIM (1901) hat zeigen können, daß die normale Blasenschleimhaut für Wasser, Zucker und Fremdstoffe (z. B. Strychnin) undurchlässig ist. Nur wenn eine Schädigung des Epithels, z. B. durch Fluornatrium, herbeigeführt wird, wird das Blasenepithel für Wasser und gelöste Stoffe durchlässig. SHOJI (1920) und HOU (1925) fanden dagegen eine Durchlässigkeit für Wasser, NaCl und Harnstoff, und zwar wurde dieser Befund auch in Abwesenheit von Anästheticis erhoben. Es kann hiernach nicht bezweifelt werden, daß auch die Blasenepithelien für Wasser und gelöste Stoffe durchgängig ist. Nur ist die Menge der resorbierten Substanz, sofern die verwendeten Konzentrationen den physiologischen Werten entsprechen, sehr gering. Aus den Versuchen von HOU geht z. B. hervor, daß aus einer 2,5proz. Harnstofflösung innerhalb 6 Stunden etwa 6 vH resorbiert werden. SCHÖNFELD und MÜLLER (1925) haben gezeigt, daß Pilocarpin (in 5proz. Lösung) durch die normale Harnröhrenschleimhaut permeiert. Ferner sei kurz darauf hingewiesen, daß für die Resorption aus der Gallenblase, die NAKASHIMA (1926) mit basischen und sauren Farbstoffen prüfte, die Diffusibilität maßgebend ist.

d) Die Nierentätigkeit im Lichte der Permeabilitätstheorie.

Im folgenden soll die Lehre von der Harnsekretion nur insoweit erörtert werden, als sie Beziehungen zur Permeabilitätslehre aufweist. Wir werden die ungeheure Fülle der Arbeiten, die wir sonst zu berücksichtigen hätten, dadurch einschränken und eine Gliederung des Stoffes im Sinne der Ausführungen der früheren Kapitel herbeiführen, indem wir die Frage zu beantworten suchen, inwieweit die Durchlässigkeit der Nierenzellen für Wasser und gelöste Stoffe von exogenen und endogenen Faktoren abhängig ist. Schon die Experimente von BAINBRIDGE, COLLINS und MENZIES (1913), sowie von CLARK (1922) zeigen, daß hinsichtlich der Permeabilität jene beiden Apparate, deren Anteil nach den geläufigen Theorien der Nierensekretion an der Harnbildung in ganz verschiedener

Weise bewertet wird, grundlegende Unterschiede in der Durchlässigkeit für Zucker aufweisen. Wie die genannten Autoren gezeigt haben, gelingt es am Frosche bei Wahrung der physiologischen Druckunterschiede die Glomeruli einerseits, die gewundenen Harnkanälchen andererseits getrennt zu durchspülen, indem die Nährlösung den ersteren von der Nierenarterie und den letzteren von der Nierenpfortader zugeleitet wird. Wenn auch eine absolut vollständige Trennung der Glomeruli und Tubuli contorti nach neueren Untersuchungen nicht einzutreten scheint (RICHARDS und WALKER 1927), so ist doch der folgende Versuch nur dann zu verstehen, wenn, im ganzen genommen, eine nahezu isolierte Beeinflussung der beiden Nierenanteile mittels der erwähnten Durchspülungsmethode möglich ist. CLARK stellte nämlich bei der Durchspülung von der Nierenpfortader her fest, daß auch bei hohem Gehalt der Nährlösung an Zucker dieser nicht in den Harn übertritt. Nimmt man aber die Durchspülung von der Nierenarterie hervor, so tritt der Zucker schon beim geringeren Gehalt der Nährlösung in den Harn über. Die Versuche legen die Deutung nahe, daß die Epithelien der Tubuli contorti in der Richtung zum Lumen der Harnkanälchen für Zucker undurchlässig sind, während die Glomeruli den Zucker durchlassen.

Die eigentümlichen, beim Menschen schon lange bekannten Verhältnisse, daß trotz eines bestimmten Gehaltes des Blutes an Glucose diese beim Gesunden nicht in den Harn übertritt, weiterhin die Tatsache, daß erst eine wesentliche Erhöhung des Blutzuckergehaltes durch enterale oder parenterale Dextrosezufuhr zur Glykosurie führt, läßt es als ein äußerst wichtiges Problem erscheinen, die Ursachen dieses eigentümlichen Verhaltens aufzudecken. Man hätte zunächst daran denken können, daß diese Impermeabilität der Niere für Glucose mit der Durchlässigkeit der Nierenzellen für diesen Stoff überhaupt nichts zu tun hätte, und das Freibleiben des Harns von Zucker unter physiologischen Umständen durch eine Bindung des Zuckers an die Eiweißkörper des Plasmas verursacht sei. Diese Annahme ist aber unrichtig, seitdem RONA und MICHAELIS (1909) durch Anwendung der Kompensationsdialyse gezeigt haben, daß der Zucker im Plasma frei ist. In diesem Sinne sprechen auch die Versuche ABELS (1914) mittels seiner Methode der Vivodialyse, in denen er zeigte, daß bei Einschaltung von Kollodiumröhren in den Kreislauf der Zucker in die Außenflüssigkeit übertritt. Damit war es nahegelegt, die Ursache für den Übertritt von Zucker in den Harn bzw. seine Verhinderung mit der Permeabilität der Nierenzellen in Zusammenhang zu bringen.

Über diese Frage haben die Untersuchungen von HAMBURGER und BRINKMANN (1918—22) weitgehende Aufklärung geschaffen. Sie konnten nämlich den wichtigen Befund erheben, daß bei der Durchspülung der Glomeruli mit einer zuckerhaltigen Ringerlösung der Übertritt bzw. die Zurückhaltung des Zuckers von der Zusammensetzung der Salzlösung abhängig ist. Verwendeten sie eine Ringerlösung mit niedrigem Gehalt an $NaHCO_3$, so trat der Zucker quantitativ in den Harn über. Unter diesen Bedingungen reagiert der Harn sauer, während am normalen Froschharn eine alkalische Reaktion gefunden wird. Dies leitete auf Versuche hin, die Alkalescenz der Lösung soweit zu steigern, daß ein alkalischer Harn gebildet wurde. Hierdurch gelang es in der Tat, den Zucker quantitativ zurückzuhalten. Aber nicht nur die Reaktion der Durchströmungslösung ist für die Permeabilität der Glomerulusmembran für Glucose entscheidend, sondern dies gilt auch für den Gehalt an KCl und $CaCl_2$. Man erkennt aus der Tabelle 55, daß durch eine Veränderung der Konzentration eines dieser Salze, mit anderen Worten durch die Beeinflussung des $\frac{K}{Ca}$-Quotienten, die Permeabilität der Glomerulusmembran beherrscht wird[1]. Vom Stand-

Tabelle 55. Die Durchlässigkeit der Glomerulusmembran für Zucker in Abhängigkeit von der ionalen Zusammensetzung der Durchströmungsflüssigkeit. (Nach HAMBURGER und BRINKMANN 1918.)

Nr.	Durchströmungsflüssigkeit	Prozentgehalt des zurückgehaltenen Zuckers
1	NaCl 0,7 vH, $NaHCO_3$ 0,02 vH, KCl 0,01 vH, $CaCl_2$ 0,0075 vH	bis 0,03 vH
2	dasselbe; nur $CaCl_2$ auf 0,005 oder 0,015 vH verändert	0
3	Wie 1; nur KCl 0,015 vH	0
4	Wie 1; nur $NaHCO_3$ 0,09 vH	0,06 vH
5	Wie 1; nur $NaHCO_3$ 0,285 vH	0,07 vH und darüber.

punkt der Permeabilitätslehre sind die Befunde durchaus verständlich, denn wir haben an tierischen und pflanzlichen Zellen

---

[1] Es bleibt zunächst noch ungewiß, inwieweit neben der Glomerulusmembran noch die Epithelien der Tubuli contorti eine Rolle spielen.

nachweisen können, daß die Durchlässigkeit der Zellgrenzschichten gerade in der äquilibrierten Salzlösung ein Minimum aufweist. Aus der Ionenphysiologie und ihrem Zusammenhang mit der Durchlässigkeit der Zellgrenzschichten ist der von HAMBURGER erhobene Befund zu begreifen, daß Calcium durch äquivalente Mengen von Strontium und Barium hinsichtlich seiner Einwirkung auf die Permeabilität der Glomerulusmembran ersetzt werden kann.

Nach WOHLENBERG (1927) kommt es durch Calciummangel zu einer allgemeinen Permeabilitätssteigerung in den Glomeruli- und Tubuliepithelien, die von der Durchströmung zum Teil unabhängig sind. Die Wirkung der Wasserstoffionenkonzentration hängt nun mit der der Calciumionen eng zusammen. Nach der von RONA und TAKAHASHI (1913) gegebenen Formel:

$$[Ca^{..}] = K \cdot \frac{[H^{.}]}{[HCO_3']} \quad (K = \text{Konstante})$$

ist die Menge der Ca-Ionen direkt von der [H$^{.}$] abhängig. Vergleicht man nun die Zellgrenzschichten, in unserem Fall die Glo-

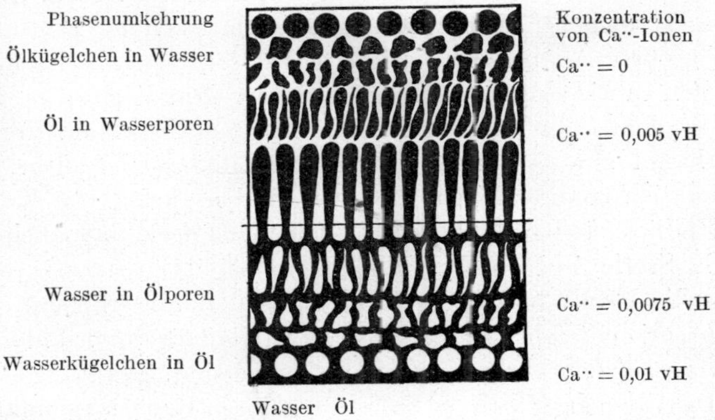

Abb. 35. Schema von CLOWES-HAMBURGER. Umwandlung einer Emulsion von Öl in Wasser (schwarz) in eine Emulsion von Wasser in Öl durch Zusatz von Calciumionen.

merulusmembran mit einem Öl-Wassergemisch, so ist im Prinzip unter Zugrundelegung eines von CLOWES gegebenen Schemas die Beeinflussung der Permeabilität der Membran durch eine veränderte Ca-Ionenkonzentration verständlich. Wie die Abb. 35 zeigt, läßt sich nämlich durch zunehmenden Gehalt an Ca-Ionen die Öl-Wasseremulsion in eine Wasser-Ölemulsion verwandeln.

Durch Hinzufügen von Natriumhydroxyd wird diese Umwandlung wieder völlig rückgängig gemacht. Unter Benutzung dieses Schemas ergibt sich die Vorstellung, daß die Durchlässigkeit der Glomerulusmembran von der Gestalt der wässerigen Poren abhängig ist. Bedeutungsvoll für diese Anschauung erweisen sich Versuche von NEUSCHLOSZ (1920) an Lecithinsolen, in denen er zeigen konnte, daß die Oberflächenspannung dieser Sole durch Calcium stark verändert wird. Die Form der Poren steht aber mit der Oberflächenspannung in engstem Zusammenhang.

So ansprechend dieser Erklärungsversuch ist, so muß doch darauf hingewiesen werden, daß die Übertragung des CLOWESSchen (1916/20) Schemas auf biologische Verhältnisse schwerwiegende Bedenken hat, nicht nur, weil der Vergleich der Zellgrenzschichten lebender Zellen mit einer Öl-Wasseremulsion doch ein sehr grober ist, sondern auch, weil nach Beobachtungen von SEIFRIZ (1923/25) die in Rede stehende Phasenumkehr in Anwesenheit einer Reihe biologisch wichtiger Kolloide ausbleibt. Gerade Albumin und Lecithin verhindern diese Reaktion, während andere kolloide Stoffe, wie Cholesterin, Casein und Gliadin keinen Einfluß haben. Wichtig wäre es, an neuen Modellen, die mit dem lebenden Protoplasma eine größere Ähnlichkeit als ein Öl-Wassergemisch besitzen, diese Studien zu wiederholen, um so eine sichere Grundlage zu gewinnen, ob die dem CLOWESSchen Schema zugrunde liegenden Vorgänge überhaupt zur Erklärung von Permeabilitätsänderungen protoplasmatischer Gebilde herangezogen werden dürfen.

Endlich stellte BRINKMANN (1919) noch fest, daß auch organische Stoffe, insbesondere Phlorrhizin, bereits in 0,0004proz. Lösung die Permeabilität der Glomerulusmembran erhöhen, so daß Glykosurie entsteht. Bemerkenswert ist, daß die durch Phlorrhizin hervorgerufenen Veränderungen reversibel sind.

Die Versuche HAMBURGERs wurden durch BROEMSER und HAHN (1921) bestätigt und in einem sehr wichtigen Punkte erweitert. Sucht man nämlich die Zusammensetzung der Nährlösung der des Froschblutes in physico-chemischer Hinsicht noch weiter anzugleichen, so beobachtet man, daß bei Verwendung von zuckerhaltigen Nährlösungen mit mehr als 0,07 vH Dextrose das Glomerulusepithel regelmäßig für Zucker durchlässig wird. Der Zuckergehalt des Urins beträgt aber bemerkenswerterweise niemals mehr als der Differenz zwischen dem Zuckergehalt der Nährlösung und dem normalen Zuckergehalt des Serums entspricht. Es ist also in diesen Versuchen gelungen, das am Gesamtorganismus, speziell auch am Menschen nachgewiesene Verhalten, daß der Blutzucker erst dann in den Harn übertritt, wenn die Blutzuckerkonzentration die für die betreffende Tierart bestehende Schwelle überschreitet, auch im Tierversuch am überlebenden Organ nachzumachen. Die Auffassung, daß es sich hier um temporäre, durch den anomalen Chemismus der Nährlösung bedingte Veränderungen der Permeabilität der Glomerulusmembran handelt, wird durch den Nachweis der Reversibilität dieser Veränderungen gestützt. Nicht unerwähnt sei weiterhin die in diesen Versuchen nachgewiesene Tatsache, daß die Harnbildung bei Verwendung glucosefreier Lösungen wesentlich anders verläuft, als wenn diese Glucose in der Konzentration des normalen Froschserums enthalten. Da die Durchströmungsgeschwindigkeit konstant gehalten wird, so weisen diese Versuche darauf hin, daß auch die Durchlässigkeit der Glomerulusmembran für Wasser und Salze von der Glucosekonzentration der Nährlösung abhängig ist.

Zur Ergänzung dieser Befunde sei auf die wichtigen Versuche von FOLIN und BERGLUND (1922) hingewiesen, die in Versuchen am Menschen durch Vergleich der Zuckerkonzentration in Blut und Harn nach Zuckerzufuhr feststellen konnten, daß ebenso wie für Glucose auch für Fructose eine Nierenschwelle besteht, d. h., daß erst von einer bestimmten Konzentration ab die Nierenzellen für diesen Zucker durchlässig werden. Hingegen wird Galaktose und Lactose niemals zurückgehalten. Unter physiologischen Bedingungen sind also die Nierenzellen für diesen Zucker vollständig permeabel. Gibt man aber gleichzeitig mit Glucose Galaktose, so wird die Ausscheidung der Galaktose herabgesetzt oder verhindert. Dies deutet darauf hin, daß wenigstens zum Teil die Durchlässigkeit der Nierenzellen für Galaktose durch Glucose verändert werden kann. Es bleibt aber daneben noch die Auffassung berechtigt, daß die Ursache der Retention der Galaktose nicht in der Niere, sondern in den Geweben des übrigen Körpers begründet ist.

Diese Versuche geben uns Veranlassung, die bedeutsamen Experimente von HAMBURGER (1920—22) zu besprechen, die den Durchtritt verschiedener Zucker durch die Glomerulusmembran zum Gegenstand haben. Hier zeigte sich, daß die Glomerulusmembran offenbar auf feinste Strukturunterschiede der Zucker eingestellt ist. Es besteht keinerlei Beziehung zwischen der Permeabilität der Glomerulusmembran und der Größe des Zuckermoleküls; denn unter Bedingungen, unter denen Impermeabilität für Glucose besteht, passieren Disaccharide, wie Laktose und sogar der 18-Kohlenstoffzucker Raffinose die Glomerulusmembran. Ferner besteht zwischen der Durchlässigkeit dieser Membran und einer bestimmten Atomgruppe im Zuckermolekül kein Zusammenhang. Maßgebend für die Permeabilitätsverhältnisse ist die sterische Konfiguration des Moleküls. Von den beiden Modifikationen der Galaktose, die in wässeriger Lösung Mutarotation zeigen, wird die eine durchgelassen, die andere zurückgehalten. Das gleiche Verhalten zeigen die entsprechenden Methylderivate. α-Methylgalaktosid wird zurückgehalten, während die β-Form permeiert. Diese außerordentlich feine selektive Permeabilität wird durch die folgenden Formelbilder veranschaulicht:

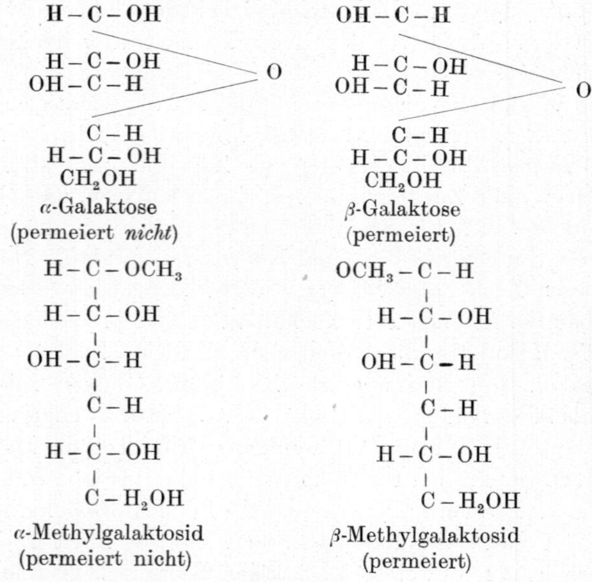

Unter den 6-Kohlenstoffzuckern wird Fructose und Mannose durchgelassen, Galaktose aber zum Teil zurückgehalten (vgl. die folgenden Formeln). Findet sich in der Nährlösung gleichzeitig Dextrose und Lävulose, so wird erstere zurückgehalten, während letztere quantitativ in den Harn übertritt. Ähnlich sind die Er-

gebnisse für andere Zuckergemische. Man ersieht hieraus, daß
eine Beeinflussung der Glomeruluspermeabilität für einen Zucker
durch einen anderen an der Froschniere nicht stattfindet.

$$
\begin{array}{ccc}
\mathrm{C-H_2OH} & \mathrm{C-H_2OH} & \mathrm{C-H_2OH} \\
| & | & | \\
\mathrm{H-C-OH} & \mathrm{H-C-OH} & \mathrm{H-C-OH} \\
| & | & | \\
\mathrm{H-C-OH} & \mathrm{OH-C-H} & \mathrm{H-C-OH} \\
| & | & | \\
\mathrm{OH-C-H} & \mathrm{OH-C-H} & \mathrm{OH-C-H} \\
| & | & | \\
\mathrm{H-C-OH} & \mathrm{H-C-OH} & \mathrm{OH-C-H} \\
| & | & | \\
\mathrm{C-HO} & \mathrm{C-HO} & \mathrm{C-HO} \\
\text{d-Glucose} & \text{Galaktose} & \text{Mannose}
\end{array}
$$

Es erscheint mir nun ganz ausgeschlossen, diese Feinheit und
Spezifität der Permeabilität der Glomeruli durch grob-mechanische Verhältnisse, nämlich durch Gestalt und Größe der Poren
der Glomerulusmembran im Sinne des oben besprochenen CLOWES-
schen Schemas erklären zu wollen. Wie HAMBURGER richtig bemerkt, hat diese Spezifität ihre Parallele in der spezifischen Einstellung des Fermentes auf das Substrat, wie es zuerst EMIL FISCHER
bei der Untersuchung eiweißspaltender Fermente beobachtet hatte.
Das deutet wohl darauf hin, daß der Durchlässigkeit der Glomerulusmembran für bestimmte Stoffe eine chemische Bindung
vorausgeht, die auf die Durchlässigkeit einen bestimmenden Einfluß ausübt. In diesem Sinne sprechen auch sehr interessante
Versuche von COHNHEIM (1913). Dieser Autor konnte an zerstückelten Nieren von Kaninchen und Katzen feststellen, daß
sowohl Kochsalz wie auch Traubenzucker von den Organen chemisch gebunden werden, und zwar kommt dieser Vorgang erst
von einer bestimmten Konzentration an zustande. Andere Organe,
wie Muskel und Leber, lassen ebenfalls eine chemische Bindung
dieser Stoffe erkennen, aber sie erfolgt stets und nicht erst von
einer bestimmten Schwellenkonzentration an. Hierdurch wird es
wahrscheinlich, daß die eigentümlichen Bindungsverhältnisse in der
Niere mit der spezifischen Aufgabe dieses Organes, der Sekretion,
in Verbindung stehen. Man könnte sich danach vorstellen, daß
der Übertritt eines Stoffes in den Harn erst dann erfolgt, wenn
eine Bindung der betreffenden Substanz an die Nierenzellen eingetreten ist. Das würde dann ohne weiteres die Tatsache erklären,

daß die genannten Substanzen für die Warmblüterniere erst von einer Schwellenkonzentration an in den Harn übertreten. Die Spezifität der Durchlässigkeit der Glomerulusmembran für verschiedene Zucker, wie sie aus den Versuchen HAMBURGERS hervorgeht, könnte nach dieser Hypothese primär durch spezifische Bindungsverhältnisse dieser Stoffe an die Nierenzellen bedingt sein. Es wäre wichtig, für die Berechtigung dieser Anschauung die experimentellen Grundlagen zu schaffen.

Seit langem ist zum Studium der Nierenfunktion und damit auch der Permeabilitätsverhältnisse der Glomeruli und der Epithelien in den Harnkanälchen der Farbstoffversuch verwendet worden. Diese Methode ist deshalb besonders geeignet zur Aufklärung der Nierenfunktion zu dienen, weil die histologische Untersuchung die Ausscheidung genau zu lokalisieren vermag. Außerdem kann die im physiologischen Experiment studierte Geschwindigkeit der Ausscheidung über die bei diesem Vorgang sich vollziehenden Prozesse deshalb wichtige Aufschlüsse geben, weil die außerordentlich große Verschiedenheit der Farbstoffe in physicochemischer und chemischer Hinsicht es gestattet, die Bedeutung des physikalischen Zustandes und der chemischen Eigenschaften der Körper für ihren Übertritt in den Harn zu erforschen. Aus den grundlegenden Versuchen von HÖBER (1908/13) und von V. MÖLLENDORFF (1920) ergibt sich, daß die Ausscheidungsgeschwindigkeit eines Farbstoffes von seinem Dispersitätsgrad abhängig ist. Entsprechend der Diffusibilität, die die Farbstoffe z. B. beim Eindringen in ein Gelatinegel zeigen, und die um so größer ist, je höher dispers sich der Farbstoff erweist, findet man auch im Tierversuch, daß die Ausscheidungsgeschwindigkeit dem Dispersitätsgrade proportional ist. In diesem Sinne sprechen auch Versuche von KREBS und WITTGENSTEIN (1926), die das Verhalten von Farbstoffen verschiedenen Dispersitätsgrades nach intravenöser Einverleibung beobachteten [1]. Es ergab sich, besonders unter den sauren Farbstoffen, daß diese um so schneller aus der Blutbahn verschwinden, je höher der Dispersitätsgrad ist, ein Befund, der wohl in erster Linie durch die schnellere Ausscheidung seitens der Nieren zu erklären ist. Aber selbst kolloide Farbstoffe

---

[1] Vgl. auch die Versuche von GROLLMANN (1926), die den Zusammenhang zwischen Farbstoffausscheidung und Filtrierbarkeit durch Kollodiummembranen dartun.

können durch die überlebende Hundeniere bis zu einer bestimmten Teilchengröße ausgeschieden und konzentriert werden (NAKAGAWA).

Von entscheidender Bedeutung für die ganze Lehre von der Permeabilität wurden Versuche von GURWITSCH (1902) und HÖBER (1905—13), die im Anschluß an die Beobachtung von HEIDENHAIN (1874) über die Speicherung von indigoschwefelsaurem Natrium feststellten, daß noch eine größere Reihe anderer lipoidunlöslicher Säurefarbstoffe von den Nierenepithelien aufgenommen werden können. Die Tatsache, daß nur bestimmte Nierenzellen, speziell die Tubuli contorti sich als permeabel erweisen, andererseits diese Farbstoffe für viele andere tierische und pflanzliche Zellen impermeabel sind, hat HÖBER zur Aufstellung seiner im Verlaufe dieses Buches mehrfach gewürdigten Lehre von der „physiologischen" Permeabilität veranlaßt.

Noch für eine andere Frage sind die Farbstoffversuche entscheidend geworden, nämlich, ob es sich bei den Tubuli contorti um ein Organ der Ausscheidung oder der Rückresorption handelt. Nach v. MÖLLENDORFF (1919) treten an den Epithelien der gewundenen Harnkanälchen nach Farbstoffeinspritzung die Farbgranula zuerst an dem dem Lumen der Harnkanälchen zugewendeten Teil der Zellen auf. Die gleiche Deutung ergibt sich aus direkten Beobachtungen der lebenden Nieren von GHIRON (1913), nach denen sich im Anschluß an eine intravenöse Farbstoffinjektion ebenfalls zuerst eine Anfärbung des Bürstensaumes der Zellen zeigt. Sprechen somit diese an Säugetiernieren gemachten Erfahrungen dafür, daß die Farbstoffe von den Harnkanälchen aus in die Epithelien und die Tubuli contorti eindringen, und somit diese Zellen in gewisser Hinsicht eine einseitige vom Lumen nach dem Gewebe hin gerichteten Permeabilität aufweisen, so ergibt sich eine weitere Stütze für diese Tatsache, und damit also auch für die Lehre von der Rückresorption bei der Bereitung des Harnes, aus Versuchen an der Froschniere.

Wie bereits oben erwähnt wurde, läßt sich dieses Organ infolge seiner eigenartigen Blutversorgung gerade zur Sonderung der Funktion der Tubuli von der der Glomeruli verwenden. Denn unter geeigneten Druckverhältnissen werden von der Nierenpfortader aus nur die Epithelien der gewundenen Harnkanälchen und nicht die Glomeruli umspült, die von der Nierenarterie her versorgt werden. Fügt man nun der Durchspülungsflüssigkeit, die in die Nierenpfortader eingeleitet wird, den Säurefarbstoff Cyanol hinzu, so tritt dieser nicht in den Harn über, während dies sogleich geschieht, wenn er der Niere mittels der Nierenarterie zugeführt wird (HÖBER 1924). Für eine Impermeabilität der Tubulizellen in der Richtung vom Gewebe zum Lumen der Harnkanälchen sprechen noch weitere mit Salzen angestellte Versuche, die deshalb von Wichtigkeit sind, weil sie zeigen, daß die aus dem Farbstoffversuch abgeleiteten Tatsachen hinsichtlich der Permeabilität der Tubuliepithelien auch für verschiedene körpereigene Stoffe gelten. Es tritt nämlich von der Nierenpfortader her auch Sulfat, Phosphat und Tartrat nicht in den Harn über. Hingegen wird dies für Jodid und Rhodanid festgestellt, ein Befund, der insofern mit anderen Erfahrungen übereinstimmt, als wir auch aus dem Studium der Permeabilität von Einzelzellen wissen, daß nur bestimmte Stoffe unter gewissen Bedingungen in eine Zelle eindringen können, ohne daß aus der Durchlässigkeit der Zelle für einen bestimmten Stoff Rückschlüsse auf andere Substanzen berechtigt sind[1].

Haben somit diese Beobachtungen unsere Kenntnisse der Permeabilität der Tubuliepithelien vertieft, so muß andererseits betont werden, daß die Funktion dieser Zellen bei der Bereitung des Harnes, die in erster Linie auf der Rückresorption von Wasser und körpereigenen Stoffen beruht, nicht ausschließlich durch die Beachtung ihrer Permeabilitätsverhältnisse erklärt werden kann. Werden nämlich die Tubuliepithelien durch Narkose ausgeschaltet, so ergeben sich Befunde, die nicht allein aus der herabgesetzten Permeabilität der Zellen zu erklären sind. Wohl ist zu verstehen, daß unter diesen Bedingungen die Konzentrierung eines körperfremden Farbstoffes wie Cyanol ausbleibt, weil die Wasserresorption in den Tubulis vermindert ist. Da aber, wie HÖBER nachgewiesen hat, infolge Narkose der Tubuliepithelien die für manche in den Harn ausgeschiedenen Stoffe unter normalen Verhältnissen zu beobachtende Konzentrierung und die für andere wiederum geltende Verdünnung gleichzeitig ausbleiben, so sieht man, daß die Narkose dieser Zellen offenbar ihre Lebenstätigkeit, also ihre spezifischen, bisher einer physico-chemischen Analyse noch nicht hinreichend zugänglichen vitalen Leistungen herabsetzt und somit die

---

[1] Es ist beachtenswert, daß gerade die quellungsfördernden Anionen J und SCN im Gegensatz zu SO_4 permeieren.

veränderte Beschaffenheit des Harns nicht durch rein physico-chemische Beeinflussung der Permeabilität bestimmter Zellgrenz-schichten erklärt werden kann.

TAMURA und Mitarbeiter (1927) haben unter Fortbildung der Methoden von NUSSBAUM (1886) und GURWITSCH (1902) eine Lo-kalisation der Farbstoffausscheidung in der Niere folgendermaßen ermöglicht. Sie unterbanden auf der einen Seite alle Nierenarterien bis auf eine, durch die Ringerlösung geleitet wurde, während durch die Nierenpfortader die Tubuli auf natürliche Weise durchblutet wurden. Beiderseits wird der Harn durch Ureterenkatheter aufge-fangen. Die Farbstoffe werden subcutan oder intravenös injiziert. Tritt der Farbstoff auf der operierten Seite nicht in den Harn über, so kommen nur die Glomeruli als Ausscheidungsorte in Frage; werden sie auf beiden Seiten ausgeschieden, und zwar auf der nicht operierten Seite in stärkerem Maße, so sind Glomeruli *und* Tubuli als Ausscheidungsorte anzusehen. Die in der folgenden Tabelle 56

Tabelle 56. (Nach TAMURA und Mitarbeiter.)

I. Farbstoffe, durch Glomeruli ausge-schieden	II. Farbstoffe, durch Glomeruli und Tu-buli ausgeschieden
Carmin	Indigocarmin
Anilinblau	Phenolrot
Hämoglobin	Neutralrot
	Methylenblau
	Toluidinblau
	Trypanblau
	Fluorescein

wiedergegebenen Resultate lassen erkennen, daß bestimmte Farb-stoffe nur durch die Glomeruli, andere durch Glomeruli und Tubuli permeieren. Unter den letzteren finden sich basische und saure, lipoidlösliche und unlösliche Farbstoffe, so daß das unterschied-liche Verhalten der beiden Gruppen bisher nicht zu erklären ist.

Wir hatten bisher die Permeabilität der Nierenepithelien für Farbstoffe in Abhängigkeit von ihrem physikalischen Verhalten und in Beziehung zu den Ausscheidungsorten geschildert und müssen nunmehr der Frage nachgehen, inwieweit die Permeabilität dieser Zellen auch experimentell veränderbar ist. Dabei können wir an bereits früher erörterte Untersuchungen an tierischen und pflanzlichen Zellen anknüpfen, die die Basis für die BETHEsche

Reaktionstheorie der Vitalfärbung abgegeben hatten [1]. In diesen
Versuchen hatte sich nämlich gezeigt, daß das Eindringen von
Farbstoffen in bestimmte Zellen von der Reaktion des Mediums
und infolgedessen bis zu einem gewissen Grade auch von der Reaktion des Protoplasmas selbst abhängig ist. Saure Farbstoffe
dringen um so rascher in das Protoplasma ein und werden um so
mehr in diesem gespeichert, je weiter die Reaktion des Mediums
(und die des Protoplasmas) nach der sauren Seite verschoben ist.
Genau die umgekehrten Verhältnisse gelten für die basischen Farbstoffe. BETHE (1916) und seine Schüler ROHDE (1920) und POHLE
(1921) konnten nun zeigen, daß diese Ergebnisse sich auch auf die
Geschwindigkeit der Resorption im Darm und auf die Ausscheidung durch die Nieren übertragen lassen. Bekanntlich zeigt das p_H
im Blute bei Wirbeltieren eine große Konstanz. Das Blut ist
als eine sehr gut gepufferte Flüssigkeit anzusehen, die groben Reaktionsverschiebungen einen sehr starken Widerstand leistet.
Immerhin dürfte schon mit Rücksicht auf den niederen Eiweißgehalt des Froschblutes dieses wesentlich schwächer gepuffert sein
als das Blut von Warmblütern. Infolgedessen gelang es auch, durch
Verfütterung größerer Mengen von Borsäure bzw. Na_2CO_3, am
Frosch deutliche Reaktionsverschiebungen nach der sauren bzw.
alkalischen Seite herbeizuführen, wenn diese auch bei der Nach-
untersuchung durch HERTWIG-HONDRU (1927) sich als geringer
herausstellten, als ursprünglich angenommen worden war. Diese
Reaktionsverschiebung genügte, um eine beschleunigte Ausscheidung der sauren Farbstoffe nach Verfütterung von Borsäure und
der basischen nach Verfütterung von Na_2CO_3 herbeizuführen. Es
gilt also auch für die Nierenepithelien die BETHEsche Reaktionstheorie. Besonders interessant ist das Verhalten hoch kolloidaler
Farbstoffe. Während die Injektion von Trypanrot und Alizarin-
blau am normalen Tier in sehr kurzer Zeit zum Tode führen, gelingt es, diese sauren Farbstoffe ohne Schädigung des Tieres durch
die Nieren zur Ausscheidung zu bringen, wenn dem Farbstoffversuch eine entsprechende Säuerung vorausgegangen war. Analoge
Erfahrungen ergaben sich für basische Farbstoffe nach Alkalisierung des Tieres. Untersucht man nun die Ausscheidung saurer
Farbstoffe am alkalisierten und basischen Farbstoff am angesäuer-

---

[1] Vgl. S. 73 u. 169.

ten Tier, so ergibt sich gegenüber der Ausscheidung am normalen
Tier eine ganz bedeutende Verzögerung, die in sehr charakteristischer Weise in zunehmender Giftwirkung sich äußert. Damit ist
gezeigt, daß die Ausscheidung von sauren Farbstoffen durch saure
Reaktion beschleunigt, durch alkalische aber gehemmt wird. Die
Umkehrung dieses Satzes gilt für basische Farbstoffe. In theoretischer Hinsicht ist die Tatsache außerordentlich bemerkenswert,
daß die genannten Sätze auch für saure, völlig lipoidunlösliche
Farbstoffe Geltung haben. Denn sonst wäre das Ergebnis ohne
weiteres aus der Lipoidtheorie zu verstehen, da NIRENSTEIN (1920)
gezeigt hat, daß die Lipoidlöslichkeit saurer Farbstoffe in saurer
Lösung und basischer Farbstoffe in alkalischer Lösung zunimmt.
Ist also die Lipoidtheorie nicht imstande, diese Ergebnisse zu erklären, so gilt dies ebenso für die Ultrafiltertheorie von RUHLAND.
Denn durch die saure Reaktion wird der Dispersitätsgrad der sauren
Farbstoffe ebenso vermindert wie der der basischen Farbstoffe bei
alkalischer Reaktion.

Mithin kann auch die RUHLANDsche Theorie diese Tatsachen
nicht erklären. Sie sind nach BETHE so zu verstehen, daß die Adsorption saurer Farbstoffe erhöht ist, wenn die Reaktion des Protoplasmas an sich sauer ist, oder eine Verschiebung nach der sauren
Seite hin erlitten hat. Sinngemäß gilt die Umkehrung dieses Satzes
für die Aufnahme basischer Farbstoffe. Diese Vorstellungen sind
uns deshalb so außerordentlich interessant, weil sie eine Brücke
schlagen zu denen, die wir uns auf Grund der früher geschilderten
Versuche von COHNHEIM hinsichtlich der Permeabilität von körpereigenen Stoffen durch die Nierenzellen gebildet hatten. Ebenso wie
diese Versuche sprechen auch die von ROHDE dafür, daß der Ausscheidung harnfähiger Stoffe eine Bindung vorausgeht, und daß
eine Begünstigung dieser chemischen[1] bzw. physico-chemischen
Reaktionen (Adsorption) eine Förderung der Permeabilität, hier
also der Ausscheidung in den Harn zur Folge hat.

Die Versuche ROHDES lassen sich, wie POHLE gezeigt hat, im
wesentlichen auch auf den Warmblüter übertragen, obwohl hier die
gleichzeitige Gabe von Säure bzw. Alkali nicht zu einer Reaktionsverschiebung des Blutes, sondern nur der des Harnes führt. Aber
auch unter diesen Bedingungen wird die Ausscheidung saurer Farb-

---

[1] In diesem Sinne sprechen die Versuche von ZIPF (1927) an der Leber
(vgl. S. 373).

stoffe durch Säuren und die basischer durch Alkalien gefördert. Sehr merkwürdig ist das Ergebnis — und es spricht dies auch für die *physiologische* Bedeutung der BETHESCHEN Theorie —, daß auch am normalen Hund die Ausscheidung saurer Farbstoffe dadurch begünstigt wird, daß die Harnreaktion nach der sauren Seite hin sich verschiebt. Durch GOLDBERG und SEYDERHELM (1925) ist die Abhängigkeit der Farbstoffpermeabilität der Nierenepithelien von der Reaktion im Sinne der BETHESCHEN Versuche auch für die menschliche Niere erwiesen.

Daß die Erregung von Zellen mit erhöhter Durchlässigkeit verbunden ist, haben wir mehrfach erwähnt. Es ist deshalb zu erwarten, daß auch die Nierenepithelien durch Agenzien, die imstande sind, diese Zellen in einen Zustand erhöhter Tätigkeit zu versetzen, auch eine Durchlässigkeitsvermehrung zur Folge haben. Nun wissen wir, daß derartige Erregungsmittel die spezifischen Diuretika sind, denn diese steigern nach Untersuchungen von BARCROFT und STRAUB (1910) den Sauerstoffverbrauch der Niere. In Versuchen am überlebenden Organ konnte R. SCHMIDT (1922) beweisen, daß Coffein und Harnstoff die Diurese fördern, ohne daß hierfür veränderte Kreislaufsverhältnisse ursächlich heranzuziehen sind. Ferner gibt RAULSTON (1928) eine erhöhte Durchlässigkeit der Nierenepithelien des Kaninchens für Zucker nach Euphyllin an. Handelt es sich hier um die Permeabilitätssteigerung für Wasser und solche Stoffe, die auch normalerweise in den Harn übertreten, so konnte GERZOWITSCH (1916) nachweisen, daß unter dem Einflusse spezifischer Diuretika auch solche Farbstoffe wie z. B. Kongorot in dem Harn erscheinen, für die sonst die Nierenepithelien impermeabel sind.

Daß unter pathologischen Bedingungen eine erhöhte Durchlässigkeit der Nierenepithelien zu beobachten ist, ergibt sich bereits aus der Albuminurie. Sie läßt sich nach SEYDERHELM und LAMPE (1923) sehr gut daran demonstrieren, daß kolloide Säurefarbstoffe wie Trypanrot oder -blau relativ schnell und in erheblicher Menge im Urin ausgeschieden werden, während die gesunde Niere den Farbstoff nur in Spuren durchläßt. Dabei geht die Stärke der Albuminurie der ausgeschiedenen Farbstoffmenge parallel. POLLAK (1911) erklärt die Glykosurie nach Uranylnitrat durch eine Permeabilitätssteigerung der Nierenepithelien.

Überblicken wir die Ergebnisse dieses Abschnittes, so erkennen wir, welche wichtigen Gesichtspunkte die Lehre von der Permeabilität auch für das Verständnis der Nierenfunktion beigebracht hat. Die Erfahrungen über die Permeabilität der Nierenzellen ordnen sich in großen Zügen dem Schema, das man von der Permeabilität lebender Zellen entwerfen kann, durchaus ein. Als wichtigstes Resultat ist festzuestellen, daß unter Konstanterhaltung der mechanischen Kreislaufbedingungen, wie dies am überlebenden Präparat unschwer gelingt, die Durchlässigkeit der Nierenzellen veränderbar ist. Wir haben Bedingungen kennen gelernt, unter denen bestimmte Stoffe in erhöhtem und in vermindertem Maße ausgeschieden werden. Es liegt auf der Hand, daß Pathologie und Therapie von der systematischen Erweiterung dieser Kenntnisse Nutzen ziehen werden.

e) Die Permeabilität der Lunge.

Wenn wir uns im folgenden mit der Permeabilität der Lunge befassen, so sind für unsere Betrachtungen zwei Gründe maßgebend. Erstens ein theoretischer, da wir wissen wollen, inwieweit die an anderen Zellen und Geweben hinsichtlich der Permeabilität festgestellten Gesetzmäßigkeiten auch für die Alveolarepithelien Geltung haben, zweitens aber, weil bekanntlich im Verlaufe entzündlich exsudativer Erkrankungen des Lungengewebes Flüssigkeit in die Alveolen übertritt, von deren Resorption der Heilungsprozeß abhängt. Aus diesem Grunde wird es von Interesse sein, die Leistungen der Alveolarepithelien kennen zu lernen, wenn im physiologischen Experiment bestimmte Lösungen in die Alveolen gebracht werden, deren Resorption studiert wird.

Über die Frage der Permeabilität der Alveolarepithelien für NH_3 hat lange Zeit Unsicherheit geherrscht. Bekanntlich dringt Ammoniak in alle bisher untersuchten Zellen außerordentlich rasch ein. Deshalb mußte es als ein bedeutungsvoller Befund angesehen werden, als MAGNUS in Verfolgung einer älteren Beobachtung von KNOLL festzustellen glaubte, daß dieses Gas nicht imstande sei, in wesentlichen Mengen durch die Alveolarepithelien ins Blut zu gelangen. Die Beobachtung von KNOLL bestand darin, daß tracheo- und vagotomierte Tiere sogar nach länger dauernder Einatmung von Ammoniakdämpfen symptomlos bleiben, während die intravenöse Injektion von sehr geringen Ammoniakmengen Krämpfe und andere schwere Erscheinungen auslöst. Diese Beobachtungen konnte MAGNUS (1914) bestätigen. LIPSCHITZ (1919) wies aber darauf hin, daß unter den gewählten Versuchsbedingungen tatsächlich nur sehr geringe Mengen dieses Gases in die Alveolarepithelien gelangen. Schuld hieran ist u. a. die besonders leichte Löslichkeit von Ammoniak in Gegenwart von Kohlensäure und Wasser, so daß sich Ammoniakcarbonat bildet und dieses von den Schleimhautzellen der Bronchien aufgenommen wird. Es bleibt aber immer noch auffallend, daß nach intravenöser Injektion von Ammoniak dieses nicht in der Ausatmungsluft wieder nachgewiesen werden konnte, obwohl in den Versuchen von MAGNUS an der überlebenden Lunge eine Abdunstung dieses Gases von der Pleura festgestellt wurde. Auch hieran scheinen verhältnismäßig einfache chemische Vorgänge ursächlich beteiligt zu sein, auf die HERZFELD und KLINGER (1919) hingewiesen haben. Leitet man nämlich durch eine Ammoniak enthaltende wässerige Bicarbonatlösung Luft, so entweicht CO_2 und gleichzeitig entstehen aus den Bicarbonaten unter Zunahme der Alkalität der Lösung Carbonate. Diese Reaktionsverschiebung bedingt ein Freiwerden des gebundenen NH_3. Verhindert man durch gleichzeitige Zufuhr von CO_2 die Veränderung der Reaktion, so bleibt das Ammoniak gebunden. Die letztgenannten Bedingungen sind nun im Blute dadurch verwirklicht, daß infolge der Pufferwirkung des Plasmaeiweißes eine Reaktionsverschiebung nach der alkalischen Seite ausbleibt. Es kann also aus diesen Versuchen auch keine Impermeabilität der Alveolarepithelien für NH_3 in der Richtung vom Gewebe zur Alveole hin angenommen werden. Wie MAGNUS (1922) in einer weiteren Arbeit gezeigt hat, ergibt in der Tat die Nachprüfung der LIPSCHITZschen Befunde, daß auch an der isolierten Lunge, sofern man die Bedingungen für den Nachweis des NH_3 günstig gestaltet, dieses Gas sowohl von den Alveolen her ins Blut als auch nach intravenöser Injektion in umgekehrter Richtung übertritt. Die bis dahin angenommene Sonderstellung der Alveolarepithelien bezüglich der Permeabilität von NH_3 besteht also nicht zu Recht.

An der überlebenden Froschlunge zeigte BUYTENDIJK (1926), daß diese für Säuren (Milchsäure und Thiomilchsäure), Cl, Harnstoff und Glucose impermeabel ist. Die Undurchlässigkeit für Ionen wird dadurch demonstriert, daß wenn man die Lunge mit einer Lösung von $p_H = 6$ füllt und in eine Flüssigkeit von $p_H = 8$ taucht, die differente Reaktion stundenlang erhalten bleibt.

Nur CO_2 passiert rasch die Lunge und läßt sich durch einen zuerst von JACOBS für die Froschhaut und verschiedene tierische und pflanzliche Zellen angegebenen Versuch auch an der Lunge sehr schön demonstrieren. Die von WERTHEIMER (1925) angegebene irreziproke Permeabilität für Gase (CO_2 und O_2 in statu nascendi) glaubt BUYTENDIJK mechanisch (aus der Wirksamkeit glatter Muskelfasern) erklären zu können und stellt daher einen ursächlichen Zusammenhang für die nur einseitig erfolgende Gasaufnahme mit der Zellpermeabilität in Abrede. Es sei aber hervorgehoben, daß die Versuche nach WERTHEIMER auch an der Froschhaut gelingen, an der mechanische Faktoren das Versuchsergebnis nicht beeinflussen können. Bemerkenswert sind die bedeutenden quantitativen Unterschiede, die sich nach diesem Versuche zwischen Muskelmembran und Lungengewebe ergeben. Denn erstere ist, wie WINTERSTEIN gezeigt hat, sehr leicht für Cl und auch für Glucose permeabel.

Gehen wir nun zur Erörterung der zweiten Gruppe von Fragen, die wir anfangs gestellt haben, über, so sind zunächst Versuche von LAQUEUR (1920 und 1922) zu besprechen, der am Kaninchen die Resorption verschiedener intratracheal injizierter Flüssigkeiten verfolgte. Hierbei zeigte sich, daß Aqua dest. schneller als Kochsalzlösung resorbiert wird. Besonders interessant sind die Versuche, in denen geringe Mengen stark hypertonischer Lösungen (Glucose) injiziert wurden. Es ergibt sich, daß bereits nach 1 Minute eine chlorhaltige Flüssigkeit in die Alveolen abgeschieden wird, die in Kürze die Lösung isotonisch macht. Aber gleichzeitig findet bereits eine Resorption der Glucose statt, die durch Hyperglykämie und Glykosurie nachweisbar wird. Stets steht die Menge des resorbierten Zuckers zu der des ausgeschiedenen NaCl in einem bestimmten Verhältnis, so daß die Lösung isotonisch bleibt. Darin besteht ein bemerkenswerter Unterschied in dem Verhalten der Lungen und der Darmepithelien; denn bekanntlich findet im Darme unabhängig vom osmotischen Druck der Lösung eine Resorption statt. Verwendet man für die intratracheale Injektion kolloide Lösungen, z. B. von Stärke oder artgleiches Serum, so beobachtet man, daß auch diese Kolloide die Alveolarepithelien zu permeieren imstande sind. Es zeigt sich aber ein grundlegender Unterschied gegenüber den Krystalloiden insofern, als die Resorption außerordentlich langsam vor sich geht. Immerhin werden bei der großen

Oberfläche der Alveolarepithelien und der Lungencapillaren beträchtliche Mengen resorbiert. WENT (1922) berechnet unter Berücksichtigung der größeren respiratorischen Oberfläche der Menschenlunge aus seinen Kaninchenversuchen, daß beim Menschen eine Resorption von 265 ccm Serum in 24 Stunden zu erwarten steht, wenn 330 ccm intratracheal injiziert waren. Für diese Versuche ist natürlich zu berücksichtigen, daß die Berührung der Alveolarepithelien mit verschiedenen Lösungen einen starken Reiz darstellt, der eine Permeabilitätssteigerung verursacht. Das gilt in erhöhtem Maße, wenn sich in den Lungen entzündliche Erkrankungen abspielen. Hatten wir doch bereits früher erörtert, daß unter diesen Bedingungen die Capillaren für Kolloide rasch durchgängig werden. Endlich ist dabei zu berücksichtigen, daß bei der Resorption von Flüssigkeiten in der Lunge gerade bei entzündlichen Erkrankungen die Leukocyten eine wesentliche Rolle spielen, so daß die beschleunigte Resorption nicht allein auf die erhöhte Permeabilität der Alveolarepithelien zurückzuführen ist.

In neuester Zeit sind eine große Reihe von Experimenten von HIROKAWA (1925) ausgeführt worden, die geeignet sind, das Bild, das wir uns von der Permeabilität der Alveolarepithelien machen können, zu vervollständigen. Zunächst wurde eine Reihe von Krystalloiden dem Kaninchen intratracheal injiziert und die Permeation dieser Stoffe durch die Alveolarepithelien in das Blut mittels biologischer Methoden verfolgt. So wird beispielsweise der Durchtritt des Adrenalins an der Erhöhung des Blutdruckes, der Eintritt von Strychnin an der gesteigerten Reflexerregbarkeit gemessen. Daneben kamen chemische Methoden zur Anwendung. Aus allen Versuchen ergibt sich, daß die Krystalloide sämtlich rasch permeieren, während corpusculäre Elemente quantitativ zurückgehalten werden. Nach Injektion verschiedener Bakteriensuspensionen war nämlich das Blut auch noch nach 3 Stunden, wie entsprechende Kulturversuche zeigten, keimfrei. Zu gleichen Ergebnissen gelangte auch KAWAHARA (1924), der an der Kaninchen- und Rattenlunge ebenfalls eine Impermeabilität der Alveolarepithelien für corpusculäre Elemente feststellte. Bemerkenswert ist, daß sich die Kaltblüterlunge hier grundsätzlich anders verhält; denn Tuscheteilchen, Öltröpfchen und dergleichen können an dieser von den Alveolen her ins Blut übertreten. Die Verfolgung der Zahl der Leukocyten, die sich mit diesen Teilchen beladen haben, in verschiedenem zeitlichen Abstand vom Beginn des Experimentes macht es wahrscheinlich, daß die Phagocytose erst im Blute einsetzt. Demnach sind die Alveolarepithelien der Kaltblüterlunge auch für corpusculäre Elemente permeabel.

Die große Variabilität in physikalischer und chemischer Hinsicht machen die Farbstoffe zu besonders geeigneten Indicatoren der cellulären Permeabilität. Daher müssen wir noch auf die mit äußerst zahlreichen Farbstoffen ausgeführten Versuche HIROKAWAS eingehen. Sie bestätigen auch für die Alveolarepithelien die an vielen anderen Zellen beobachteten Gesetzmäßigkeiten und lassen gleichzeitig erkennen, daß die Permeierbarkeit eines Farbstoffes von mehreren Faktoren abhängt. Ganz allgemein zeigt sich, daß die basischen Farbstoffe wesentlich leichter die Alveolarepithelien permeieren als die sauren Farbstoffe. Insbesondere zeigt sich kein Zusammenhang bei den basischen Farbstoffen zwischen dem Grade der Diffusibilität und ihrer Fähigkeit, die Alveolarepithelien zu durchdringen. Der Grund scheint darin zu liegen, daß diese Farbstoffe lipoidlöslich sind. Betrachtet man aber die sauren Farbstoffe, und zwar speziell die lipoidunlöslichen, so ergibt sich fast ausnahmslos ein sehr enger Zusammenhang zwischen Diffusibilität und Permeabilität; denn saure Farbstoffe von geringer Diffusibilität dringen auch dann nicht in das Blut von den Alveolen her ein, wenn sie lipoidlöslich sind. Bei mittlerem Permeabilitätsgrade ist wiederum die Lipoidlöslichkeit entscheidend, denn vergleicht man saure Farbstoffe von gleicher Diffusibilität, so zeigen sich gerade die lipoidlöslichen als diejenigen, die imstande sind, die Zellen zu durchdringen. Aber auch der elektrischen Ladung kommt eine Bedeutung zu, denn wenn man saure und basische Farbstoffe, die sämtlich lipoidunlöslich sind und den gleichen, geringen Diffusionsgrad besitzen, miteinander vergleicht, so sieht man, daß nunmehr allein die basischen Farbstoffe sich als permeabel erweisen. Hieraus ergibt sich, daß basische Reaktion, Lipoidlöslichkeit und hohe Diffusibilität das Eindringen der Farbstoffe durch die Alveolarepithelien ins Blut begünstigen und die entgegengesetzten Eigenschaften hemmen. Aus der Kombination dieser drei Faktoren ergibt sich zwanglos das wechselnde Verhalten der verschiedenen Farbstoffe.

f) Die Permeabilität der Gefäße.

Die in dem Allgemeinen Teil geschilderten Untersuchungen haben gelehrt, inwieweit an verschiedenen Zellen und Organen Unterschiede in der Permeabilität für bestimmte Substanzen vorhanden sind und welche Regeln für den Austausch der Stoffe zwischen der Zelle und ihrer Umgebung Geltung besitzen. Da unter physiologischen Bedingungen die Zellen und Organe die zu ihrem Aufbau notwendigen Stoffe aus dem Blute erhalten und an dieses bzw. die Lymphe ihre Stoffwechselprodukte abgeben und da andererseits auch im pharmakotherapeutischen Versuch die wirksamen Stoffe mittels des Blutes zu den Organzellen transportiert werden, so ist es sowohl vom physiologischen wie vom pharmakologischen Standpunkte aus von größter Bedeutung zu wissen, wie die Permeabilität der Blutgefäße beschaffen ist. Dabei richtet sich unsere Aufmerksamkeit in erster Linie auf die Capillaren, in denen sowohl der Gasaustausch wie die Abgabe krystalloider Stoffe sich vollzieht. Wir werden daher zu fragen haben, von welchen Faktoren die Durchlässigkeit der Capillaren abhängt, ob regionäre Differenzen in dieser Hinsicht im Capillargebiet verschiedener Organe vorhanden sind und ob ähnlich wie bei der einzelnen Zelle und den aus dem Verbande des Gesamtorganismus isolierten Organen auch experimentelle Änderungen in der Durchlässigkeit der Capillaren erzielbar sind. Schließlich bleibt noch auf die Permeabilität der Capillaren unter pathologischen Verhältnissen hinzuweisen.

Was die Durchlässigkeit der Capillaren für Gase, speziell für Sauerstoff, anlangt, so haben die Untersuchungen von KROGH (1919) gezeigt, daß auch bei maximaler Arbeit eines Organes der für dieses notwendige Sauerstoff durch Diffusion zu den Zellen gelangt. Die aus den KROGHschen Versuchen (1924) bekannte Vermehrung der geöffneten Capillaren im tätigen Organ schafft für den Transport des Sauerstoffes zu den Zellen so günstige Bedingungen, daß dieser stets als rein physikalischer Diffusionsvorgang erklärt werden kann. Daß auch zahlreiche krystalloide Substanzen leicht das Capillarendothel durchdringen, ist daraus bekannt, daß solche Substanzen nach subcutaner Injektion in kurzer Zeit aus dem Gewebe verschwinden und im Blutkreislauf nachweisbar werden. Ferner ist daran zu erinnern, daß die durch intravenöse Injektion eines krystalloiden Körpers herbeigeführte Störung in der chemi-

schen Zusammensetzung des Blutes außerordentlich rasch durch
die Ausscheidung dieser Substanz ausgeglichen wird.

Wenn hier rein physikalische Diffusionsgesetze eine Rolle
spielen, so ist zu erwarten, daß die Geschwindigkeit, mit der verschiedene Stoffe das Capillarendothel permeieren, mit ihrer Diffusionsgeschwindigkeit im engsten Zusammenhang steht. In dieser
Richtung sind von SCHULEMANN (1917) systematische Versuche
an zahlreichen Farbstoffen ausgeführt worden. Nach der Geschwindigkeit, mit der die Farbstoffe Gelatine durchdringen, konnten sie in verschiedene Klassen eingeteilt werden: so lassen sich
die leicht permeablen Farbstoffe von den mehr oder weniger
schwer permeablen quantitativ trennen und diese Klassifizierung
wurde für die Farbstoffe der verschiedensten chemischen Gruppen
durchgeführt. Der biologische Versuch führte nun zu genau
entsprechenden Ergebnissen. Injiziert man nämlich die Farbstoffe subcutan, so werden die leicht permeablen Farbstoffe sehr
rasch im Blute nachweisbar und bewirken, da sie wiederum aus
den Capillaren der verschiedenen Organe austreten, eine allgemeine Vitalfärbung. Je schwerer permeabel ein Farbstoff ist,
um so später bzw. in so geringerem Maße findet diese statt. Bei
den fast indiffusiblen Farbstoffen ist überhaupt kein Übertritt in
die Blutbahn nachzuweisen; der Farbstoff bleibt vielmehr an der
injizierten Stelle im Gewebe liegen und tritt lediglich in die Zellen
in der Umgebung des Injektionsortes ein. Die quantitative Übereinstimmung der Modellversuche an Gallerten mit dem biologischen
Verhalten der Farbstoffe berechtigt zu dem allgemeinen Schluß,
daß krystalloide Substanzen nach Maßgabe ihrer physikalischen
Diffusionsgeschwindigkeit das Capillarendothel von innen oder
außen passieren. Zahlreiche mit körpereigenen Stoffen ausgeführte
Versuche sprechen dafür, daß die in den Farbstoffversuchen nachgewiesene Gesetzmäßigkeit auch für die körpereigenen Stoffe Geltung hat.

Die Bedeutung der verschiedenen Diffusionsgeschwindigkeit
geht aus einer weiteren Reihe experimenteller Erfahrungen hervor.
So zeigt sich die schnellere Diffusion von Wasser gegenüber Traubenzucker darin, daß nach intravenöser Injektion hypertonischer
Traubenzuckerlösungen außerordentlich schnell durch Wassereinstrom in die Blutbahn der normale osmotische Druck wiederhergestellt wird, während die Ausscheidung des Traubenzuckers

geraume Zeit braucht. Daß andererseits auch Wasser die Blutbahn verläßt, weil die Diffusion des Wassers durch die Capillaren sich rascher als die jeden anderen Stoffes vollzieht, ist aus Versuchen von Laqueur (1919) bekannt, dem es durch Injektion einer stark hypertonischen Traubenzuckerlösung in die Luftröhre gelang, am Kaninchen ein Lungenödem hervorzurufen. Auch hier wurde durch den Austritt von Wasser innerhalb kurzer Zeit ein osmotischer Ausgleich mit dem Blute herbeigeführt und erst hiernach trat eine allmähliche Verminderung des Traubenzuckergehaltes der Ödemflüssigkeit durch Diffusion ins Blut ein.

Die vorher erwähnten Versuche von Schulemann ergaben schon den Hinweis, daß hochkolloidale Stoffe die Capillarwand nicht zu durchdringen vermögen (vgl. auch Roth 1899). Auch dies gilt im allgemeinen in der gleichen Weise für die körpereigenen Stoffe, in erster Linie also für das Serumeiweiß. Für die Beurteilung der Frage nach der Eiweißdurchlässigkeit der Capillaren ist aber zu bedenken, daß im Plasmaeiweiß mehrere Fraktionen von verschiedener Molekulargröße und entsprechender unterschiedlicher Permeationsfähigkeit anzunehmen sind. Das hat Krogh (1924) gezeigt, indem er mittels verschieden durchlässiger Kollodiummembranen den kolloidosmotischen Druck des Plasmas verschiedener Tiere gegenüber dem Ultrafiltrat bestimmte. Wenn somit, wie wir gleich hören werden, in verschiedenen Organen, speziell in der Leber und im Darm, eine gewisse Eiweißdurchlässigkeit der Capillaren besteht und in einem spezifischen Eiweißgehalt der Lymphe zum Ausdruck kommt, so ist dies durch den Durchtritt einer bestimmten Fraktion der Bluteiweißkörper verständlich[1]. Als besonders durchlässig sind nach den Untersuchungen von Bayliss und Starling (1894) die Lebercapillaren anzusehen, da einerseits die Leberlymphe hinsichtlich ihres Eiweißgehaltes sich nur wenig von Blutplasma unterscheidet, andererseits schon eine geringe Druckerhöhung eine Vermehrung der Lymphe zur Folge hat. Die geringere Durchlässigkeit der Darmcapillaren kommt in dem relativ geringeren Eiweißgehalt der Lymphe zum Ausdruck. Die Capillaren des subcutanen Bindegewebes dürfen im Vergleich zu denen der Leber und des Darmes als fast vollkommen

---

[1] Vgl. hierzu auch Drinker (1927) und Churchill, Nakazawa und Drinker (1927).

impermeabel für Eiweiß angesehen werden. So konnte Lewis
(1921) nach subcutaner Injektion von artfremdem Serum mittels
einer äußerst feinen immunobiologischen Methode den Eiweißkörper bereits nach 40 Minuten in der Lymphe des Ductus thoracicus, dagegen erst nach $3\,^{1}/_{2}$ Stunden im Blute nachweisen.

Bei den früher geschilderten Permeabilitätsstudien an isolierten
pflanzlichen und tierischen Zellen hatte sich gezeigt, daß der Zustand der Erregung regelmäßig mit einer gesteigerten Durchlässigkeit der Zellgrenzschichten verbunden ist. Es fragt sich nun, ob
entsprechend diesem Befund auch die Durchlässigkeit der Capillaren veränderbar ist. Wir wissen, daß die Tätigkeit eines
Organes, gleichviel ob es sich um den Muskel oder eine Drüse
handelt, regelmäßig von einer gesteigerten Durchblutung begleitet ist. Wir pflegen in dieser Reaktion eine Erscheinung von
höchster Zweckmäßigkeit zu sehen, die es ermöglicht, daß dem
arbeitenden Organ die über dem Ruhebedarf erhöhte Sauerstoff-
menge ohne Verzug zugeführt wird. Ist nun unter diesen Umständen auch seitens der Capillaren eine vermehrte Durchlässigkeit
zu konstatieren oder verhalten sich diese rein passiv?

Zur Lösung dieser Frage, die mit dem Problem der Lymph-
produktion zusammenhängt und eine Entscheidung zwischen der
sekretorischen Theorie Heidenhains und der mechanischen Lud-
wigs verlangt, sind Untersuchungen geeignet, die an einem einzelnen Organ die chemische Zusammensetzung des arteriellen und
venösen Blutes im Zustande der Ruhe und der Tätigkeit miteinander vergleichen. Derartige Versuche sind von Asher (1908) an
der Speicheldrüse ausgeführt worden. Es zeigte sich, daß während
der Speichelabsonderung die Trockensubstanz im Serum des venösen Blutes zunimmt. Die refraktometrische Untersuchung zeigt
durch Erhöhung des Brechungsindex an, daß diese wesentlich
durch Vermehrung der Eiweißkonzentration bedingt ist. Hieraus
folgt, daß die Tätigkeit der Speicheldrüse mit der Abgabe einer
eiweißarmen Flüssigkeit verknüpft ist. Gegen die Deutung, daß
unter diesen Umständen die Erhöhung des Capillardruckes im
Sinne der Filtrationstheorie die Lymphbildung bewirkt, sprachen
weitere Versuche von Asher, nach denen der nach Aortenkom-
pression gesteigerte Capillardruck ebensowenig wie die Reizung
des Nervus splanchnicus zu einer Erhöhung des Eiweißgehaltes im Blute führt (vgl. auch Böhm 1909). Schaltet man die

Drüsentätigkeit an der Speicheldrüse durch Atropin aus und reizt die Chorda, so wird eine Änderung in der Zusammensetzung des venösen Blutes vermißt. Dieser Befund wird von ASHER so gedeutet, daß er als Ursache der Lymphbildung die Entstehung osmotisch wirksamer Substanz in der Drüse annimmt, die den Austritt von Wasser aus den Capillaren zur Folge hat; hingegen glaubt er, daß unter physiologischen Bedingungen Veränderungen in der Höhe des Capillardruckes nicht im Sinne der Bildung von Lymphe wirksam sind.

Mit der gleichen Frage beschäftigen sich die Untersuchungen von BARCROFT und KATO (1915), die sowohl am Muskel wie an der Speicheldrüse ausgeführt sind. Als Maß der Exsudation aus den Capillaren dient die Zunahme des Hämoglobingehaltes des venösen im Vergleich zu dem des arteriellen Blutes. Gleichzeitig wird der Sauerstoffverbrauch und die Strömungsgeschwindigkeit des Blutes bestimmt. Mit diesen Methoden konnte an beiden Organen festgestellt werden, daß die Tätigkeit mit einer Erhöhung des Sauerstoffverbrauches, der Strömungsgeschwindigkeit und der Exsudation verknüpft ist. Diese Veränderungen überdauern die Reizung eine sehr beträchtliche Zeit. Für die Entscheidung der Frage, inwieweit der erhöhte Capillardruck bzw. die Organtätigkeit für die Lymphbildung maßgebend ist, sind die Versuche an der Speicheldrüse besonders bedeutungsvoll, in denen einerseits eine nur geringe Veränderung der Strömungsgeschwindigkeit, andererseits eine fast völlige Konstanz des Sauerstoffverbrauches beobachtet wurden.

Ist die ASHERsche Vorstellung richtig, daß der Wasseraustritt aus den Capillaren lediglich durch die Zelltätigkeit bedingt ist, so wäre zu erwarten, daß bei konstantem Sauerstoffverbrauch keine Eindickung des Blutes einträte. Wäre die mechanische Anschauung gültig, so müßte bei gleicher Strömungsgeschwindigkeit, aber verändertem Sauerstoffverbrauch ebenfalls eine Eindickung des venösen Blutes, die das Maß der Lymphbildung darstellt, vermißt werden. Wie die Abbildungen dartun, konnte aber von BARCROFT und KATO gezeigt werden, daß bei konstantem Sauerstoffverbrauch die Exsudation der Stärke der Strömungsgeschwindigkeit des Blutes parallel geht und daß weiterhin bei konstanter Strömungsgeschwindigkeit die Exsudation mit der Erhöhung des Sauerstoffverbrauches zunimmt. Es geht aus diesem Versuch unzweifelhaft hervor, daß weder die mechanische noch die sekretorische Anschauung allein die Lymphbildung erklären kann, sondern daß offenbar beide Faktoren ineinander greifen. Im Widerspruch zu dieser Auffassung steht der oben genannte Befund von ASHER, nach dem die Lymphbildung an der atropinisierten Speicheldrüse ausbleibt. Es konnte aber von BAINBRIDGE (1901) gezeigt werden,

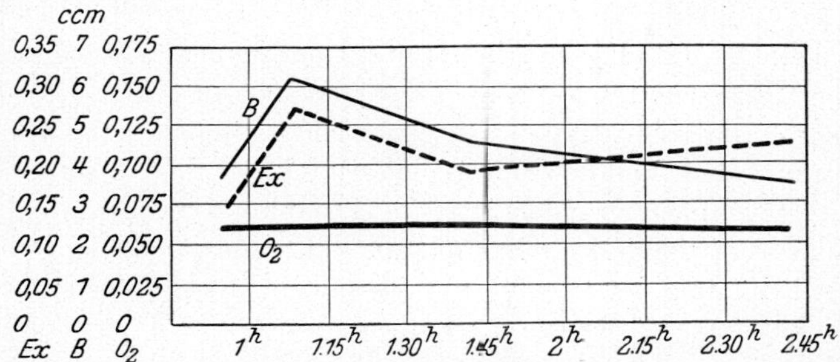

Abb. 36. Die Beziehung zwischen Oxydation, Lymphbildung und Strömungsgeschwindigkeit des Blutes nach Versuchen an der Glandula submaxillaris. (Nach BARCROFT und KATO.)

B = Blutstrom
Ex = Exsudation
O_2 = Sauerstoffverbrauch.

Der Oxydationskoeffizient ist konstant, Exsudation und Strömungsgeschwindigkeit variabel.

daß unter diesen Bedingungen sowohl eine geringe Erhöhung des Sauerstoffverbrauches wie eine Zunahme der Lymphbildung festzustellen war, wie denn überhaupt Versuche mit pharmakologischen Agenzien zur Entscheidung derartiger grundsätzlicher Fragen.

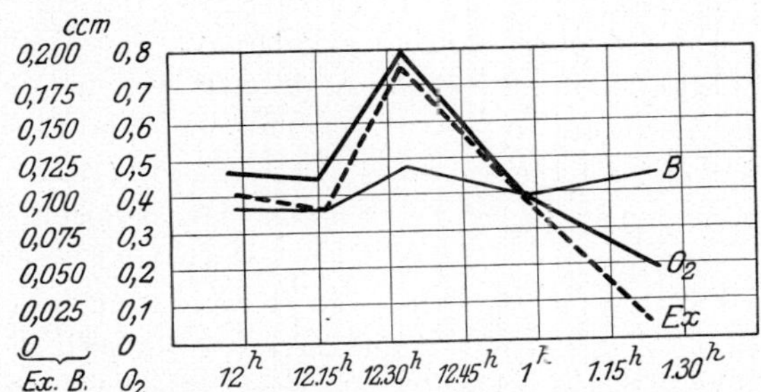

Abb. 37. Dasselbe wie in Abb. 36; nur ist Blutstrom nahezu konstant und der Oxydationskoeffizient und die Exsudation variabel.

schon wegen ihrer Nebenwirkungen nicht ganz geeignet zu sein scheinen.

Müssen wir also aus den Versuchen folgern, daß sowohl durch eine Erhöhung der Zelltätigkeit wie durch eine Steigerung des Capillardruckes eine Vermehrung der Lymphbildung hervorgerufen

wird, so bleibt dieser Befund noch in seiner Beziehung zu der
Durchlässigkeit der Capillaren zu erörtern, denn wenn wir annehmen, daß die Bildung der Lymphe bei der erhöhten Zelltätigkeit durch die Entstehung osmotisch wirksamer Substanz im Gewebe veranlaßt wird, so ist hierdurch zwar erklärt, warum Wasser
aus den Capillaren austritt, es ist aber nichts gesagt, ob die Durchlässigkeit der Capillaren erhöht ist. Und wenn wir andererseits
nach STARLING und KROGH annehmen, daß der Austritt von Wasser
aus den Capillaren von dem Gleichgewicht zwischen dem Capillardruck und dem kolloid-osmotischen Druck der Eiweißkörper abhängt, so können wir auch jetzt die Lymphbildung bei erhöhtem
Capillardruck verstehen, ohne daß auch in diesem Falle eine spezifische Erhöhung der Capillardurchlässigkeit angenommen werden
muß. Letzteres wäre dann der Fall, wenn sich zeigen ließe, daß die
im Ruhezustand des Organes für Kolloide undurchlässigen Capillaren bei erhöhter Tätigkeit kolloiddurchlässig werden. Dieser Beweis ist bislang noch nicht im strengen Sinne erbracht worden, dagegen sind uns eine Reihe von Versuchen bekannt, die zeigen, daß
unter bestimmten Bedingungen die Durchlässigkeit der Capillaren
weitgehende Veränderungen aufweist.

Die Erörterung der Befunde von ASHER und BARCROFT hat zur
Genüge gezeigt, wie schwierig es ist, aus der Größe der Exsudation
eine Änderung der Permeabilität herzuleiten. Wir werden daher
zweckmäßigerweise unser Augenmerk besonders auf solche Versuche zu richten haben, die einen direkten Beweis für die mit der
Erweiterung der Capillaren verbundene Permeabilitätserhöhung
abgeben. Derartige Experimente sind von KROGH (1921) besonders
an der Froschzunge ausgeführt worden. So beobachtete dieser
Forscher z. B., daß nach der lokalen Einwirkung einer konzentrierten Urethanlösung nicht allein eine Erweiterung der Capillaren
auftritt, sondern auch eine Eindickung des Blutes in diesen Gefäßen festgestellt werden kann. Die roten Blutkörperchen ballen
sich zusammen und bilden eine im Verlauf des Versuches immer
größer werdende Säule, die dadurch entsteht, daß das Plasma aus
der Capillare verschwindet und in das Gewebe übertritt. So entwickelt sich das Bild einer Stase. Geht die Permeabilitätserhöhung
etwas langsamer vor sich, so ist die Folge des allmählich zunehmenden Durchtrittes des Plasmas die Entstehung eines Ödems.
KROGH weist nun darauf hin, daß die hier für die Urethanwirkung

gegebene Schilderung nicht etwa für dieses Agens typisch ist, sondern ganz allgemein für alle capillarerweiternden Stoffe gilt. Von besonderem Interesse ist, daß das zu starker Capillarerweiterung führende Histamin bei örtlicher Anwendung am Pankreas zu einem deutlichen Ödem führt. Der hierdurch eintretende Flüssigkeitsverlust läßt sich auch am Gesamtorganismus als Bluteindickung nachweisen (siehe unten).

Aber nicht allein chemische Reize sind imstande, infolge ihrer gefäßerweiternden Wirkung zu einer erhöhten Durchlässigkeit der Capillaren zu führen, die an dem Austritt des Plasmas erkannt wird, sondern, wie EBBECKE (1917) gezeigt hat, sind hierzu auch mechanische Reize geeignet, denn ihre örtliche Anwendung an der Leber führt zum Ödem. Endlich geht aus Versuchen von BRUCK (1909) hervor, daß auch die Reizung eines Nerven, der vasodilatatorische Fasern enthält, eine Durchlässigkeitssteigerung der Capillaren zur Folge hat. Denn dieser Forscher konnte nach Reizung des N. glosso-pharyngeus ein Ödem der Zunge am Frosch erzeugen.

Es ist nun von LANDIS (1927) gezeigt worden, daß eine zwangsläufige Beziehung zwischen Capillarerweiterung und Durchlässigkeitserhöhung nicht vorhanden ist. Denn sogar der höchste Grad von Durchlässigkeitssteigerung, der zu der Stase führt, tritt nach mechanischer Schädigung *ohne* Gefäßerweiterung auf. Da Urethan in der von KROGH verwendeten Konzentration für tierische Zellen giftig ist, so ist es wahrscheinlich, daß der Permeabilitätssteigerung eine Schädigung des Capillarendothels zugrunde liegt, wozu noch kommt, daß nach direkten Bestimmungen von LANDIS durch Urethan eine erhebliche Steigerung des Capillardruckes herbeigeführt wird.

Welch überragende Bedeutung aber dem Capillardruck in Beziehung zur Permeabilität zukommt, geht aus weiteren Versuchen von LANDIS hervor, in denen er zeigte, daß für verschiedene Farbstoffe bestimmte Capillardrucke als Schwellenwerte angegeben werden können, bei denen ein Durchtritt der Farbstoffe durch die Gefäßwandungen erfolgt. Diese Druckschwellenwerte sind bei kolloiden Farbstoffen größer als bei höher dispersen. Wird dieser Wert überschritten, so nimmt die Durchtrittsgeschwindigkeit des Farbstoffes zu. Dagegen ist diese nicht von der jeweiligen Größe des Durchmessers der Capillaren abhängig (vgl. Tabelle 57).

Diese Versuche, die eine ausgezeichnete Stütze für die STAR-

LINGsche Auffassung bilden, nach der das Größenverhältnis von Capillardruck zu dem kolloidosmotischen Druck des Plasmas entscheidend dafür ist, ob in den Capillaren eine Filtration oder eine Absorption stattfindet, werden noch durch Beobachtungen von LANDIS ergänzt, in denen es ihm aus der Feststellung der Bewegungsrichtung und -geschwindigkeit der Blutkörperchen in einseitig geschlossenen Capillaren gelang, die Menge der filtrierten Flüssigkeit in Abhängigkeit vom Capillardruck festzustellen. Er

Tabelle 57. Über die Abhängigkeit des Durchtrittes von Toluidinblau durch die Mesenterialcapillaren des Frosches vom Capillardruck und der Capillarweite. (Nach LANDIS.)

Capillardruck cm Wasser.	Zahl der Versuche	Mittelwerte der Latenzzeit des Farbstoffdurchtrittes in Min.	Mittelwerte des Capillardurchmessers in μ
7— 8,5	14	4,8	21
9—10,5	22	3,1	24
11—12,5	26	2,2	23
13—14,5	21	2,1	20
15—16,5	14	1,5	19
17—18,5	4	0,8	23
19—20,5	3	0,5	17
21—22,5	4	0,3	16
23—24,5	4	0,5	18
25—26,5	2	0,3	17
27—30,5	2	0,15	18

findet, daß etwa $0,03\ \mu^3$ pro μ^2 der Capillarwand durch diese filtriert werden, wenn die Differenz zwischen dem Capillardruck und dem kolloidosmotischen Druck der Eiweißkörper 5 cm Aq. beträgt. Ist jedoch die Capillarwand durch Gifte geschädigt, so kann die filtrierte Flüssigkeitsmenge auf das Siebenfache des Normalen steigen. LANDIS findet an den geschädigten Capillaren eine Filtration schon bei einem wesentlich geringeren Capillardruck als an normalen Gefäßen, ein Befund, der im Sinne der STARLINGschen Theorie durchaus verständlich ist, da durch die Permeabilitätszunahme Eiweiß aus den Capillaren ausgetreten ist und infolgedessen der gleiche Capillardruck wirksamer sein muß als an normalen Gefäßen.

Aus unseren Ausführungen ergibt sich, daß von einer Permeabilitätssteigerung der Capillaren nur gesprochen werden darf, wenn diese für Kolloide, für die sie normalerweise impermeabel sind, durchlässig werden oder wenn die quantitative Untersuchung nach LANDIS für die Beziehung: $\dfrac{\text{Filtrierte Flüssigkeitsmenge}}{\text{Capillardruck}}$, bezogen auf die Flächeneinheit der Capillare, erhöhte Werte liefert. Handelt es sich um gröbere Schädigungen der Capillarwand, wie in den Versuchen von KROGH mit Urethan und von LANDIS mit Alkohol und Sublimat, so sind die beiden Kriterien einer Permeabilitätssteigerung gleichzeitig erfüllt. Auch Sauerstoffmangel hat die gleiche Wirkung. Aus Abb. 38 ist ersichtlich, daß 1 Minute nach der 3 Minuten währenden Periode der Sauerstoffentziehung die Filtrationskonstante, die aus der Neigung der Geraden sich ergibt, wesentlich zugenommen hat, und gleichzeitig der kolloidosmotische Druck des Plasmas durch Übertritt von Eiweiß in das Gewebe abgenommen hat. Diese Veränderungen sind aber durchaus reversibel, da 15 Minuten später wieder normale Werte erhalten werden. Wesentlich geringer ist die Wirkung von Ringerlösung mit erhöhtem CO_2-Gehalt. Sehr interessante Verhältnisse ergeben sich beim Studium der Wirkungen der [H·]. Wird das Mesenterium in Ringerlösungen von verschiedenem p_H gebadet, so bleiben die Capillarendothelien für Eiweiß noch impermeabel, wenn die Mesothelzellen in Kontakt mit einer Lösung von $p_H = 4$ stehen, also noch außerhalb der physiologischen Reaktionsbreite. Erst bei $p_H = 3,5$ tritt Eiweiß hindurch und der kolloidosmotische Druck sinkt von 11,5 auf 7,8 cm. Bemerkenswert ist aber, daß bei p_H 5 und 4 trotz Impermeabilität der Capillarwandungen für Eiweiß die erhöhte Filtrationskonstante eine gesteigerte Durchlässigkeit anzeigt.

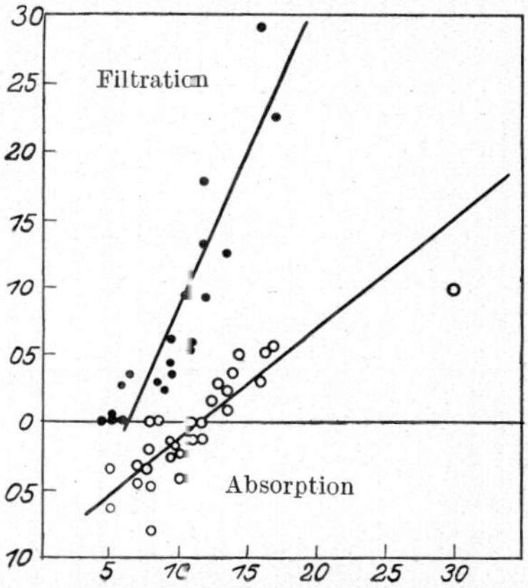

Abb. 38. Der Einfluß des Sauerstoffmangels auf die Permeabilität der Capillaren des Froschmesenteriums. (Nach LANDIS.) Abszisse: Capillardruck in Zentimeter H_2O in der auf ihre Permeabilität untersuchten Capillare. Ordinate: Die unter dem verwendeten Capillardruck durch die Capillarwand (pro $^1/_{1000}$ qmm) filtrierte Flüssigkeit in $^1/_{1000}$ cmm. Nach 3 Minuten langer Unterbrechung des Blutstromes und gleichzeitiger Bespülung des Mesenteriums mit O_2-freier Ringerlösung wird 1 Minute (Punkte) bzw. 15 Minuten (Kreise) später die Abhängigkeit der Filtration vom Capillardruck untersucht. Man erkennt die starke Erhöhung der Filtrationskonstante in den ●-Versuchen, während 15 Minuten später (○-Versuche) wieder normale Werte erhalten werden.

Tabelle 58. Der Einfluß der [H'] auf die Permeabilität der
Capillaren. (Nach LANDIS [1928].)

pH der Ringerlösung	Zahl der Beobachtungen	Filtrations-konstante	Kolloid-osmotischer Druck
			cm Wasser
8,0	70	0,0056	11,5
6,0	58	0,0065	11,7
5,0	28	0,0074	11,4
4,0	28	0,0152	11,6
3,5	22	0,0207	7,8

Die Untersuchungen von LANDIS haben nicht nur ein erhebliches Material zu einer quantitativen Bearbeitung der Capillarpermeabilität geliefert, sondern durch den Nachweis einer reversiblen Permeabilitätssteigerung der Capillaren bei Sauerstoffmangel ein Verständnis für die Entstehung von Ödemen bei Herzdekompensation geschaffen. Für die schon aus den Versuchen SCHULEMANNS gezogene Schlußfolgerung, daß sich die Capillaren wie Ultrafilter verhalten, geben sie eine weitere Begründung. Denn die Tatsache, daß der Schwellenwert des Capillardruckes, der zur Filtration von Farbstoffen erforderlich ist, bei kolloiden Farbstoffen größer ist als bei nicht kolloiden, erklärt sich zwanglos aus der zunehmenden Reibung in den Poren, wenn das Molekularvolumen der permeierenden Substanz wächst.

In sehr eigenartiger Weise ließ sich die Bedeutung des Sympathicus für die Durchlässigkeit der Gefäße, speziell der Capillaren, von KAYIKAWA (1922) zeigen. Bekanntlich gelingt es nach Injektion von Fluorescin in die Bauchhöhle, den Farbstoff nach seinem Übertritt in das Blut in der vorderen Kammer des Auges nachzuweisen. Wird auf einer Seite das Ganglion cervicale superius exstirpiert und damit das Auge seiner sympathischen Innervation beraubt, so tritt nunmehr der Farbstoff an diesem Auge in der vorderen Kammer später auf als an dem normal innervierten der Gegenseite. Die Auffassung, daß es infolge des Verlustes der sympathischen Innervation zu einer Verminderung der Durchlässigkeit der Capillaren kommt, wird noch durch folgenden Versuch gestützt. Punktiert man die vordere Kammer, so bildet sich bekanntlich das Kammerwasser von neuem. Der Eiweißgehalt des neugebildeten Kammerwassers ist aber geringer an dem denervierten Auge als am Kontrollauge. Es liegt nahe, beide Versuche so zu erklären, daß infolge der geringeren Durchlässigkeit

der Gefäße des seiner sympathischen Innervation beraubten Auges
Kristalloide und Eiweißkörper in wesentlich geringerem Maße als
am gesunden Auge permeieren. Diese Vorstellung scheint um so
begründeter, als KROGH in den erwähnten Untersuchungen über
den kolloidosmotischen Druck der Eiweißkörper feststellen konnte,
daß diese in mehrere Fraktionen von recht unterschiedlicher
Teilchengröße zerfallen.

Vielleicht ist für die Versuche KAYIKAWAS auch eine andere
Deutung insofern möglich, als das Fehlen der sympathischen Innervation auch den Stoffwechsel der Zellen verändern könnte. Daß
aber qualitative oder quantitative Abweichungen des Zellstoffwechsels die Capillardurchlässigkeit in weitgehendem Maße beherrschen, ist nach unseren früheren Erörterungen, in denen wir
besonderen Wert auf die Bedeutung der von den Gewebszellen gebildeten Stoffwechselprodukte für Erweiterung und Durchlässigkeitserhöhung der Capillaren legten, ohne weiteres verständlich.

Schon aus den bisher geschilderten Versuchen geht deutlich
hervor, wie komplex das Problem der Capillarpermeabilität ist und
wie unsicher unsere Deutungen der ihr zugrunde liegenden Ursachen besonders dann sind, wenn wir die erhöhte Durchlässigkeit
der Capillaren nur indirekt aus der Veränderung der chemischen
Zusammensetzung des Blutes erschließen. Bedenken wir weiterhin,
daß zwischen der Durchlässigkeit der Capillaren verschiedener
Körpergebiete weitgehende Unterschiede bestehen, so wird man
eine Ergänzung der bisherigen Versuche besonders nach der Richtung wünschen, daß auch die Gefäßdurchlässigkeit beim Menschen
mittels direkter Methoden erforscht wird.

Hierüber liegt nun ein ziemlich umfangreiches Material vor,
das, wie wir sehen werden, gerade für die Klärung gewisser
Fragen der Capillardurchlässigkeit von Bedeutung ist. Bekanntlich gelingt es, an besonders empfindlichen Menschen durch taktile
Reizung der Haut nicht nur eine Rötung sondern auch eine lokale
Quaddelbildung hervorzurufen. EBBECKE hat gezeigt, daß die vorhergehende Einspritzung von Kongorot, also eines Farbstoffes, der
wegen seines kolloiden Verhaltens lange Zeit im Blute kreist und
daher zur Bestimmung der Blutmenge verwendet wird, einen
lokalen Durchtritt des Farbstoffes in die Quaddel zur Folge hat.
Dieser Versuch ist deshalb von Wichtigkeit, weil hierdurch direkt
bewiesen ist, daß die Entstehung der Quaddel regelmäßig mit

einer Kolloiddurchlässigkeit der Capillaren, also einer erhöhten Permeabilität verbunden ist. Der Mechanismus dieser Reaktion dürfte der sein, daß im Anschluß an den Reiz in den Zellen Stoffe gebildet werden, die nicht nur die Capillaren erweitern, sondern auch durchlässiger machen. Grundsätzlich ähnliche Verhältnisse beobachtet man nach galvanischer Reizung der Haut bei Verwendung einer nadelförmigen Elektrode als differenter Elektrode (EBBECKE 1923). Auch hier kommt es zu einer Quaddelbildung. Wie HOFF gezeigt hat, ist an der Stelle der punktförmigen Reizung eine erhöhte Durchlässigkeit, die am Einstrom von Kongorot nachgewiesen werden kann, vorhanden.

Mit der Entstehung der Dermographia elevata müssen wir uns noch etwas näher befassen. Aus den Beobachtungen von HOFF (1927) geht hervor, daß der Farbstoffeintritt in die Quaddel bis zu 10 Minuten nach ihrer Entstehung zustande kommt. Es ist das gerade jene Zeit, in der ein Wachstum der Quaddel beobachtet wird. Man erkennt aus der genauen zeitlichen Beobachtung dieser Verhältnisse, daß die Durchlässigkeit der Capillaren etwa 3 Minuten nach der Reizung ein Maximum erreicht und nach weiteren 7 Minuten sich nicht mehr von den übrigen Capillaren unterscheidet. Sehr wichtig sind die Beobachtungen, die sich mit dem Zusammenhang von Capillarerweiterung und erhöhter Capillarpermeabilität befassen. Hier zeigte sich, daß *Capillarerweiterung allein, wie sie durch Amylnitrit oder Hyperämie nach Blutleere zustande kommt, niemals eine erhöhte Durchlässigkeit im Kongorotversuch erkennen läßt. Es bedarf also der Einwirkung eines im Zellstoffwechsel im Anschluß an die Reizung gebildeten Stoffes, der gleichzeitig mit der Hyperämie die lokale Durchlässigkeit der Capillaren erhöht.* Andererseits zeigt sich, daß, wenn man iontophoretisch Adrenalin in einen bestimmten Hautbezirk einführt, es auch in dem anämischen Bezirk, wenn auch etwas verspätet, zu Quaddelbildung kommt und die erhöhte Capillardurchlässigkeit auch beim Fehlen der Hyperämie durch den Einstrom von Kongorot erkennbar ist.

Mit dem in den Kongorotversuchen erbrachten sicheren Nachweis der Kolloiddurchlässigkeit der Capillaren ist auch die Entstehung des örtlichen Ödems wenigstens im Prinzip erklärt. Durch den Durchtritt eines Teiles der Plasmakolloide sinkt der kolloidosmotische Druck in den Capillaren und infolgedessen überwiegt nunmehr der Blutdruck und führt durch Filtration zu einem lokalen Ödem. Wenn diese Anschauung richtig ist, so muß sich experimentell zeigen lassen, daß das Auftreten einer Quaddel nach einem geeigneten taktilen Reiz ausbleibt, wenn der Blutdruck vermindert wird. Stellt man nämlich durch Anlegen einer Blutdruckmanschette in dieser einen dem maximalen Blutdruck gleichen Druck her, so bleibt auf den sonst wirksamen taktilen Reiz die Quaddelbildung aus. Löst man aber die Manschette innerhalb eines Zeitraumes von 10 Minuten nach der Reizung, so kommt es nunmehr doch zu einer Quaddel, weil die lokale Quaddelbereitschaft so lange, entsprechend den vorhin geschilderten Versuchen über die Dauer des Kongoroteinstromes, anhält[1].

Überblicken wir diese Versuche, so ergibt sich folgende Anschauung. Im allgemeinen ist die Durchlässigkeitserhöhung der Capillaren mit einer Erweiterung derselben verknüpft, und zwar scheint diese um so beträchtlicher, je größer die erstere ist. Es ist aber unrichtig, sich diesen ganzen Vorgang rein mechanisch vorzustellen, denn dann müßte einerseits eine maximale Capillarerweiterung zu einer Kolloiddurchlässigkeit der Capillaren führen, andererseits eine erhöhte Capillardurchlässigkeit ohne Erweiterung nicht vorkommen. Beides ist nicht der Fall. Hieraus folgt, daß zwar im allgemeinen die Erweiterung der Capillaren die Erhöhung der Durchlässigkeit begünstigt. In diesem Sinne sprechen auch Versuche, nach denen die Entstehung einer Quaddel durch Wärme beschleunigt und durch Kälte verzögert wird. *Als Ursache der erhöhten Durchlässigkeit ist aber die Entstehung bestimmter Stoffe in den gereizten Zellen anzusehen, die infolge der mit der Reizung verknüpften Permeabilitätserhöhung ins Gewebe austreten und hier auf die Capillaren einwirken.* Für die primäre Bedeutung des alterierten Zellstoffwechsels sprechen auch Erfahrungen von HOFF und LEUWER (1926), die bei intracutaner Injektion verschiedener Salzlösungen und gleichzeitiger intravenöser Kongorotinjektion feststellten, daß die Kongorotfärbung der Quaddeln in anisotonischen

---

[1] Analoge Erfahrungen ergeben sich aus dem Tierversuch. TAINTER und HANZLIK (1924) zeigten, daß die Entstehung von Ödemen nach Injektion von Paraphenylendiamin durch Verminderung des Capillardruckes verhindert wird, und HIRSCHFELDER (1924) fand für die Hemmung des entzündlichen Ödems am Auge solche Stoffe (Cocain, Adrenalin) wirksam, die den Capillardruck verminderten, wenn auch bei Anwendung von Adrenalin der arterielle Blutdruck anstieg (vgl. auch TANI 1924).

Lösungen rascher auftritt als bei Wahrung der Isotonie und daß
z. B. bei Verwendung von Calciumchlorid die Rötung wesentlich
geringer als bei Kaliumchlorid ausfällt.

Daß bei Entzündung die Capillaren eine erhöhte Durchlässigkeit aufweisen, ist schon seit langer Zeit von vielen Autoren angenommen worden, aber nicht unbestritten geblieben. Deshalb ist
es nicht unwichtig, daß mittels der Methode der intravenösen
Kongorotinjektion einwandfrei die Permeabilitätssteigerung der
Capillaren in entzündetem Gewebe bewiesen werden konnte. Dies
gelang Török (1927) am Kaninchenohr und Hoff (1927) am Menschen, indem er zeigte, daß es im Zentrum von Furunkeln zu einer
deutlichen Ausscheidung von Kongorot kommt. Auch die Arsenvergiftung führt nach Freund (1922) zu einer Durchlässigkeit der
Capillaren für Kolloide (Eiweiß). Durch $CaCl_2$ läßt sich die normale
sowie die erhöhte Permeabilität der Capillaren bei Entzündung vermindern (Rosenow). Für klinische Zwecke hat sich zum Nachweis einer konstitutionell verschiedenen Permeabilität der Capillaren die Anlegung des Emplastrum cantharidum ordinarium bewährt, indem die Zeitdauer bis zum Auftreten der Blase beobachtet
wurde. Hier ergaben sich bei den verschiedensten Erkrankungen
beträchtliche Unterschiede (O. Müller [1922] und Gänsslen
[1922]). Mit dieser Methode zeigten Levinson und Petersen
(1927), daß die verschiedenen Stadien der Tuberkulose von Einfluß auf die Permeabilität der Capillaren der Haut sind. Speziell
im fortgeschrittenen Stadium der Erkrankung war eine Verkürzung
der Zeit der Blasenbildung sowie ein Anstieg der Capillarpermeabilität festzustellen. Letzterer läßt sich quantitativ durch das Ver-
hältnis $\frac{\text{Blaseneiweiß}}{\text{Serumeiweiß}}$ messen. Bemerkenswert ist, daß in der Menstruation dieser Index erhöht ist. Da, wie S. 311 gezeigt wird, in
diesem Zustande auch die Durchlässigkeit der Blut-Liquorschranke
eine Erhöhung erfährt, so dürfte diesem Befund eine allgemeinere,
auch klinische Bedeutung zukommen. Auch im Puerperium ist
der beschriebene Index höher als in der Gravidität (Petersen und
Mitarbeiter [1926/27]).

Neuerdings haben Fröhlich und Zak (1924) an der Froschzunge nachgewiesen, daß es bei der Injektion bestimmter Farbstoffe (Indigocarmin, Kongorot, ferner auch Ferrocyankalium) zu
einem Durchtritt dieser Stoffe in den Venen, besonders in der Nähe

der Klappen, kommt, noch bevor eine Durchlässigkeit der Capillaren festzustellen ist. Sie schließen daraus, daß die Venen nicht bloß als Sammelkanäle aufzufassen sind. Ob aber hieraus auf eine Bedeutung der Venen für den physiologischen Stoffaustausch geschlossen werden darf, ist wohl nicht wahrscheinlich.

Während die größeren arteriellen und venösen Gefäße als undurchlässig für gelöste Stoffe anzusehen sind, gilt dies nicht für die Nabelvene, die in dem Teile, der die Sulze der Nabelschnur durchzieht, für nicht kolloide Farbstoffe (Methylenblau>Patentblau) durchlässig und für kolloide Farbstoffe wie Trypanblau und Kongorot impermeabel ist. Die Nabelvene hat daher in dem genannten Abschnitt die Permeabilität ein Capillare, ein Befund, dessen biologische Zweckmäßigkeit aus dem Fehlen der Capillaren in der Sulze der Nabelschnur hervorgeht (RUNGE 1927).

Wir hatten bereits mehrfach erwähnt, daß unter pathologischen Bedingungen hochgradige Veränderungen der Durchlässigkeit der Capillaren auftreten und hatten gezeigt, daß dies besonders für entzündliche Erkrankungen gilt. Wir müssen aber nunmehr noch auf eine andere Gruppe von Erscheinungen kurz eingehen, die in symptomatischer Hinsicht die starke Senkung des Blutdruckes gemeinsam haben und schon hierdurch darauf hinweisen, daß Veränderungen in den Capillargebieten des Körpers vorhanden sind. Wir meinen die Schockzustände, wobei es für unsere Betrachtung gleichgültig ist, ob diese durch Injektion chemisch definierter Körper wie Histamin und Pepton, oder durch Sensibilisierung mit artfremdem Eiweiß zustande gekommen sind. Wie die Untersuchungen von UNDERHILL (1922/23) zeigen, ist sowohl der Histamin- wie der Peptonschock beim Hunde nicht allein durch das starke Sinken des Blutdruckes, sondern gleichzeitig durch eine Eindickung des Blutes charakterisiert, die durch die Zunahme des Hämoglobins gemessen werden kann. Der Vergleich der Trockensubstanz und des Hämoglobingehaltes des Blutes vor und während des Peptonschockes weisen darauf hin, daß die Eindickung des Blutes im wesentlichen durch Austritt des Plasmas bedingt ist. Die Stärke der genannten Veränderungen ist von der Größe der Blutdruckverminderung unabhängig, da UNDERHILL zeigen konnte, daß bei der raschen Beseitigung der letzteren durch Injektion von Bariumchlorid die Bluteindickung unverändert anhält. Daß die Blutdrucksenkung als solche keineswegs eine erhöhte

Durchlässigkeit der Capillaren für Plasma und infolgedessen eine Eindickung des Blutes zur Folge hat, wird im Versuch mit Amylnitrit gezeigt; denn dieser Stoff läßt den Hämoglobingehalt trotz des verminderten Blutdruckes unbeeinflußt. Die Erscheinungen des Histaminschocks sind die gleichen wie nach Injektion von Pepton, nur besteht insofern ein Unterschied, als die Bluteindickung nach Histamin rascher zurückgeht. Inwieweit dies auf eine geringere und mehr vorübergehende Permeabilitätsänderung der Capillaren zurückzuführen ist, läßt sich nicht mit Sicherheit entscheiden.

Von MANWARING und seinen Mitarbeitern (1923—24) ist nun bei der Durchspülung isolierter Organe eine genauere Lokalisation der Capillargebiete erhalten worden, in denen sich die für das Auftreten des Schockes charakteristischen Permeabilitätsveränderungen abspielen. Für den Peptonschock konnte gezeigt werden, daß die Capillaren der Pfortader eine so stark erhöhte Durchlässigkeit für das Plasma erhalten, daß sich ein bedeutendes Ödem der Leber ausbildet, hierdurch passiv die capillaren Verzweigungen der Pfortader komprimiert werden und eine schwere Beeinträchtigung der Blutzirkulation entsteht.

Auch für den anaphylaktischen Schock wird nachgewiesen, daß in den verschiedensten Capillargebieten des Körpers eine beträchtliche Permeabilitätssteigerung für Plasma sich bei der Durchspülung der sensibilisierten Organe mit artfremdem Serum ausbildet. Dies gilt nicht nur für die Leber, sondern auch für Lunge und Darm. An der Lunge konnte von MANWARING dargetan werden, daß der Zusatz von Gummi arabicum oder Gelatine die Menge des durch die Capillaren in die Trachea austretenden Plasmas vermindert, ein Befund, der vielleicht mit der durch diese Stoffe herbeigeführten Erhöhung des kolloidosmotischen Druckes in den Gefäßen in Zusammenhang gebracht werden kann. Daß selbst in diesem Zustande hochgradiger Permeabilitätserhöhung die Capillaren nicht für alle Stoffe durchgängig sind, ergibt sich aus der quantitativen Zurückhaltung, die der Zirkulationsflüssigkeit zugesetzte Kohle oder Stärke erfahren. Die geschilderte Veränderung der capillaren Permeabilität stellt offenbar das Wesen des durch verschiedene Schockgifte herbeigeführten Krankheitszustandes dar. Dieser Ansicht tritt auch P. SCHMIDT (1924) auf Grund von Versuchen über die Agar-Agar-Anaphylaxie des Meerschweinchens bei. Das Lungenödem, das das Krankheitsbild beherrscht, erscheint nach den Untersuchungen dieses Autors als die direkte Folge der Vermehrung der Capillardurchlässigkeit in den kleineren und größeren Bronchien sowie in den Alveolen selbst. Im gleichen Sinne ist von PETERSEN (1923) die beim anaphylaktischen Schock des Hundes beobachtete Vermehrung der Lymphbildung aufgefaßt worden. Doch scheint uns der Vorgang der Lymphbildung ohne weitere Analyse zu komplex, um aus der Lymphe im Ductus thoracicus mit einiger Sicherheit Permeabilitätsänderungen als Ursache erschließen zu können.

g) Die Blut-Liquorschranke.

Schon eine oberflächliche Betrachtung der chemischen Zusammensetzung der Cerebrospinalflüssigkeit einerseits, des Blutes andererseits weist darauf hin, daß zwischen beiden Flüssigkeiten eine besondere „Membran" eingeschaltetist, deren Durchlässigkeit insbesondere für kolloide Stoffe außerordentlich gering sein muß, denn unter physiologischen Verhältrissen ist der Liquor fast eiweißfrei. Dieser Befund war daher die Veranlassung zu untersuchen, ob zwischen Blut und Liquor die Elektrolyte sich nach dem Donnangleichgewicht verteilen[1]. Da die Eiweißkörper des Blutes als Anionen vorhanden sind, war daher zu erwarten, daß bei ausschließlicher Betrachtung der diffusiblen Ionen die Anionen im Liquor in größerer Menge als im Blute vorhanden sind, während für die Kationen das Umgekehrte gilt. Dies ist in der Tat der Fall, so daß an einem Bestehen des Donnangleichgewichtes zwischen Blut und Liquor nicht gezweifelt werden kann (PINKUS und KRAMER [1923]). Es ist aber zu berücksichtigen, daß eine rein statische Betrachtungsweise der zwischen Blut und Liquor obwaltenden Verhältnisse nicht ausreicht, um von der Funktion der Blut-Liquorschranke eine genaue Vorstellung zu erhalten. Und ferner ist zu bedenken, daß die ungleichen Verteilungsverhältnisse, die wir bei Nichtelektrolyten finden, durch das DONNANsche Gleichgewicht nicht erklärbar sind.

Theoretische und praktische Gesichtspunkte lassen es daher wünschenswert erscheinen, das Studium der Durchlässigkeit der

---

[1] Vgl. hierzu E. GELLHORN: Neuere Ergebnisse der Physiologie. Leipzig 1926, spez. S. 68 ff.

Blutliquorschranke durch die experimentelle Veränderung der
Blutzusammensetzung im Hinblick auf ihre Wirkung auf die
chemische Zusammensetzung des Liquors zu vertiefen. Diese
Untersuchungen sind zuerst in größerem Maßstabe von STERN und
GAUTIER (1921 und 1923) an Hund, Kaninchen und Katze durchgeführt worden. Es galt in diesen Versuchen die Frage zu entscheiden, welche Substanzen aus dem Blut in den Liquor übertreten
können und ob die erhaltenen Ergebnisse bestimmten physico-
chemischen Gesetzmäßigkeiten gehorchen.

Um den Übertritt einer Substanz aus dem Blute in den Liquor
zu ermöglichen, ist es notwendig, daß die zu untersuchende Substanz im Blute eine bestimmte Konzentration erreicht und daß
weiterhin die Ausscheidung der Substanz möglichst langsam vor
sich geht, damit eine gewisse Zeit hindurch ein nicht zu geringes
Konzentrationsgefälle des zu untersuchenden Stoffes zwischen Blut
und Liquor besteht. Zu diesem Zwecke wurden die Versuche an
doppelseitig nephrektomierten Tieren ausgeführt. Die erste Gruppe
von Versuchen umfaßte verschiedene Natriumsalze. Dabei zeigte
es sich, daß NaBr, Natriumsalicylat, Na-sulfocyanat und -picrat
in den Liquor übergehen, während NaJ und Natriumferrocyanür
in der Cerebrospinalflüssigkeit nicht nachgewiesen werden konnten.
Daß Natriumjodid im Liquor nicht aufgefunden wurde, dürfte an
der Untersuchungsmethode liegen, da spätere Autoren mit einem
verfeinerten Verfahren Jod im Liquor auffanden (OSBORNE 1921).
Unter Berücksichtigung dieser Tatsache bleibt aber das bemerkenswerte Ergebnis bestehen, daß bestimmte Salze in den Liquor übergehen, andere es aber nicht tun, obwohl die verwendeten Dosen
außerordentlich hoch waren und durch die doppelseitige Nierenexstirpation auch für eine hinreichend langsame Ausscheidung der
Salze aus dem Blute gesorgt war. Bezüglich des Zeitpunktes, in
dem die injizierten Substanzen im Liquor aufgefunden werden
konnten, bestehen nicht unerhebliche Unterschiede. Gemeinsam
ist den Versuchen aber die Tatsache, daß die in den Liquor übergetretenen Stoffe auch im Zentralnervensystem vorhanden waren.
Dabei war ihre Konzentration im Blute am größten und in der
Nervensubstanz am geringsten. In weiteren Experimenten wurden
eine Reihe von Alkaloiden und Farbstoffen intravenös injiziert.
Es zeigte sich, daß Strychnin, Morphin und Atropin in Liquor und
Nervensubstanz übertraten, während dies mit Curare trotz sehr

hoher Dosierung nicht gelang. Bemerkenswert ist, daß hierbei Strychnin und Morphin im Nervensystem in höherer Konzentration als im Blute vorhanden waren, was mit der großen Affinität dieser Stoffe zum Nervensystem zusammenhängt. Von den weiter untersuchten Stoffen sei erwähnt, daß die Farbstoffe Eosin, Fluorescein, Uranin nicht in den Liquor übertraten, während Methylviolett nur in einem Teil der Fälle im Liquor nachweisbar war. Adrenalin und Gallenfarbstoffe konnten im Liquor nicht aufgefunden werden, während es für die Gallensalze gelang. Endlich erstreckten sich die Untersuchungen noch auf verschiedene Antikörper an künstlich immunisierten Tieren und an solchen, die natürliche Immunkörper besitzen. Es zeigte sich, daß das normale Tier keinen Übertritt von Immunkörpern erkennen läßt.

Zum Verständnis der geschilderten Versuche ist zu bemerken, daß die untersuchten Stoffe so ausgewählt waren, daß genügend empfindliche chemische bzw. biologische Methoden zum Nachweis der im Liquor zu erwartenden Konzentration zur Verfügung standen. Da andererseits der Gehalt des Blutes an diesen Stoffen fortlaufend geprüft wurde, so durfte das Fehlen des fraglichen Stoffes im Liquor und Nervensystem mit großer Sicherheit darauf zurückgeführt werden, daß die in Rede stehenden Stoffe nicht imstande sind, die Blutliquorschranke zu passieren. Es kann also keinem Zweifel unterliegen, daß auch unter den gewählten, für den Übertritt optimalen Bedingungen bestimmte Stoffe die Blutliquorschranke nicht passieren können. Wie die folgende Tabelle zeigt, lassen sich für den positiven oder negativen Ausfall zunächst keine chemischen oder physico-chemischen Gesetzmäßigkeiten angeben.

Bevor wir auf weitere der Klärung der Funktion der Liquorschranke gewidmeten Untersuchungen eingehen, müssen wir noch kurz darauf hinweisen, daß bei zahlreichen, in den Liquor übertretenden Stoffen charakteristische Symptome von seiten des Nervensystems auftreten. Diese zeigen sich in psychischer Erregung, motorischer Unruhe und schließlich in Krämpfen. Wenn nach intravenöser Injektion bestimmter Substanzen diese Erscheinungen ausbleiben, während die intralumbale Einverleibung auch nur eines geringen Bruchteiles derselben Substanz zu außerordentlich starken zentralnervösen Symptomen führt, so ist damit ein weiterer biologischer Nachweis erbracht, daß bestimmte Stoffe die Liquorschranke nicht passieren können.

Tabelle 59. Durchlässigkeit der Blut-Liquorschranke unter physiologischen Bedingungen.

Substanz	Liquor-befund	Autor	Substanz	Liquor-befund	Autor
NaBr	+	STERN u. GAUTIER	Morphin	+	
NaNO₃	+	MESTREZAT	Atropin	+	STERN u. GAUTIER
NaJ	+	WITTGENSTEIN u. KREBS, OSBORNE	Santonin	+	
Na₄FeCN₆	−	STERN u. GAUTIER	Curare	−	
	+	WITTGENSTEIN u. KREBS	Harnstoff	+	P. MONAKOW, CHAUFFARD
C₆H₂(NO₂)₃ONa	−	STERN u. GAUTIER	Harnsäure	−	

Wir hatten eingangs erwähnt, daß die Bestimmung der Chlorionen im Blut und Liquor die Annahme eines DONNANschen Gleichgewichtes rechtfertigen. Wenn dies der Fall ist, so mußte mit der Möglichkeit gerechnet werden, daß auch körperfremde Anionen, genügende Konzentration im Blute vorausgesetzt, besonders leicht in den Liquor übertreten würden. Zum mindesten war ein großer Unterschied gegenüber den Kationen zu erwarten. Von diesem Gesichtspunkte aus haben WITTGENSTEIN und KREBS (1926) eine große Reihe von Farbstoffen intravenös injiziert und mittels Suboccipitalstiches ihren Übertritt in den Liquor verfolgt. Die Ergebnisse sind in der folgenden Tabelle kurz zusammengefaßt. Es zeigte sich, daß die untersuchten sauren Farbstoffe auch bei verhältnismäßig geringer Dosierung im Liquor nachweisbar sind, ohne daß die Injektion eine wesentliche Schädigung des Tieres zur Folge hat. Insbesondere fehlten Symptome von seiten des Nervensystemes gänzlich. Weitere Versuche befaßten sich mit verschiedenen organischen und anorganischen Anionen. Auch diese konnten sämtlich im Liquor nachgewiesen werden. Aus dem zeitlichen Verlauf des Übertrittes folgt, daß die Blut-Liquorschranke unter normalen Verhältnissen als sehr dicht angesehen werden muß. Deshalb bedarf es entweder einer relativ hohen Blutkonzentration des zu untersuchenden Stoffes oder es muß Sorge dafür getroffen werden, daß die Substanzen nicht zu schnell die Blutbahn verlassen. Im Gegensatz zu den Versuchen von STERN und GAUTIER sind die Versuche von KREBS und WITTGENSTEIN nicht an nierenlosen, sondern an

Tabelle 60. Permeabilität der Blut-Liquorschranke für Farbstoffe. (Nach WITTGENSTEIN und KREBS.)

I. Saure Farbstoffe	II. Saure kolloide Farb-stoffe	III. Basische Farbstoffe
Uranin + Chrysolin + Patentblau V + Äsculin + Erycyanin + Orange G + Lichtgrün SF + Säurefuchsin +	Trypanblau – [1] Kongorot – Wasserblau –	Neutralrot – Methylengrün – Safranin – Methylenblau – Fuchsin – Brillantkresylblau – Trypoflavin – [2]

normalen Tieren ausgeführt worden. Die untersuchten Anionen verlassen also die Blutbahn langsam genug, um auch bei einer das Leben des Tieres nicht gefährdenden Dosis in den Liquor überzutreten.

In vollkommenem Gegensatz zu diesen Versuchen stehen die Ergebnisse, die von WITTGENSTEIN und KREBS mit den verschiedensten basischen Farbstoffen und Alkaloiden erhalten worden sind. Hier zeigte sich nämlich, daß alle untersuchten basischen Farbstoffe unabhängig von ihrer speziellen chemischen Konfiguration bei subletalen Dosen nicht in den Liquor übertreten. Als einzige Ausnahme wurde Rhodamin B festgestellt; denn nach intravenöser Injektion dieses Farbstoffes erwies sich der Liquor als gefärbt. Aus der Analyse scheint aber hervorzugehen, daß Rhodamin im Tierkörper eine Umwandlung in Fluorescein, also einen sauren Farbstoff, erlitten hat. Deshalb kann der Nachweis dieses Stoffes im Liquor nicht als eine Ausnahme von der Regel gelten, daß basische Farbstoffe im Liquor nicht nachweisbar sind. In ihrer Kritik der vorher erwähnten Untersuchungen von STERN und GAUTIER erwähnen die Autoren, daß sie eine Durchbrechung der Regel von der Impermeabilität der Kationen auch in den Versuchen STERNS mit verschiedenen Alkaloiden nicht zu erblicken vermögen, da hier, wie erwähnt, überletale Dosen an Tieren mit doppelseitiger Nierenexstirpation gegeben waren. Auch Versuche von BIELING und WEICHBRODT (1922) mit Eucupin sprechen in diesem Sinne.

---

[1] Nach längerer Vorbehandlung mit Trypanblau geht der Farbstoff in den Liquor über.

[2] Bei letaler Dosis im Liquor positiv!

Wie ist nun dieser grundsätzliche Unterschied in der Permeabilität der Blutliquorschranke für Anionen und Kationen zu verstehen? Wie bereits erörtert wurde, ist für den Durchtritt eines Stoffes in den Liquor eine genügende Konzentration dieses Körpers eine bestimmte Zeit hindurch im Blute die absolut notwendige Voraussetzung. Fragen wir uns nun, wie es in dieser Hinsicht mit den injizierten basischen Farbstoffen und Alkaloiden steht, so zeigt sich, daß diese außerordentlich schnell die Blutbahn verlassen. Andererseits ergeben die Beobachtungen, daß die basischen Farbstoffe an Giftigkeit die sauren um ein Vielfaches übertreffen, so daß es ohne die Überschreitung der letalen Dosis nicht möglich ist, diese Stoffe in genügender Weise im Blute anzureichern. Wir sehen also, und das scheint uns für die Frage, ob ein prinzipieller Unterschied in der Permeabilität der Blutliquorschranke für diffusible Kationen und Anionen besteht, der Kernpunkt zu sein, daß für die Kationen die für den Übertritt in den Liquor unumgänglichen physikalischen Vorbedingungen wegen ihrer Giftigkeit einerseits, der schnellen Abwanderung dieser Stoffe ins Gewebe andererseits nicht erfüllt werden können. Es besteht also der Satz von WITTGENSTEIN und KREBS, daß unter physiologischen Bedingungen die Anionen, aber nicht die Kationen in den Liquor übertreten, wohl zu Recht. Nur wird man von einer Impermeabilität zum mindesten im theoretischen Sinne deshalb nicht sprechen dürfen, weil die physikalischen Vorbedingungen in den Kationen- und Anionenversuchen aus den geschilderten Gründen grundsätzlich verschieden sind und daher die erhaltenen Ergebnisse auf diese physikalischen Faktoren in erster Linie und nicht etwa auf eine einseitige physiologische Impermeabilität der Blut-Liquorschranke zurückgeführt werden müssen!

Zudem muß noch eines erwähnt werden. Bei der Durchsicht der Protokolle ergibt sich, daß nach Injektion der basischen Farbstoffe, obwohl in den Versuchen von WITTGENSTEIN und KREBS subletale Dosen verwendet wurden, doch regelmäßig schwere allgemeine Symptome insbesondere von seiten des Zentralnervensystems wie klonische Krämpfe und dergleichen beobachtet wurden. Die allgemeine höhere Giftigkeit der basischen gegenüber den sauren Farbstoffen wird mit Recht auf die positive Adsorption der ersteren durch die im Verhältnis zum Blut eiweißreicheren Gewebszellen zurückgeführt. Die außerordentlich schweren Symptome

von seiten des Nervensystems machen es wahrscheinlich, daß die
genannten Stoffe dennoch in den Liquor übergetreten und von hier
in das Nervensystem gelangt sind. Der negative Liquorbefund
bietet unter diesen Bedingungen nichts befremdliches, da solche
basischen Stoffe in Gegenwart eines eiweißarmen (Liquor) und
eines eiweißreichen Mediums (Nervensystem) von dem letzteren
in elektiver Weise adsorbiert werden. In diesem Sinne sprechen
auch die früher angegebenen Versuche von STERN und GAUTIER,
nach denen Strychnin und Morphin im Nervensystem in größerer
Menge als im Liquor vorhanden sind, wenn diese Stoffe vorher
intravenös gegeben waren.

Wir hatten bereits eingangs hervorgehoben, daß ein wesent-
liches Merkmal, durch das sich das Blut vom Liquor unterscheidet,
das fast völlige Fehlen von Eiweiß in letzterem darstellt. Da weiter
hin die im Blute vorhandenen Salze sich auch im Liquor, wenn auch
in anderen Mengenverhältnissen finden, so scheint die Vorstellung
nicht unbegründet, daß die Blut-Liquorschranke sich ähnlich wie ein
Ultrafilter verhält, das die diffusiblen Stoffe durchläßt und Kolloide zurückhält. Zur Prüfung dieser Vorstellung mußten solche
Stoffe geeignet erscheinen, die mit Rücksicht auf ihren physico-
chemischen Charakter wie ihr biologisches Verhalten als günstig
für den Übertritt in den Liquor angesehen werden können, die aber
wegen der Größe ihres Moleküls und ihres Verhaltens bei der Prüfung ihrer Diffusibilität den Kolloiden zugerechnet werden müssen.

Deshalb wurde das Verhalten kolloidaler saurer Farbstoffe geprüft (WITTGENSTEIN und KREBS 1926). Die Ergebnisse sind folgende. Im Gegensatz zu den diffusiblen sauren Farbstoffen, die
schon nach verhältnismäßig geringen Dosen in den Liquor übertreten, erweisen sich die kolloiden sauren Farbstoffe im allgemeinen
als impermeabel, ein Befund, der um so mehr hervorgehoben zu
werden verdient, als diese Stoffe nach den Versuchen von WITT-
GENSTEIN und KREBS außerordentlich langsam aus dem Blut ausgeschieden werden. So konnte in einem mit Wasserblau 6 B ausgeführten Versuch nach einmaliger Injektion dieser Farbstoff noch
2 Monate später im Blute nachgewiesen werden! Da also hier die
physikalischen Vorbedingungen für den Durchtritt durch die
Liquorschranke sogar in besonders günstiger Weise erfüllt sind,
wird man den Schluß ziehen dürfen, daß der Übertritt einer Substanz in den Liquor eine Funktion des Dispersitätsgrades darstellt.

Da bekanntlich innerhalb der kolloiden Stoffe große Unterschiede des Dispersitätsgrades vorhanden sind und auch nach Versuchen über die Diffusibilität dieser Stoffe in Gelatine nicht unbeträchtliche Differenzen bestehen, so war zu erwarten, daß sogenannte Semikolloide unter bestimmten Bedingungen in den Liquor übertreten können. Das ist in der Tat der Fall. Zwar erweist sich Trypanblau bei einmaliger Injektion im allgemeinen als impermeabel; es gelingt aber in längeren Versuchen, in denen dieser Stoff täglich injiziert wurde, das Blut derartig mit diesem Farbstoff anzureichern, bzw. die Blutliquorschranke zu schädigen, daß Trypanblau im Liquor nachweisbar wird [1]. Wir kommen auf diesen Befund noch später zurück. Hier sei nur angeführt, daß BAUMANN (1920) an der Ziege nach 40 täglich durchgeführten Injektionen vom 32. Tage der Behandlung ab eine Blaufärbung des Liquors fand.

Es ist nicht völlig abzulehnen, daß mit der Impermeabilität der Blutliquorschranke für Kolloide das Verhalten des Zuckers im Liquor zusammenhängt. Wie sich aus zahlreichen Untersuchungen ergibt, ist die Menge des Blutzuckers erheblich größer als die des Liquors. Die letztere beträgt im Durchschnitt etwa 59 vH der ersteren. DE HAAN und VAN CREVELD (1921) haben nun zeigen können, daß bei der Ultrafiltration des Plasmas im Ultrafiltrat der Zuckergehalt erheblich geringer als im Plasma ist und in quantitativer Hinsicht etwa dem Verhältnis Blut-: Liquorzucker entspricht. Er nimmt daher an, daß ein Teil des Blutzuckers an die Plasmakolloide gebunden ist, und sieht darin die Ursache für den verminderten Zuckergehalt des Liquors. Mit Rücksicht darauf, daß die Frage des gebundenen Zuckers von anderen Autoren (ASHER, MICHAELIS und RONA, HESS und McGUIGAN [2]) in negativem Sinne entschieden wird, stehen der BRINKMANNschen Theorie ernste Bedenken entgegen.

Es scheint aber nicht unwichtig, die Frage nach der Ursache des verminderten Zuckergehaltes im Liquor noch nach einer anderen

---

[1] Der bedeutende Unterschied in der Diffusibilität des „Semikolloids" Trypanblau gegenüber den vorher (Tabelle 60) besprochenen sauren Farbstoffen geht aus Diffusionsversuchen in 10 proz. Gelatine hervor, in denen bei Verwendung 0,2 proz. Farbstofflösungen der Diffusionsfortschritt nach 5 Tagen bei Trypanblau 2 mm, den diffusiblen sauren Farbstoffen aber 17—38 mm betrug.

[2] Bezüglich der Literatur vgl. WIECHMANN (1925).

Richtung hin zu betrachten. Es liegt eine große Reihe von Versuchen vor, aus denen hervorgeht, daß bei experimentellen oder aus pathologischen Gründen eintretenden Veränderungen des Blutzuckergehaltes parallelgehende Schwankungen in der Konzentration des Liquorzuckers auftreten. So wissen wir, um nur zwei Beispiele anzuführen, daß beim Diabetes mellitus sowie beim Pankreasdiabetes der Erhöhung des Blutzuckers eine Vermehrung des Liquorzuckers entspricht (NIINA, WIECHMANN). Auch die Adrenalinhyperglykämie hat ein Steigen des Liquorzuckers zur Folge. Andererseits sinkt der Liquorzucker, wenn durch Insulin eine Verminderung des Blutzuckers herbeigeführt worden war. Wenn sich von dieser Regel, daß der Liquorzucker dem Zuckergehalte des Blutes folgt, Abweichungen ergeben, so müssen wir jedesmal untersuchen, ob Anhaltspunkte für eine Veränderung der Permeabilität der Blut-Liquorschranke gegeben sind oder hier andere Ursachen eine Rolle spielen. Und da weisen gerade klinische Erfahrungen darauf hin, daß der pathologisch veränderte Stoffwechsel des Zentralnervensystems bedeutungsvoll sein kann. Wenn bei Meningealcarcinose eine über die Norm hinausgehende Verminderung des Liquorzuckers beobachtet wird, so ist dabei zu denken, daß nach WARBURGS Untersuchungen eine Vergärung des Zuckers durch Carcinomgewebe nachgewiesen ist. Und ebenso ist bei bakteriellen Infektionen der Meningen an eine durch die Bakterien hervorgerufene Glykolyse als Ursache der Verringerung des Liquorzuckers zu denken. Diese Betrachtung hat aber auch unter physiologischen Gesichtspunkten eine große Berechtigung. Durch Versuche von WINTERSTEIN und HIRSCHBERG (1917), sowie von TAKAHASHI (1925) wissen wir, daß das Zentralnervensystem Zucker verbraucht und Glykogen speichert[1]. Es ist also, wie GÄRTNER (1927) annimmt, durchaus möglich, daß der verringerte Zuckergehalt im Liquor durch den Eigenstoffwechsel des Zentralnervensystems bedingt ist und an den Grenzschichten zwischen Liquor und Blut die gleiche Konzentration herrscht. Allerdings kann nicht verschwiegen werden, daß eine derartige Anschauung theoretisch insofern Schwierigkeiten hat, als bei der nachweisbaren Zuckerpermeabilität der Blutliquorschranke — sonst könnten nicht, wie geschildert, parallele Veränderungen im Zuckergehalt des Blutes

---

[1] Vgl. die zusammenfassende Darstellung bei E. GELLHORN: Neuere Ergebnisse der Physiologie. S. 350ff. Leipzig: F. C. W. Vogel 1926.

und des Liquors beobachtet werden — es schwer verständlich bleibt, warum kein Konzentrationsausgleich erfolgt, sobald infolge des Zuckerverbrauches des Nervensystems der Liquor einen im Verhältnis zum Blute verminderten Gehalt aufweist.

Auf die Bedeutung des Eigenstoffwechsels des Zentralnervensystems weist auch die Menge des im Liquor vorhandenen Harnstoffes hin, da dieser besonders im Anschluß an Krämpfe höher als der Harnstoffgehalt des Blutes sein kann. Sowohl die Verminderung des Zuckergehaltes des Liquors wie die Vermehrung des Harnstoffes gegenüber dem Blute läßt vermuten, daß die aus dem Blut in den Liquor übertretenden Nährstoffe teilweise vom Zentralnervensystem verbraucht werden und daß ferner die Stoffwechselschlacken in den Liquor übergehen. Wenn unter physiologischen Bedingungen erhebliche Konzentrationsunterschiede zwischen bestimmten Stoffen in Blut und Liquor vorhanden sind, so erklärt sich dies nicht allein aus der Möglichkeit einer verschiedenen Bindung dieser Stoffe in beiden Flüssigkeiten, die mit ihrem verschiedenen Kolloidgehalt im Zusammenhang stehen mag, sondern ist auch in der selbst für diffusible Stoffe festgestellten verhältnismäßigen geringen Permeabilität der Blut-Liquorschranke begründet. Dies dürfte auch für den Gehalt des Liquors an Aminosäuren von Bedeutung sein. WIECHMANN (1926) gibt an, daß der Amino-N im Plasma 6,1—4 mg, im Liquor dagegen nur 2—1,2 mg in 100 ccm beträgt. Im Durchschnitt ist also der Amino-N-Gehalt des Liquors nur 31 vH des entsprechenden Wertes im Blute. Auch dies kann mit dem Stoffwechsel des Zentralnervensystems in Verbindung stehen und auch hier dürfte die im Verhältnis zur Zuckerpermeabilität noch wesentlich geringere Durchlässigkeit der Blut-Liquorschranke für Amino-N eine Rolle spielen, da nach oraler Verabreichung von Gelatine nur ein geringer und dazu nicht regelmäßig eintretender Anstieg des Aminostickstoffes im Liquor zu beobachten ist.

Zusammenfassend ergibt sich aus den bisherigen Betrachtungen, daß die Blut-Liquorschranke im Vergleich zu den übrigen in dem Körper vorhandenen Grenzflächen als besonders dicht anzusehen ist; denn einerseits verhindert sie den Durchtritt von Kolloiden in den Liquor, andererseits zeigt sich, daß auch diejenigen diffusiblen Stoffe, die in die Cerebrospinalflüssigkeit übertreten, selbst unter optimalen physikalischen und physiologischen

Bedingungen stets nur in erheblich verminderter Konzentration gefunden werden und daß der Durchtritt dieser Substanzen im allgemeinen recht beträchtliche Zeiten beansprucht. Darin liegt ein grundsätzlicher Unterschied gegenüber der Permeabilität der Capillaren. Wenden wir nun auf das Problem der Permeabilität der Blut-Liquorschranke die Lehren an, die sich aus den früheren allgemeinen Erörterungen des Permeabilitätsproblems ergeben, so erhebt sich die wichtige Frage, ob mit der Feststellung des Durchtrittes im positiven oder negativen Sinne verschiedener Substanzen eine physiologische Charakterisierung der zwischen Blut und Liquor gelegenen Grenzschichten schlechthin erreicht ist oder ob in Analogie zu den Erfahrungen an Einzelzellen sowie verschiedenen Geweben auch *funktionelle Permeabilitätsänderungen* der Blut-Liquorschranke vorkommen.

Es ist sehr bedeutungsvoll, daß der Nachweis derartiger Schwankungen in der Durchlässigkeit der Blut-Liquorschranke bereits am Menschen unter ganz physiologischen Verhältnissen gelungen ist. HEILIG und HOFF (1924) haben nämlich gezeigt, daß während der Menstruation eine deutliche Permeabilitätserhöhung der Blut-Liquorschranke auftritt. Injiziert man den Farbstoff Uranin intravenös, so zeigt sich, daß im Intermenstrum die Konzentration des Farbstoffes im Liquor 1 : 2—3 Millionen beträgt; unter den gleichen Bedingungen wird am ersten und zweiten Menstruationstage aber im Liquor die etwa 10fach höhere Konzentration erreicht. Nach Beobachtungen von BENDA (1925), der diese Ergebnisse ebenfalls bestätigen konnte, wird auch während der Gravidität, besonders in ihrer zweiten Hälfte, relativ häufig eine recht erhebliche Steigerung der Permeabilität beobachtet. Die Erklärung dieser eigenartigen Tatsache erscheint im allgemeinen Rahmen des Permeabilitätsproblems nicht schwierig. Denn es wird S. 336ff. gezeigt werden, daß zu den Faktoren, die imstande sind, die Durchlässigkeit der Zellgrenzschichten in reversibler Weise zu beeinflussen, auch die Inkrete gehören. Es liegt deshalb die Deutung nahe, daß die veränderte Inkretion während der Menstruation und der Gravidität die Permeabilitätserhöhung der Blut-Liquorschranke verursacht. Bemerkenswert ist, daß post partum die normalen Verhältnisse sich sehr rasch wieder einstellen.

In tierexperimentellen Untersuchungen vermißten STERN und Mitarbeiter (1927) einen Einfluß der Gravidität auf die Blut-

Liquorschranke, konnten aber feststellen, daß ihre Durchlässigkeit an kastrierten und thyreodektomierten Tieren für kolloide Farbstoffe, aber nicht für Krystalloide erhöht war. Es wird von größtem Interesse sein, zu untersuchen, inwieweit die Widersprüche auf Unterschiede im Verhalten von Tier und Mensch zurückzuführen oder rein methodisch bedingt sind. Für künftige Untersuchungen wird es sich empfehlen, gleichzeitig die Konzentration des zu untersuchenden Stoffes in Blut und Liquor, wie es WALTER mit seiner Brommethode getan hat, zu ermitteln, um etwaige Veränderungen der Konzentration und Verweildauer der permeierenden Substanzen im Blute auszuschließen. So werden sich auch die widerspruchsvollen Angaben über den Einfluß des Urotropins und Theophyllins auf die Blut-Liquorschranke (STERN und ZEITLIN, FRANCESCHETTI und WIELAND) aufklären lassen. Erwähnt sei ferner, daß STERN, SLATOWIEROW und KREMLEW (1927) einen Einfluß des sympathischen Nervensystems auf die Liquorschranke annehmen, da durch Adrenalin ihre Durchlässigkeit gesteigert wird, während die Ausschaltung des Sympathicus durch Exstirpation der Halsganglien oder durch Ergotamin ohne Einfluß ist.

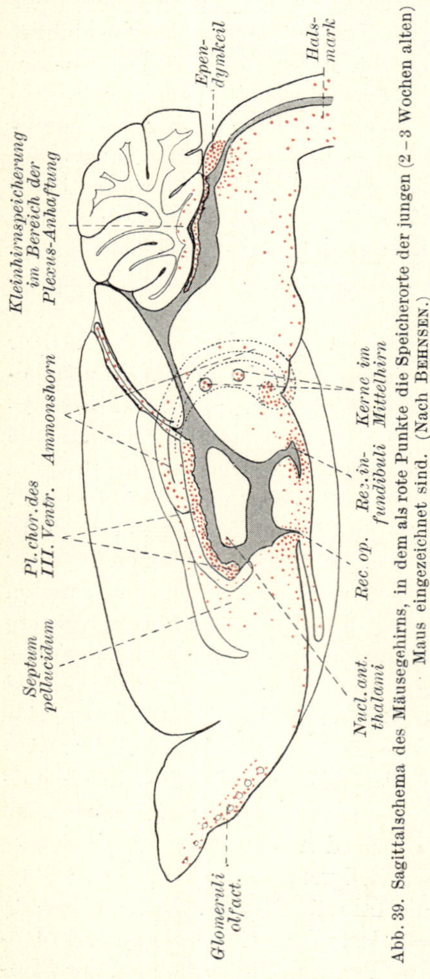

Abb. 39. Sagittalschema des Mäusegehirns, in dem als rote Punkte die Speicherorte der jungen (2–3 Wochen alten) Maus eingezeichnet sind. (Nach BEHNSEN.)

Die Untersuchungen von BEHNSEN (1926/27) haben noch einen weiteren sehr bemerkenswerten Gesichtspunkt in das Problem der Liquorschranke hineingetragen. Durch vergleichende Untersuchungen an jungen wachsenden und erwachsenen Mäusen über die Ablagerung von Trypanblau in der Hirnsubstanz nach mehrfachen subcutanen Injektionen massiver Dosen ergab sich, daß an den noch nicht erwachsenen Tieren die Durchlässigkeit bedeutend größer als im erwachsenen Zustande ist. Um diesen Befund zu illustrieren, sei auf die Abbild. 39 und 40 verwiesen, aus denen deutlich hervorgeht, daß nach genügend langer Vorbehandlung Trypanblau in verschiedenen, speziell an der Hirnbasis gelegenen Teilen des Zentralnervensystems abgelagert wird. In quantitativer Hinsicht bestehen zwischen dem jungen und dem erwachsenen Tier bedeutende Unterschiede insofern, als an der noch nicht entwickelten Maus umfangreichere Teile des Nervensystems den Farbstoff speichern und diese Speicherung im allgemeinen sich auch intensiver vollzieht als am ausgewachsenen Tier[1]. Diese Versuche ähneln den Befunden, die v. MÖLLENDORFF (1925) am Darmepithel erhoben hat, als er zeigte, daß junge Darmepithelien Tuschepartikelchen aufzunehmen imstande sind, während dies am er

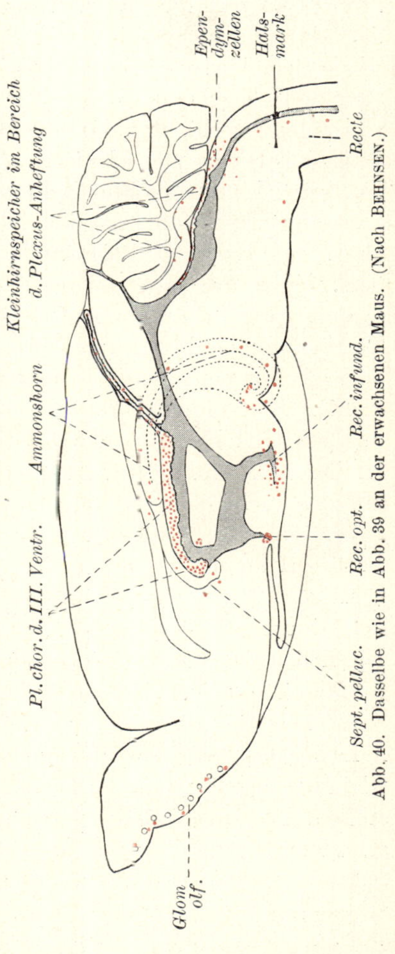

Abb. 40. Dasselbe wie in Abb. 39 an der erwachsenen Maus. (Nach BEHNSEN.)

---

[1] Vgl. hierzu auch die klassischen Versuche von GOLDMANN (1913).

wachsenen Tier regelmäßig fehlt. Und weiterhin sei daran erinnert, daß BLOTEVOGEL (1924) in den Ganglien und Gliazellen jugendlicher Tiere eine Farbstoffspeicherung fand, die bei erwachsenen regelmäßig vermißt wurde. Wenn somit an der Tatsache, daß die Ausbildung der Blut-Liquorschranke auch nach der Geburt noch wesentliche Fortschritte macht, nicht zu zweifeln ist und dies offenbar eine Teilerscheinung der mit dem Alter zunehmenden Ausbildung von Zellgrenzschichten darstellt, so ist die Erklärung dieser eigenartigen Tatsache viel schwieriger. Es liegt nahe anzunehmen, daß die Entwicklung der Blut-Liquorschranke dem Reifezustand des Zentralnervensystems parallel geht (STERN). STERN und PEYROT (1927) und RAPPORT (1927) fanden nämlich, daß bei Neugeborenen bzw. wenige Tage alten Tieren (Hund, Katze, Ratte, Maus) Ferrocyannatrium im Liquor nachweisbar ist, während es bei älteren Tieren nicht die Blut-Liquorschranke passiert. Die wesentlich weiter entwickelten neugeborenen Meerschweinchen besitzen dagegen eine dichtere Blut-Liquorschranke, so daß der Versuch negativ ausfällt; dagegen tritt Ferrocyannatrium durch die fetale Liquorschranke an diesen Tieren hindurch. Da Trypanblau auch bei neugeborenen Hunden nicht oder nur in Spuren übertritt, so nahmen die Verfasser eine verschiedene Durchtrittsstelle für das Salz und den Farbstoff an und konnten dies durch histologische Befunde bekräftigen. Hiernach wäre anzunehmen, daß Trypanblau vornehmlich durch die Capillaren, Ferrocyannatrium aber durch die Epithelien des Plexus chlorioideus in den Liquor übertreten[1].

Man könnte sich die Vorstellung zu eigen machen, die BEHNSEN entwickelt, daß die eigentümlichen Veränderungen, die in der Ernährung des Tieres post partum eintreten, die Ursache für die Entwicklung der Blut-Liquorschranke zu einem wesentlichen Teile darstellen. Die außerordentlich wichtige Tatsache, daß nach allen geschilderten Befunden die zwischen Blut und Liquor gelegene Schranke am normalen erwachsenen Tier und Menschen das Zentralnervensystem in äußerst wirksamer Weise vor Störungen in der

---

[1] Hierfür sprechen auch toxikologische Befunde, da nach STERN und LOCKCHINA (1927) die Vergiftung mit CO, H_2S und HCN die Durchlässigkeit für kolloide Farbstoffe, nicht aber für die krystalloiden Anionen von Jodnatrium und Ferrocyannatrium erhöht. Auch hier wäre eine Nachprüfung unter Heranziehung quantitativer Methoden, wie z. B. der Brommethode WALTERS, sehr erwünscht.

Zusammensetzung der Cerebrospinalflüssigkeit bewahrt, legt den Gedanken nahe, daß der Reiz für die Entwicklung einer derartigen Grenzfläche erst dann gegeben ist, wenn durch die Aufnahme von Nahrung von schwankender Zusammensetzung Störungen in der Beschaffenheit des Blutes eintreten. Der Fetus ist durch die Placenta hiervon bewahrt und auch der junge Organismus im Säuglingsstadium ist durch die gleichmäßige Zusammensetzung und weitgehende Anpassung der mütterlichen Nahrung davor geschützt, daß diffusible Fremdstoffe in den Liquor übertreten und so zu einer schweren Schädigung des Zentralnervensystems führen. Berücksichtigt man gleichzeitig die aus den erwähnten Versuchen von v. MÖLLENDORFF folgende außerordentlich große Permeabilität jugendlicher Darmepithelien, so erkennt man, wie groß hier die Gefahr ist, daß bei abnormer Ernährung Fremdstoffe in den Liquor übertreten. Es wäre nicht uninteressant, sich unter diesen Gesichtspunkten mit den Ernährungsstörungen der Säuglinge, die bekanntlich sehr häufig mit schweren cerebralen Symptomen einhergehen, zu befassen[1]. Auch an die experimentelle Tetanie nach Exstirpation der Nebenschilddrüsen ist in diesem Zusammenhang zu denken, zumal man unter diesen Bedingungen vielfach eine erhöhte Durchlässigkeit des Darmepithels annimmt. Vielleicht kommt noch eine inkretorisch bedingte Erhöhung der Permeabilität der Blut-Liquorschranke hinzu.

Daß auch am Menschen die Blut-Liquorschranke nach der Geburt noch nicht vollständig ausgebildet ist, geht aus folgender Beobachtung von SCHMORL (1902) hervor. Während am Erwachsenen auch nach langdauerndem Ikterus ein Übertritt der Gallenfarbstoffe in den Liquor nicht stattfindet, beobachtet man beim Icterus neonatorum eine deutliche Gelbfärbung des Liquors, die sich in manchen Fällen auf die Kernregion der Medulla oblangata, den Nucleus dentatus des Kleinhirns, die Vierhügel und den Linsenkern erstreckt. Dieser Befund ist um so auffallender, als nach den an Tieren mit doppelseitiger Nierenexstirpation ausgeführten Versuchen von STERN und GAUTIER ein Übertritt von Gallenfarbstoff in den Liquor regelmäßig vermißt wurde.

---

[1] Vielleicht ist die häufige symptomatische Beteiligung des Zentralnervensystems bei fieberhaften Erkrankungen des Kindesalters (z. B. Pneumonie) der klinische Ausdruck der relativ großen Durchlässigkeit der Blut-Liquorschranke.

Es schien deshalb von Interesse zu untersuchen, ob auch an gesunden Säuglingen eine veränderte Permeabilität besteht. Ich habe daher die Herren Dr. DÖLTER und Dr. KRUSE veranlaßt, mittels der WALTERschen Brommethode (siehe unten) Versuche anzustellen. Diese haben das wichtige Ergebnis gehabt, daß innerhalb der ersten 3 Monate eine deutlich erhöhte Permeabilität besteht. Auch Frühgeburten unter 3000 g besitzen meistens eine vermehrte Durchlässigkeit der Blut-Liquorschranke. Natürlich läßt sich kein genauer Zeitpunkt angeben, in dem stets eine erhöhte Durchlässigkeit gefunden wird. Aber die in der Tabelle 60 wiedergegebenen Werte lassen erkennen, daß im ersten Vierteljahr vorwiegend erhöhte Durchlässigkeit beobachtet wird, während vom zweiten Vierteljahr an die Mehrzahl normale Permeabilitätsquotienten liefert. Ist aber noch in diesem Zeitpunkte die Durchlässigkeit vergrößert, so handelt es sich meistens um untergewichtige, in der Entwicklung zurückgebliebene Kinder. Daß unter pathologischen Bedingungen eine sehr starke Durchlässigkeitserhöhung eintreten kann, ist ebenfalls aus der Tabelle 61 zu ersehen[1].

Tabelle 61. Permeabilität der Blut-Liquorschranke für Brom bei Kindern im 1. Lebensjahr
(nach Untersuchungen von DÖLTER und KRUSE; Universitätskinderklinik Halle).

	Quotient $\angle$ 2,4	2,4—2,9	2,9—3,3
Frühgeburten unter 3000 g . .	1	5	4
1. Vierteljahr	1	9	6
2.—4. Vierteljahr	—	4*	30
Schwere Ernährungsstörungen (2.—4. Vierteljahr)	2	3	—

Zusammen 65 Einzeluntersuchungen bei 48 Kindern.
* Meist stark untergewichtig.

Nachdem wir so einen Überblick über die physiologischen Veränderungen der Permeabilität der Blut-Liquorschranke gewonnen haben, bleibt noch kurz zu erörtern, inwieweit pathologische Vorgänge die Durchlässigkeit dieser Schranke beeinflussen. Da liegt es nahe, mit der Besprechung jener Vorgänge zu beginnen, die, wie im vorausgehenden Kapitel geschildert wurde, auch die Durchlässigkeit der Capillaren durchgreifend verändern. Und in der Tat

---

[1] Vgl. hierzu auch LEONOW (1927).

findet man, daß beim anaphylaktischen Schock gleichzeitig eine Permeabilitätserhöhung der Blut-Liquorschranke und der Capillaren eintritt. Im Peptonschock läßt sich nämlich zeigen, daß Trypanblau, das bei einmaliger Injektion beim Hunde niemals in den Liquor übertritt, unter diesen Bedingungen sich in der Gehirnsubstanz nachweisen läßt (SIENGALEWICZ und CLARK 1924). Zahlreiche Erfahrungen liegen auch darüber vor, daß entzündliche Veränderungen der Meningen mit Liquorveränderungen einhergehen, die im Sinne einer erhöhten Permeabilität der Blut-Liquorschranke aufgefaßt werden können. So findet man bei Meningitis und epidemischer Encephalitis eine relative Erhöhung des Blutzuckers (WIECHMANN, SÜNDERHAUF 1926). Da aber derartige Veränderungen in der Konzentration solcher Stoffe, die für den Eigenstoffwechsel des Zentralnervensystems von Bedeutung sind, nicht eindeutig im Sinne einer Permeabilitätsveränderung aufzufassen sind, hat man in neuerer Zeit vielfach Fremdstoffe angewandt, durch die die Durchlässigkeit der Blut-Liquorschranke quantitativ erfaßt werden soll.

Wir hatten bereits bei der Besprechung der Experimente von STERN und GAUTIER erwähnt, daß Immunkörper die Liquorschranke nicht zu passieren vermögen. Auf dieser Tatsache beruht die WEIL-KAFKAsche Reaktion (1911). Die im normalen Blute kreisenden Hämolysine treten nämlich bei Intaktheit der Liquorschranke nicht in diesen über. Bei Meningitis und Paralyse konnten sie hingegen im Liquor nachgewiesen werden, und infolgedessen wurde die positive Reaktion im Sinne einer Erhöhung der Permeabilität der Blut-Liquorschranke gedeutet. Da aber bei weiterer Anwendung dieser Reaktion sich zeigte, daß sie im allgemeinen bei Erhöhung des Eiweißgehaltes im Liquor auftritt und, wie wir auf Grund anderer Methoden wissen, eine Vermehrung des Liquoreiweißes auch endogen zustande kommen kann, ohne daß sich sichere Anhaltspunkte für eine veränderte Durchlässigkeit der Liquorschranke ergeben, so hat man andere Methoden zur Anwendung gebracht.

Von immunobiologischen Methoden sei noch erwähnt, daß nach BIELING und WEICHBRODT (1922) die Injektion von Proteus X 19, der bekanntlich zur WEIL-FELIXschen Reaktion verwendet wird, zur Bestimmung der Durchlässigkeit der Liquorschranke geeignet ist. Während nämlich am Gesunden Agglutinine für Proteus im Liquor vermißt werden, treten diese bei akuten Infektionskrankheiten im Liquor auf. Ferner hat man im Anschluß an die tierexperimentellen Erfahrungen die Injektion verschiedener Farbstoffe zur Prüfung der Permeabilität verwendet. SCHÖNFELD (1921) hat zu diesem Zweck Uranin und Äsculin verwendet und gefunden, daß bei entzündlichen Veränderungen der Meningen mit dieser Methode eine erhöhte Permeabilität festzustellen ist. Nach KAFKA gilt dies auch für die Paralyse und die luischen Erkrankungen des Zentralnervensystems.

In letzter Zeit ist vor allem die von WALTER (1925—27) eingeführte Brommethode zur Anwendung gekommen. Sie beruht insofern auf exakten physikalischen Voraussetzungen, als bei dieser Methode nach oraler Eingabe von Brom sowohl die Bromkonzentration im Blut wie im Liquor festgestellt und aus der Größe des Quotienten die Durchlässigkeit der Blut-Liquorschranke bestimmt wird. Gibt man nach WALTER 5 Tage hindurch täglich dreimal 0,06 g NaBr per os pro Kilo Körpergewicht, so findet man bei der am 6. Tage vorgenommenen Brombestimmung im Blut und Liquor einen Quotienten, der nur innerhalb sehr enger Grenzen (2,9—3,3) schwankt. Ist dieser Quotient verkleinert, so ist die Durchlässigkeit der Liquorschranke erhöht, im entgegengestzten Falle vermindert.

Es wurde nun das wichtige Ergebnis festgestellt, daß nicht nur bei entzündlichen Erkrankungen der Meningen eine Veränderung der Permeabilität vorliegt, sondern daß dies auch für eine Reihe von Geisteskrankheiten gilt. Dabei hat sich weiterhin gezeigt, daß die Größe der Permeabilitätsveränderungen in Beziehung zur Stärke der zentralnervösen Erkrankung steht. Und endlich konnte in Bestätigung tierexperimenteller Erfahrungen von STERN und GAUTIER nachgewiesen werden, daß unter dem Einfluß therapeutischer Arsengaben (Salvarsan) eine Verminderung der Permeabilität der Blut-Liquorschranke beobachtet wird (HAUPTMANN 1926). Für Paralyse, Tabes und PARKINSONsche Krankheit, über die schon recht umfangreiche Erfahrungen vorliegen, ergibt sich mit der Brommethode, wie die Tabelle 61 zeigt, eine elektive Permeabilitätssteigerung bei den metaluischen Erkrankungen und eine Durchlässigkeitsverminderung bei Metencephalitis. Es liegt auf der Hand, daß diese Befunde nicht nur für das therapeutische Handeln des Arztes, sondern auch für die pathogenetische Auffassung dieser Erkrankungen von grundsätzlicher

Bedeutung sind [1]. Sehr interessant sind auch die Befunde HAUPT-MANNs über die Permeabilität bei Alkoholismus. Es fand sich gesteigerte Permeabilität bei dem Delirium, verminderte bei chro-

Tabelle 62. Permeabilitätsveränderungen bei Paralyse, Tabes, Parkinsonscher Krankheit (nach WALTER 1927).

Paralyse				Tabes				Parkinsonsche Krankh.			
Zahl der Fälle	Permeabilität vH			Zahl der Fälle	Permeabilität vH			Zahl der Fälle	Permeabilität vH		
	+ [2]	±	−		+	±	−		+	±	−
120	86	12	2	37	90	10	0	23	0	33	67

nischen Trinkern, ein Unterschied, an dem nach der Auffassung HAUPTMANNs sowohl konstitutionelle wie exogene Faktoren beteiligt sein dürften, zumal STERN in ihren Tierversuchen eine Verminderung in der Durchlässigkeit der Liquorschranke durch Alkohol feststellen konnte. Eine kurze Übersicht über die Durchlässigkeitsveränderungen unter pathologischen Bedingungen enthält die Tabelle 63.

Tabelle 63. Summarische Übersicht über Veränderung der Blut-Liquorschranke unter pathologischen Bedingungen. (Vgl. WALTER, HAUPTMANN.)

Erkrankung	Permeabilität	Methode
Paralyse	erhöht	Brom-
Tabes.	″	
Senile Psychosen .	″	methode
Myelitis	″	
Delirium	″	nach
Schizophrenie [3] . . .	vermindert	WALTER
Urämie	erhöht	

Innerhalb wie großer Grenzen der Permeabilitätsquotient schwanken kann, lehrt die Abb. 41, die einer Arbeit von HAUPTMANN (1926) entnommen ist.

---

[1] Vgl. hierzu HAUPTMANNs Ausführungen über seine Metaluestheorie (1926).

[2] + = erhöhte Permeabilität; ± = unveränderte Permeabilität; − = verminderte Permeabilität.

[3] F. WEIL (1927) findet bei Schizophrenie nur bei weniger als der Hälfte der Fälle eine Permeabilitätsverminderung. Bei Epilepsie tritt sie in 50 vH auf.

Die kurze Erörterung der Pathologie der Blut-Liquorschranke
weist darauf hin, daß Veränderungen der Permeabilität sowohl im
Sinne einer Erhöhung wie einer Verminderung für das Zentralnervensystem von schwerwiegenden Folgen begleitet sind. Wir

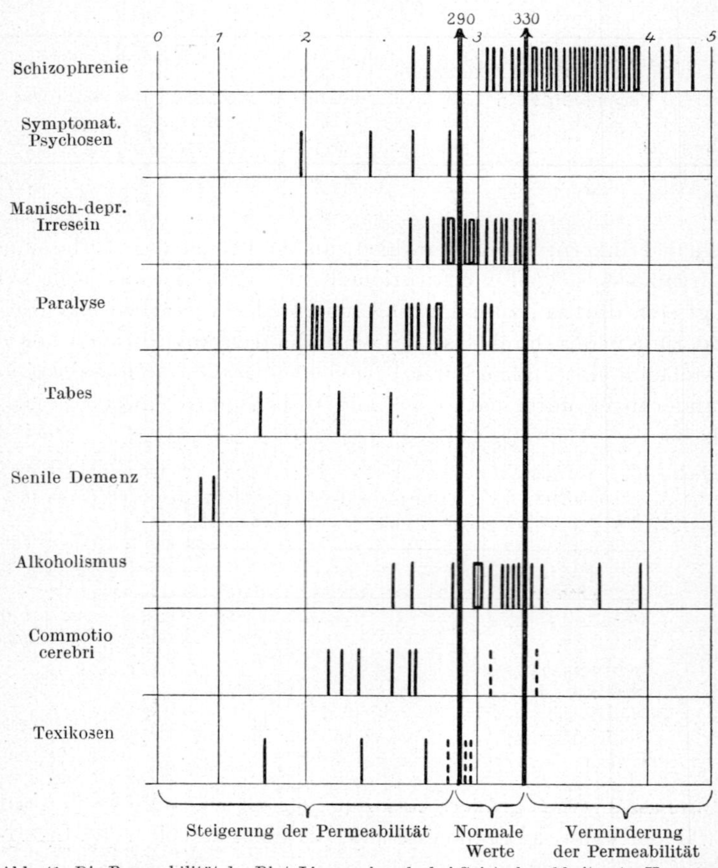

Abb. 41. Die Permeabilität der Blut-Liquorschranke bei Geisteskrankheiten (n. HAUPTMANN).
Die Zahlen an der Abscisse geben die Permeabilitätsquotienten nach WALTER $\left(\dfrac{\text{Brom im Blut}}{\text{Brom i. Liquor}}\right)$
an. Die punktierten Linien sind Fälle ohne nervöse Erscheinungen.

können dies begreifen, wenn wir die Schädlichkeit der verminderten
Permeabilität so deuten, daß die für die Ernährung des Zentralnervensystems unbedingt erforderlichen Substanzen nicht in genügender Menge in den Liquor übertreten. Die Schädlichkeit der

erhöhten Permeabilität ist besonders leicht verständlich, wenn wir
berücksichtigen, daß vermöge seines verminderten Eiweißgehaltes
der Liquor als schwach gepufferte Flüssigkeit viel leichter Reaktionsverschiebungen erleiden kann als das Blut. Vom therapeutischen Gesichtspunkte aus ist die außerordentliche Dichtigkeit
der Liquorschranke deshalb so bedeutungsvoll, weil sie es begreiflich macht, das therapeutische Agenzien auf die übrigen Organe
des Körpers leichter einwirken als auf das durch die Liquorschranke
von der allgemeinen Zirkulation weitgehend abgeschlossene Zentralnervensystem. So kann die Durchbrechung dieser Schranke in
bestimmten pathologischen Fällen im Sinne einer wirksamen
Therapie notwendig sein, und so ist vielleicht auch zum Teil der
Erfolg der Malariabehandlung der Paralyse aufzufassen. In dieser
Beziehung sei noch erwähnt, daß nach Versuchen von FLATAU
(1926) am Kaninchen eine Erhöhung der Permeabilität der
Schranke eintritt, wenn die Körpertemperatur des Kaninchens erheblich gesteigert wird, gleichviel ob dies von außen durch Ver-
bringen des Tieres in einen Thermostaten oder durch Injektion mit
Natrium nucleinicum oder Tuberculin herbeigeführt wird. Die erhöhte Durchlässigkeit der Hirncapillaren für Trypanblau nach
aseptischer Entzündung haben MORGENSTERN und BIRJUKOFF
(1926) dargetan.

Wo haben wir nun die Blut-Liquorschranke zu suchen? Nach den
Anschauungen von v. MONAKOW ist sie in die Plexusepithelien zu
verlegen, die eine auswählende Funktion haben sollen und als deren
typisches Sekret die Cerebrospinalflüssigkeit angesehen wird.
Andere Autoren glauben, daß daneben auch den Gefäßen, insbesondere den Capillaren, eine wichtige Funktion zukommt, eine
Ansicht, die auf Grund der eigentümlichen fleckförmigen Verteilung des in das Zentralnervensystem übergetretenen Farbstoffes in
Trypanblauversuchen SPATZ (1924), BEHNSEN (1927) und MANDEL-
STAMM und KRYLOW (1927) vertreten. Eine wichtige Erweiterung
findet diese Anschauung in den Versuchen von GÄRTNER (1927).
Dieser Autor leugnet zwar keineswegs die Bedeutung der Plexus-
epithelien [1], findet aber die wichtigste, weil ausgedehnteste Grenz-

---

[1] Gegen die ausschließliche Bedeutung des Plexus sprechen auch Beobachtungen von SCHÖNFELD (1926) über den Übertritt von Farbstoffen
und Br und J nach epiduraler Injektion sowie die S. 314 angeführten Versuche von STERN.

schicht in der die Gefäße umgebenden Membrana limitans gliae (HELD) und begründete dies sehr überzeugend einmal dadurch, daß nach Verletzung dieser Membran sich eine Farbstoffspeicherung in der Hirnsubstanz findet, die unter sonst gleichen Bedingungen regelmäßig vermißt wird und ferner durch das eigentümliche färberische Verhalten der Hypophyse. In der Neurohypophyse wird nämlich Trypanblau im Gegensatz zu den übrigen Teilen des Nervensystems regelmäßig gespeichert und damit stimmt überein, daß an der Stelle der Speicherung regelmäßig die Gliamembran fehlt.

So sehen wir, daß trotz der zahlreichen Probleme, die die Blut-Liquorschranke dem Physiologen und dem Kliniker noch bietet, die Arbeiten der letzten Jahre eine reiche Aufklärung geschaffen haben. Es steht zu hoffen, daß hier der Fortschritt in der theoretischen Erkenntnis auch in der Therapie sich auswirken wird.

h) Die Permeabilität der Hornhaut und der Blutkammerwasserscheide.

Die Durchlässigkeit der Hornhaut wurde von F. P. FISCHER (1927) folgendermaßen untersucht. Einerseits wird der Übertritt von Chlor aus dem Kammerwasser durch die Hornhaut in eine Cl-freie Flüssigkeit, die mit der Hornhautoberfläche in Kontakt steht, festgestellt, andererseits wird geprüft, ob der Cl-Gehalt des Kammerwassers steigt, wenn die Außenfläche der Hornhaut mit einer 5proz. NaCl-Lösung berührt wird. Die Versuche ergeben, daß durch die intakte Hornhaut in der Richtung Kammerwasser → Hornhaut Chlor nur in geringen Spuren übertritt, während die Durchlässigkeit in der umgekehrten Richtung erheblich größer ist. Dabei setzt das Hornhautparenchym dem Cl-Durchtritt keinen Widerstand entgegen; vielmehr wird die Permeabilität der Hornhaut in besonders starkem Maße durch das Epithel, in etwas geringerem durch das Endothel herabgesetzt. Infolgedessen nimmt die diffundierende Cl-Menge nach Schädigung des Epithels bedeutend zu. Die Versuche führen zu dem Ergebnis, daß an der intakten Hornhaut eine gerichtete Durchlässigkeit für Cl vorliegt, da die Diffusion im wesentlichen nur in der Richtung Hornhaut → Kammerwasser erfolgt. Die Versuche weisen mithin ähnliche Verhältnisse auf, wie sie aus den Versuchen von COHNHEIM vom Darm (vgl. S. 244) bekannt und neuerdings von WERTHEIMER (vgl. S. 229) an der Froschhaut studiert sind. An dem letztgenannten Substrat konnte, wie früher erwähnt, gezeigt werden, daß die gerichtete Permeabilität im Zusammenhang mit der Quellungsfähigkeit der beiden Seiten der Membran steht. Analoge Verhältnisse liegen auch an der Hornhaut vor, da nach den Versuchen von FISCHER entsprechend der Richtung der Cl-Durchlässigkeit die epitheliale Seite der Hornhaut stärker als die endotheliale quilt. Die beschriebenen Verhältnisse gelten aber nur so lange, als der Quellungszustand der Hornhaut nicht erhöht wird. Kommt es durch Berührung der Hornhautoberfläche mit einer 3proz. Na-Citratlösung zu einer Hornhautquellung, so wird der Unterschied in der Durchlässigkeit aufgehoben. Es tritt eine deutliche Permeabilitätssteigerung auf, wie sie unter dem Einfluß der Quellung sowohl an Membranen, die aus quellungsfähigem Material bestehen, als auch an den verschiedensten Zellen beobachtet wurde.

Beschränkten sich diese Untersuchungen auf die Feststellung der Chlordurchlässigkeit der Hornhaut in verschiedenen Richtungen, so muß ergänzend auf Grund der Versuche von GIRARD, MESTREZAT, MORAX (1910—25) und ihren Mitarbeitern erwähnt werden, daß Anionen und Kationen durch die Hornhaut in das Kammerwasser nicht in äquivalenten Mengen permeieren. Es dringen nämlich mehr Anionen als Kationen in das Kammerwasser hinein und dieser Unterschied wird noch gesteigert, wenn man einen elektrischen Strom durch die Hornhaut schickt. Die Elektroneutralität wird durch Anionenaustausch erhalten. Die Versuche werden von GIRARD auf eine Membranpolarisation zurückgeführt. Wir werden sie unschwierig nach den früher geschilderten Versuchen von MICHAELIS erklären können, nach denen an einer positiv geladenen Membran die positiven Kationen relativ zurückgehalten werden. Ist diese Auffassung richtig, so steht zu erwarten, daß durch Zusatz von OH-Ionen, sobald diese eine negative Aufladung der Membran herbeiführen, das Durchtrittsverhältnis von Anionen zu Kationen sich umkehrt. Versuche hierüber liegen allerdings noch nicht vor.

Im Anschluß hieran sei die Durchlässigkeit der Blut-Kammerwasser-Schranke (Bl.-KW.) besprochen. Hier liegen ähnliche Verhältnisse wie hinsichtlich der Blut-Liquorschranke vor. In beiden Fällen trennt die Scheide das eiweißreiche Serum von einer nahezu eiweißfreien Flüssigkeit und gibt schon durch diesen Befund einen Hinweis dafür, daß für den Übertritt von Substanzen auch in das

Kammerwasser das Molekularvolumen von entscheidender Bedeutung ist. Für die Verteilung der Ionen gilt nach LEHMANN und MEESMANN (1924) das Donnangleichgewicht, ein Befund der mehrfach bestätigt (DIETER), neuerdings von GAEDERTZ und WITTGENSTEIN (1927) aber bestritten wird. Für die Durchlässigkeit der Bl.-KW. liegen systematische Untersuchungen der letztgenannten Autoren vor, nach denen sämtliche untersuchten diffusiblen Anionen unabhängig von ihrer chemischen Zusammensetzung (saure Farbstoffe verschiedener Gruppen und Salze) in das Kammerwasser übertreten. Gerade umgekehrt verhalten sich die basischen Farbstoffe, die unter physiologischen Bedingungen nicht in das Kammerwasser übertreten. Es liegen hier genau dieselben Verhältnisse vor, die WITTGENSTEIN und KREBS an der Blut-Liquorschranke feststellen konnten. Der Grund für dieses Verhalten ist zunächst durch die verschiedene Verweildauer gegeben. Denn die basischen Farbstoffe treten außerordentlich rasch aus der Blutbahn in das Gewebe über, während dies bei den sauren Farbstoffen viel langsamer vor sich geht (WITTGENSTEIN und KREBS 1926). Aber auch wenn man, wie das GAEDERTZ und WITTGENSTEIN getan haben, so hohe Dosen basischer Farbstoffe injiziert, daß die physikalischen Bedingungen für den Übertritt des Farbstoffes aus dem Blut in das Kammerwasser durchaus denjenigen vergleichbar sind, die in den Versuchen mit den sauren Farbstoffen vorhanden waren, ist im allgemeinen kein Farbstoffübertritt zu erzielen. Dies liegt darin, daß die basischen Farbstoffe von den Eiweißanionen der Körperzellen positiv adsorbiert werden.

Mit Recht sehen GAEDERTZ und WITTGENSTEIN das verschiedene Verhalten von basischen und sauren Farbstoffen dadurch bedingt an, daß erstere vom Körpereiweiß positiv, letztere aber negativ adsorbiert werden. Daher reichern sich die basischen Farbstoffe am stärksten in den Körperzellen an, weil ihr Eiweißgehalt größer als der des Blutes ist. Und aus demselben Prinzip erklärt sich, daß die sauren Farbstoffe sich in dem eiweißfreien Kammerwasser ansammeln. Daraus geht zugleich hervor, daß die Unterschiede, die zwischen basischen und sauren Farbstoffen oder, ganz allgemein gesagt, zwischen kathodischen und anodischen Stoffen bestehen, nicht etwa als Ausdruck einer relativen Kationenimpermeabilität der Membran zu verstehen sind, die z. B. an den roten Blutkörperchen oder in den Modellversuchen an Gelatinemembranen beobachtet werden kann. Es ist deshalb besser, hier nicht von einer Impermeabilität der Bl.-KW. für kathodische Substanzen zu sprechen, sondern nur das Fehlen ihres Übertrittes aus dem Blute aus elektrostatischen Gründen zu betonen [1].

Die Permeabilitätseigenschaften der Bl.-KW. treten dagegen deutlich hervor, wenn man elektronegative Substanzen verschiedenen Dispersitätsgrades in dieser Richtung untersucht. Dann zeigt sich, daß kolloide saure Farbstoffe nicht in das Kammerwasser übertreten. Auch Trypanblau, das als Semikolloid bezeichnet werden kann, geht gar nicht oder im Vergleich zu den sauren Farbstoffen von geringerer Teilchengröße nur in ganz kleinen Mengen in das Kammerwasser über. Diese Versuche sind um so beweisender, als die physikalischen Bedingungen für den Übertritt der kolloiden Stoffe wegen ihrer sehr langsamen Ausscheidung aus dem Blute besonders günstige sind. In diesem Sinne sprechen auch Erfahrungen, daß Antikörper erst dann in das Kammerwasser übertreten, wenn sie eine sehr hohe Konzentration im Blute erreicht

Tabelle 64. Permeabilität der Blut-Kammerwasserscheide.
(Nach GAEDERTZ und WITTGENSTEIN.)

Anodische Substanzen		Kathodische Substanzen	
1. molekular dispers	2. kolloid		
Uranin +	Trypanblau −	Neutralrot −	+ tritt in das
Chrysolin +	Kongorot −	Methylengrün −	Kammer-
Patentblau +	Wasserblau 6 B −	Safranin −	wasser über
Eosin +		Brillantkresyl-	
Äsculin +		blau −	− tritt
Orange G +		Methylengrün −	nicht über
Fuchsin S[2] +		Pyronin G −	
Lichtgrün SF[2] +		Fuchsin −	
Salicylsäure +		Na, K, Ca[4] −	
Ferrocyanwasser-			
stoffsäure[3] +			
Cl, Br, J[3] +			

---

[1] Die Versuche lassen sich auch im chemischen Sinne gemäß den Versuchen von ZIPF (vgl. S. 373) interpretieren.

[2] Die Farbstoffe werden im Körper umgewandelt und sind als Carbinole nachgewiesen. Vgl. hierzu KARCZAG und PAUNZ (1924), BALINT (1925) und WANKELL (1925).

[3] Als Natriumsalze intravenös injiziert.

[4] Als Chloride gegeben; bewirken keine Erhöhung des Kationengehaltes des Kammerwassers.

haben (KUFFLER 1925). Bei Hämoglobinämie ist Hb. nicht im Kammerwasser nachweisbar. Auch kolloide anodische Arzneimittel wie Neosalvarsan sind im Kammerwasser nicht nachzuweisen. Mit diesen Erfahrungen stimmt gut überein, daß SEIDEL (1921) den Übertritt von Farbstoffen in der umgekehrten Richtung, nämlich nach Injektion in das Kammerwasser von diesem in die episcleralen Venen dann vermißt hat, wenn die Farbstoffe kolloid waren. Es wird von Interesse sein, hier durch Ergänzung mit weiteren Farbstoffen verschiedener Dispersität die Abhängigkeit der Permeabilität der Bl.-KW. vom Molekularvolumen der gelösten Stoffe festzustellen und damit die Anwendbarkeit der Molekül-siebtheorie auf die Bl.-KW. zu sichern.

Daß unter pathologischen Bedingungen eine erhöhte Durch-lässigkeit vorkommt, ist schon aus der bekannten Tatsache zu ent-nehmen, daß nach mehrfacher Punktion der Eiweißgehalt des Kammerwassers erhöht ist.

Dementsprechend stellten KRAUSE, YUDKIN und MORTON (1927) fest, daß in das zweite Kammerwasser ein kolloides Arsenpräparat, das vorher intravenös injiziert worden war, übertritt, während es im ersten Kammerwasser nicht nachweisbar war. Es gelingt aber auch, auf pharmakologischem Wege die Durchlässigkeit der Bl.-KW. zu erhöhen. FRANCESCHETTI und WIELAND (1928) fanden, daß durch Theophyllin nach wiederholten Injektionen am Kanin-chen der Eiweißgehalt des Kammerwassers von 0,05 vH bis zu 6 vH steigen kann, was als Beweis für eine starke Permeabilitätserhöhung der Bl.-KW. gelten darf. Auch andere Diuretica waren im gleichen Sinne wirksam. Es gelang, die Permeabilitätssteigerung auch da-durch nachzuweisen, daß Arsen nach vorheriger Einwirkung von Theophyllin im Kammerwasser und in den Augengeweben in wesent-lich erhöhtem Maße sich vorfand.

Interessant sind die phylogenetischen Beziehungen. Schon das Verhalten der Blutliquorschranke im Säuglingsalter hat an ver-schiedenen Tieren bzw. beim Vergleich zwischen Menschund Tier Unterschiede gezeigt. Diese treten sehr deutlich an der Blut-Kammerwasserschranke auch nach Beendigung der Wachstums-periode in Erscheinung, wenn man die Wirkung wiederholter Punktion prüft. Nach FRANCESCHETTI und PFIMLIN (1928) findet man nämlich, daß am Kaninchen nach einmaliger Punktion der Eiweißgehalt des Kammerwassers seht stark, am Menschen aber in wesentlich geringerem Maße zunimmt. Dagegen führt auch eine ergiebige Liquorpunktion weder an Mensch noch Kaninchen zu einer Erhöhung des Eiweißgehaltes im zweiten Punktat. Dies spricht dafür, daß die Blut-Kammerwasserschranke phylogenetisch jünger als die bereits beim Kaninchen voll entwickelte Liquorschranke ist.

i) Die Permeabilität der Placenta[1].

Aus älteren Untersuchungen (vgl. die Literatur bei ZUNTZ 1908 und KREIDL und MANDL 1903) geht hervor, daß zahlreiche gelöste Stoffe wie Salze und Zucker durch die Placenta permeieren. Hingegen scheinen kolloide Stoffe wie Eiweißkörper und Glykogen nur in Form ihrer tieferen Abbaustufen in das fetale Blut überzutreten. Im wesentlichen liegen hiernach ähnliche Verhältnisse wie an den Capillaren vor. An diesen hatten die Untersuchungen von SCHULE-MANN die Bedeutung der Molekulargröße insofern gezeigt, als kolloide Farbstoffe im Gegensatz zu krystalloiden nicht imstande waren, aus dem Gewebe durch das Capillarendothel in die Blutbahn überzutreten. Ähnliche Ergebnisse hatte SHIMIDZU (1922) an der Placenta von Ratten und Mäusen. Er stellte nämlich fest, daß von den injizierten Säurefarbstoffen nur diejenigen in das fetale Blut übertraten, die in 20proz. Gelatine diffundieren[2]. Er schließt hieraus, daß die Placentaschranke sich nach Art eines Ultrafliters verhält. Ob allerdings seine Versuchsanordnung zu dieser Schlußfolgerung berechtigt, erscheint insofern zweifelhaft, als der Autor seine Farbstoffe subcutan injizierte und mit Rücksicht auf die erwähnten Versuche von SCHULEMANN hiernach einen wesentlichen Übergang der kolloiden Farbstoffe auf das mütterliche Blut bezweifelt werden muß, und dieser ist doch die Voraussetzung für eine einwandfreie Untersuchung der Durchlässigkeit der Placentaschranke für kolloide Farbstoffe. Immerhin spricht zugunsten der Annahme von SHIMIDZU die Undurchgängigkeit der Placenta für

---

[1] Die Durchlässigkeit der Placenta wird im folgenden nur ganz kurz dargestellt, weil vielfach die Verwertung des vorliegenden Materials für die Permeabilitätslehre ganz unsicher ist. Denn es darf nicht übersehen werden, daß die Placentaschranke nicht in einer einfachen Membran sondern einem komplizierten Organ besteht, in dem mannigfache chemische Umsetzungen erfolgen.

[2] Die in der Tabelle angeführten basischen Farbstoffe traten sämtlich in den Fetus über.

Eiweißkörper (BUGLIA 1913). Auch die Unabhängigkeit der im fetalen Blute vorhandenen ultramikroskopischen Teilchen von ihrer Menge im mütterlichen Blut, die unter dem Einfluß der Ernährung starken Schwankungen ausgesetzt ist, ist hier zu erwähnen (OSHIMA).

Tabelle 65. Über die Permeabilität der Placenta für Farbstoffe. (Nach SHIMIDZU.)

Farbstoffe		Diffusion in 20 vH Gelatine in mm nach		Permeabilität der Placenta
		24 h	48 h	
Orange G	sauer	16	19	+ + + +
Methylenblau . . .	basisch	16	18	+ + + +
Safranin	„	15	18	+ + + +
Neutralrot	„	13	15	+ + + +
Toluidinblau . . .	„	13	14	+ + + +
Säurefuchsin . . .	sauer	13	14	+ + +
Eosin.	„	12	14	+ + +
Bismarckbraun . .	basisch	11	13	+ + +
Dahlia	„	11	13	+ + +
Lichtgrün S. F. . .	sauer	11	13	+ +
Biebrich-Scharlach .	„	10	13	+ +
Indigocarmin . . .	„	10	12	+ +
Methylviolett 6 B .	basisch	9	12	+ +
Bordeaux-Rot . . .	sauer	8	9	+
Nilblau	basisch	8	9	+
Alizarin SO_3Na . .	sauer	7	8	+
Niagarablau 2 B . .	„	6	6	–
Anilinblau	„	5,5	5,5	–
Trypanblau	„	5,5	5,5	–
Lithiumcarmin . .	„	5,5	5,5	–
Congorot	„	5,5	5,5	–
Isaminblau	„	5,5	5,5	–
Alkaliblau	„	5,5	5,5	–

Bemerkenswert ist in den Versuchen SHIMIDZUs, daß weder der elektrochemische Charakter der Farbstoffe (basisch oder sauer) noch die Lipoidlöslichkeit über die Durchlässigkeit der Placenta für Farbstoffe entscheidet. Denn es treten sowohl lipoidlösliche wie -unlösliche Farbstoffe in den Fetus über; basische und saure Farbstoffe sind permeabel. Auch die Parallelität zwischen der Größe der Farbstoffdiffusion in Gelen und der Stärke der Färbung der fetalen Organe spricht dafür, daß das Molekularvolumen der Farbstoffe bedeutungsvoll für ihre Permeierfähigkeit ist. Es muß aber betont werden, daß eine Entscheidung in dieser Frage nur durch solche Versuche gegeben werden kann, in denen die im Blute vorhandene Konzentration der Farbstoffe direkt bestimmt und der Verlauf ihrer Ausscheidung mit berücksichtigt ist (vgl. auch SAKUMA 1927).

Die Alkaloide verhalten sich hinsichtlich ihrer Permeationsfähigkeit ungleichmäßig. Nach WOLTER (1881) permeieren Strychnin, Veratrin und Curare nicht, während Morphin sowie Atropin, Pilocarpin und Physostigmin auf den Foetus übergehen (KREIDL und MANDL 1903). Die Ansichten über die Permeation der Inkrete gehen noch weit auseinander. Nach den bekannten Untersuchungen von CARLSON und seinen Mitarbeitern (1911/14) permeiert das Insulin des Fetus durch die Placenta; denn pankreaslose gravide Tiere zeigen keine Glykosurie; diese tritt aber sofort nach der Geburt auf. ALLEN (1921) kam allerdings zu entgegengesetzten Ergebnissen, da er an partiell pankreasexstirpierten, graviden Hunden, die noch nicht diabetisch waren, durch Entfernung von 0,1 g Pankreas Diabetes hervorrief. Für Adrenalin scheint die Placenta an Kaninchen und Ratten undurchgängig zu sein (SHIMIDZU 1920). Die durch Adrenalininjektion erzeugte Hyperglykämie ist nämlich am Fetus nicht nachweisbar. Es ist natürlich bei diesem Ergebnis daran zu denken, daß die Zerstörung des Adrenalins im fetalen Organismus sich rascher vollzieht. Hierfür fehlen aber Anhaltspunkte, da der Fetus auf Adrenalininjektion in der gleichen Weise wie das erwachsene Tiere mit einer Blutzuckererhöhung reagiert.

Hinsichtlich der Durchlässigkeit der Placenta für einige Immunkörper finden sich folgende Angaben. Tetanustoxin geht an Kaninchen nicht auf den Fetus über. Bei Meerschweinchen ist dies, wenn auch nur in sehr geringem Maße, der Fall (NATTAN-LARRIER 1927). Hingegen permeiert das Diphtherieantitoxin bei beiden Tieren durch die Placenta. Hämolysine, die durch Vorbehandlung von Ratten mit Schweineblutkörperchen erzeugt wurden, gehen nach intrauteriner Injektion nicht auf das Muttertier über (BOUCEK 1927 [1], BOURQUIN 1922).

So interessant die letztgenannten Befunde über das Verhalten der Placentaschranke gegenüber Immunkörpern ist, so unsicher ist die Verwertung dieser Befunde für das Permeabilitätsproblem, da

---

[1] Weitere Literatur bei DIETRICH.

wir über die physikalischen Eigenschaften der Immunkörper zu
wenig orientiert sind, um die Versuche in Beziehung zu bestimmten
Permeabilitätstheorien (Ultrafiltrationstheorie) zu setzen. Auch
ist zu berücksichtigen, daß die an verschiedenen Tieren gewonnenen Ergebnisse vermutlich nicht direkt vergleichbar sind, da mit
Rücksicht auf das Verhalten der Blut-Liquor- und der Blut-
Kammerwasserschranke mit bedeutenden, phylogenetisch begründeten Verschiedenheiten der Placentaschranke zu rechnen ist.

Über experimentelle Veränderungen der Placentaschranke fehlen
Versuche fast völlig. Nur LINA STERN (1927) hat beobachtet, daß
durch Kohlenoxydvergiftung am Kaninchen die Placentaschranke
für kolloide Farbstoffe wie Trypanblau und Kongorot im Gegensatz zur Blut-Liquorschranke nicht durchgängig wird; dagegen wird
von ihr angegeben, daß Jod und Wismut in vermehrtem Maße
permeieren. Ähnlich wie an der Blut-Liquorschranke läßt sich auch
an der Placentaschranke durch erhöhte Dosen von Trypanblau eine
Permeabilität für diesen kolloiden Farbstoff herbeiführen (WIS-
LOCKI, zitiert nach HINSELMANN).

Endlich sei noch erwähnt, daß nach CUNNINGHAM (1920) aus
dem Fehlen des Übertrittes von Eisensalzen in den Amnionsack
eine geringere Permeabilität des ektodermalen Anteils der Placenta als der endothelialen Schicht anzunehmen ist, da in letzterem
die Salze durch Berlinerblaureaktion nachweisbar sind. RUNGE
(1927) gibt an, daß insofern eine gerichtete Permeabilität am
Amnion besteht, als dieses in der Richtung Chorion → Fruchtwasser
30 vH mehr von sauren Farbstoffen wie Patentblau und Cyanol
durchtreten läßt als in umgekehrter Richtung.

k) Der Einfluß des Nervensystems und der Inkrete auf die Permeabilität.

Unter den Faktoren, die geeignet sind, die Permeabilität von
Zellen und Geweben zu verändern, stehen an erster Stelle Veränderungen im chemischen Milieu. Da wir nun wissen, daß die Nerven-
tätigkeit chemische Veränderungen im Gewebe zur Folge hat — wir
erinnern hier nur an die bekannten Untersuchungen von O. LOEWI
über den Vagus- und Acceleransstoff[1] — so liegt es nahe an-

---

[1] Vgl. zusammenfassende Darstellung bei E. GELLHORN. Neuere Ergebnisse der Physiol. S. 108 ff.

zunehmen, daß dem Nerven eine Bedeutung für die Permeabilität
zukommt, sei es, daß diese primär durch die Nervenerregung
beeinflußt wird oder dies auf die Wirkung sekundärer chemischer
Produkte zurückzuführen ist. Nun haben wir bereits mehrfach erörtert, daß die Erregung der motorischen und sekretorischen Nerven zu einer Permeabilitätserhöhung in dem von diesen versorgten
Gewebe führt. Aber damit ist das Problem noch nicht erschöpft,
vielmehr erhebt sich die Frage, ob nicht auch dem autonomen
System Wirkungen auf die Permeabilität zuzuschreiben sind.
Wir sind bereits einmal auf diese Frage gestoßen, als die Beziehung von Capillarerweiterung und Permeabilitätsänderung besprochen wurde. Schon damals hatten wir gesehen, daß es nicht
berechtigt ist, eine Erhöhung der Permeabilität als unumgänglich
notwendige Begleiterscheinung der Gefäßerweiterung der Capillaren anzusehen. Wir müssen aber diese Frage nochmals, speziell
im Hinblick auf die Wirkung des Nervus sympathicus, erörtern.

Da gerade die Verwendung von Farbstoffen in hohem Maße geeignet ist, einen direkten Einblick in die Permeabilitätsverhältnisse
von Zellen zu geben, so wurde von HOFFMANN und MAGNUS-ALS-
LEBEN (1922) diese Methode angewendet. Sie konnten den interessanten Befund erheben, daß am Frosch nach Durchschneidung
der Rami communicantes der siebenten bis zehnten Wurzel eine
verstärkte Vitalfärbung an der operierten Seite an den hinteren
Extremitäten im Vergleich zur anderen Seite auftrat. Es lag nahe,
die Versuche so zu deuten, daß auf der operierten Seite die Capillaren erweitert waren, in ihnen eine erhöhte Zirkulation stattfand
und infolgedessen mehr Farbstoff in die Muskelzellen eindrang als
auf der Gegenseite. Schon dieser Befund ist aber nicht im Sinne
einer Erhöhung der Permeabilität der Gefäße zu verwerten, da hier
ja lediglich ein vermehrter Abstrom des Farbstoffes dem vergrößerten Zustrom entsprechen könnte, ohne daß eine Veränderung der
Capillardurchlässigkeit bestehen müßte. Es kommt aber noch ein
weiterer Befund hinzu, der die Verwertung dieser Experimente für
das Permeabilitätsproblem in Frage stellt. Die Autoren fanden
nämlich, daß auf der operierten Seite eine verminderte Reduktionskraft des Gewebes bestand und somit diese an dem Ausfall der
Versuche sicherlich nicht unwesentlich beteiligt war. Gegen die
entscheidende Bedeutung dieses Faktors sprachen allerdings Versuche, in denen außer Methylenblau andere schwer reduzierbare

Farbstoffe Verwendung fanden. Doch wurden diese Versuche von
v. MOELLENDORFF (1923) nicht bestätigt. Neuerdings wurde die
Frage durch GABBE (1926) in Experimenten wieder aufgenommen,
in denen die Farbstoffe intravenös injiziert wurden. Aus der Tatsache, daß auf der operierten Seite eine Färbung der Muskeln früher
als auf der Gegenseite auftrat, konnte mit Recht gefolgert werden,
daß die Reduktionskraft allein nicht entscheidend ist. Aber der
Beweis, daß nach Durchschneidung der Rami communicantes die
Capillarpermeabilität erhöht ist, ist auch durch diese Versuche
nicht bewiesen, da das Ergebnis im Sinne unserer früheren Erörterungen durchaus auf die veränderten Kreislaufsverhältnisse
zurückgeführt werden kann. Einen strikten Beweis, daß hier dennoch eine Vermehrung der Permeabilität stattfindet, konnte GABBE
durch Verwendung eines sauren kolloidalen Farbstoffes (Wasserblau) erbringen. Denn die mikroskopische Untersuchung der Muskulatur ergab, daß dieser Farbstoff lediglich in das Gewebe der
operierten Seite eindrang, während die Capillaren der normalen
Seite sich als völlig impermeabel erwiesen. Somit ergibt sich aus
diesen Versuchen, daß der sympathischen Innervation eine Bedeutung für die Durchlässigkeit der Capillaren zukommt. Ihr Fortfall hat eine vermehrte Durchlässigkeit zur Folge. Allerdings werden wir sehen, daß dieser Schluß in seiner ganzen Allgemeinheit
keine Berechtigung hat. Vielleicht spielt hier der Zeitpunkt der
Untersuchung eine entscheidende Rolle. Außerdem besteht die
Möglichkeit, daß in verschiedenen Gefäßprovinzen vielleicht im
Zusammenhang mit quantitativ recht beträchtlichen Differenzen
in der Gefäßreaktion nach Durchschneidung des Sympathicus das
Ergebnis ungleich ist.

Auch die Untersuchungen von YAMANOTO (1924) zeigen, daß
Gefäße, die der sympathischen Innervation beraubt sind, eine erhöhte Durchlässigkeit aufweisen. So findet man, daß die durch
Einspritzung einer 1proz. Kochsalzlösung am Kaninchenohr hervorgerufene Quaddel an der sympathicusfreien Seite rascher resorbiert wird, als wenn die Gefäße in normaler Weise innerviert sind.
Man könnte zunächst diesen Versuch lediglich durch die veränderten Kreislaufsverhältnisse erklären, da bekanntlich nach Sympathicusexstirpation sich die Gefäße erweitern. Da aber die Kreislaufsveränderungen sich im Laufe mehrerer Wochen zurückbilden
und dennoch die schnellere Resorption der Quaddel erhalten bleibt,

so spricht dies in der Tat für eine erhöhte Durchlässigkeit der
sympathicopriven Gefäße. Allerdings wäre der Beweis besonders
überzeugend dann, wenn sich zeigen ließe, daß kolloide Stoffe, die
in der Norm überhaupt nicht aus dem Gewebe in die Gefäße übertreten, es nach Exstirpation des Sympathicus tun. Dieser Beweis
ist für den Warmblüter bisher nicht erbracht worden.

Aus den Versuchen YAMANOTOS ist weiter hervorzuheben, daß
Indigcarmin frühzeitiger im Harne auftritt, wenn die Injektion des
Farbstoffes in ein sympathicusfreies Gebiet vorgenommen wird.
In dem gleichen Sinne spricht auch der Befund, daß Fluorescin in
der vorderen Kammer des Auges früher erscheint, wenn es intra-
muskulär auf der sympathicusfreien Seite injiziert wird, als wenn
die Gegenseite mit normaler Innervation benutzt wird. Bis hierher
sind die Ergebnisse bezüglich der Bedeutung der sympathischen
Innervation auf die Durchlässigkeit der Gefäße einheitlich. Gehen
wir nunmehr aber zur Schilderung von Versuchen über, in denen
die Ausscheidung verschiedener Stoffe aus den Gefäßen verfolgt
wird, so finden wir bisher noch nicht aufgeklärte Widersprüche.
Wir haben bereits an anderer Stelle (S. 260) die zu Resorptionsversuchen benutzte Methode HARAS erwähnt, daß intraperitoneal
injiziertes Fluorescin nach einer gewissen Zeit in der vorderen
Kammer nachweisbar ist, wenn diese zuvor punktiert wird. Verfolgt man nun die Ausscheidung des Fluorescin an beiden Augen,
deren eines durch Exstirpation des Ganglion cervicale superius
seiner sympathischen Innervation beraubt ist, so findet man, daß
an der operierten Seite der Farbstoff später im Kammerwasser erscheint. Hier ergibt sich also eine Verminderung der Permeabilität
auf der sympathicusfreien Seite. Aber dieser Befund steht nicht
vereinzelt da, sondern nach den Versuchen von KAJIKAWA (1922)
ergeben sich noch weitere Anhaltspunkte, daß die Durchlässigkeit
des sympathicopriven Auges vermindert ist. Es kommt nämlich
an diesem nach Einträufeln von Senföl nicht zur Entzündung und
ferner ergibt sich, daß das nach einer Punktion neu gebildete
Kammerwasser auf der operierten Seite eiweißärmer als auf der
Gegenseite ist. Man könnte einen Teil dieser Versuche vielleicht
dadurch einer Erklärung zugänglich machen, daß man im Gegensatz zu den früher geschilderten Versuchen hier noch eine Beteiligung des Ciliarendothels annimmt. Aber selbst dann bleibt
vieles unverständlich. KARCZAG (1925), der bezüglich der Fluores-

cinausscheidung die Befunde KAJIKAWAS bestätigt, gibt an, daß
der kolloidale Farbstoff Wasserblau auf der operierten Seite in
vermehrtem Maße ausgeschieden wird. Und endlich darf nicht unerwähnt bleiben, daß WESSELY (1908) und eine Reihe älterer
Autoren[1] nach Sympathicusdurchschneidung den Übertritt von
Fluorescin in die vordere Kammer gerade in vermehrtem Maße
feststellten. Eine Aufklärung dieser Widersprüche ist durch eine
systematische Nachprüfung der Befunde zu erhoffen, wobei sich
vielleicht gerade die Anwendung verschiedener Farbstoffe von ungleichem Dispersitätsgrad empfehlen wird. Ferner dürfte die Ausdehnung der Versuche auf eine längere Beobachtungszeit vom
Tage der Operation an geeignet sein, die Rolle des Sympathicus für
die Durchlässigkeit der Gefäße zu erfassen[2].

Die Bedeutung der sympathischen Innervation für die Permeabilität ist noch an der Speichel- und Tränendrüse näher verfolgt
worden. An letzterer fand MERZ (1926) am Kaninchen, daß der
Chlorgehalt der normalen Tränenflüssigkeit 0,72 vH beträgt und
daß zwischen den beiden Drüsen keinerlei nennenswerte Unterschiede bestehen. Wird der Halssympathicus durchschnitten und
das Ganglion cervicale superius entfernt, so findet man auf der
operierten Seite einen verminderten Chorgehalt. Spricht dieser Befund bereits dafür, daß an der Tränendrüse die sympathische Innervation die Permeabilität fördert, so wird er durch Untersuchungen
von ASHER (1924) an der Speicheldrüse bestärkt. Hier muß man
natürlich beachten, daß nach der HEIDENHAINSCHEN Regel die
Chlorkonzentration mit wachsender Speichelsekretion zunimmt.
Vergleicht man aber den Chorgehalt im Speichel vor und nach der
Desympathisation, so findet man ihn nach der Operation erheblich
geringer. Mit diesen Versuchen stehen die Ergebnisse von ALPERN
(1926) in völligem Widerspruch, ein Unterschied, der vielleicht
darauf zurückzuführen ist, daß in den Versuchen von ASHER und
Mitarbeitern die Wirkung der Desympathisation im wesentlichen
sich nur auf kurze Zeiten nach der Operation erstreckte, während
ALPERN ihre Folgen über mehrere Wochen untersuchte. Unter
diesen Bedingungen ergab sich folgendes: An der sympathicopriven
Drüse steigt der Chlorgehalt allmählich an, während bezüglich des
Phosphorgehaltes sich nur geringe, aber meistens in gleicher Rich-

---

[1] Zitiert bei WESSELY.   [2] Vgl. auch STAHNKE (S. 261).

tung befindliche Unterschiede zeigen. Besonders deutlich ist dieses Verhalten an Hunden mit doppelseitigen Speichelfisteln, bei denen die eine Drüse der sympathischen Innervation beraubt ist. Das Ergebnis bleibt dasselbe, mag die Drüsensekretion durch Pilocarpin oder durch Brotpulver angeregt werden. Durchschneidung der Chorda hat hingegen auf den Chorgehalt keinen Einfluß. Aus den Versuchen darf gefolgert werden, daß im chronischen Versuch, zu einem Zeitpunkt also, in denen die Kreislaufsveränderungen in der Drüse wieder völlig zurückgebildet sind, die Permeabilität für anorganische Ionen eine Zunahme erfährt. Sehr interessant ist es, daß es durch Injektion von $CaCl_2$ gelingt, bezüglich der Permeabilität den verlorenen Sympathicustonus zu ersetzen. Denn unter diesen Bedingungen wird die erhöhte Durchlässigkeit für Chlor verhindert, ein Erfolg, den wir auf die bekannte durchlässigkeitsvermindernde Wirkung von Ca zurückführen dürfen.

ALPERN hat die Permeabilitätsveränderung nach Desympathisation noch mittels des Studiums der Farbstoffausscheidung genauer verfolgt. Dabei ergab sich, daß die normale Speicheldrüse des Hundes intravenös injiziertes Neutralrot niemals ausscheidet, auch wenn die Sekretion der Drüse durch Brotpulver oder Pilocarpin angeregt wird. Dagegen tritt der Farbstoff regelmäßig in den Speichel der sympathicusfreien Drüse über. In Analogie zu den vorher geschilderten Versuchen über die Chlorausscheidung läßt sich auch hier wiederum die erhöhte Permeabilität der sympathicopriven Drüse durch $CaCl_2$ aufheben, so daß die Ausscheidung von Neutralrot ausbleibt. Versuche mit Methylenblau und Cyanol führten zu ähnlichen Resultaten. Auch diese Farbstoffe wurden durch die Drüse der operierten Seite in vermehrtem Maße ausgeschieden. Weitere Untersuchungen von ALPERN (1926) weisen aber darauf hin, daß die Folgen der Sympathicusexstirpation für die Speicheldrüse nicht einfach durch die Annahme einer für die verschiedensten Stoffe gültigen gleichsinnigen Permeabilitätsveränderung erklärt werden können. Führt man nämlich den Organismus im Überschuß Harnstoff zu, so wird dieser auf der operierten Seite durch die Speicheldrüse in vermindertem Maße ausgeschieden. Es wird sehr wichtig sein, den Gegensatz, der hier zwischen dem Chlor und den verwendeten Farbstoffen einerseits, dem Harnstoff andererseits besteht, durch ein erweitertes Studium der Ausscheidungsverhältnisse von körpereigenen und -fremden

Stoffen zu klären. Vorerst können wir zusammenfassend nur soviel sagen, daß zweifellos der Sympathicus die Permeabilität der Drüsen beeinflußt und daß die Folgen der Desympathisation im akuten und chronischen Versuch einander entgegengesetzt sind[1].

Es bestand noch eine weitere Möglichkeit, die Bedeutung des autonomen Nervensystems für die Permeabilität zu erforschen, nämlich durch Anwendung der sympathischen und parasympathischen Gifte. Es ist bereits erwähnt worden, daß LANGE durch Messung der Phosphorsäureabgabe (nach EMBDEN) eine Herabsetzung der Permeabilität durch Adrenalin erzielen konnte. OKAMOTO (1924) hat mit der gleichen Methode den Einfluß der vegetativen Gifte auf die Phosphorsäureausscheidung des Muskels untersucht und dabei eine Permeabilitätsförderung durch die parasympathisch erregenden Gifte (Pilocarpin, Physostigmin, Acetylcholin), eine Herabsetzung der Durchlässigkeit aber durch Atropin erzielt, während LÖWI und SOLTI (1923) eine antagonistische Wirkung von Pilocarpin und Atropin auf die Phosphorsäureausscheidung vermißten[2]. Zur Klärung dieser Fragen haben wir[3] direkte Versuche über die Permeabilität von Muskel- und Hautmembran unter dem Einfluß der vegetativen Gifte angestellt. Sie ergaben, daß durch Pilocarpin 1 : 10000 bis 1 : 50000 eine Steigerung der Durchlässigkeit der Muskel- und Hautmembran für Zucker bewirkt wird, während Atropin in etwa dem gleichen Konzentrationsbereich die Zuckerpermeabilität der genannten tierischen Membranen vermindert. Nur in relativ hohen Konzentrationen, in denen die Erregbarkeit der Muskelmembran etwas geschädigt wird, kommt auch durch Atropin eine Permeabilitätszunahme zustande, die aber wahrscheinlich auf die Schädigung des Muskels zurückzuführen ist. *Durch diese Versuche ist einwandfrei bewiesen, daß durch Erregung der autonomen Nerven die Permeabilität verändert werden kann. Auch hinsichtlich der Permeabilität verhält sich das parasympathische Nervensystem zum sympathischen antagonistisch.*

Sind schon unsere Kenntnisse über den Einfluß des autonomen Nervensystems auf die Permeabilität sehr lückenhaft, so gilt dies in noch höherem Maße von den Inkreten. Immerhin bestehen ge-

---

[1] Vgl. auch ASHER und NAKAO (1926).

[2] ASHER und GARMUS (1911) zeigten, daß an den Nickhautdrüsen des Frosches die Anfärbung durch Pilocarpin gefördert und durch Atropin gehemmt wird.   [3] E. und H. GELLHORN (1928).

wisse Anhaltspunkte, daß auch den Produkten der inneren Sekretion ein Einfluß auf die Durchlässigkeit der Zellgrenzschichten zukommt. Am besten fundiert sind noch unsere Kenntnisse über das Adrenalin, dank den Versuchen von LANGE (1922). Er hat am isolierten Muskel zeigen können, daß durch Adrenalin eine Permeabilitätsverminderung hervorgerufen wird. Sie zeigt sich an der Herabsetzung der Phosphorsäureausscheidung des Muskels und ferner darin, daß sowohl die Kali- wie die Rohrzuckerlähmung in Gegenwart bzw. nach Vorbehandlung des Muskels mit Adrenalin langsamer als an dem unbehandelten Kontrollmuskel eintritt. Am Gastrocnemius lassen sich diese Wirkungen des Adrenalins noch in einer Konzentration von $1:100000$ regelmäßig feststellen. Interessant ist, daß die Schwellenkonzentration, bei der eine Beeinflussung der Muskelpermeabilität durch Adrenalin eben noch nachweisbar ist, $1:10000000$ beträgt, eine Tatsache, die es berechtigt erscheinen läßt anzunehmen, daß auch in vivo das Inkret der Nebenniere imstande ist, permeabilitätsvermindernd zu wirken. Ferner ist zu erwähnen, daß PAFFRATH und WERTHEIMER (1925) an der Froschhaut eine Förderung der Cholinpermeabilität durch Adrenalin feststellten. Diese tritt jedoch erst bei einer Konzentration von $1:1000$ auf und dürfte deshalb nicht für die Annahme zu verwenden sein, daß etwa auch die Durchlässigkeit der Haut durch Adrenalin unter physiologischen Bedingungen verändert werden kann. Ob der von A. GEIGER (1927) festgestellten erhöhten Calciumaufnahme der Blutkörperchen durch Adrenalin eine Beeinflussung der Permeabilität zugrunde liegt, ist ungewiß.

Auch bezüglich des Insulins liegen gewisse Befunde vor, die die Anschauung nahelegen, daß auch dieses Inkret die Permeabilität verändert. Nach Versuchen von KOREF und MAUTNER (1926) ergibt sich, daß an der Ratte eine vermehrte Resorption von Wasser, Milch, Kochsalz usw. beobachtet wird, wenn 2 Stunden nach der Verabreichung von Insulin verstrichen sind. Dabei ist die Ausscheidung bestimmter Stoffe wie z. B. von Jodnatrium in den Magen an Insulintieren vermindert. Die Resorptionssteigerung läßt sich besonders überzeugend dadurch demonstrieren, daß man Curare per os gibt. Bekanntlich wirkt dieses Gift unter normalen Bedingungen nicht vom Magen aus. Behandelt man aber die Tiere mit Insulin vor, so tritt nunmehr, sobald der hypoglykämische Zustand eingetreten ist, schon bei den gleichen geringen Dosen, wie

sonst nur bei subcutaner Darreichung die charakteristische Curare-
lähmung ein. Auch durch Kalisalze lassen sich im hypoglykämischen Zustand Vergiftungserscheinungen beobachten, die den Kontrolltieren fehlen. Allerdings scheinen diese Versuche keinen
Beweis für eine permeabilitätsfördernde Wirkung des Insulins zu
enthalten, denn KOREF und MAUTNER beobachteten, daß die genannten Erscheinungen, die sämtlich auf eine Resorptionssteigerung hinweisen, trotz gleicher Insulingabe ausbleiben, wenn durch
Glucose die Entstehung des hypoglykämischen Symptomkom-
plexes verhindert wird. Danach scheint es sich hier weniger um
eine direkte Wirkung des Insulins als um sekundäre, durch den geänderten Stoffwechsel geschaffenen Störungen zu handeln.

Daß aus dem Diabetikerserum die Aufnahme von Zucker durch
die Froschleber bei künstlicher Durchblutung vermindert ist,
wissen wir aus Versuchen von GEIGER und LOEWI (1913). Ähnliches gilt auch für den diabetischen Menschen insofern, als WIECH-
MANN (1927) feststellte, daß die roten Blutkörperchen weniger Glucose aufnehmen als in der Norm. Gibt man aber Insulin, so verteilt
sich die Glucose zwischen Blutkörperchen und Plasma wie bei dem
gesunden Menschen. Daß in der Tat das Insulin die Aufnahme von
Glucose durch die roten Blutkörperchen fördert, zeigten RONA und
SPERLING (1926) in vivo und LOEWI (1924) auch im Reagensglas-
versuch. Setzt man zu Menschenblutkörperchen aus Fluornatrium-
plasma Glucose hinzu, so findet man, daß die Aufnahme der Glucose durch die roten Blutkörperchen geringer ist, als wenn der Vorgang in Gegenwart von Insulin sich vollzieht. Deuten schon diese
Tatsachen darauf hin, daß die Durchlässigkeit der Erythrocyten
durch Insulin gesteigert wird, so wird von WIECHMANN noch der
folgende Befund in der gleichen Richtung verwertet: Während am
Normalen im nüchternen Zustande das venöse Plasma einen geringeren Zuckergehalt aufweist als das arterielle, fehlt diese Differenz beim Diabetiker. Gibt man 100 g Glucose per os und untersucht nach einiger Zeit wiederum den Zucker im arteriellen und
venösen Plasma, so steigt beim Normalen die zwischen arteriellem
und venösem Blut gefundene Differenz erheblich an. Dagegen tritt
dies beim Diabetiker nicht ein, sondern arterielles und venöses
Plasma weisen trotz der Hyperglykämie den gleichen Zuckergehalt
auf[1]. Erst unter dem Einfluß des Insulins wird die Zuckerkonzen-

---

[1] Ähnlich liegen nach WIECHMANN (1927) die Verhältnisse beim Adre-

tration im venösen Plasma niedriger als im arteriellen. Berücksichtigt man nun, daß der Zuckerspiegel in den Organen, speziell in der Skelettmuskulatur beim diabetischen Tier so gering ist, daß das Konzentrationsgefälle zwischen Blutzucker und Gewebszucker bedeutend größer als am gesunden Tier ist, so scheint auch dieser Befund dafür zu sprechen, daß beim Fehlen des Insulins die Zuckeraufnahme durch die Gewebszellen vermindert und die Ursache dieses Verhaltens in einer Verminderung der Permeabilität gelegen ist.

Es ist aber zu bedenken, daß wir einen strikten Beweis für die Annahme, daß durch Insulin in der Tat die Durchlässigkeit der Zellgrenzschichten vermehrt wird, noch nicht besitzen. Sogar die vermehrte Aufnahme von Traubenzucker soll an Gänseblutkörperchen (MÜLLER 1926) und an Hundeerythrocyten (VELICOGNA 1927) fehlen. Aber selbst wenn diese vorhanden ist, so beweist eine vermehrte oder verminderte Bindung des Zuckers durch die Erythrocyten oder die Organe noch nicht, daß ihre Ursache in einem veränderten Verhalten der Zellgrenzschichten gelegen ist. Es besteht auch die Möglichkeit, daß das Insulin lediglich die Adsorption des Zuckers an die Zellstrukturen fördert, und dies hat LOEWI in der Tat bewiesen, da die in Gegenwart von Insulin zu beobachtende vermehrte Zuckeraufnahme sich nicht nur an den intakten Blutkörperchen, sondern auch an ihrem Stroma, ferner an den Kernen von Vogelerythrocyten so wie an Gewebsbrei vollzieht. Damit ist natürlich eine Permeabilitätstheorie des Diabetes und der Insulinwirkung in keiner Weise ausgeschlossen (vgl. auch SECKER 1925), da die vermehrte Adsorption in Gegenwart von Insulin der einleitende Prozeß sein kann, der eine Erhöhung der Permeationsgeschwindigkeit des Zuckers begünstigt. Ein Beweis aber für diese Anschauung ist in den bisher geschilderten Versuchen nicht enthalten. Auch Versuche von BISSINGER (1927) an der überlebenden Froschleber sprechen gegen eine Permeabilitätstheorie des Diabetes und damit gegen eine permeabilitätsverändernde Wirkung des Insulins. Er findet nämlich als Ursache der verminderten Zuckeraufnahme durch die isolierte Leber, wenn diese mit zuckerhaltiger Ringerlösung + Diabetesserum durchspült wird, eine Erhöhung des freien

---

nalindiabetes, woraus WIECHMANN eine Herabsetzung der Durchlässigkeit der Gewebszellen für Traubenzucker erschließt.

Gewebszuckers in der Leber. Infolgedessen ist das Konzentrationsgefälle zwischen dem Zucker der Durchströmungsflüssigkeit und dem des Gewebes verringert und hierdurch die verminderte Zuckeraufnahme seitens der Leber erklärt, ohne daß für die Annahme einer Permeabilitätsänderung Raum bleibt[1]. Es wäre von großem Interesse festzustellen, ob entgegen der Anschauung von WIECHMANN gleiche Verhältnisse auch für die Skelettmuskulatur zutreffen.

Die von ALLEN (1920) ermittelte Tatsache, daß bei schwerem experimentellem Diabetes (partielle Pankreasexstirpation) die Sekretionsschwelle für Traubenzucker in der Niere erhöht ist, läßt an einen Zusammenhang zwischen Insulin und Permeabilität denken, ohne ihn mit Rücksicht auf die vielfachen Deutungsmöglichkeiten zu beweisen[2].

Mehrere Befunde sprechen für einen Zusammenhang von Schilddrüseninkretion und Permeabilität. In Versuchen am schilddrüsenlosen Tier stellt EPPINGER fest, daß nach einem Aderlaß Wasser und Kochsalz in wesentlich geringerem Maße in die Blutbahn einströmen als bei dem Kontrolltier. Auch die NaCl-Diurese fällt am thyreopriven Tier wesentlich schwächer aus (EPPINGER 1917). Ferner könnte das Schwinden des Myxödems nach Einwirkung von Schilddrüsenstoffen hier angeführt werden. Doch ist all diesen Versuchen gegenüber zu bemerken, daß die Versuchsanordnung zu kompliziert ist, um als eindeutige Ursache der genannten Erscheinungen die Permeabilitätserhöhung feststellen zu lassen. Für diese Anschauung teilt ASHER noch folgende Versuche mit. Die Dauer der Resorption eines subcutanen und intramuskulären Ödems, das durch Injektion einer 0,9proz. NaCl- bzw. 3proz. Gummiarabicum-Lösung erzeugt ist, ist am thyreopriven Kaninchen ganz bedeutend gegenüber dem Kontrolltier verlängert. Diese Versuche machen eine permeabilitätssteigernde Wirkung des Schilddrüseninkretes äußerst wahrscheinlich. Interessant gerade im Hinblick auf die S. 330 erörterten Fragen eines Zusammenhanges von autonomem Nervensystem und Zelldurchlässigkeit ist die Tat-

---

[1] Zu dem gleichen Ergebnis kommt auch BERNHARD (1924/25) in Versuchen an pankreasdiabetischen Froschlebern.

[2] Nach PICO und NEGRETE (1925) fehlt ein deutlicher Einfluß von Insulin auf die Diffusionsgeschwindigkeit von Zucker durch Kollodiummembranen.

sache, daß die Verlängerung der Resorptionsdauer auch dann beobachtet wird, wenn man die beiden unteren Halsganglien exstirpiert, ein Ergebnis, das ASHER auf den Wegfall der durch den Sympathicus vermittelten sekretorischen Impulse für die Schilddrüse zurückführt (ASHER und PFLÜGER [1928], HONDA [1928]).

Die von WALLBACH (1928) festgestellten Änderungen in der Farbstoffspeicherung von Leber und Milz, die unter den Einwirkungen verschiedener Inkrete zustande kommen sind ebenso wie die Beobachtungen von PETERSEN und MÜLLER (1927), nach denen die Lymphbildung durch Insulin vermindert wird, zu komplexe Erscheinungen, als daß hieraus ein etwaiger Einfluß der Hormone auf die Permeabilität der Organzellen bzw. der Capillaren ableitet werden könnte[1].

Es schien uns deshalb von Interesse, durch *direkte* Versuche an tierischen Membranen die Frage, ob die Inkrete die Permeabilität verändern können, zu entscheiden. Wir[2] stellten zu diesem Zwecke Experimente an der Muskelmembran und der Froschhaut an, indem diese nach Art von Dialysiermembranen benutzt und die Menge der mit und ohne Inkret permeierten Substanz chemisch analysiert wurde. Die Muskelmembran gestattete in einfacher Weise in jedem Versuche die Erregbarkeit zu bestimmen und deshalb Permeabilitätsveränderungen durch Schädigung einer Membran auszuschließen. Die Ergebnisse sind summarisch in Tabelle 65 wiedergegeben. Man erkennt, daß durch Thyroxin eine Förderung der Durchlässigkeit für gelöste Stoffe bis etwa zu einer Verdünnung von 1 : 1000000, durch Adrenalin in der gleichen Konzentration eine Förderung, in geringerer aber eine Hemmung herbeigeführt wird. Allerdings läßt sich nicht einfach eine Konzentration angeben, in der regelmäßig eine Hemmung eintritt. Vielmehr beobachtet man in den schwächsten Konzentrationen eine Hemmung der Zuckerpermeabilität oder gar keine Wirkung. *Aus den Versuchen geht mit Rücksicht auf die sehr geringen Konzentrationen, in denen Thyroxin und Adrenalin wirksam sind, mit größter Wahrscheinlichkeit hervor, daß auch in vivo die Inkrete die Zellpermeabilität beeinflussen. Die besonders aus den erwähnten Versuchen von* EPPINGER *und* ASHER *gezogene Schlußfolgerung, daß das Inkret der*

---

[1] Vgl. hierzu auch PETERSEN und Mitarbeiter (1923), sowie DONATH und TANNE (1926) über den Einfluß von Inkreten auf die Resorption aus der Subcutis.   [2] E. GELLHORN und H. GELLHORN (1928).

Tabelle. 66. Der Einfluß der Inkrete auf die Durchlässigkeit
tierischer Gewebe[1].

I. Muskelmembran.

Thyroxin	1 : 100 000	+ +	für Trauben-
	1 : 1 000 000	+ +	Zucker
	1 : 10 000 000	±	

Adrenalin	1 : 1 000 000	+ +	
	1 : 5 000 000	teils +, teils −	
	1 : 15 000 000	vorwiegend −	für Traubenzucker
	1 : 50 000 000	±	

Insulin	$1/_{50}$ Einheit pro ccm	+ +	
	$1/_{100}$,, ,, ,,	+ +	
	$1/_{200}$,, ,, ,,	+	für Traubenzucker
	$1/_{300}$,, ,, ,,	±	

II. Hautmembran.

Thyroxin	1 : 10 000	+ +	
	1 : 50 000	+ +	für Traubenzucker
	1 : 100 000	+ +	

Adrenalin	1 : 1 000 000	+ +	
	1 : 5 000 000	teils +, teils −	
	1 : 25 000 000	vorwiegend −	für Traubenzucker
	1 : 50 000 000	− oder indifferent	

Insulin	$1/_{50}$ Einheit pro ccm	+ +	
	$1/_{100}$,, ,, ,,	+ +	
	$1/_{200}$,, ,, ,,	±	für Traubenzucker
	$1/_{500}$,, ,, ,,	±	

*Schilddrüse permeabilitätssteigernd wirke, ist durch unsere Versuche
direkt bewiesen worden.* Nimmt man noch hinzu, daß nach ZONDEK
und BANSI (1928) Adrenalin adsorbierbar ist, so ist damit eine Tatsache nachgewiesen, die geeignet ist, die hohe Wirksamkeit des
Adrenalins schon in geringsten Konzentrationen zu erklären. Denn
ebenso wie die Adsorption die Permeationsgeschwindigkeit der
Stoffe begünstigt, muß die Adsorbierbarkeit des Adrenalins für
seine permeabilitätsverändernde Wirkung bedeutungsvoll sein.

AMMON (1928) suchte durch direkte Versuche an überlebenden

---

[1] + = gesteigerte, − = verminderte Durchlässigkeit.

Muskelmembranen festzustellen, ob dem Insulin ein Einfluß auf die Permeabilität für Zucker zukomme. Die Versuche gestatten keine sichere Entscheidung. Dies liegt meines Erachtens in erster Linie daran, daß verschiedene Muskelmembranen sich zu ungleich verhalten, als daß ein Vergleich untereinander gestattet ist. So ergibt sich eine sehr erhebliche Streuung der Werte, auch wenn die Diffusionskonstanten unter Berücksichtigung der Größe und Dicke der Membran errechnet werden.

Unsere eigenen, an den Bauchmuskeln sowie dem Hautsack des Frosches ausgeführten Versuche zeigten dagegen, daß aus Lösungen, die nur $^1/_{100}$ Einheit im Kubikzentimeter enthielten, bis zu 100 vH und darüber mehr Zucker durch die Membran hindurchtritt als aus der insulinfreien Kontrollösung. Berücksichtigt man, daß Insulin in der angegebenen Konzentration nach Ausweis des Verhaltens der Erregbarkeitsschwelle den Muskel in keiner Weise schädigt, so darf in den Versuchen der einwandfreie Beweis für den Einfluß des Insulins auf die Permeabilität gesehen werden. Bemerkenswert ist, daß hiernach wenigstens hinsichtlich ihrer Wirkung auf die Zellgrenzschichten Insulin und Adrenalin sich antagonistisch verhalten, ohne, wie ABDERHALDEN und GELLHORN (1925) zeigten, im übrigen wahre Antagonisten zu sein.

V. Ergebnisse.

A. Zur Kenntnis der Plasmahaut.

In den vorstehenden Kapiteln ist eine Fülle von Versuchen erörtert worden, deren Ergebnisse sich mit der Annahme einer die Durchlässigkeit des Protoplasmas regulierenden Grenzschicht zwanglos vereinigen lassen. Wenn schon hierin ein nicht unwichtiger Grund für das Vorhandensein einer derartigen Grenzschicht besteht, so ist es doch nicht überflüssig, weitere Beweise für ihre Existenz anzuführen. Glaubten doch namhafte Autoren wie z. B. MOORE und ROAF (1907/13), M. H. FISCHER (1927), STILES (1927) von der Existenz einer Plasmamembran völlig absehen und die Durchlässigkeit des Protoplasmas und seine Veränderbarkeit auf kolloidchemische Reaktionen des Protoplasmas selbst beziehen zu können. Zur Unterstützung dieser Ansicht kann angeführt werden, daß auch die Diffusion von Farbstoffen und Elektrolyten durch Nichtleiter und Salze, wie BECHHOLD und ZIEGLER (1906) gezeigt haben, veränderbar ist. Selbst ein Phänomen wie die elektive Permeabilität[1] für Kationen oder Anionen, deren Mechanismus MICHAELIS an schwer durchlässigen Membranen aufklären konnte, ist, wie neue Versuche von BIGWOOD (1927) zeigen, nicht an die Existenz einer Membran gebunden; denn dieser Autor fand, daß ein Gelatinegel im isoelektrischen Punkt zwar für Ca und Cl gleichmäßig durchlässig ist, so daß Kat- und Anionen in äquivalenten Mengen in das Gel eindringen; auf der sauren Seite des isoelektrischen Punktes besteht aber eine stärkere Durchlässigkeit für Cl, auf der alkalischen für Ca. Dabei richtet sich diese Durchlässigkeit in quantitativer Hinsicht völlig nach dem DONNANschen Gleichgewicht. Es kann mithin auch das Bestehen einer selektiven Permeabilität und die Geltung des DONNAN-Gleichgewichtes nicht als Beweis für die Existenz einer besonderen Grenzmembran angesehen werden. Dies ist speziell für die Blutkörperchen wichtig, da nach VAN SLYKE und Mitarbeitern (1923) das DONNAN-Gleichgewicht die Elektrolytverteilung zwischen Erythrocyten und Plasma beherrscht[2].

Unsere heutigen Anschauungen tendieren auch dahin, nicht eine besondere, vom Protoplasma unabhängige Grenzmembran anzunehmen, vielmehr sprechen zahlreiche Gründe dafür, daß an der Oberfläche der Zellen nur eine Grenzschicht vorhanden ist, die nicht als ein stabiles Gebilde von unveränderlicher Struktur, sondern als ein Teil des Protoplasmas anzusehen ist, der vermöge seiner Lage, indem er die Oberfläche einer Zelle bildet, in seinen chemischen und daher auch seinen physikalischen Eigenschaften von den innerplasmatischen Strukturen verschieden ist.

Hierfür sprechen zunächst theoretische Gründe. Wir wissen aus den Versuchen von QUINCKE (1888), daß hydrophile Kolloide, wie Gelatine, Agar-Agar und Gummi arabicum, imstande sind, die Oberflächenspannung von Wasser herabzusetzen. Dies gilt in noch höherem Maße von Lecithin und Cholesterin. Aus dem GIBBSchen Theorem folgt bekanntlich, daß Stoffe, die die Oberflächenspannung eines Lösungsmittels erniedrigen, sich in seiner Grenzfläche konzentrieren. Hieraus ist ersichtlich, daß durch die Anreicherung der genannten Stoffe in den Grenzflächen freilebender Zellen eine

---

[1] Vgl. hierzu auch MOORE und ROAF (1908) und WEBSTER (1912).
[2] Vgl. hierzu SPIRO (1897 und 1924).

andersartige Beschaffenheit dieser Schicht im Gegensatz zum
übrigen Zellprotoplasma bedingt wird. Erinnert sei auch bei dieser
Gelegenheit an Versuche von RAMSDEN (1904), nach denen Proteine an den Zelloberflächen so angereichert werden können, daß
sie eine feste Membran bilden. Wir brauchen uns aber mit diesen
wichtigen theoretischen Hinweisen für die Existenz einer besonderen Zellgrenzschicht nicht zu begnügen, sondern können uns auf
direkte Versuche stützen. KÜHNE (1864) zeigte an Stentor, NÄGELI
(1855) und PFEFFER (1877) an Pflanzenzellen (speziell Hydrocharis
und Vaucheria), daß nach mechanischer Schädigung der Zellen
Protoplasma aus diesen austritt, das mit Rücksicht auf sein Verhalten die Annahme einer neugebildeten Grenzschicht erfordert.
Es dringen nämlich auch in diese isolierten Protoplasmamassen
Farbstoffe ebensowenig wie in das normale Protoplasma ein, hingegen kommt es nach Abtötung des Protoplasmas zu einer raschen
Anfärbung. Interessant ist, daß nach CHAMBERS und POLLACK
(1927) an Seesterneiern, die in einem Seewasser von $p_H = 6$ punktiert werden, das austretende Protoplasma sich mit Farbstoffen
anfärbt, für die das Protoplasma, sobald die Punktion in normalem
Seewasser vorgenommen wird, impermeabel ist. Es deutet dies
darauf hin, daß die in saurem Milieu gebildete Grenzschicht eine
größere Durchlässigkeit besitzt oder daß die Bildungsgeschwindig-
keit der Plasmahaut so verzögert ist, daß vorher die Farbstoffe eindringen können.

Auch optische Versuche sprechen dafür, daß die Zellgrenzschicht von besonderer Beschaffenheit ist. In ultramikroskopischen Untersuchungen stellten GAIDUKOV (1910) und PRICE (1914)
an Pflanzenzellen fest, daß in den Grenzschichten der Zellen die
BROWNsche Molekularbewegung wesentlich vermindert ist. SEIFRIZ
(1921) fand an Amöben und HANSTEEN-CRANNER (1922) an Pflanzenzellen eine stärkere Lichtbrechung der Protoplasmagrenzschicht
als des Zellinneren. Von größter Bedeutung aber sind die besonders
von CHAMBERS (1915—27), SEIFRIZ (1921) und Mitarbeitern ausgeführten Mikrodissektionsstudien, die experimentell die Besonder-
heit des physikalischen und physiologischen Verhaltens der Protoplasmagrenzschicht an den verschiedensten Zellarten feststellten.
Aus diesen Versuchen ergibt sich, daß die Grenzschicht in der
ruhenden Zelle sich im Gelzustande befindet, während das übrige
Protoplasma als Sol aufgefaßt wird, und daß weiterhin die Grenz-

schicht außerordentlich leicht in den Solzustand übergehen kann, so z. B. wenn diese Schicht durch die Mikronadeln alteriert wird. Zugunsten dieser Vorstellungen sprechen auch folgende Erfahrungen. Wenn man ein Seesternei vorsichtig mit einer Mikronadel ansticht, so fließt ein Teil des Protoplasmas aus. Dieses ist nicht teilungsfähig, gleichviel ob es den Zellkern noch besitzt oder nicht. Hingegen zeigt das Überbleibsel des Eies, das noch die äußere geschrumpfte Schicht enthält, sich durchaus als teilungsfähig, und zwar ist die Entwicklung um so mehr der Norm angenähert, je mehr von der Oberflächenschicht erhalten geblieben ist.

Die Bildung der Zellgrenzschicht an solchen Eiern ist von äußeren und inneren Faktoren abhängig. Überträgt man die Zellen in alkalisches Seewasser, so wird die Umwandlung der Grenzschicht in den flüssigen Zustand und damit auch die Bildung einer neuen Grenzschicht, wenn die Plasmahaut durch Anstechen mit der Mikronadel zerstört wird, begünstigt. Umgekehrt findet man, daß in Seewasser, dem Säure zugesetzt ist, die Verfestigung der Grenzschicht größer wird und infolgedessen bei dem gleichen Eingriff die Bildung einer neuen Grenzschicht so langsam vor sich geht, daß die Zelle in dem abnormen Medium zugrunde geht. Damit ist schon angedeutet, daß die Bildung der Zellgrenzschicht in meßbarer Zeit erfolgt. Genauere Beobachtungen machen es wahrscheinlich, daß mehrere Oberflächenschichten hintereinander gebildet und gewissermaßen in das Protoplasma als Grundsubstanz eingelagert werden.

Der anschaulichste Beweis für die Existenz einer besonderen Grenzschicht ist aber durch die folgenden Versuche von CHAMBERS und REZNIKOFF und Mitarbeitern gegeben worden. Bei der Übertragung in NaCl- oder KCl-Lösung gehen Amöben durch Zerstörung der Plasmahaut zugrunde, während in $CaCl_2$ und $MgCl_2$ die Plasmahaut intakt bleibt. Injiziert man aber die genannten Salze, so kommt durch NaCl und KCl lediglich eine verübergehende Verflüssigung des Protoplasmas zustande, während durch $CaCl_2$ und $MgCl_2$ eine irreversible Verfestigung erfolgt. Es sind mithin die einwertigen Salze giftiger, wenn sie von außen auf die Amöbe einwirken, die zweiwertigen aber schädlicher, wenn sie direkt mit dem Zellprotoplasma in Berührung kommen, ein Befund, der nur unter der Annahme einer von dem übrigen Protoplasma gesonderten Zellgrenzschicht zu verstehen ist.

Ein weiteres Material liefern Versuche über die Gesetze des Ionenantagonismus. An einer Amöbe stellte REZNIKOFF (1928) durch Exposition der Tiere in verschiedenen Salzgemischen sowie durch entsprechende Injektionsversuche fest, daß nach der Stärke der antagonistischen Wirksamkeit geordnet — letztere wird durch die Schwellenkonzentration der entgiftenden Salze (Ca, Mg) gemessen — sich völlig verschiedene Verhältnisse ergeben, je nachdem ob der Ionenantagonismus für die Plasmahaut oder für das innere Protoplasma der Zelle untersucht wird. Man erkennt aus der Tabelle, daß bei Entgiftungsversuchen von Li, Na und K durch Ca an der Plasmahaut das Calcium dem Li gegenüber am wirksamsten, gegen K aber am unwirksamsten ist, während für das Protoplasma gerade die umgekehrte Reihe gilt.

Tabelle 67. Ionenantagonismus an Plasmahaut und Protoplasma von Amoeba. (Nach REZNIKOFF.)
A. Plasmahaut.

Salz	Toxisches Salz Äquivalente toxische Konzentration	Antagonistisches Salz Wirksame Schwellenkonzentration	Relative Wirksamkeit
LiCl	m/256	m/122 000 $CaCl_2$	16
NaCl	m/128	m/30 500 $CaCl_2$	4
KCl	m/128	m/7 600 $CaCl_2$	1
LiCl	m/56	m/3 800 $MgCl_2$	3
NaCl	m/128	m/3 600 000 $MgCl_2$	3000
KCl	m/128	m/1 280 $MgCl_2$	1

B. Protoplasma (nach Injektionsversuchen).

Salz	Äquivalente toxische Konzentration	Wirksame Schwellenkonzentration	Relative Wirksamkeit
LiCl	m/1	m/208 $CaCl_2$	1
NaCl	m/4	m/3 308 $CaCl_2$	16
KCl	m/1	m/26 500 $CaCl_2$	64
LiCl	m/1	m/104 $MgCl_2$	1
NaCl	m/4	m/416 000 $MgCl_2$	4 000
KCl	m/1	m/3 000 000 $MgCl_2$	16 000

Hierher gehört auch die Beobachtung von POLLACK, daß Pikrinsäure von der Oberfläche aus sehr toxisch für die Amöbe ist, obwohl die Injektion selbst einer gesättigten Lösung in das Protoplasma keine Schädigung hervorruft.

Noch deutlicher zeigen dies Versuche an Seesterneiern, die mit Neutralrot gefärbt sind. Wird NH_4Cl in die Zelle injiziert, so färbt sich die Zelle entsprechend der sauren Reaktion von NH_4Cl rot; dieser Vorgang ist von Cytolyse gefolgt. Überträgt man hin-

gegen die Zelle in die gleiche Lösung, so entfärbt sie sich, da durch
die Oberflächenschicht lediglich NH_3 eindringt, während HCl
zurückgehalten wird. Auf gleiche Weise erklärt sich die Tatsache,
daß bei Injektion von $NaHCO_3$ eine alkalische Reaktion des Protoplasmas durch den Farbumschlag angezeigt wird, während bei
Übertragung der Zelle in die gleiche Lösung der Indicator eine
saure Reaktion der Zelle erkennen läßt, da nunmehr lediglich
Kohlensäure aus der Lösung in die Zelle eindringt. Auch diese Tatsachen sind nur mit der Annahme einer Zellgrenzschicht vereinbar,
deren Durchlässigkeit anderen Regeln unterworfen ist als das übrige
Zellprotoplasma. Und endlich zeigt sich noch, daß eine Amöbe,
deren Protoplasma nach Injektion mit Eosin sich rot färbt, ungefärbt bleibt, wenn sie in die gleiche Farblösung übertragen wird.
Die Anfärbung tritt erst nach Abtötung der Zelle auf und dies
erklärt sich, wie mehrfach hervorgehoben wurde, auf Grund der
beim Tode auftretenden allgemeinen Erhöhung der Permeabilität
der Zellgrenzschichten. So kommen wir hier auf Grund direkter
Beobachtungen zu der Annahme einer besonderen Zellgrenzschicht,
die zwar von dem Protoplasma der Zelle abhängig ist — dies zeigt
sich unter anderem daran, daß die Fähigkeit zur Membranbildung
verschiedenen Zellen in ungleichem Maße eigen ist —, aber in ihren
wesentlichen physikalischen und physiologischen Eigenschaften von
diesem sich abweichend verhält[1]. In der Beeinflussung der Bildung
dieser Grenzschicht durch äußere Faktoren, auf die wir soeben
hingewiesen haben, und in dem Zusammenhang mit dem Zellprotoplasma sehen wir, wie noch näher zu begründen sein wird,
die Grundlage für den Mechanismus der experimentell erzielbaren
Permeabilitätsänderungen an tierischen und pflanzlichen Zellen[2].

Während nach den geschilderten Versuchen die Abhängigkeit
der Zellgrenzschicht vom Protoplasma unbestreitbar ist, fehlt eine
Wirkung des Zellkerns vollkommen; denn an Spirogyra ist die

---

[1] Für die Muskelmembran findet HAFFNER (1925) den gleichen isoelektrischen Punkt auf Grund der Feststellung der Umkehrung des Konzentrationseffektes bei verschiedenem p_H, der sich auch für die Muskel-
inhaltsstoffe ergibt. Doch wissen wir nicht, ob hieraus allgemeine Folge-
rungen auf das Verhalten anderer Zellen gezogen werden können.

[2] Daß darüber hinaus in den Gefäßwänden usw. in den Organen
der Metazoen noch Membranen vorhanden sind, auf die der Membran-
begriff im eigentlichen Sinne anwendbar ist, braucht kaum hervorgehoben
zu werden.

nach der plasmetrischen Methode gemessene Glycerinpermeabilität
an kernlosen Zellen die gleiche wie an normalen, und auch beim
Studium des Licht- und Temperatureinflusses auf die Glycerin-
aufnahme zeigen sich in beiden Zellgruppen keine Unterschiede
(HOFFMANN 1927). Es wäre von größtem Interesse, wenn sich
die gleichen Verhältnisse auch an tierischen Zellen nachweisen
ließen.

Auch physikalische Messungen sprechen zugunsten der Annahme einer besonderen Plasmahaut. HÖBER und neuerdings
FRICKE und MORSE (1925) haben gezeigt, daß das Innere der Blutkörperchen eine Leitfähigkeit entsprechend etwa einer 0,17proz.
KCl-Lösung besitzt, während diese für die intakten Zellen äußerst
gering ist. Nach Messungen von SUZUE (1926) beträgt sie nur
1,3 vH des Serums. Es kommt hiernach der Zellgrenzschicht ein
sehr hoher spezifischer Widerstand zu. FRICKE und McCLENDON
(1926) haben aus der Bestimmung der elektrischen Kapazität von
Blutkörperchensuspensionen unter der etwas willkürlichen Annahme, daß der Plasmahaut eine Dielektrizitätskonstante von 3
zukommt, eine Schichtdicke von $3,3 \times 10^{-7}$ errechnet und nehmen
an, daß diese monomolekular ist. Es handelt sich hier natürlich
nur um eine Zahl, die etwa der Größenordnung nach richtig sein
kann. Es ist aber hierbei noch folgendes zu bedenken. Die Angabe
einer bestimmten Schichtdicke der Plasmahaut ist nur dann begründet, wenn man diese als für die betreffende Zelle konstant ansehen darf. Es scheint uns aber nicht unwahrscheinlich, daß die
Veränderungen der Zelldurchlässigkeit, wie sie auch in vivo unter
dem Einfluß der durch das Nervensystem vermittelten Erregung,
der Inkrete und des Stoffwechsels zustande kommen, zu tiefgreifen-
den Änderungen in der physikalischen (Dielektrizitätskonstante!)
Beschaffenheit der Plasmahaut führen. Sind wir hiernach wohl
noch weit entfernt, die Plasmahaut exakt nach ihren physikalischen Eigenschaften definieren zu können, so bleibt der Befund
doch bedeutungsvoll, daß auch die Leitfähigkeitsmessungen für
ihre Existenz sprechen[1].

Was die chemische Beschaffenheit der Plasmahaut anlangt, so
muß bereits aus dem GIBBSchen Theorem gefolgert werden, daß

---

[1] Vgl. auch die direkten Beobachtungen über das Verhalten der Plasmahaut von Erythrocyten (SEIFRIZ 1926) und Protozoen (SPEK 1928) auf
Grund von Versuchen mit der mikrurgischen Methode.

oberflächenaktive Substanzen wie Neutralfette, Lecithin, Lipoide
in ihr enthalten sind. Daß diese allein nicht eine kontinuierliche
Grenzschicht bilden, kann aus der leichten Wasserdurchlässigkeit
ebenso wie aus der, wenn auch an sich geringen Salzpermeabilität
tierischer und pflanzlicher Zellen entnommen werden. Zudem weist
die Tatsache, daß die Erythrocyten zu beiden Seiten des isoelektrischen Punktes der Globuline eine prinzipielle Änderung ihrer
Durchlässigkeit erfahren, unbedingt auf die Anwesenheit von
Ampholyten in den Zellgrenzschichten hin[1]. Beobachtungen von
CZAPEK (1910 und 14) und KISCH (1912) machen es dabei wahrscheinlich, daß die Zellgrenzschichten verschiedener Zellen sich hinsichtlich der lipoiden Bestandteile der Plasmahaut wesentlich
unterscheiden.

Nach Untersuchungen von BRINKMANN und VAN DAM (1920)
ist Cholesterin, das im Organismus meistens zusammen mit Lecithin vorkommt, auch in den Zellgrenzschichten vorhanden und
spielt eine wichtige Rolle in der elektrischen Isolation der Zellen,
die in der geringen Leitfähigkeit der Erythrocyten zum Ausdruck
kommt, obwohl nach HÖBER die Elektrolyte in der Zelle zum
großen Teile in freiem Zustande existieren. Sie beobachteten nämlich, daß die roten Blutkörperchen in Salzlösung durch Kontakt
mit der durch Reiben geladenen Zählkammer Kugelform annehmen, während dies in Gegenwart von Cholesterin nicht eintritt. Inwieweit hieraus auf die Bedeutung des Cholesterins für
die Grenzschicht anderer Zellen geschlossen werden kann, ist
ungewiß.

Es ist anzunehmen, daß die in der Zellgrenzschicht nebenein-
ander existierenden Stoffe wie Lecithin und andere Lipoide, Cholesterin und Eiweißkörper ein kompliziertes System bilden, das in
seiner Gesamtheit verändert wird, wenn ein Teil sich verändert.
So verliert durch Verbindung mit Saponin das Lecithin nach
HATTORI (1921) die Quellbarkeit und dies hat eine Ausflockung des
Cholesterins zur Folge. Daher führt BECHHOLD (1920/21) die Hä-

---

[1] Vgl. hierzu auch die ultramikroskopischen Beobachtungen von
BECHHOLD und KRAUS (1920), die eine eiweißartige Substanz in netzartiger
Struktur in den roten Blutkörperchen annehmen (siehe auch SUZUE 1927).
Auch die von BOTAZZI (1927) nachgewiesene Oberflächenaktivität echt
gelöster Proteine dürfte hier von Bedeutung sein. Sie ist p_H abhängig:
im isoelektrischen Punkt hat die Oberflächenspannung das Minimum.

molyse gleichgültig, ob das Hämolyticum an den Eiweißkörpern oder den Lipoiden angreift, auf eine Entmischung der Kolloidkomponenten zurück[1].

B. Die Permeabilitätstheorien.

a) Die Lipoidtheorie.

Die von OVERTON an Pflanzen- und tierischen Zellen gefundenen Regeln wurden von ihm durch eine Theorie erklärt, deren Wesen darin besteht, daß „die Grenzschichten des Protoplasmas der Zellen von einer fettartigen Substanz, und zwar speziell von einem Gemisch von Lecithin-Cholesterin imprägniert sind, und daß das schnellere oder langsamere Eindringen der einzelnen Verbindungen in die Zellen . . . von ihrer Löslichkeit in diesem Lecithin-Cholesteringemisch oder vielmehr von ihrem Teilungskoeffizienten zwischen Wasser und diesem Gemisch abhängig ist". Dieser Regel folgen nach OVERTON nicht nur eine große Reihe organischer Stoffe, sondern auch die Alkaloide insofern, als sie im allgemeinen als Basen sehr viel leichter als in Ionenform permeieren; ferner ist zu erwähnen, daß die Versuche über die Säurepermeabilität, gemessen an ihrer parthenogenetischen Wirkung (LOEB), hiermit im wesentlichen in Einklang stehen. Die von FÜHNER und NEUBAUER (1907) ausgeführten Versuche über die Hämolyse durch Alkohole stimmen hiermit sehr gut überein, da die molare hämolytische Schwellenkonzentration mit zunehmender Länge der Kohlenstoffkette des Alkohols sinkt, und da dieser Reihenfolge eine Steigerung des Verteilungsquotienten Öl : Wasser entspricht. Auch die Versuche über die Saponinhämolyse sind hier anzuführen, da entsprechend den früher (S. 39) geschilderten Modellversuchen die Hämolyse um so leichter eintritt, je geringer der Cholesteringehalt der Blutkörperchen ist (RYWOSCH [1908], K. MEYER [1908], PORT [1910]). Es ist aber zu bedenken, daß gerade Hämolyseversuche die Lipoidtheorie deshalb zu stützen wenig geeignet sind, weil nach Versuchen von BECHHOLD und HATTORI hier kein Lösungsvorgang, sondern kolloidchemische Entmischungsvorgänge wesenhaft sind. Nach HATTORI verbindet sich nämlich das Saponin mit dem Lecithin, das dadurch seine Quellbarkeit verliert; infolgedessen

---

[1] Vgl. hierzu STEWART (1909) und das folgende Kapitel.

kommt es zu einer Ausflockung des Cholesterins[1]. Auch ist für
das Eintreten der Hämolyse nach HAFFNER (1920) eine Zustandsänderung des Hämoglobins von größter Bedeutung, alles
Dinge, die mit dem reinen physico-chemischen Lösungsvorgang,
den die Lipoidtheorie postuliert, nichts zu tun haben (vgl. auch
S. C. BROOKS 1925).

Von besonderer Bedeutung für die Begründung der Lipoidtheorie hat sich das Verhalten der Farbstoffe erwiesen. OVERTON
war von dem Befund ausgegangen, daß im allgemeinen die basischen Farbstoffe lipoidlöslich und die sauren lipoidunlöslich sind.
Erstere permeierten rasch in die Zellen, letztere waren mit Ausnahme weniger, wiederum lipoidlöslicher Farbstoffe nicht oder nur
in Spuren in den Zellen nachweisbar.

Es sind nun eine Reihe von Ausnahmen dieser allgemeinen
Regel beobachtet worden, die eine nicht unwesentliche Modifikation der Lipoidtheorie zur Folge hatten. Nach RUHLAND (1908),
HÖBER (1909) und GARMUS (1912) sind nämlich die Farbstoffe
Methylgrün, Thionin, Methylenazur und Methylengrün trotz Un-
löslichkeit in Cholesterin-Benzol zur Vitalfärbung geeignet. Diesen
Widerspruch mit der Lipoidtheorie suchte v. MÖLLENDORFF
(1918) durch Verwendung von Lecithinxylol als Ausschüttelungs-
flüssigkeit zu beseitigen, doch ist dies Verfahren nach HÖBER nicht
einwandfrei, da Lecithinxylol Quellungswasser und mit diesem
Farbstoff aufnimmt. Dagegen wird das biologische Verhalten der
Farbstoffe mit der Lipoidtheorie in Einklang gebracht, wenn man
mit NIRENSTEIN (1920) ein Gemisch von Öl, Ölsäure und einer
Base (Diamylamin) verwendet. In diesem sind nämlich auch die
genannten Farbstoffe löslich, und weiter zeigte sich, daß der Größe
des Teilungskoeffizienten die Vitalfärbung insofern parallel geht,
als die vitalfärbende Grenzkonzentration um so geringer ist, je
größer der Teilungsquotient des Farbstoffes zwischen dem NIREN-
STEINschen Ölgemisch und Wasser ist. Doch gilt dies nur, sofern
hochkolloidale Farbstoffe außer Betracht bleiben, denn diese verhalten sich an verschiedenen Geweben ungleich. Nach RUHLAND
werden nämlich Viktoriablau, Baslerblau und Nachtblau nicht von
den Pflanzenzellen aufgenommen, während dies durch Paramaecium
(NIRENSTEIN), die Darm- und Nierenepithelien geschieht. Man ist

---

[1] Vgl. hierzu SUZUE (1924 und 1927).

aber hiernach nicht berechtigt, etwa eine prinzipielle Scheidung tierischer und pflanzlicher Zellen vorzunehmen, da eigene Versuche unter Verwendung von Muskel und Haut als Dialysiermembran die Impermeabilität beider Gewebe für gewisse kolloide Farbstoffe wie Viktoriablau, Fuchsin und Krystallviolett G ergaben.

Gehen wir nun zu den Säurefarbstoffen über, so hat sich auch hier wiederum gezeigt, daß die lipoidlöslichen allgemein rasch in die Zellen eindringen. Nur die kolloiden Farbstoffe wie Tuchrot III GA und Echtrot A sind für die Pflanzenzellen impermeabel, während sie vom Darmepithel und Opalina ebenso wie der kolloide Säurefarbstoff Tuchscharlach G aufgenommen werden. Aber auch hier müssen wir auf Grund der an Muskel- und Hautmembran ausgeführten Versuche einer prinzipiellen Scheidung tierischer und pflanzlicher Zellen hinsichtlich der Permeabilität kolloider Säurefarbstoffe widersprechen. Denn an der Muskelmembran war der diffusible Säurefarbstoff Säurealizarinrot G trotz Lipoidlöslichkeit impermeabel. Bedeutungsvoller aber für die Entscheidung des Geltungsbereiches der Lipoidtheorie sind die Versuche mit lipoidunlöslichen Säurefarbstoffen anzusehen.

Unter Zugrundelegung der NIRENSTEINschen Modifikation zeigen in der Tat die Versuche dieses Autors, daß nur solche Säurefarbstoffe in Paramaecium permeieren, die in dem Ölgemisch löslich sind. Auch bei Injektionen lipoidunlöslicher, nicht kolloider Säurefarbstoffe findet man die meisten Zellen des tierischen Organismus ungefärbt. Eine Sonderstellung nehmen nur hier die Nierenepithelien ein. Ferner ergeben die Versuche COLLANDERS (1921) im Gegensatz zu den früheren Beobachtungen von RUHLAND (1908/14), daß die lipoidunlöslichen Säurefarbstoffe, soweit überhaupt, in sehr geringem Maße und äußerst langsam permeieren. Aber auch hier finden sich, der Stellung der Nierenepithelien vergleichbar, wieder gewisse Zellen in der Umgebung der Leitungsbündel, die in erheblichem Maße Säurefarbstoffe aufnehmen. Da der Grad der Farbstoffaufnahme schon aus rein physikalischen Gründen ohne Rücksicht auf die Grenzflächenpermeabilität davon abhängt, ob der permeierte Farbstoff chemisch gebunden wird oder in Lösung bleibt, so ist natürlich mit einem grundsätzlich verschiedenem Verhalten der Farbstoffe zu rechnen, wenn die einen, wie die basischen gespeichert, die anderen wie die Säurefarbstoffe im allgemeinen nicht gespeichert werden. Schaltet man diesen Versuchsfehler dadurch aus, daß man unter Verwendung tierischer Gewebe als Dialysiermembran die Menge des tatsächlich durch die Zellen permeierten Farbstoffes mißt, so zeigt sich, daß auch die im NIRENSTEINschen Gemisch unlöslichen Säurefarbstoffe durch Haut und Muskelzellen permeieren, und zwar gibt die quantitative Untersuchung keinen Anhaltspunkt dafür, daß die Lipoidlöslichkeit irgendwie auch nur die Permeationsgeschwindigkeit fördert (Tabelle 68)[1]. Insbesondere zeigt sich, daß trotz gleicher Diffusibilität das lipoidunlösliche Säurerhodamin rascher als das lipoidlösliche Patentblau permeiert.

Tabelle 68. Quantitativer Vergleich der Diffusibilität von Säurefarbstoffen durch die Muskelmembran[2]. (Nach GELLHORN.)

Nr.	Dauer des Versuches	Patentblau	Cyanol	Säurerhodamin	Azorubin S	Eosin
1	1^{h}	1 : 128 000	1 : 68 500	—	—	—
2	1^{h}	1 : 42 000	1 : 32 400	—	—	—
3	1^{h}	1 : 80 500	—	1 : 42 900	—	—
4	1^{h}	1 : 75 500	—	1 : 57 000	—	—
5	2^{h}	1 : 91 000	—	—	1 : 168 000	—
6	2^{h}	1 : 114 000	—	—	1 : 125 000	—
7	$1^{1}/_{4}{}^{\text{h}}$	1 : 267 000	—	—	—	1 : 100 000
8	$1^{1}/_{4}{}^{\text{h}}$	1 : 187 000	—	—	—	1 : 110 000
Löslichkeit der Farbstoffe im Ölgemisch von NIRENSTEIN		löslich	unlöslich	unlöslich	löslich	löslich
Diffusibilität in 20 vH Gelatine in 48^{h}		18 mm	17,1 mm	17,9 mm	14,5 mm	10,4 mm

Hinzugefügt sei, daß nach GOLDMANN (1909), SCHULEMANN (1917) und v. MÖLLENDORFF (1914—20) der lipoidunlösliche kolloide Säurefarbstoff Trypanblau von zahlreichen tierischen Zellen (Nierenepithelien, Histiocyten, Reticolo-endotheliales System) und besonders von jugendlichen Zellen (Darm, Gewebe des Auges [BLOTEVOGEL]) in erheblichem Maße gespeichert wird. Die

---

[1] Vgl. hierzu auch Tab. 30 S. 131.
[2] 1 ccm der Farbstofflösung (1 : 1000 Ringer) ist durch die Muskelmembran von 3 ccm Ringerlösung getrennt. Die Zahlen der Tabelle geben die Konzentration des permeierten Farbstoffes in der letztgenannten Lösung an. Es werden in jedem Versuch nur die 2 von dem gleichen Frosch hergestellten Muskelmembranen in Bezug auf Farbstoffpermeabilität verglichen.

direkten Permeabilitätsversuche an Muskel und Hautmembran ergaben nicht unwesentliche Unterschiede zwischen beiden Geweben insofern, als an der Muskelmembran kolloide lipoidunlösliche Säurefarbstoffe wie Benzoblau wie Trypanrot ziemlich rasch bei erhaltener Erregbarkeit des Muskels permeierten, während die Froschhaut selbst nach 24 Stunden keine Spur dieser Farbstoffe durchläßt.

Aus diesen Angaben geht unzweifelhaft hervor, daß die Lipoidtheorie trotz einer nicht unbedeutenden Zahl von Fakten, die für sie zu sprechen scheinen, als eine allgemeine für die Zelle überhaupt geltende Permeabilitätstheorie nicht angesehen werden kann. Mit Rücksicht aber auf die mehrfach hervorgehobenen nicht unwesentlichen Verschiedenheiten, die in der Permeabilität z. B. für Farbstoffe nicht nur hinsichtlich der Aufnahme kolloider Farbstoffe zwischen tierischen und pflanzlichen Zellen, sondern auch in bezug auf hoch disperse Farbstoffe für die Zellen des gleichen Organismus bestehen, bleibt zu erörtern, ob die Lipoidtheorie nicht für bestimmte Zellen Geltung hat. Es ist nun bemerkenswert, daß JURIŠIĆ (1927) bei der quantitativen Untersuchung der Farbstoffaufnahme durch Blutkörperchen gefunden hat, daß eine Reihe lipoidlöslicher Farbstoffe (Rhodamin E B, Brillantcresylblau, Toluidinblau, Neutralrot und die sauren Farbstoffe Tropäolin, Orange R, Eosin) nach dem Verteilungssatz aufgenommen werden. Hier liegen also Verhältnisse vor, die aufs beste die Geltung des OVERTONschen Prinzipes zu illustrieren scheinen. Und weiterhin scheint auch in diesem Sinne zu sprechen, daß diamylaminunlösliche Säurefarbstoffe wie Kongorot, Cyanol, Trypanrot fast nicht aufgenommen werden. Daß aber auch hier der Verteilungssatz die Aufnahme der Farbstoffe nicht vollständig beherrscht, geht daraus hervor, daß die quantitativen Ergebnisse bezüglich der Aufnahme der kolloiden, lipoidlöslichen Säurefarbstoffe (Tuchscharlach und Echtrot) für einen Adsorptionsvorgang sprechen. Und auch in dem Falle, in dem die lipoidlöslichen Farbstoffe nach Maßgabe des HENRYschen Verteilungsgesetzes [1] aufgenommen werden, spricht dies nicht so sehr für die Lipoidnatur der Plasmahaut der Blut-

---

[1] Hier ist auch zu beachten, daß sich wichtige Komplikationen für die Verteilung durch die Anwesenheit von Lipoidgemischen in der Plasmahaut ergeben (vgl. die Modellversuche von SCHÄFER 1925).

23*

körperchen als für das Vorhandensein von Lipoiden in dem Stroma der Blutkörperchen überhaupt.

Aus den ausgedehnten Untersuchungen von ZIPF (1927) über die Aufnahme von sauren und basischen Fremdsubstanzen (besonders Alkaloide und Farbstoffe) ergibt sich, daß von der Leber besonders solche Substanzen aufgenommen werden, die im Sinne der NIRENSTEINschen Modifikation der Lipoidtheorie als lipoidlöslich bezeichnet werden. Die genauere Untersuchung läßt aber erkennen, daß der Aufnahme der basischen Stoffe durch die Ölsäure und der sauren durch Diamylamin offenbar kein Lösungsvorgang zugrunde liegt, zumal gerade Methylenblau, das als ein besonders guter Vitalfarbstoff anzusehen ist, sich nur relativ gering in der Ölsäure löst, ein Ergebnis, das in starkem Widerspruch zu der guten Aufnahme dieses Farbstoffes durch die Leberzellen steht und die NIRENSTEINsche Auffassung auch deshalb nicht stützt, weil der Fettsäuregehalt der Leber relativ gering ist. Auch Fällungen, die an der Grenzfläche der wässerigen und der Ölphase auftreten, machen es wahrscheinlich, daß hier keine einfachen Lösungsvorgänge, sondern vielleicht Salzbildung vorliegt. Hinzu kommt, daß die Aufnahme saurer und basischer Fremdsubstanzen durch die Zelle auch ohne ihre Reaktion mit Lipoiden erklärt werden kann, seitdem FEULGEN (1913) die Reaktion der basischen Farbstoffe mit Nucleinsäuren und STEUDEL (1922) die Salzbildung von sauren Farbstoffen mit den basischen Eiweißkörpern (Protamine und Histone) gezeigt hat.

Es ist eingangs darauf hingewiesen worden, daß als eine wichtige Stütze der Lipoidtheorie die Tatsache angesehen werden kann, daß die Aufnahme basischer Stoffe durch zunehmende Alkalisierung des Mediums, die saure aber durch zunehmende Säuerung erhöht wird. Nach OVERTON ist dieser Befund dadurch zu erklären, daß unter den optimalen Permeationsbedingungen, da die Dissoziation hier ein Minimum zeigt, die lipoidlöslichen Basen in maximaler Konzentration vorliegen, während durch die entgegengesetzte Reaktionsänderung die lipoidlösliche Base zugunsten der weniger lipoidlöslichen Alkaloidionen zurücktritt. ZIPF beobachtete nun an der Leber, daß die Basen Cholin, Guanidin, Adrenalin und Muscarin ebenso lipoid- und wasserlöslich sind wie ihre Salze. Und trotzdem dringen sie bei alkalischer Reaktion in vermehrtem Maße in die Zelle ein. Auch hier zeigt sich wiederum, daß diese Tatsache ohne die Reaktion der genannten Stoffe mit Lipoiden erklärt werden kann, da die körperfremden basischen Stoffe auch von völlig lipoidfreien Körpern bei alkalischer Reaktion in verstärktem Maße aufgenommen werden, weshalb ZIPF diese Befunde ebenso wie die entsprechenden über die Aufnahme saurer Körper auf chemische Reaktionen bzw. eine Verschiebung des chemischen Gleichgewichtes zurückführt.

Wir haben nun früher erwähnt, daß BETHE (1916) (vgl. auch PISCHINGER 1926) im Gegensatz zu der eben charakterisierten Lipoidtheorie die verstärkte Aufnahme basischer Farbstoffe in alkalischem und die saurer in saurem Milieu auf die polare Adsorption dieser Stoffe an die Protoplasmaampholyte zurückführt. McCUTCHEON und LUCKE (1924) haben experimentell an tierischen und pflanzlichen Zellen (Seesterneiern und Nitella) beide Theorien einer experimentellen Prüfung auf Grund folgender Überlegung unterzogen. Wie mehrfach hervorgehoben, permeieren starke Mineralsäuren und Basen, wenn überhaupt, nur äußerst langsam in die Zellen, während CO_2 und NH_3 sehr rasch eindringen. Stellt man sich nun Pufferlösungen von gleichem p_H her, bei denen NaOH bzw. NH_3 verwendet wird, so wird in dem einen Falle eine Reaktionsverschiebung im Zellprotoplasma bzw. im Zellsaft von Nitella nach der alkalischen Seite hin stattfinden, während dies bei Verwendung von NaOH nicht der Fall ist. Besteht die OVERTONsche Theorie zu Recht, so ist zu erwarten, daß in beiden Fällen die gleiche Farbstoffaufnahme resultiert, da die Reaktion in der Umgebung der Zelle die gleiche ist. Ist die BETHEsche Anschauung richtig, so ist zu erwarten, daß der basische Farbstoff bei Verwendung von NH_3 in stärkerem Maße aufgenommen wird, weil in diesem Falle das p_H in der Zelle erhöht ist. Der in der Tabelle 68 an Nitella wiedergegebene Versuch zeigt nun unzweideutig, daß gerade umgekehrt bei zunehmendem p_H in der Zelle weniger basischer Farbstoff aufgenommen wird, als wenn dieses unverändert bleibt. Die BETHEsche und die OVERTONsche Theorie stehen hiermit im schärfsten Widerspruch, während hingegen das Ergebnis im Sinne der Auffassung von ZIPF sehr gut zu verstehen ist; denn dadurch, daß NH_3 in die Zelle eindringt und sich mit den sauren Zellbestandteilen verbindet, stehen diese in geringerem Maße für den basischen Farbstoff zur Verfügung. Es handelt sich also hier bei der durch eine Veränderung des p_H in der Zelle herbeigeführten verminderten Aufnahme des basischen Farbstoffes nicht um eine verringerte Permeabilität, sondern um eine verminderte Speicherung. Schaltet man diesen Faktor dadurch aus, daß man die Reaktion des Mediums unter Verwendung schwer permeierender Säuren und Laugen variiert, so sieht man, daß entsprechend den OVERTONschen Befunden regelmäßig mehr basischer Farbstoff in alkalischem Milieu permeiert als in saurem. Da nun schon mit Rücksicht auf die letzthin geschilderten Befunde von ZIPF eine Erklärung im Sinne der Lipoidtheorie nicht angängig ist, weil nicht regelmäßig die freie Base stärker lipoidlöslich ist als das entsprechende Salz, so muß die Erklärung hierfür auf einem anderen Wege gesucht werden. Man könnte aber daran denken, daß der Grund für das eigenartige Verhalten in der geringeren Permeationsfähigkeit der Ionen im Vergleich zu dem undissoziiertem Molekül liegt, wofür die Untersuchungen von OSTERHOUT und IRWIN (vgl. S. 64) experimentelle Grundlagen geliefert haben.

Hervorgehoben sei, daß die außerordentlich schnelle Diffusion von Sauerstoff in lebende Zellen (HARVEY 1922) gegen die Lipoidtheorie spricht, da dieser lipoidunlöslich ist und der Zutritt von Sauerstoff zu Wasserpflanzen schon dadurch verhindert werden kann, daß man das Wasser mit fettlöslichen höheren Kohlenwasserstoffen überschichtet (RUHLAND und HOFFMANN 1925).

Tabelle 69. Die Aufnahme von Brillantcresylblau in den Zellsaft von Nitella in Abhängigkeit von p_H des Mediums und des Zellsaftes. (Nach McCUTCHEON und LUCKE.)

Nr.	Farbstoffkonzentration in der Lösung	Farbstoffkonzentration in der Zelle bei		p_H des Zellsaftes bei	
		Borsäure + NaOH ($p_H = 8$)	Borsäure + NH$_4$OH ($p_H = 8$)	Borsäure + NaOH	Borsäure +NH$_4$OH
1	0,0006 vH	0,003	< 0,001	5,2	6,6
2	0,0006 vH	0,020	0,006	5,8	6,3

Die Kritik der Lipoidtheorie bleibt aber nicht darauf beschränkt nachzuweisen, daß die „Lipoidlöslichkeit" nicht in allen Fällen über die Aufnahme eines Stoffes in die Zelle entscheidet, sondern sie bezieht sich auch auf die Untersuchung der Frage, ob der Aufnahme lipoidlöslicher Stoffe in der Tat eine *Lösung* in den Lipoiden der Zellgrenzschichten zugrunde liegt. Hieraus ergeben sich zwei Fragen. Einmal ist festzustellen, ob der Aufnahme lipoidlöslicher Stoffe eine Verteilung im Sinne des HENRY-NERNSTschen Satzes

erfolgt, zum anderen ist die Natur der Lipoide in den Zellgrenzschichten näher zu erforschen. Beginnen wir mit dem ersten Punkt,
so ist hervorzuheben, daß OVERTON bei seinen ausgedehnten Studien sich lediglich darauf beschränkte, festzustellen, ob bestimmte
Stoffe sich mehr oder weniger in Öl als in Wasser lösen. Dies war
für ihn der Maßstab der relativen Lipoidlöslichkeit und stellt den
Faktor dar, nach dem nach OVERTON nicht nur über die Permeation
oder Nichtaufnahme eines Stoffes entschieden wird, sondern auch
seine Permeationsgeschwindigkeit bestimmt werden soll. Ob aber
eine Verteilung im Sinne des HENRYschen Satzes angenommen
werden kann, geht aus dieser Untersuchung nicht hervor. Eine
Entscheidung ist nur durch die quantitative Bestimmung der Verteilung eines lipoidlöslichen Stoffes zwischen der wässerigen und
der Ölphase bei verschiedenen Ausgangskonzentrationen möglich.
Bezeichnet man diese mit a, die nach Eintritt des Gleichgewichtes
in der wässerigen Phase noch vorhandenen Konzentrationen mit
c, so muß nach dem Verteilungssatze die Gleichung $\dfrac{a-c}{c} = \text{konst.}$
gelten. LOEWE (1912 und 1922) hat diese Bestimmung für die Verteilung von Methylenblau zwischen Wasser und verschiedenen Lipoiden (Kephalin, Cerebroside minus Kephalin usw.), die aus Ge-
hirn dargestellt waren, durchgeführt und dabei gefunden, daß die
$\dfrac{a-c}{c}$-Werte mit zunehmender Verdünnung sehr beträchtlich wachsen. Es ist also hier von einer Verteilung keine Rede, vielmehr
folgt die Aufnahme der Adsorptionsisotherme von FREUNDLICH
(1922), wobei der Exponent $\dfrac{1}{n}$ innerhalb der auch sonst für
Adsorptionsvorgänge charakteristischen Grenzen liegt, wie die
Tabelle 70 zeigt. Es ist somit für Methylenblau bewiesen, daß seine
Aufnahme durch Lipoide durch Adsorption und nicht durch Verteilung erfolgt. Gegen die Verwertung der LOEWEschen Untersuchungen als Einwand gegen die Lipoidtheorie können allerdings
Versuche von HANSTEEN-CRANNER (1922) geltend gemacht werden,
nach denen die Lipoide bei ihrer Behandlung mit Alkohol vollständig verändert werden und infolgedessen ein Rückschluß auf
die Vorgänge, die der Aufnahme der Stoffe seitens der Lipoide
der lebenden Zelle zugrunde liegen, nicht bindend ist. Erinnert
sei ferner daran, daß nach Beobachtungen von ZIPF unter Zugrundelegung der NIRENSTEINschen Modifikation der Lipoidtheorie

Anhaltspunkte dafür gewonnen wurden, daß der Verteilung kein einfacher Lösungsvorgang zugrunde liegt, vielmehr auch in dem Modellversuch chemische Prozesse (Salzbildung) beteiligt sind.

Tabelle 70. Über die Aufnahme von Methylenblau durch Lipoide nach S. Löwe.

Adsorbens	$\frac{1}{n}$	k
Kephalin . . .	0,35	6,80
Cerebrosid. . .	0,16	1,64
Restlipoide . .	0,22	0,51
Leinöl	0,15	0,012

Eine besondere Schwierigkeit erwächst der Lipoidtheorie aus der Tatsache, daß alle Zellen leicht durchlässig für Wasser sind. NATHANSON hat bereits 1904 darauf aufmerksam gemacht, daß Lecithin lipoidlösliche Stoffe nur in wasserfreiem Zustande löst; sobald aber Wasser aufgenommen wird, verschwindet diese Fähigkeit. Andererseits ist Cholesterin nicht imstande, Wasser aufzunehmen. Auf Grund dieser Tatsachen sucht er die Lipoidtheorie dadurch zu retten, daß er eine mosaikartige Struktur der Zellgrenzschichten annimmt, derart, daß das Cholesterin zwischen lebendigen Protoplasmateilchen angeordnet ist und den lipoidlöslichen Stoffen den Durchtritt in die Zelle gestattet, während Wasser und lipoidunlösliche Stoffe durch das Protoplasma selbst permeieren. Eine experimentelle Begründung für eine derartige mosaikartige Anordnung der protoplasmatischen Grenzschichten fehlt aber vollkommen.

Für die Lösung des Permeabilitätsproblems ist natürlich die Kenntnis des physikalischen und chemischen Verhaltens der Zellgrenzschichten von größter Bedeutung.

Einen tieferen Einblick haben die Untersuchungen von HANSTEEN-CRANNER (1922), GRAFE und seinen Mitarbeitern (1925/26) gestattet, aus denen hervorgeht, daß die Eigenschaften der Lipoide wesentlich andere sind, als man bisher angenommen hat[1]. Überträgt man nämlich Scheiben aus der Wurzel der weißen Rübe in destilliertes Wasser, so treten bei niedriger Temperatur in erheblicher Menge vollständig *wasserlösliche* Phosphatide aus. Beim Schütteln mit Äther sind diese völlig ätherunlöslich. Wird der Äther entfernt, so bleibt ein wasserunlöslicher Rückstand übrig, der nunmehr die typischen Eigenschaften der Lipoide besitzt, näm-

---

[1] Es ist interessant, daß WARBURG bereits 1914 (speziell S. 289 Anm.) diese Möglichkeit diskutiert. Über Phosphatide vgl. auch ULRICH (1912).

lich in Alkohol, Äther usw. leicht löslich ist. Wird der gleiche Versuch bei höherer Temperatur (30⁰) ausgeführt, so treten *wasserunlösliche* Phosphatide aus, die ebenfalls mit Äther sich nicht ausschütteln lassen, aber nach Fällung mit Bleiacetat und Spaltung mit H_2S in Alkohol leicht löslich werden. Es erhöht die Bedeutung dieser Befunde, daß von BIEDERMANN (1924) auch am Muskel der Austritt wasserlöslicher Phosphatide festgestellt wurde.

Was nun die Bedeutung dieser Tatsachen für die Lipoidtheorie anlangt, so ist H. H. MEYER (1927) wohl recht zu geben, der hierin keinen grundsätzlichen Widerspruch gegen seine Theorie, sondern vielmehr den Beweis der leichten Veränderbarkeit der Lipoide sieht, zumal MEYER hervorhebt, daß nach HANSTEEN-CRANNERS eigenen Befunden die wässerige Phosphatidlösung durch die geringen in physiologischen Versuchen zur Anwendung kommenden Äthermengen nicht denaturiert wird, sondern ein Berkefeldfilter unverändert passiert. Wenngleich wir also in dem Nachweis der Wasserlöslichkeit der Phosphatide der Zelle keinen zwingenden Grund gegen die Lipoidtheorie erblicken, so haben unsere Erörterungen doch zur Genüge gezeigt, daß durch diese weder in ihrer ursprünglichen Form noch in der Modifikation NIRENSTEINS eine widerspruchsfreie Erklärung der Zellpermeabilität gegeben werden kann. Die Versuche von HANNSTEEN-CRANNER und GRAFE haben aber erneut auf die Bedeutung der „Lipoide" hingewiesen und eine Möglichkeit geschaffen, diese in genuinem Zustande zu untersuchen. Wir werden uns deshalb die Frage vorlegen, inwieweit die Phosphatide die Permeabilität der Zelle erklären können, wenn wir von der eigentlichen Lipoidtheorie von OVERTON absehen.

HANSTEEN-CRANNER hat an zahlreichen Pflanzenzellen festgestellt, daß bei niederer Temperatur aus der ungeschädigten Zelle trotz reichlich austretender Phosphatide niemals Eiweiß in Lösung geht und hat hieraus geschlossen, daß am Aufbau der Zellgrenzschicht nur jene beteiligt sind. Diese Auffassung, die für tierische Zellen schon mit Rücksicht auf die auf S. 100 geschilderten Versuche MONDS [1] über die Bedeutung der Umladung von Eiweiß für die Ionenpermeabilität der Blutkörperchen nicht allgemein zutreffend sein kann, ist neuerdings von GRAFE auch für Pflanzenzellen nicht gültig befunden worden. Auch die Beobachtung von HEILBRUNN

---

[1] Siehe auch NETTER (1925) und ROBERTSON (1908).

(1927), daß die Neubildung einer Plasmahaut nach Verletzung an Seeigeleiern sich in Gegenwart von Fettlösungsmitteln vollzieht, spricht gegen die ausschließliche Beteiligung der Lipoide am Aufbau der Zellgrenzschichten. Man wird hiernach annehmen müssen, daß Phosphatide und Eiweiß in diesen vorhanden sind. Es fragt sich nunmehr, ob mittels der Kolloidchemie die charakteristische Durchlässigkeit des Protoplasmas sowie seine Veränderbarkeit unter experimentellen Bedingungen erklärt werden kann.

b) Kolloidchemische Theorien.

Auf Grund seiner Versuche über den Austritt von wasserlöslichen und -unlöslichen Phosphatiden in Abhängigkeit von der Temperatur und dem chemischen Milieu kommt HANSTEEN-CRANNER zu der Annahme, daß *„die plasmatischen Schichten der Zellkörper — die Plasma- und die Vakuolenhaut — ein kolloides System darstellen, dessen halbfeste, hydrophile Dispersionsmittel aus in Wasser unlöslichen, aber kolloid schwellbaren, dessen flüssige, disperse Phase aus in Wasser ganz löslichen Phosphatiden bestehe"*. Innerhalb dieses kolloiden Systems sind enge Beziehungen zwischen den beiden Phosphatiden anzunehmen, ja HANSTEEN-CRANNER läßt die Frage offen, ob es sich nur um Modifikationen desselben Phosphatides handelt. Die Brauchbarkeit dieses kolloiden Systems zur Erklärung der Permeabilitätsverhältnisse der Zelle geht besonders aus Versuchen hervor, die die Einwirkung der Salze auf die Ausscheidung der Phosphatide und auf die Permeabilität zum Gegenstand haben.

Bei Verwendung von Normallösungen fand HANSTEEN-CRANNER, daß die Salze nach Maßgabe ihrer Kolloidaktivität die Abgabe der Phosphatide beeinflussen. So wird durch KCl die Abgabe wasserunlöslicher Phosphatide bei 30^0 nur unvollständig gehindert, eine vollständige Fällung der Phosphatide kommt hingegen in Lösungen von $CaCl_2$ zustande und noch wirksamer erweisen sich Schwermetallsalze wie Bleiacetat, durch das eine irreversible Phosphatidfällung herbeigeführt wird. Es ergibt sich für die Kationen daher die folgende, nach abnehmender Fällungskraft geordnete Reihe: $Pb > Ca > Mg > K$. Der bedeutende Unterschied, der zwischen dem Alkalimetall und den Erdalkalien besteht, ergibt sich aus Versuchen mit $\frac{n}{100}$-Lösungen dieser Salze. Unter diesen Bedingungen wird nämlich durch $CaCl_2$ eine Phosphatidfällung hervorgerufen, die zu einer Verdichtung der Oberfläche des Protoplasmas führt, während durch KCl nicht allein keine Fällung erfolgt, sondern gerade umgekehrt eine peptisierende Wirkung dieses Salzes, die in einer vermehrten Phosphatidabgabe sich äußert, deutlich wird. Der Einwirkung der Salze auf den Zustand der Phosphatide in den Zellgrenzschichten geht ihre Durchlässigkeit für den Zellfarbstoff durchaus parallel, so daß aus diesen Versuchen gefolgert werden darf, daß durch die reversible Phosphatidfällung durch $CaCl_2$ und die Peptisation (Auflockerung durch KCl) experimentelle, von dem chemischen Milieu abhängige Permeabilitätsänderungen der Zelle durchaus erklärbar sind. Hiernach ist es nicht nur begreiflich, daß der Eintritt von Salzen wie KNO_3 durch $CaCl_2$ verhindert werden kann, wie es KAHO an Pflanzenzellen fand, sondern auch die verringerte Permeabilität tierischer und pflanzlicher Zellen in der äquilibrierten (also Ca-haltigen) Salzlösung gegenüber den Lösungen von Alkalimetallsalzen ist durchaus verständlich. Auch die von KAHO aufgefundenen Tatsachen, daß die Permeabilität der Salze eine Funktion der Kolloidaktivität ihrer Ionen[1] ist, begegnet bei der Annahme einer kolloiden Grenzschicht keinen Schwierigkeiten. Die früher geschilderten eigenen Versuche über die Kaliumpermeabilität des glatten und des quergestreiften Muskels (vgl. S. 143) in Abhängigkeit von verschiedenen Salzen können ebenfalls durch die verdichtenden bzw. auflockernden Wirkungen der Salze auf die Phosphatide der Zellgrenzschichten erklärt werden.

Die außerordentliche Labilität der Phosphatide, die nicht nur aus den Untersuchungen von HANSTEEN-CRANNER, sondern auch aus Experimenten an verschiedenen Lecithinen durch KOCH (1903/8) und PORGES und NEUBAUER (1908) folgt, läßt es begreiflich erscheinen, daß die Eigenschaften der Phosphatide sich grundsätzlich mit dem Milieu ändern. Hieraus ergibt sich, daß die Durchlässigkeit der Plasmagrenzschicht der Pflanzenzelle eine andere ist als die der Plasmahaut, die an die Zellvakuole grenzt, ein Verhalten, das OSTERHOUT, wie S. 220 erwähnt wurde, festgestellt hat. Der verschiedene chemische Aufbau der Zellen in den einzelnen Organen läßt daher auch eine organspezifische Permeabilität ver

---

[1] Vgl. hierzu auch RABER (1923/26) und HEILBRUNN (1923).

muten, für die auf anderem Wege Gellhorn (vgl. S. 211) experimentelle Unterlagen geschaffen hat. Dies wird dadurch unterstützt, daß nach Versuchen von Grafe (1927) die Phosphatide nicht nur bei verschiedenen Pflanzen, sondern auch aus verschiedenen Teilen derselben Pflanze sich ungleich zu verhalten scheinen. Nimmt man noch hinzu, daß durch Säuren die Phosphatide gefällt, durch OH-Ionen aber gelöst werden, und daß entsprechende Veränderungen der Permeabilität an Tier und Pflanzenzellen beobachtet wurden, und berücksichtigt man weiter die Reaktionsfähigkeit der Phosphatide auch mit Zuckern, so kann hieraus geschlossen werden, daß die funktionellen Veränderungen der cellulären Permeabilität, die unter dem Einfluß äußerer und innerer Faktoren zustande kommen, durch die Annahme einer kolloiden Phosphatidgrenzschicht im Prinzip verständlich werden.

Es bleibt aber die Frage zu erörtern, ob es richtig ist, die Erklärung der Permeabilitätsänderungen der Zellen ausschließlich auf Zustandsänderungen der kolloiden Phosphatide zurückzuführen. Hansteen-Cranner hat diese Auffassung damit begründet, daß er aus intakten Pflanzenzellen trotz erheblichen Übertritts von Phosphatiden niemals Eiweiß in Lösung gehen sah. Zugunsten dieser Auffassung wird weiterhin angeführt, daß beim Studium der Fällung von Eiweißkörpern durch Salze sich nur recht geringe Unterschiede zwischen den Alkalimetallen und den alkalischen Erden ergaben, während am Lecithin aus Versuchen von Koch und Porges und Neubauer eine Fällung bereits in n/100 Lösungen der Erdalkalisalze zustande kommt und durch Salze der Alkalimetalle überhaupt nicht oder erst in wesentlichen größeren Konzentrationen erfolgt. Weiter führt hierfür Kaho (1924) an, daß, wenn die verdichtende Wirkung der Calciumsalze die Eiweißkörper des Protoplasmas beträfe, eine Ausdehnung dieser Zustandsänderungen auf das übrige Protoplasma sehr wahrscheinlich und dies mit dem Leben der Zelle unverträglich wäre; übrigens ist diese Auffassung mit Rücksicht auf die direkten Beobachtungen von Chambers auszuschließen. Hinzu kommt noch, daß die Anwesenheit von Phosphatiden in den Zellgrenzschichten aus dem Gibbschen Theorem sich ergibt und von Biedermann (1924) und Walter (1921) aus Versuchen über die Unangreifbarkeit des Protoplasmas für Trypsin gefolgert wurde, bevor die Lipoide extrahiert waren.

Es ist andererseits darauf hinzuweisen, daß nach Grafe

aus zahlreichen intakten Pflanzenzellen neben den Phosphatiden auch Eiweiß austritt, so daß dieser Autor zu der Annahme kommt, daß es sich in den Zellgrenzschichten „um Verbindungen eines Phosphatids mit einem Nucleoproteid handelt, an dem akzessorische Gruppen aus anderen Körperklassen und Mineralstoffe hängen". Wir sind vorläufig noch zu wenig über die Eigenschaften der Phosphatide bzw. der mit ihnen vergesellschaftenden Eiweißkörper orientiert, um die Frage entscheiden zu können, ob überhaupt in den verschiedenen Zellen ein in chemischer Hinsicht einheitlicher Typus einer Grenzschicht anzunehmen ist. Zum mindesten für die Blutkörperchen müssen wir im Hinblick auf die Untersuchungen von MOND annehmen, daß Eiweiß in der Zellgrenzschicht enthalten ist (siehe auch LEPESCHKIN [1910/11], WEIS [1925] BOTAZZI [1927]). Die scheinbar hiermit im Widerspruch stehenden Befunde über die zur Fällung von Eiweißkörpern erforderlichen Salzkonzentrationen lassen sich wahrscheinlich mit der gleichzeitigen Anwesenheit von Phosphatiden erklären.

Es ergibt sich mithin, daß aus dem Vorhandensein einer kolloiden Phosphatid- bzw. Phosphatid-Eiweißgrenzschicht die Durchlässigkeit des Protoplasmas für Wasser, sowie die spezifischen Unterschiede, die in der Durchlässigkeit für verschiedene Salze bestehen, und die permeabilitätsverändernden Wirkungen der Temperatur, des chemischen Milieus usw. erklärt werden können. Es fragt sich aber, wie die großen Unterschiede, die hinsichtlich der Permeabilitätsgeschwindigkeit für verschiedene Stoffe vorhanden sind, und die OVERTON zur Aufstellung seiner Lipoidtheorie veranlaßt haben, zu deuten sind, wenn die Lipoidlöslichkeit als Ursache abgelehnt werden muß. HANSTEEN-CRANNER, KAHO und andere Autoren nehmen hierzu die Adsorptionstheorie zu Hilfe, die also hiernach als eine notwendige Ergänzung der geschilderten Kolloidtheorie anzusehen ist. Bevor wir auf diese eingehen, sei noch kurz über andere kolloidchemische Theorien berichtet.

Von LLOYD (1915) und FREE (1918) ist die Hypothese aufgestellt worden, daß sich das Protoplasma bzw. die Plasmahaut wie ein hydrophyles Emulsionskolloid verhält, bei dem die Durchlässigkeit durch die Änderungen des Wassergehaltes der dispersen Phase bestimmt wird. Quellung der dispersen Phase verringert die Durchlässigkeit durch eine Verkleinerung der Diffusionswege der kontinuierlichen Phase, umgekehrt soll die Entquellung wirken.

Mit dieser Theorie ist die Permeabilitätstheorie von HAYNES (1921) nahe verwandt. Hach HAYNES besteht die Plasmahaut aus einem Emulsionskolloid, dessen Dispersionsmittel eine Pufferlösung ist. Salze und Nichtelektrolyte verändern die Permeabilität dadurch, daß sie das p_H der Pufferlösung verschieben, und zwar wird die [H·] durch Salze erhöht — die zweiwertigen Kationen sind wirksamer als die Alkalichloride — und durch Nichtleiter erniedrigt. Je nach der Lage des isoelektrischen Punktes ist die Wirkung von Salzen und Nichtleitern verschieden, da HAYNES annimmt, daß die Permeabilität der Plasmahaut im isoelektrischen Punkt maximal ist; infolgedessen wirkt z. B. eine durch Salze herbeigeführte Vergrößerung der [H·] permeabilitätssteigernd, wenn der isoelektrische Punkt der Plasmakolloide bei einem kleineren p_H als der Reaktion der Pufferlösung entspricht, gelegen ist. In den Theorien von LLOYD und FREE herrscht also in einem wesentlichen Punkte, nämlich in der Annahme eines Permeabilitätsmaximums im isoelektrischen Punkt, — denn in diesem zeigt ja die Quellung ein Minimum — Übereinstimmung. Wir meinen aber, daß gerade das Umgekehrte richtig ist. Modellversuche von RISSE (vgl. S. 33) haben nämlich gezeigt, daß sowohl bei Gelatine- wie Kollodiummembranen die Permeabilität für Wasser und gelöste Stoffe mit steigender Quellung zunimmt und im isoelektrischen Punkte dementsprechend ein Minimum aufweist. Auch die Versuche von MOND (1927), nach denen bei Überschreitung des isoelektrischen Punktes des Globins (vgl. S. 100) die elektive Anionenpermeabilität in eine Kationendurchlässigkeit umschlägt, sprechen gegen die Auffassung, daß im isoelektrischen Punkte ein Maximum der Durchlässigkeit vorhanden ist, denn dann müßte bei p_H 8 eine Durchlässigkeit von Kationen *und* Anionen vorhanden sein, da nach den Membranversuchen von MICHAELIS die elektive Anionen- oder Kationenpermeabilität an sehr kleine Porendurchmesser gebunden ist. Im gleichen Sinne sprechen aber auch die früher geschilderten physiologischen Experimente; denn wir haben gesehen, daß gerade die Salze, die quellend wirken, die Permeabilität erhöhen, während durch Entquellung eine Verminderung der Durchlässigkeit herbeigeführt wird. Dabei ist es relativ gleichgültig, ob man die Ursachen der Permeabilitätsänderung auf Variationen des

Quellungszustandes der dispersen Phase in der Plasmahaut zurückführt, oder wie HANSTEEN-CRANNER und KAHO es tun, die Änderung des Lösungszustandes betonen. Denn es handelt sich hier nur um verschiedene Seiten ein und desselben Geschehens, die man im Sinne von TSCHERMAKS (1924) dahin vereinigen kann, daß man die „absteigende, lyophobe, denaturierende und aggregative" Veränderung der Kolloide als Ursache der Herabminderung der Permeabilität ansieht, während die umgekehrten Veränderungen in der „aufsteigenden lyophilen bzw. hydratativen und dispergativen Richtung" die Durchlässigkeitssteigerung bedingen. Mit dieser Anschauung stimmt auch die Theorie von SPAETH (1916) überein, nur daß dieser Autor sein Augenmerk besonders auf die Veränderungen der Viscosität richtet.

Eine andere Hypothese über den Mechanismus der kolloiden Permeabilitätsveränderungen hat CLOWES (1916/17) entwickelt, indem er die Protoplasmagrenzschicht mit einem Emulsionskolloid vergleicht, das unter dem Einfluß äußerer Faktoren eine Phasenumkehr erleidet. Er konnte nämlich zeigen, daß eine Emulsion von Öl in Wasser durch Zusatz von $CaCl_2$ in eine solche von Wasser in Öl umgewandelt wird, und daß dieser Vorgang durch NaOH wieder reversibel gemacht werden kann. Auf diese Weise erklärt es sich, daß durch Verminderung der Größe der wässerigen Zwischenräume zwischen den Ölteilchen eine Verminderung der Durchlässigkeit für wasserlösliche Stoffe erreicht wird, die bei vollständiger Phasenumkehr natürlich gleich 0 wird. Es ist aber gegen diese Theorie von SEIFRIZ (1923) geltend gemacht worden, daß das Eintreten der Phasenumkehr nur in Gegenwart bestimmter Schutzkolloide gelingt, und daß gerade solche, die, wie Lecithin und Albumin in den Phasengrenzen der Zellen reichlich vorhanden sein dürften, die Umkehrbarkeit der Emulsion verhindern (vgl. auch CORRAN, CUDMORE und LEWIS 1924).

c) Die Adsorptionstheorie.

Es hat sich gezeigt, daß die Annahme einer kolloiden Grenzschicht aus Phosphatiden bzw. einem Phosphatid-Eiweißkomplex wohl imstande ist, eine der Grundtatsachen der Permeabilitätslehre, die Veränderbarkeit der Durchlässigkeit der Zellen, zu erklären. Als zweite Aufgabe einer Permeabilitätstheorie ist die Erklärung der großen quantitativen Unterschiede, mit der verschiedene Stoffe in die Zelle eindringen, anzusehen. Wir fanden zwar, daß diesen Tatsachen gerade die OVERTONsche Lipoidtheorie in ausgezeichneter Weise Rechnung trägt, mußten dieselbe aber verlassen, weil zahlreiche Tatsachen sich mit ihr nicht vereinigen ließen. Es ist nun von TRAUBE (1904—1928) darauf hingewiesen worden, daß der zunehmenden Permeationsgeschwindigkeit der organischen Stoffe nicht nur eine Steigerung ihrer relativen Lipoidlöslichkeit, sondern auch eine Zunahme der Oberflächenaktivität entspricht, so daß die von OVERTON aufgestellten Permeabilitätsregeln sich ohne Zuhilfenahme der Lipoidtheorie nach TRAUBE durch die Adsorptions- oder Haftdrucktheorie verstehen lassen. Je oberflächenaktiver ein Stoff nämlich ist, um so mehr reichert er sich an der Phasengrenzfläche an, während für die oberflächeninaktiven Stoffe gerade der umgekehrte Vorgang festzustellen ist. An Stelle von Oberflächenaktivität spricht TRAUBE von Haftdruck und nimmt an, daß die an der Oberfläche sich anhäufenden Stoffe einen sehr geringen Haftdruck besitzen und infolgedessen größere Aussicht haben, in die angrenzende Phase — unter biologischen Verhältnissen also in die Grenzschicht des Protoplasmas — einzudringen als Stoffe mit größerem Haftdruck, also geringerer Oberflächenaktivität. Die Bedeutung der Adsorption für die Permeationsgeschwindigkeit indifferenter organischer Stoffe wird besonders durch die TRAUBEsche Capillarregel illustriert, nach der die Oberflächenaktivität von Gliedern homologer Reihen so stark zunimmt, daß mit wachsender C-Kette isocapillare Lösungen erhalten werden, wenn die Konzentrationen im Sinne der Reihe $1 : 3 : 3^2 : 3^3 : 3^4$ usw. sich vermindern.

Es ist nun auch im biologischen Versuch die quantitative Geltung der Capillarregel gezeigt worden, sowohl in Narkoseversuchen an Kaulquappen (OVERTON-TRAUBE) und Seeigeleiern (FÜHNER 1904) wie in Hämolyseversuchen (FÜHNER und NEUBAUER 1907). ISHIZAKA (1914) zeigte, daß die hämolytischen Grenzkonzentrationen bei verschiedenen Terpenen in isocapillaren Lösungen liegt (vgl. auch BERCZELLER 1917/22). Da aber mehrfach hervorgehoben wurde, daß die Stärke der physiologischen Wirkung kein sicherer Gradmesser der Permeation bestimmter Stoffe ist, so wird man die Narkoseversuche nicht als unbedingt beweisend ansehen können, und die Hämolyse ist ebenfalls ein zu komplexer Vorgang, als daß der Eintritt der Hämolyse einen sicheren Gradmesser der Permeabilität darstellen könnte [1]. Es ist aber darauf hinzuweisen, daß noch zahlreiche weitere Versuche besonders an Pflanzenzellen für die Geltung des Adsorptionsprinzipes sprechen. CZAPEK (1910) stellte nämlich an Pflanzenzellen fest, daß die Gerbstoffexosmose ebenfalls in isocapillaren Lösungen eintritt, und KISCH (1912) beobachtete bei Verwendung verschiedener Alkohole ein Gleiches hinsichtlich der Hemmung der Hefekeimung. Dabei ist interessant festzustellen, daß in den Versuchen der beiden letztgenannten Autoren die zu einer Permeabilitätssteigerung (Exosmose von Zellinhaltsstoffen) führende Schädigung zwar in isocapillaren Lösungen eintritt, aber quantitativ bei den verschiedenen Zellarten bedeutende Unterschiede bestehen. An der Hefe wird nämlich ein kritischer Spannungswert (wenn die Oberflächenspannung des Wassers gleich 1 gesetzt wird) von 0,5, an den Pflanzenzellen in CZAPEKS Versuchen aber von 0,68 gefunden. Nimmt man mit CZAPEK an, daß die Permeabilitätssteigerung durch Schädigung der Plasmahaut dann eintritt, wenn die die Zelle begrenzende Lösung dieselbe Oberflächenspannung wie die Protoplasmagrenzschicht besitzt, so folgt hieraus ein für verschiedene Zellarten grundsätzlich andersartiger Aufbau der Protoplasmagrenzschicht, ein Schluß, zu dem, wie erwähnt, auch HANSTEEN-CRANNER und GRAFE auf Grund chemischer Untersuchungen der Phosphatide der Pflanzenzellen bereits gelangt sind.

Es fragt sich nun, ob das Verhalten der Farbstoffe ebenfalls im Sinne der TRAUBEschen Haftdrucktheorie verständlich ist. HÖBER (1914) sowie TRAUBE und KÖHLER (1915) haben darauf hingewiesen, daß die Farbstoffe trotz sehr verschiedener Permeationsgeschwindigkeit sich hinsichtlich ihrer Wirkung auf die Oberflächenspannung des Wassers nur wenig unterscheiden. HÖBER hat aber gleichzeitig darauf aufmerksam gemacht, daß sowohl die stalagmometrische Methode wie die Steighöhenmethode lediglich die Oberflächenaktivität der Stoffe an der Grenzfläche Wasser-Luft mißt und über das Verhalten an der hier allein bedeutungsvollen Grenzfläche Wasser-Protoplasma nichts aussagt. Daß in der Tat

---

[1] Vgl. auch RHODE (1922), der auf gewisse Unstimmigkeiten zwischen Oberflächenaktivität und hämolytischer Wirksamkeit bei Terpenderivaten hinweist, sowie die Versuche von BÖSEKEN und WATERMAN (1912), in denen der Grad der Giftigkeit verschiedener organischer Verbindungen sich leichter aus der Lipoid- als aus der Adsorptionstheorie erklärt.

an der Grenzfläche Wasser-Luft oberflächeninaktive Farbstoffe an der Grenzfläche zweier unmischbarer Flüssigkeiten wie Öl-Wasser eine nicht geringe Oberflächenaktivität besitzen, haben neuerdings REHBINDER (1927) und OKUNEFF (1927/28) gezeigt. Sie beobachteten, daß allgemein die Grenzflächenspannung und die Oberflächeninaktivität bestimmter Stoffe um so größer ist, je größer der „Polaritätsunterschied" zwischen beiden Phasen ist, welcher um so mehr wächst, je geringer die gegenseitige Löslichkeit ist. Man wird daher annehmen dürfen, daß allgemein die Oberflächenaktivität der Stoffe an der Grenzfläche zwischen dem wässerigen Medium der Zellen und dem Protoplasma wesentlich größer als an der Grenzfläche Wasser-Luft ist. So ist es zu verstehen, daß der kolloide saure Farbstoff Trypanblau entsprechend der von OKUNEFF an der Grenzfläche Öl-Wasser festgestellten Oberflächenaktivität in erheblichem Maße in bestimmte tierische Zellen eindringt[1]. Aus diesem Prinzip erklärt OKUNEFF auch die Aufnahme anderer kolloidaler Farbstoffe wie Carmin sowie von in Wasser suspendierten Substanzen wie Cholesterin, Tusche, kolloidales Silber usw. durch die Zellen des Reticulo-Endothelapparates; denn auch diese Substanzen sind imstande, die Grenzflächenspannung an der Phasengrenze von Wasser und Benzol bzw. Wasser und Olivenöl herabzusetzen. Wir sehen hierin einen wichtigen Hinweis dafür, daß die Aufnahme lipoidunlöslicher kolloider Säurefarbstoffe auch ohne Zuhilfenahme einer „physiologischen" Permeabilität verständlich gemacht werden kann.

Von Bedeutung ist auch, daß von BRINKMANN und VON SZENT-GYÖRGYI (1924) die Oberflächenaktivität von Kohlensäure, Sauerstoff und Ammoniak an der Grenzfläche Wasser-Petroläther nachgewiesen wurde, während diese an der Grenzfläche von Wasser und Luft bzw. Petroläther und Luft fehlt. Es eröffnet sich von diesem Befund aus die Möglichkeit, den Einfluß geringster Stoffwechselprozesse auf die Permeabilität der Zellgrenzschichten zu verstehen und die regulative Bedeutung dieser Vorgänge für die Durchlässigkeit und damit wiederum für den Ablauf der Stoffwechselprozesse zu erkennen. Damit rückt die Grenzflächenpermeabilität in den engsten Zusammenhang mit den Grunderscheinungen des Lebens überhaupt.

----

[1] Vgl. hierzu auch R. G. SCHULZ (1925).

Für die Annahme, daß bei der Farbstoffaufnahme Adsorptionsprozesse eine wesentliche Rolle spielen, sprechen auch die Befunde, daß die Adsorption basischer Farbstoffe an Bolus alba und Fasertonerde den Ergebnissen der Vitalfärbung durchaus entspricht. Die folgende Tabelle 71 zeigt nämlich, daß, je geringer die Farbstoffkonzentrationen sind, mit denen eine Vitalfärbung an Paramaecium gelingt, um so größer die von den beiden Adsorbentien aufgenommene Farbstoffmenge ist. Für einen physikalischen Prozeß spricht, daß die gleiche Reihenfolge mit dem negativ geladenen Bolus wie mit der positiv geladenen Fasertonerde erhalten wird (FREUNDLICH und POSER 1914).

Tabelle 71. (Nach KREBS und NACHMANSOHN.) Vergleich der Aufnahme von basischen Farbstoffen durch lebende Paramäcien (nach Versuchen von NIRENSTEIN) mit ihrer Aufnahme durch Bolus und Fasertonerde (nach Versuchen von FREUNDLICH und POSER).

Farbstoff	Vitalfärbende untere Grenzkonzentration für Paramäcien nach NIRENSTEIN	Von 1 g Adsorbens aufgenommene Farbstoffmenge in Mikromolen bei einer Konzentration von 1 Mikromol in der Lösung nach FREUNDLICH und POSER.	
		Adsorption an Bolus alba	Adsorption an Fasertonerde
Methylgrün . .	1 : 6 000	23,9	4,37
Methylenblau .	1 : 30 000	25,7	5,42
Auramin . . .	1 : 125 000	38,8	9,68
Malachitgrün .	1 : 600 000	49,7	32,1
Chrysoidin . .	1 : 1 500 000	59,8	94,4

KREBS und NACHMANSOHN (1927) haben nun zeigen können (vgl. Tabelle 72), daß im allgemeinen auch bei sauren Vitalfarbstoffen die Adsorption an Kaolin der Stärke der Vitalfärbung parallel geht.

So erkennen wir, daß die Adsorptionstheorie in Verbindung mit der Annahme einer kolloiden Phosphatid-Eiweiß-Grenzschicht imstande ist, sowohl den Mechanismus der Permeabilitätsänderungen wie die ungleiche Permeabilität insbesondere unter den organischen Stoffen zu erklären. Eine gewisse Schwierigkeit besteht nur insofern, als die Adsorption zwar imstande ist, je nach ihrem Grade die Permeationsgeschwindigkeit zu beschleunigen, aber keineswegs ausschließt, daß nicht adsorbierbare Stoffe dennoch permeieren. Wir hatten nun gesehen, daß entgegen den Annahmen älterer

Tabelle 72. Vergleich der Aufnahme von sauren Farbstoffen durch lebende Paramäcien mit ihrer Aufnahme durch Kaolin. (Nach KREBS und NACHMANSOHN.)

Farbstoff	Grenzkonzentration der Vitalfärbung (Teile Lösungsmittel auf 1 Teil Farbstoff)	Art der Vitalfärbung (D = Diffusfärbung) (G = Granulafärbung)	Von 1 g Kaolin aufgenommene Farbstoffmenge (in mg[1]) bei der Farbstoffkonzentration in der Lösung	
			1 mg = vH	3 mg = vH
A. Azofarbstoffe.				
Tuchscharlach G . . .	300 000	D	3,6	6,8
Toluylenorange. . . .	100 000	D	3,2	12,0
Benzoazurin G	100 000	G	1,9	2,8
Echtrot A	60 000	D	1,1	2,8
Brillantorange	25 000	D	0,4	0,8
Orange II B	12 000	D	0,2	0,4
Orange IV	7 000	D	0,05	1,0
Trypanblau	4 000	G	0,3	0,4
Ponceau 5 R	—	—	0	0
Azorubin S	—	—	0	0
Chromotrop 8 B . . .	—	—	0	0
B. Triphenylmethanfarbstoffe.				
Echtgrün extra. . . .	30 000	D	0,7	3,1
Säureviolett 4 B extra.	25 000	G	3,3	6,6
Guineagrün	20 000	D	1,0	2,4
Säureviolett 6 B N . .	20 000	G	0,4	0,7
Säureviolett 7 B . . .	12 000	G	2,8	3,7
Wollgrün S	12 000	G	0,2	0,4
Patentblau V.	4 000	D	0	0
C. Nitrofarbstoff.				
Naphtholgelb	—	—	0	0
D. Phthaleinfarbstoff.				
Uranin	—	—	0	0

Autoren an den verschiedensten Zellen eine Permeabilität für Salze (bzw. Ionen) und Zucker gezeigt werden konnte, für die früher eine allgemeine Impermeabilität angenommen wurde. Es bleibt aber die Tatsache bestehen, daß die Durchlässigkeit für diese Stoffe gering und zeitweilig gleich 0 sein muß, da sonst die von dem umgebenden Milieu abweichende chemische Beschaffenheit der Zellen, obwohl die in ihnen enthaltenen Elektrolyte größtenteils frei sind, nicht gewahrt werden könnte. Die Erklärung für dieses Verhalten kann im Anschluß an die Befunde von TINKER an Niederschlagsmembranen gewonnen werden, zumal, wie Freundlich (1922) bemerkt, diese Membranen sich „nicht merklich" von Gelen unterscheiden und wir zahlreiche Gründe angeführt haben, die die Auffassung der Zellgrenzschicht als eines kolloiden Systems, das ein Gel ist oder diesem nahe steht, rechtfertigen. Die mikroskopischen Beobachtungen von Tinker lassen erkennen, daß der Durchmesser der intermicellaren Zwischenräume wesentlich größer ist als daß durch ihn die Siebwirkung erklärt werden kann. Er nimmt deshalb an, daß die Micellen von Membranen und Gelen von einer Adsorptionsschicht umgeben sind, durch die die Membranporen wesentlich verkleinert werden[1]. Für diese Anschauung sprechen auch Versuche von Zsigmondy (1925) an Ultrafeinfiltern, die aus Acetylcellulose hergestellt sind. Mit dem Nachweis dieser Adsorptionsschicht wird es aber verständlich, daß Membranen gelöste Substanzen, die wie Salze und Zucker negativ adsorbiert werden, zurückhalten, während oberflächenaktive Substanzen von wesentlich größerem Molekularvolumen leicht permeieren.

Zu den Versuchen von Krebs ist noch zu bemerken, daß die Parallelität von Vitalfärbung und Adsorption der Vitalfarbstoffe an Kaolin usw. weniger für eine Adsorptionstheorie der Permeabilität als vielmehr dafür spricht, daß der Farbstoffspeicherung in der Zelle Adsorptionsprozesse[2] zugrunde liegen. Dies zeigt sich besonders, wenn wir die Versuche von Krebs und Nachmansohn mit unseren eigenen Farbstoffversuchen an Muskelmembranen vergleichen (siehe S. 130). Nach letzteren ist Azorubin S ein sehr leicht permeierender Säurefarbstoff, während er weder nach Nirenstein Paramaecium vital färbt noch von Kaolin adsorbiert wird. Ferner permeiert Patentblau sehr rasch durch die Muskelmembran, obwohl es von Kaolin nicht adsorbiert wird und dementsprechend nach Tabelle S. 372 innerhalb der Triphenylmethanfarbstoffe der größten Konzentration bedarf, um von Paramaecium aufgenommen zu werden. Es fragt sich nun, ob diese Befunde nicht auch unter Zugrundelegung einer chemischen Bindung erklärt werden können. Zugunsten dieser Auffassung hat Zipf an der Leber ausgedehnte Versuche ausgeführt, die zu folgenden Resultaten geführt haben.

Entsprechend den Beobachtungen von Atzler und Lehmann

---

[1] Vgl. Spiro (1897).

[2] Vgl. hierzu die Arbeiten von Warburg (1914) und seinen Mitarbeitern Wiesel, Usui und Dorner.

(1922) über die Reaktionsveränderung, die saure und alkalische
Lösungen bei dem Durchfluß durch die hinteren Extremitäten des
Frosches erleiden (Pufferungspotenz) und den analogen Erfahrungen von GELLHORN und WEIDLING (1925) an Blutkörperchen
und isolierten Muskeln stellte ZIPF in Durchspülungsversuchen an
der überlebenden Schildkrötenleber ebenfalls eine Neutralisationswirkung des Gewebes fest, machte aber außerdem noch die wichtige
Beobachtung, daß an Stelle der verschwundenen OH-Ionen äquivalente Mengen von Cl in der Durchströmungsflüssigkeit erscheinen
und daß der vermehrten Aufnahme der H-Ionen die Abgabe äquivalenter Mengen von Na-Ionen entspricht. Ferner findet er, daß
bei der Durchströmung mit einer Ca- und K-freien Lösung diese
Ionen von der Leber abgegeben werden, während gleichzeitig Na-
Ionen eintreten. Fügt man der Durchströmungsflüssigkeit Alkaloide und basische Farbstoffe hinzu, so werden diese entsprechend
den früher geschilderten Versuchen an einzelnen Zellen in starkem
Maße aufgenommen, während saure Stoffe nur in kleinsten Mengen
aus der Durchspülungsflüssigkeit verschwinden. Die Veränderung
der $[H\cdot]$ wirkt hier entsprechend den Beobachtungen an Einzelzellen: Vermehrung der $[H\cdot]$ fördert die Aufnahme der sauren und
hemmt die der basischen Sroffe, Verminderung der $[H\cdot]$ wirkt umgekehrt[1]. Auf Grund einer Reihe von Modellversuchen, aus denen
sich analoge Verhältnisse über die Aufnahme basischer und saurer
Stoffe durch Eiweiß, Gelatine, Nucleinsäuren, Kaolin usw. ergeben,
kommt ZIPF zu der Auffassung, daß die Aufnahme der basischen
Stoffe durch Bindung an saure Bestandteile des Protoplasmas, die
der sauren durch Bindung an basische Teile erfolgt. Die genannten
Reaktionswirkungen beruhen auf einer Verschiebung des chemischen Gleichgewichtes. Dieser rein chemischen Auffassung entspricht auch die Tatsache, daß mehrwertige Kationen ebenso wie
die H-Ionen die Aufnahme basischer Fremdstoffe hemmen, bzw.

---

[1] LABES (1922) hat an Kaulquappen, Bakterien und Paramäcien mit
wachsendem p_H eine verstärkte Giftigkeit von Alkaloiden (Atropin, Nicotin usw.) festgestellt. Bei der Prüfung fettsaurer Salze (z. B. butter-
saures, benzoesaures und salicylsaures Natrium) nimmt umgekehrt die
Giftigkeit mit abnehmendem p_H zu. Die Versuche sprechen nicht dafür,
daß etwa durch die Reaktionsänderungen eine Beeinflussung der Permeabilität und daher der Giftwirkung resultiert, sondern sind zwanglos im
Sinne der Versuche von ZIPF durch eine Beeinflussung des chemischen
Gleichgewichts verständlich.

zur Abgabe dieser Stoffe führen. Denn in diesen Fällen wird das Proteinalkali durch das jeweils verwendete Kation statt durch das Kation des betreffenden Fremdstoffes (Farbstoff, Alkaloid) verdrängt. Die Richtigkeit dieser Auffassung wird von ZIPF an der überlebenden Leber dargetan; denn er findet, daß der Aufnahme der basischen Stoffe Novocain, Cholin und Guanidin die Abgabe äquivalenter Natriummengen entspricht. Diese Versuche sprechen dafür, daß die BETHEsche Anschauung von der Bedeutung der Adsorption für die Bindung saurer und basischer Fremdkörper in der Zelle durch die chemische Auffassung ZIPFs zu ersetzen ist[1]. Bemerkenswert ist aus seinen Befunden noch der folgende:

Setzt man der Durchströmungsflüssigkeit z. B. Natrium salicylicum hinzu, so wird die Salicylsäure, wenn auch in geringen Mengen, aufgenommen, bis ein chemisches Gleichgewicht sich hergestellt hat. Ersetzt man nun die Salicylsäure durch Cocainsalicylat, so wird jetzt Cocain von der Leber aufgenommen, Salicylsäure aber nicht. Ohne weitere Analyse könnte man denken, die Leberzellen seien jetzt für das Salicylsäureanion impermeabel geworden, während für das Cocainkation noch Durchlässigkeit besteht. Der Grund für die ungleiche Aufnahme ist aber lediglich durch die chemischen Verhältnisse in der Zelle gegeben. Die Versuche haben das große Verdienst, in einwandfreier Weise die Bedeutung der chemischen Bindung für die Aufnahme saurer und basischer Fremdstoffe gezeigt zu haben. Sie machen aber natürlich die Annahme einer besonderen Plasmahaut und ihrer Durchlässigkeit für die Stoffaufnahme und Abgabe schlechthin ebensowenig überflüssig, wie sie die Geltung von Adsorptionsprozessen für die Permeabilität in Frage stellen. Denn der Unterschied, der innerhalb der indifferenten organischen Stoffe in der Permeationsgeschwindigkeit besteht und der sich weiterhin beim Vergleich dieser Stoffe mit den Neutralsalzen und Zuckern äußert, ist durch chemische Bindung keinesfalls zu erklären. Das gilt auch für die Permeationsgeschwindigkeit der Säuren und Laugen

d) Die Ultrafiltertheorie.

Der wesentliche Inhalt der Ultrafiltertheorie RUHLANDS (1908 bis 25), die er auf eigene und KÜSTERS (1911/18) Farbstoffversuche

---

[1] Siehe hierzu auch S. 357.

an Pflanzenzellen stützt, läßt sich mit seinen eigenen Worten dahin formulieren, daß „diejenigen Farbstoffe usw., seien sie basischer oder saurer Natur, welche nirgends von lebenden Pflanzenzellen aufgenommen werden, hochkolloidale wässerige Lösungen bilden, und daß die aufnehmbaren sicherlich höher disperse Systeme bilden“. Es ist schon bei der Besprechung der Lipoidtheorie darauf hingewiesen worden, daß die kolloiden basischen Farbstoffe, die von den Pflanzenzellen nicht aufgenommen werden, nach HÖBER und NAST (1913) in bestimmte tierische Zellen eindringen. Es folgt hieraus aber nur, daß, sofern die Ultrafiltertheorie gilt, die Porengröße der Plasmahaut bestimmter tierischer Zellen größer als bei gewöhnlichen Pflanzenzellen ist. Die früher geschilderten eigenen Versuche über die Farbstoffpermeabilität tierischer Membranen (Muskel- und Hautmembran) lassen erkennen, daß zweifellos der Molekülgröße des Farbstoffes eine wesentliche Bedeutung für die Permeabilität zukommt. So konnte für beide Membranen gezeigt werden, daß bestimmte kolloide Farbstoffe nicht permeieren [1]. Es ergab sich aber weiterhin, daß die Ultrafiltertheorie doch keine strenge Gültigkeit hat, da für die Frage der Permeabilität oder Impermeabilität der Farbstoffe das Verhalten derselben in Gelen keinen sicheren Maßstab abgibt. So wurde z. B. an der Muskelmembran festgestellt, daß die kolloiden Säurefarbstoffe Trypanrot und Benzolblau ziemlich rasch permeieren, während die Permeation z. B. von Lichtgrün und Aurantia sowie Säurealizarinrot G entgegen ihrem wesentlich größeren Diffusionsvermögen in Gelatine geringer ist oder fehlt. Und auch innerhalb der gut diffusiblen Säurefarbstoffe bestand keine Parallelität zwischen der Menge des durch die Muskelmembran diffundierten Farbstoffes und der Diffusibilität in Gelatine (vgl. Tab. 67 S. 354). RUHLAND sucht nun sein Theorie auf molekulargelöste Stoffe insofern auszudehnen, als er annimmt, daß auch diese mit wachsender Teilchengröße immer langsamer permeieren, indem durch das Verhältnis von Porendurchmesser und Teilchengröße ähnlich wie in Modellversuchen die Permeationsgeschwindigkeit bestimmt wird. In diesen gelang es BARTELL (1911), BIGELOW und ROBINSON (1918), durch zunehmende Verkleinerung der Porengröße Membranen herzustellen, die „in steigendem Maße Osmose veranlassen“, wobei als Grenze

---

[1] SEYDERHELM und OPITZ (1927) führen die Wirkungslosigkeit von bestrahltem Saponin auf eine Verminderung des Dispersitätsgrades zurück.

der osmotischen Wirksamkeit eine Porengröße von 0,4—0,6 μ beobachtet wurde. Wir hätten hiernach an lebenden Protoplasten ähnliche Verhältnisse zu erwarten, wie sie COLLANDER (1924) für die Durchlässigkeit von Niederschlagsmembranen festgestellt hat. Ein Blick auf die S. 36 wiedergegebene Tabelle COLLANDERs läßt aber erkennen, daß hier offenbar ganz verschiedene Verhältnisse vorliegen, wenn man auch RUHLAND insoweit recht geben darf, daß eine Ultrafilterwirkung bestehen könnte, die durch das Hinzutreten sekundärer Faktoren, wie z. B. Adsorption, weitgehend modifiziert würde.

In diesem Sinne sprechen auch die Versuche von MOND und HOFFMANN (1928), die an Blutkörperchen teils aus den osmotischen Veränderungen der Größe der Erythrocyten, teils aus dem zeitlichen Eintritt der Hämolyse an verschiedenen organischen Stoffen einen Zusammenhang zwischen Molekularvolum und Permeationsgeschwindigkeit feststellen konnten, sofern die oberflächenaktiven Stoffe wie Diäthylharnstoff und Monacetin außer Betracht bleiben. Es ergibt sich dann die folgende nach abnehmender Permeationsgeschwindigkeit geordnete Reihe.

Harnstoff, Thioharnstoff, Methylharnstoff, Glykol > Lactamid > Glycerin
13,67   20,86   18,47   14,40   21,01   20,63
> Malonamid > Erythrit, Arabinose, Glucose, Sacharose.
22,92   26,75   31.31   37,54   70,35

Als Grenzwert der Permeabilität ergibt sich aus diesen Untersuchungen eine Molekularrefraktion von 25 für die Rinderblutkörperchen.

Es bestehen aber noch mehr Anhaltspunkte dafür, daß in der Zellgrenzschicht den Ultrafiltern vergleichbare Strukturen vorhanden sind. MICHAELIS zeigte nämlich (vgl. S. 27), daß sehr feinporige Membranen elektiv ionenpermeabel sind, indem positiv geladene Membranen die positiven Ionen zurückhalten, also elektiv anionenpermeabel sind, während negativ geladene Membranen nur die Kationen durchlassen. Wie bereits erwähnt, wurde von MOND (1927) die Geltung dieser Verhältnisse für die Blutkörperchenmembran gezeigt und in weiteren Versuchen von ihm und NETTER wahrscheinlich gemacht, daß auch die Magenschleimhaut sowie die Nervenhüllen elektiv ionenpermeabel sind.

Da aus den Versuchen von MOND und HOFFMANN sich weiterhin ergibt, daß oberflächenaktive Stoffe von erheblich größerem

Molekularvolum in die Erythrocyten permeieren, so nehmen die Autoren an, daß diese Stoffe nicht durch die aus einem Globingerüst bestehenden Poren, sondern durch die Lipoidphase permeieren. Diese Phase muß porenfrei sein, da, wenn solche vorhanden wären, sie mit Rücksicht auf ihre negative Ladung elektiv kationenpermeabel sein müßte, was bekanntlich bei Blutreaktion nicht der Fall ist. Wären die Poren aber so groß, daß Moleküle hindurchtreten können, so könnte an den Blutkörperchen nicht die elektive Anionenpermeabilität beobachtet werden. Hieraus folgern die Autoren, daß durch die Lipoidphase die lipoidlöslichen Stoffe durch einen Lösungsvorgang hindurchtreten. Auf die Schwierigkeiten, die sich auch dieser partiellen Geltung der OVERTONschen Theorie entgegenstellen, ist bereits hingewiesen worden. Eine Lösung dieser Frage ist auch im Sinne der Adsorptionstheorie auf der Grundlage der auf S. 373 erörterten Versuche von TINKER möglich.

Aus ihren quantitativen Versuchen über die Permeabilität von Rhoeo für organische Stoffe schließen COLLANDER und BÄRLUND (1926), daß die Permeationsgeschwindigkeit im wesentlichen eine Funktion der Lipoidlöslichkeit (Ätherlöslichkeit) oder der Oberflächenaktivität ist; doch wird auch hier, besonders im Bereiche von Stoffen mit relativ kleinem Molekularvolumen, auf Ausnahmen hingewiesen, die auf die Bedeutung des letzteren für die Permeationsgeschwindigkeit hinweisen. Man hat hiernach den Eindruck, daß an verschiedenen Zellen die Bedeutung der Ultrafilterwirkung eine sehr ungleiche ist. Vielleicht ist auch dies ein Ausdruck für die mehrfach begründete Anschauung, daß wesentliche Verschiedenheiten im Aufbau der Plasmahaut bereits innerhalb der Zellen desselben Pflanzen- oder Tierorganismus vorhanden sind.

Fehlen somit die Grundlagen für die Annahme einer *reinen* Ultrafilterwirkung der Plasmahaut an den Zellen höherer Pflanzen und Tiere, so bleibt dennoch sehr beachtlich, daß es RUHLAND und HOFFMANN (1925) an dem Schwefelbakterium Beggiatoa mirabilis gelungen ist, eine strenge Geltung des Ultrafilterprinzipes für eine große Anzahl organischer wahrgelöster Stoffe zu erweisen. Wie die Abb. 42 zeigt, wächst hier in der Tat die Permeationsgeschwindigkeit mit Verkleinerung des Molekularvolumens. Es wäre nun noch denkbar, daß dies Verhalten durch die mit steigendem Molekularvolumen sich vermindernde Diffusionsgeschwindigkeit erklärt werden könnte, ohne daß die Annahme einer Ultrafilterwirkung notwendig

würde. RUHLAND weist aber darauf hin, daß die Permeabilitäts-
koeffizienten wesentlich rascher mit steigendem Molekularvolumen
abnehmen als die Diffusionskonstanten.
Es wird weiteren Untersuchungen vorbehalten bleiben festzustellen, inwieweit hier ein Befund von allgemeinerer
Bedeutung vorliegt. Vorläufig stellen
sich der allgemeinen Anwendung des
Ultrafilterprinzipes auf die Permeabilität tierischer und pflanzlicher Zellen
aus den genannten Gründen wesentliche
Widerstände entgegen.

Dagegen berechtigen die vorliegenden Versuche anzunehmen, daß dieses
Prinzip auf die Durchlässigkeit bestimmter tierischer Membranen, nämlich der Capillarwandungen, Anwendung findet. Wie früher erwähnt, hat
SCHULEMANN (1917) gezeigt, daß der

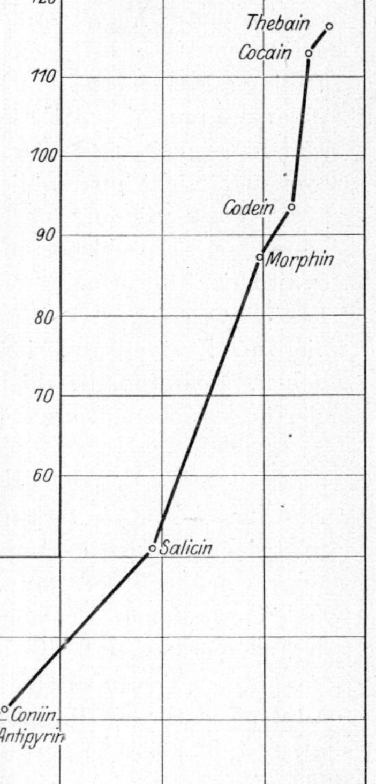

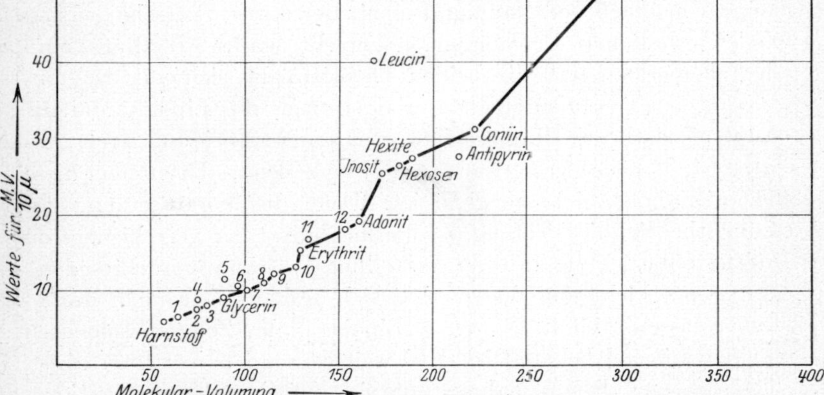

Abb. 42. Die Abhängigkeit der Permeabilität von Beggiatoa mirabilis vom Mol.-Volum. des
permeierenden Stoffes. (Nach RUHLAND und HOFFMANN.)
Abszisse: Molekularvolumina.

$$\text{Ordinate: } \frac{\text{Molekularvolum}}{\text{Permeabilitätskoeffizienten}}.$$

Übertritt subcutan injizierter Farbstoffe in den Kreislauf in
seiner Geschwindigkeit von der Diffundierbarkeit der Farbstoffe

in Gelen abhängig ist. Kolloide Farbstoffe, die keine Diffusion in Gelen zeigen, treten auch nicht in die Blutbahn über. Hiermit hängt zusammen, daß die Capillaren im allgemeinen für Serumeiweiß undurchlässig sind; doch haben die in S. 295 ff. angeführten Versuche gelehrt, daß besonders unter pathologischen Bedingungen eine wesentliche Durchlässigkeitssteigerung der Capillarwandungen statthat. Und ferner wurde betont, daß der Durchlässigkeitsgrad der Capillaren in verschiedenen Organsystemen nicht unerheblich variiert. Man müßte hiernach eine verschiedene Porengröße in den verschiedenen Capillargebieten annehmen. Eine bisher ungelöste Frage bleibt es aber, wie es aus dem Ultrafilterprinzip zu erklären ist, daß bestimmte äußere Faktoren zu einer Erweiterung der Capillarporen führen. Man wird hier an Zustandsänderungen der Membrankolloide zu denken haben. Reaktionsverschiebungen im entzündeten Gewebe dürften hierfür von Bedeutung sein.

C. Abschließende Betrachtungen.

Überblicken wir die Ergebnisse der Permeabilitätsforschung, so zeigt sich zunächst im Hinblick auf die Permeabilitätstheorien, daß keine von ihnen der Mannigfaltigkeit der an den verschiedensten Zellen erhaltenen Erscheinungen gerecht wird. Allerdings muß man bemerken, daß die beiden Theorien, die sich auf das umfassendste experimentelle Material stützen, die Lipoid- und die Adsorptionstheorie, bisher einer exakten Nachprüfung noch entzogen sind, so daß gegenwärtig ein abschließendes Urteil über diese Theorien noch nicht möglich ist. Denn die Voraussetzung der Lipoidtheorie, die Prüfung der Permeabilität der verschiedensten Stoffe in Beziehung zu ihrer Verteilung zwischen den „Lipoiden" der Grenzschicht und Wasser, hat sich deshalb noch nicht durchführen lassen, weil die Natur der Lipoide in den Zellgrenzschichten nicht genügend bekannt ist, und weil von einem Vertreter dieser Theorie gegenüber Ausnahmen, die sich zwischen der Permeationsgeschwindigkeit und der Verteilung zwischen Öl und Wasser oder dem Nirensteinschen Gemisch und Wasser usw. nachweisen lassen, stets geltend gemacht werden kann, daß die als Modell der Zellgrenzschichtenlipoide verwendete Flüssigkeit sich anders verhält als die genuinen Phosphatide der Plasmahaut.

In einer ähnlichen Lage befindet sich die Adsorptionstheorie der

Permeabilität. Denn nachdem TRAUBE seine ursprüngliche Annahme, daß die Permeationsgeschwindigkeit der Oberflächenaktivität der Stoffe an der Grenzfläche Wasser-Luft parallel gehe, fallen gelassen und durch die Haftdrucktheorie ersetzt hat, nach der der Haftdruck an der Grenzfläche Wasser-Plasmahaut für die Permeationsgeschwindigkeit maßgebend ist, ist die Erklärung für die Permeabilität oberflächeninaktiver Substanzen durch die Möglichkeit gegeben, daß diese sich an der Grenzfläche von Wasser und Plasmahaut durchaus aktiv verhalten. Und bei der Prüfung gewisser Farbstoffe hinsichtlich ihrer Oberflächenaktivität zwischen Öl und Wasser hat ja, wie erwähnt, OKUNEFF einen positiven Befund erheben können, obwohl diese Stoffe sich an der Grenzfläche Wasser-Luft als inaktiv erwiesen. Aber auch unter Berücksichtigung der derzeitigen Unmöglichkeit, die beiden genannten Theorien einer umfassenden Nachprüfung zu unterziehen, darf man sagen, daß sie zur Erklärung der Zellpermeabilität in keinem Falle ausreichen, wenngleich wir unter Ablehnung der Lipoidtheorie der Adsorption eine wesentliche Bedeutung für die Permeationsgeschwindigkeit zuerkennen. Was die Ultrafiltertheorie anlangt, so hat sich gezeigt, daß sie in reiner Form bisher nur an dem Schwefelbakterium Beggiatoa realisiert ist, daß aber für eine teilweise Geltung des Ultrafilterprinzipes wesentliche Anhaltspunkte besonders an den roten Blutkörperchen, aber auch an anderen Zellen und tierischen Membranen (Capillaren) gegeben sind. Als wesentlichstes Charakteristikum der Plasmahaut müssen wir ihren Aufbau aus einer kolloiden Schicht ansehen, an der Phosphatide und Eiweißkörper beteiligt sind. Hierdurch wird einer fundamentalen Tatsache der Permeabilitätslehre zwanglos Rechnung getragen, nämlich der Veränderbarkeit der Permeabilität unter den verschiedensten experimentellen Bedingungen und physiologischen Verhältnissen. Durch die engen Beziehungen, die zwischen Gelen und feinsten Niederschlagsmembranen festgestellt sind, ist es auch erklärlich, daß an einer derartigen Plasmahaut einerseits der Oberflächenaktivität der Stoffe, andererseits der Größe des Molekularvolumens eine wesentliche Bedeutung für die Permeationsgeschwindigkeit zukommt.

Es scheint uns nicht ein Ausdruck der Unvollständigkeit unseres Wissens über das Verhalten der Plasmahaut zu sein, wenn wir hier zu einer aus verschiedenen Theorien verschmolzenen Theorie der

Permeabilität gelangen und den einzelnen Faktoren bei den verschiedenen Zellen eine ungleiche Bedeutung für die Durchlässigkeit der in Rede stehenden Zellen zuerkennen. Vielmehr dürfte diese Anschauung der unzweideutige Ausdruck einer weitgehenden Verschiedenheit im Verhalten der Plasmahaut sein, die wir nicht nur zwischen Tier- und Pflanzenzellen, sondern auch zwischen verschiedenen Zellen desselben Organismus oder des gleichen Organes annehmen müssen und deren Bedeutung für die funktionelle Differenzierung der Organe, ja auch für die Ausbildung der in der einzelnen Zelle vorhandenen Strukturen eingehend gewürdigt worden ist.

Obgleich unsere Kenntnisse über das Verhalten der Durchlässigkeit der im tierischen Organismus vorhandenen Membranen zum großen Teile jüngeren Datums ist, so kann doch gesagt werden, daß die oben entworfene Theorie auch auf wesentlich kompliziertere Gebilde, wie es mehrschichtige tierische Membranen sind, sich als anwendbar erwiesen hat. Es sei nur darauf hingewiesen, daß die Durchlässigkeit der Froschhautmembran sich durch WERTHEIMER im Prinzip durch den Nachweis des verschiedenen Verhaltens der Kolloide an der Außen- und Innenseite hat erklären lassen [1].

Bei Besprechung der kolloidchemischen Theorien wurde betont, daß die Annahme einer kolloiden Plasmagrenzschicht auch die Änderungen der Permeabilität erklärt, die durch verschiedene Salzlösungen verursacht werden. Es sind, wie bereits erwähnt, zahlreiche Anhaltspunkte dafür vorhanden, daß im allgemeinen eine Steigerung der Durchlässigkeit (z. B. durch K) durch Quellung bzw. Peptisation, eine Verminderung (z. B. durch Ca) gerade umgekehrt durch Entquellung bzw. Fällung der Grenzschichtenkolloide bedingt ist. Diese Vorstellungen sind von dem wechselseitigen Verhältnis, in dem Eiweißkörper und Phosphatide in verschiedenen Zellen vorhanden sind, unabhängig und lediglich an die Kolloidnatur der Plasmahaut gebunden. Es sei aber hervorgehoben, daß wir zur Erklärung der Permeabilitätsänderungen noch über weitere Grundlagen verfügen. SPIRO (1921), sowie PFEIFFER und WÜRGLER (1916) haben gezeigt, daß durch Salze nicht nur die Löslichkeit von Eiweißkörpern, sondern auch von Aminosäuren beeinflußt wird.

---

[1] Daß trotzdem die Dynamik des Resorptionsprozesses noch viele Rätsel enthält, sei nicht verschwiegen (vgl. JURIŠIĆ 1928).

Dieser Befund ist aber deshalb sehr interessant, weil er zu dem
Nachweis führte, daß Löslichkeitserhöhung ($CaCl_2$) zu einer verminderten Adsorption der Aminosäuren an Tierkohle führt, während KCl entsprechend seiner die Löslichkeit herabsetzenden Wirkung eine Adsorptionssteigerung zur Folge hat (SPIRO). Die Bedeutung dieses Befundes wird sofort klar, wenn wir uns erinnern,
wie entscheidend die Adsorption für die Permeationsgeschwindigkeit ist. Aus SPIROS Versuchen geht aber noch weiter hervor, daß
durch Salzzusatz der isoelektrische Punkt von Ampholyten verschoben wird, und zwar ist auch hier die Wirkung von KCl und
$CaCl_2$ einander entgegengesetzt; durch $CaCl_2$ wird nämlich das p_H
einer Glykokollösung nach der sauren, durch KCl aber nach der
alkalischen Seite verschoben. Es erhellt hieraus der enge Zusammenhang zwischen Wirkungen der Alkalisalze und alkalischen
Erden und den der Wasserstoffionen, und dies ist deshalb wichtig,
weil die Bedeutung des p_H in Beziehung zum isoelektrischen Punkt
der Plasmahaut für die Permeabilität in den mehrfach erwähnten
Versuchen MONDS erwiesen wurde. Aber auch Zelltypen ganz anderer
Art — denn wir zweifeln nicht, daß das von MOND an den Blutkörperchen nachgewiesene ziemlich starre Globingerüst, das die
Geltung der an Kollodiummembranen von MICHAELIS gefundenen
Permeabilitätsgesetze ermöglicht, durchaus nicht für die Mehrzahl
der tierischen Zellen typisch ist — müssen durch geringste Ver-
schiebungen des isoelektrischen Punktes der in der Plasmahaut vorhandenen Ampholyte in ihrer Permeabilität beeinflußt werden, da
nach BUGLIA (1908) die Oberflächenspannung von Eiweißlösungen
vom p_H abhängt, mithin mit Rücksicht auf das GIBBSsche Theorem
die Beschaffenheit der Plasmahaut dadurch verändert wird [1].

Die Veränderbarkeit der Permeabilität der Zellgrenzschichten
ist aber auch aus folgenden Gesichtspunkten von Interesse. Es
hat sich nicht selten gezeigt, daß bei der Durchlässigkeitssteigerung für einen bestimmten Stoff keine Veränderung in der Permeationsgeschwindigkeit eines anderen aufgetreten ist, ja bisweilen

---

[1] Es wäre übrigens wichtig festzustellen, ob nicht durch KCl bzw.
$CaCl_2$ die Aufnahme saurer und basischer Stoffe infolge Beeinflussung
des Reaktionsgleichgewichts im Sinne von ZIPF verändert werden kann,
da natürlich ihre Bindung an Zellampholyte bei Verschiebung ihres isoelektrischen Punktes im Prinzip ebenso geändert wird wie bei Variation des
p_H der Lösung.

hat sich sogar eine gleichzeitige Permeabilitätsverringerung für
eine andere Substanz feststellen lassen. Es können hier verschiedene Verhältnisse vorliegen. Bei der großen Bedeutung, die der
Bindung der permeierenden Stoffe an bestimmte Zellbestandteile
für ihren Eintritt in die Zelle zukommt, kann die Impermeabilität
einer Substanz, wie Zipf gezeigt hat, dadurch vorgetäuscht werden,
daß diese nicht mehr gebunden werden kann, während die Bindungsfähigkeit des Protoplasmas für eine andere Substanz noch
nicht erschöpft ist. So kommt den Bindungsverhältnissen in der
Zelle für die Aufnahme und die Aufnahmegeschwindigkeit zweifellos eine große Bedeutung zu; die Sonderung dieser Faktoren von
Änderungen der Permeabilität der Plasmahaut ist sicherlich in
vielen Fällen noch nicht geglückt. Es muß aber nach unseren
bisherigen Kenntnissen als sicher angenommen werden, daß bei
Permeabilitätsänderungen der Zelle sich viele Stoffe ungleich verhalten. Eine ausreichende Erklärung ist hierfür vorerst deshalb
noch nicht zu geben, weil es sich hier auch um Substanzen handelt,
die sich in physico-chemischer Hinsicht (oberflächenaktiv bzw. inaktiv) nicht unterscheiden, für die also die Annahme verschiedener
Diffusionswege durch die Plasmahaut nicht gerechtfertigt ist. Für
die weitere Forschung ergibt sich hier die wichtige Aufgabe, Permeabilitätsänderungen von Zellen und Membranen möglichst vielseitig, d. h. unter Berücksichtigung zahlreicher Substanzen, zu
charakterisieren[1].

Mit der begründeten Annahme einer weitgehenden Verschiedenheit im Verhalten der Plasmahaut der Zellen und unserer, auf eigenen experimentellen Befunden fußenden Ablehnung der Lipoidtheorie, ergibt sich auch die Stellungnahme zu der Höberschen
Lehre von der „physiologischen" Permeabilität. Höber nimmt an,
daß im Gegensatz zu den oberflächenaktiven bzw. lipoidlöslichen
Stoffen die wasserlöslichen Nahrungsstoffe (Zucker, Salze, Aminosäuren usw.) kraft einer aktiven physiologischen Permeabilität in
die Zellen eindringen. Er begründet diese Auffassung mit der aus
osmotischen Versuchen gefolgerten Impermeabilität dieser Stoffe
einerseits, der Abhängigkeit der Aufnahme gewisser wasserlöslicher

---

[1] Vielleicht wird später auch hierfür eine kolloidchemische Erklärung möglich sein. Nach Spek (1928) beobachtet man an Opalina in
KCl-Lösungen neben einer enormen Quellung eine Dispersitätsvermindeim Plasma!

Säurefarbstoffe vom funktionellen Zustand der Zellen andererseits. Wir haben ausführlich begründet, daß eine Impermeabilität der Zellen für die erstgenannten Stoffe nicht besteht. Was nun die Tatsache anlangt, daß gewisse Säurefarbstoffe elektiv nur von bestimmten tierischen Zellen aufgenommen werden (speziell Nierenepithelien und retikoendotheliales System), so ist im Hinblick auf die früher geschilderte Durchlässigkeit der Muskelmembran für diese Farbstoffe die Sonderstellung jener Zellen für die Anfärbbarkeit weniger auf eine mit ihrer funktionellen Leistung im Zusammenhang stehende größere Permeabilität als darauf zurückzuführen, daß in diesen Zellen andere Bedingungen für die Speicherung dieser Farbstoffe als in den übrigen Zellen des Organismuses vorliegen. Wenn Höber weiter anführt, daß die Aufnahme der Säurefarbstoffe durch Narkose verhindert werden kann, während diese die Permeabilität für andere Stoffe nicht beeinflußt, und hierin einen weiteren Beweis für die Abhängigkeit der Permeabilität für lipoidunlösliche Stoffe von dem physiologischen Zustand der Zelle erblickt, so ist dem entgegenzuhalten, daß hier nur ein Spezialfall des vorhin erwähnten Problems gegeben ist, nach dem experimentell herbeigeführte Permeabilitätsänderungen der Zelle die Durchlässigkeit für verschiedene Stoffe ungleich beeinflussen können. Es sei noch daran erinnert, daß wir in den S. 40 erwähnten Versuchen von Brinkmann und v. Szent-Györgyi hierfür einen Modellversuch an einer unbelebten Membran besitzen. Ferner ist auch hier wieder zu berücksichtigen, daß die herabgesetzte Vitalfärbung einer Zelle mit Säurefarbstoff im Zustande der Narkose mehr auf eine Änderung in der Farbstoffbindung der Zelle als eine Beeinflussung der Permeabilität zurückgeführt werden kann. Wenn auch sehr viele Einzeltatsachen noch zu erklären, der Mechanismus der Permeabilitätsänderungen weiter zu erforschen ist und auch die skizierten Theorien der Permeabilität eines theoretischen und experimentellen Ausbaues bedürfen, so erscheint doch die Feststellung wichtig, daß ein prinzipielles Verständnis der cellulären Permeabilität und der experimentellen Veränderbarkeit derselben durch Anwendung einer reinen naturwissenschaftlichen Betrachtungsweise gewonnen ist, ohne daß man „physiologische" Reservate zu machen braucht.

Es muß aber betont werden, daß die Bedeutung der Permeabilitätslehre nicht auf das Gebiet der Cellularphysiologie beschränkt ist. Aus dem speziellen Teil ist ersichtlich geworden, für wie mannigfache Probleme der Organphysiologie die aus dem Studium von Einzelzellen gewonnene Betrachtungsweise fruchtbar geworden ist. Bei dem engen Zusammenhang, der sich zwischen dem Verhalten der Zellgrenzschichten und dem Zellstoffwechsel ergeben hat, erscheint es noch von besonderer Bedeutung, daß die Permeabilität der Organzellen vom Nervensystem und von den Inkreten reguliert wird. Mit den letztgenannten Tatsachen ist eine Grundlage gewonnen, die Bedeutung der Permeabilitätsforschung für die Probleme der Pathologie zu erkennen. Aus der systematischen Anwendung der Lehre von der Physiologie der Permeabilität wird auch die Krankheitslehre Nutzen tragen. Besonders die in dem Kapitel über die Permeabilität der Blut-Liquorschranke angeführten Befunde lassen erhoffen, daß die Förderung klinischer Probleme durch die Permeabilitätsforschung sich nicht nur auf ein tieferes Verständnis der Pathogenese beschränken, sondern auch der Therapie zugute kommen wird.

Literaturverzeichnis.

ABDERHALDEN, E. (1): Zur quantitativen vergleichenden Analyse des Blutes. Z. physiol. Chem. **25**, 65 (1898). — (2): Die ABDERHALDENsche Reaktion. 5. Aufl. Berlin 1922. — ABDERHALDEN, E. und GELLHORN, E. (1): Beiträge zur allgemeinen Zellphysiologie. Studien über die Quellbarkeit von Muskeln und ihre Permeabilität unter verschiedenen Bedingungen. Pflügers Arch. **196**, 584 (1922). — (2): Beitrag zur Kenntnis der Wirkungen des Insulins. Ebenda **208**, 135 (1925). — ABDERHALDEN, E. und KÜRTEN, H.: Untersuch. über die Aufnahme von Eiweißabkömmlingen (Peptone, Polypeptide, Aminosäuren) durch rote Blutkörperchen. Ebenda **189**, 311 (1921). — ABEL, ROWNTREE und TURNER: J. of Pharmacol. **5**, 275 (1914). — ADOLPH, E. F. (1): The passage of water through the skin of the frog, in the relation between diffusion and permeability. Amer. J. Physiol. **73**, 85 (1925). — (2): Electrostatic forces in the diffusion of water through collodion membranes between solutions of mixed electrolytes. J. biol. Chem. **64**, 339 (1925). — (2): Changes in the physiological regulation of body volume in *Rana pipiens* during ontogeny and metamorphosis. J. of exper. Zool. **47**, 179 (1927). — ALLEN, F. M.: The influence of pregnancy upon experimental diabetes. Amer. J. Physiol. **54**, 451 (1921). — ALLEN, F. M. and WISHART, M. B.: Experiments on carbohydrate metabolism and diabetes. II. The renal threshold for sugar and some factors modifying it. J. of biol. Chem. **43**, 129 (1920). — ALPERN, D.: Die Rolle der visceralen Innervation im Chemismus des sekretorischen Prozesses. Zur Pathophysiologie der Zellpermeabilität. Pflügers Arch. **215**, 261 (1926). — ALPERN, D. und LINDENBAUM, L.: Das Stickstoffgleichgewicht im Sekret bei einigen normalen und pathologischen Verhältnissen der Drüseninnervation. Biochem. Z. **176**, 62 (1926). — AMMON, R.: Zur Permeabilität überlebender tierischer Membranen. Ebenda **196**, 441 (1928). — ANSELMINO, K. J.: Untersuch. über d. Durchlässigkeit künstlicher kolloidaler Membranen. Ebenda **192**, 390 (1927). — ARENDS, J.: Über den Einfluß chemischer Agenzien auf den Stärkegehalt und osmotischen Wert der Spaltöffnungsschließzellen. Planta (Berl.) **1**, 84 (1925). — ARRHENIUS, Sv. und BUBANOVIČ: Verteilung, Hemmung und Beschleunigung bei der Hämolyse. Medd. från k. vetensk. Nobelinstitut **2**, Nr. 32 (1913). — ASHER, L. (1): Untersuch. über die physiologische Permeabilität der Zellen. Biochem. Z. **14**, 1 (1908). — (2): Aus HIRSCH, Handbuch der inneren Sekretion **2**. Leipzig 1926. — ASHER, L. und GARMUS, A.: Die Permeabilität und das Scheidevermögen der Drüsenzellen für Farbstoffe und eine neue Methode vitaler Beobachtung vitaler Färbung. Zentralbl. f. Physiol. **25**, 844 (1911). — ASHER, L., ABELIN,

J. und Scheinfinkel, N.: Untersuchung über die Permeabilität der Zellen. XII. Mitt.: Abhängigkeit der Gewebspermeabilität von der sympathischen Innervation. Biochem. Z. **151**, 112 (1924). — Asher, L. und Nakao, H.: Die Wirkung der spezifischen Diuretica unter dem Einfluß des vegetativen Nervensystems. Ebenda **178**, 342 (1926). — Asher, L. und Pfluger, O.: Nachweis der Abhängigkeit der Schilddrüsenfunktion vom Zentralnervensystem, bzw. vom Sympathicus. Z. Biol. **87**, 115 (1927). — Atzler, E. und Lehmann, G.: Untersuchungen über die Pufferungspotenz des Warmblütergewebes. Pflügers Arch. **197**, 206 (1922).

Bainbridge, F. A.: Observations of the lymph flow from the submaxillary gland of the dog. J. of Physiol. **26**, 86 (1901). — Bainbridge, Collins und Menzies: Experiments on the kidney of the frog. Proc. roy. Soc., Ser. B. **86**, 355 (1913). — Baldwin, W. M.: A study of the combined action of X-rays and of vital stains upon paramaecia. Biol. Bull. **39**, 59 (1920). — Bálint, M.: Wasserstoffionenkonzentration und Elektropie. Biochem. Z. **165**, 465 (1925). — Bancroft, Wilder, D. and Gurchot, Charles: Permeability of membranes. J. of physic. Chem. **28**, 1279 (1924). — Banus, M. G.: Über den Einfluß des elektrischen Stromes auf die Permeabilität von Pflanzenzellen. Pflügers Arch. **202**, 184 (1924). — Barcroft, J. and Kato, T.: Effects of functional activity in striated muscle and the submaxillary gland. Philos. Trans. roy. Soc. Lond., S. B. **207**, 149 (1915). — Barcroft, J. and Straub, H.: The secretion of urine. J. of Physiol. **41**, 145 (1910). — Bartell, F. E. (1): The permeability of porcelain and copper ferrocyanide membranes. J. physic. Chem. **15**, 659 (1911). — (2): Pore diameters of osmotic membranes. Ibid. **16**, 318 (1912). — (3): Negative Osmose. J. amer. chem. Soc. **36**, 646 (1914). — (4): Anomalous osmose. Proc. nat. Acad. Sci. U. S. A. **6**, 306 (1920). — (5): Membrane potentials and their relation to anomalous osmose. Colloid Symposion Monograph. Madison (1923). — Bartell, F. E. and Carpenter, D. C.: The anomalous osmose of solutions of electrolytes with collodion membranes I—III. J. physic. Chem. **27**, 101, 252, 346 (1923). — Bartell, F. E. and Hocker, C. D. (1): The relation of osmose of solutions of electrolytes to membrane potentials. Theoretical. J. amer. chem. Soc. **37**, 1029 (1916). — (2): The osmose of some solutions of electrolytes with porcelain membranes and the relation of osmose to membrane potential. Ibid. **37**, 1036 (1916). — Bartell, F. E. and Lims, L. B.: The relation of anomalous osmose to the swelling of colloidal material. J. amer. chem. Soc. **44**, 289 (1922). — Bartell, F. E. and van Loo, M.: The preparation of membranes with uniform distribution of pores. J. physic. Chem. **28**, 161 (1924). — Bartell, F. E. and Madison, O. E. (1): Anomalous osmose of some solutions of electrolytes with gold beaters' skin membranes. Ibid. **24**, 444 (1920). — (2): Anomalous osmosis with gold beaters' skin membranes. Chloride solutions in the presence of acids and bases. Ibid. **24**, 593 (1920). — Baskervill, M. L.: The permeability of frog skin to urea I. The influence of NaCl and $CaCl_2$. II. The effect of dextrose and sucrose. Biol. Bull. Mar. biol. Labor. **53**, 239, 247 (1927). — Bataillon: L'embryogenèse complète provoquée chez les amphibiens par pique de l'œuf vierge. C. r.

Acad. Sci. **150** (1910). — BAUMANN, W.: Das Verhalten des Liquor cerebrospinalis bei experimenteller Anämie und vitaler Färbung. Dtsch. med. Wschr. S. 10 (1920). — BAYLISS, W. M. (1): Über die Permeabilität der Froschhaut mit besonderer Berücksichtigung der Wirkung der Kaliumionen und der Frage der irreziproken Durchlässigkeit. Biochem. Z. **11**, 226 (1908). — (2): Grundriß der allgemeinen Physiologie. Berlin: Julius Springer 1926. — BAYLISS, W. M. and STARLING: Observations on venous pressure and their relationship to capillary pressures. J. of Physiol. **16**, 159 (1894). — BECHHOLD, H. (1): Kolloidstudien mit Filtrationsmethode. Z. physik. Chem. **60**, 257 (1907). — (2): Bau der roten Blütkörperchen und Hämolyse. Münch. med. Wschr. S. 127 (1921). — BECHHOLD, H. und KRAUS, W.: Kolloidstudien über den Bau der roten Blutkörperchen und über Hämolyse. I. Biochem. Z. **109**, 226 (1920). — BECHHOLD, H. und ZIEGLER, J.: Niederschlagsmembranen in Gallerte und die Konstitution der Gelatinegallerte. Ann. Physik. **20**, 900 (1906). — (2): Die Beeinflußbarkeit der Diffusion in Gallerten. Z. physik. Chem. **56**, 105 (1906). — BECK, W. A.: Cane sugar and potassium nitrate as plasmolysing agents. Protoplasma **1**, 16 (1926). — BECKING, L. B. and GREGERSEN, M. J.: The effect of light on the permeability of Lecithin. Proc. Soc. exper. Biol. a. Med. **22**, 130 (1924). — BEHNSEN: Über die Durchlässigkeit der Hirngefäße bei jungen und alten Mäusen. Anat. Anz. **61**, Erg.-H., 179 (1926). — BEHNSEN, G.: Über die Farbstoffspeicherung im Zentralnervensystem der weißen Maus in verschiedenen Alterszuständen. Z. Zellforschg. **4**, 515 (1927). — BEHRENDT, H.: Über den Einfluß von chemischer Zusammensetzung und physico-chemischer Struktur auf die Funktion von Froschmuskeln. Z. physiol. Chem. **118**, 123 (1922). — BENDA: Über den Einfluß der Menstruation und Schwangerschaft auf die Permeabilität der Meningen. Münch. med Wschr. **72**, 1686 (1925). — BENECKE, W.: Über die Giftwirkung verschiedener Salze auf Spirogyra und ihre Entgiftung durch Calciumsalze. Ber. dtsch. bot. Ges. **25**, 322 (1907). — BERCZELLER, L. (1): Zur physikalischen Chemie der Zellmembranen. Biochem. Z. **84**, 59 (1917). — (2): X. Über die Einwirkung einiger Narkotika auf Lecithinlösungen. Ebenda **66**, 225 (1919). — (3): Über die Membran der Blutkörperchen. Ebenda **133**, 509 (1922). — BERNHARD, FR. (1): Über die Glucosepermeabilität der Froschleber. Ebenda **153**, 61 (1924). — (2): Der Einfluß des Insulins auf den Zuckerumsatz der herausgeschnittenen Rattenleber. I. Ebenda **157**, 396 (1925). — BERNSTEIN, J. (1): Untersuchungen über die Natur des elektotonischen Zustandes. Du Bois' Arch. S. 596 (1866). — (2): Electrobiologie. Braunschweig 1912. — BERSA, E.: Die Wirkung des elektrischen Stromes auf das Wachstum der Wurzel. Pflügers Arch. **210**, 392 (1925). — BERT, P.: C. r. Acad. Sci. (1883); zitiert nach HÖBER. — BETHE, A. (1): Allgemeine Anatomie u. Physiologie des Nervensystems. Leipzig 1903. — (2): Die Bedeutung der Elektrolyte für die rhythmischen Bewegungen der Medusen. II. Angriffspunkt der Salze, Einfluß der Anionen, OH- und H-Ionen. Pflügers Arch. **127**, 219 (1909). — (3): Bull. Inst. Océanogr. Monaco Nr 284 (1914). — (4): Capillarchemische (capillarelektrische) Vor-

gänge als Grundlage einer allgemeinen Erregungstheorie. Pflügers Arch.
163, 147 (1916). — (5): Gewebspermeabilität und H-Ionenkonzentration.
Wien. med. Wschr. Nr 14 (1916). — (6): Der Einfluß der H-Ionenkonzentration auf die Permeabilität toter Membranen, auf die Adsorption an
Eiweißsolen und auf den Stoffaustausch der Zellen und Gewebe. Biochem.
Z. **127**, 18 (1922). — (7): Der Einfluß der H-Ionenkonzentration und d.
kolloidalen Eigenschaften der Medien auf den Stoffaustausch durch Memnen. Dtsch. phys. Ges. Tübingen. Sitzg. vom 4. IX. 1923. — Bethe,
A. und Franke, Fr.: Versuche über die Kalicontractur. Biochem. Z. **156**,
190 (1925). — Bethe, A. und Toropoff, Th. (1): Über elektrolytische
Vorgänge an Diaphragmen. I. Die Neutralitätsstörung. Z. physik. Chem.
88, 686 (1914). — (2): Über elektrolytische Vorgänge an Diaphragmen.
II. Die Abhängigkeit der Größe und Richtung der Konzentrationsänderungen und der Wasserbewegung von der H-Ionenkonzentration. Ebenda
89, 597 (1915). — Beutner, R. (1): Unterscheidung kolloidaler und osmotischer Schwellung beim Muskel. Biochem. Z. **39**, 280 (1912). — (2): Die
physikalische Natur bioelektrischer Potentialdifferenzen. Ebenda **47**, 73
(1912). — (3): Einige weitere Versuche betreffend osmotische und kolloidale Quellung des Muskels. Ebenda **48**, 217 (1913). — (4): Die Entstehung
elektr. Ströme in lebenden Geweben. Stuttgart 1920. — Biedermann, W.
(1): Salzhydrolyse der Stärke. Bioch. Z. **129**, 282; **137**, 35 (1923). —
(2): Über Wesen und Bedeutung der Protoplasmalipoide. Pflügers Arch.
202, 223 (1924). — Bieling, R. und Weichbrodt, R.: Untersuchungen
über die Austauschbeziehungen zwischen Blut und Liquor cerebrospinalis.
Arch. f. Psychiatr. **65**, 552 (1922). — Bigelow, S. L. and Gemberling, A.:
Collodion Membranes. J. amer. chem. Soc. **29**, 1576 (1907). — Bigelow,
S. L. and Robinson, C. S.: Some experiments on the manifestation of
osmotic pressure with membranes of chemically inert materials. I and II.
J. of physic. Chem. **22**, 99, 153 (1918). — Bigwood, E. J.: De la perméabilité de la gélée de gélatine au chlorure de calcium. I. C. r. Soc. Biol. **96**,
131. II. Ibid. **96**, 136, 199. (1927). — Biltz, W.: Über die Dialysierbarkeit
der Farbstoffe. Gedenkboek van Bemmelen, S. 108, Te Helder 1910. — Bissinger, E.: Enthält das diabetische Serum Stoffe, welche die Permeabilität
der Zelle für Traubenzucker beeinflussen? Biochem. Z. **185**, 229 (1927). —
Bjerrum, N. und Manegold, E.: Über Kollodiummembranen. I. Darstellung gleichmäßiger Membranen und ihre Charakterisierung. Kolloid-Z. **42**,
97. II. Der Zusammenhang zwischen Membranstruktur und Wasserdurchlässigkeit. Ebenda **43**, 5 (1927). — Blackmann, V. H. and Paine, S. G.:
Studies in the permeability of the pulvinus of mimosa pudica. Ann. of
Bot. **32**, 69 (1918). — Blotevogel, W.: Der vitale Farbstofftransport im
jugendlichen Auge. Z. Zell.lehre **1**, 445 (1924). — Boas, F. (1): Untersuchungen über die Mitwirkung der Lipoide beim Stoffaustausch der pflanzlichen Zelle. Biochem. Z. **117**, 166 (1921). — (2): Untersuchungen über die
Mitwirkung der Lipoide beim Stoffaustausch der pflanzlichen Zelle. II.
Ebenda **129**, 144 (1922). — Boas, Friedrich: Beiträge zur Hylergographie.
Über die Wirkung von Salzen, namentlich Neutralsalzen auf die Zelle.
Ebenda **176**, 349 (1926). — de Boer, S.: The influence of the respiration

on the exchange of SO_4 between corpuscles and plasma and its effect on the excretion of SO_4. J. of Physiol. 51, 211 (1917). — BÖESEKEN, J. und WATERMAN, H. J.: Die Protoplasmawand und die Bedeutung der Oberflächenspannung bei der Wirkung der wasserlöslichen Stoffe auf den Organismus. Kolloid-Z. 11, 58 (1912). — BÖHM, B.: Fortgesetzte Untersuchungen über die Permeabilität der Gefäßwände. Biochem. Z. 16, 313 (1909). — BORESCH: Über den Eintritt u. die emulgierende Wirkung verschiedener Stoffe in Blattzellen von Fontinalis antipyretica. Ebenda 101, 110 (1919). — BOTAZZI, FIL (1): Sul significato della resistenza elettrica dei tessuti. Arch. Sci. med. 50, 71, zitiert nach den Ber. Physiol. 45, 177 (1927). — (2): Über die die Oberflächenspannung herabsetzende Wirkung der Eiweißkörper und die Theorie der im gleichen Sinne wirksamen Substanzen im allgemeinen. Arch. Sci. biol. 10, 456, zitiert nach den Ber. Physiol. 44, 729 (1927). — BOUCEK, CH. M.: The permeability of the placenta of the white rat to a specific hemolysin. Proc. Soc. exper. Biol. a. Med. 24, 607 (1927). — BOURQUIN, H.: A study on the permeability of the placenta. I. Permeability to agglutinins, hemolysins, diphtheriaantitoxin and diastase. Amer. J. physiol. 59, 122 (1922). — BRAUNER, L.: Permeabilität u. Phototropismus. Z. Bot. 16, 113 (1924). — BRENNER, W. (1): Studien über die Empfindlichkeit und Permeabilität pflanzlicher Protoplasten für Säuren und Basen. Ofversigt af Finska Vetensk.-Soc. Forhandl. 60, Afd. A, Nr 4, (1918). — (2): Über die Wirkung von Neutralsalzen auf die Säureresistenz, Permeabilität und Lebensdauer der Protoplasten. Ber. dtsch. bot. Ges. 38, 277 (1920). — BRINKMANN, R.: The effect of phloridzin on the permeability to glucose of the frog's glomerular membrane. Quart. J. exper. Physiol. 125 (1919). — BRINKMANN et VAN DAM (1): Sur la question de la répartition de la dextrose entre les globules rouges et le plasma. Arch. internat. Physiol. 15, 105 (1919). — (2): Zur Biochemie der Phosphatide und Sterine. I. Die Bedeutung des Lecithins für die normale Resistenz der Blutkörperchen und für die normale und pathologische Hämolyse. Biochem. Z. 108, 35 (1920). — (3): Zur Biochemie der Phosphatide und Sterine. II. Die Bedeutung des Cholesterins für die physikalisch-chemischen Eigenschaften der Zelloberfläche. Ebenda 108, 52 (1920). — (4): Zur Biochemie der Phosphatide und Sterine. III. Über die Bedeutung des funktionellen Antogonismus und Cholesterin. Ebenda 108, 61 (1920). — BRINKMANN, R. und SZENT-GYÖRGYI, A. v. (1): Studien über die physikalisch-chemischen Grundlagen der vitalen Permeabilität. I.—III. Ebenda 139, 261, 270, 274 (1923). — (2): Studien über die physikalisch-chemischen Grundlagen der vitalen Permeabilität. IV. Mitt.: Die Capillaraktivität des Sauerstoffs und der Kohlensäure an der Grenzfläche Petroläther-Wasser. Ebenda 144, 47 (1924). — BROEMSER, PH. und HAHN, A.: Über die Ausscheidung von Glucose durch die Glomeruli der überlebenden Froschniere. Z. Biol. 74, 37 (1921). — BROMK, D. W. and GESELL, R. Electric conductivity ... on the submaxillary gland of the dog. Amer. J. Physiol. 76, 179 (1926). — BROOKS, MATILDA M. (1): The penetration of kations into living cells. J. gen. Physiol. 4, 347 (1922). — (2): The penetration of arsenic into living cells. Proc. Soc. exper. Biol. a. Med. 20, 39

(1922). — (3): Studies on the permeability of living and dead cells. I. New quantitative observations on the penetration of acids into living and dead cells. II. Observations on the penetration of alkali bicarbonates into living and dead cells. III. The penetration of certain alkalis and ammonium salts into living and dead cells. Publ. Health Rep. **38**, 1449, 1470, 2074 (1923).—(4): New quantitative observations on the penetration of acids and alkali bicarbonates into living and dead cells. Proc. Soc. exper. Biol. a. Med. **20**, 384 (1923). — (5): Studies on the permeability of living cells. IV. The penetration of trivalent and pentavalent arsenic into living and dead cells. Publ. Health Rep. **38**, 2951 (1923). — (6): The effects of varying the internal and external p_H of Valonia upon penetration of arsenic. Proc. Soc. exper. Biol. a. Med. **22**, 148 (1924). — (7): Studies on permeability with reference to acids, alkalies, bicarbonates and arsenic. Carnegie Inst. Washington, Year Book **22** (1924). — (8): Studies on the permeability of living and deads cells. V. The effects of $NaHCO_3$ and $NHCl_4$ upon the penetration into Valonia of trivalent and pentavalent arsenic at varions H-ionconcentrations. Publ. Health Rep. **40**. S. 139 (1925). — (9): The permeability of protoplasm to ions. Amer. J. Physiol. **76**, 116 (1926). — (10): The effects of p_H, light and other factors an the penetration of 2—6— dibromo phenol indophenol and other dyes into a living cell. Ibid. **76**, 190 (1926). — (11): VI. The penetration of certain oxidation-reduction indicators as influenced by p_H. Amer. J. physiol. **76**, 360 (1926). — (12): Studies on the permeability of living cells. VII. Protoplasma (Lpz.) **1**, 305 (1926).—(13): Antagonistic action between NaCl and $CaCl_2$ as influencing the penetration of dye in Nitella. Proc. Soc. exper. Biol. a. Med. **24**, 370 (1927). — Brooks, S. C. (1): New determinations of permeability. Proc. nat. Acad. Sci. U. S. A. **2**, 569 (1916). — (2): Studies on Exosmosis. Amer. J. Bot. **3**, 483 (1916). — (3): A study of permeability by the method of tissues tension. Ibid. **3**, 562 (1916). — (4): Methods of studying permeability of protoplasm to salts. Bot. Gaz. **64**, 230 (1917). — (5): A new method of studying permeability. Ibid. **64**, 306 (1917). — (6): The conductance of unicellular osganisms. Proc. Soc. exper. Biol. a. Med. **19**, 284 (1922). — (7): The electrical resistance and reactance of suspended unicellular organisms. Amer. J. Physiol. **59**, 474 (1922). — (8): The electrolytic conductance of tissues as affected by the surrounding medium. Ibid. **63**, 400 (1923). — (9): Conductivity as a measure of vitality and death. J. of gen. Physiol. **5**, 365 (1923). — (10): The effect of light on the permeability of lecithin. Science **61**, 214 (1925). — (11): The electrical conductivity of pure protoplasm. J. gen. Physiol. **7**, 327 (1925). — (12): Conductivity as a measure of the permeability of suspended cells. Ibid. **7**, 349 (1925). — Brown, W. (1): On the preparation of collodion membranes of differential permeability. Biochem. J. **9**, 591 (1915). — (2): Further contributions of the technique of preparing membranes for dialysis. Ibid. **11**, 40 (1917). — Bruck, C.: Experim. Beiträge zur Ätiologie u. Pathogenese d. Urticaria. Arch. f. Dermat. **96**, 241 (1909). — Brücke: Sitzgsber. Akad. Wien, Math.-naturw. Kl. **6**, 214 (1851); zitiert nach Höber. — Brummer, K. (1): Über den Einfluß kurzwelliger (Röntgen-)Strahlen auf die Permeabilität der Haut. Dermat. Z. 45, 170 (1925). — (2): Weitere Beobachtungen über Permeabilitätsänderungen von Zellen unter Röntgenbestrahlung. (Ein Beitrag zur Lehre von der Permeabilität.) Strahlenther. 21, 447 (1926). — v. Bud, G.: Permeabilität und Autolyse. Z. Biol. 86, 108 (1927). — Buglia, G. (1): Veränderungen der Oberflächenspannung des Blutserums unter dem Einfluß von verschiedenen Elektrolyten. Biochem. Z. 11, 311 (1908). — (2): Über den Übergang der Eiweißverdauungsprodukte von der Mutter auf den Fötus. Ebenda 48, 362 (1913). — Burger, W.: Über den Chloraustausch zwischen den roten Blutkörperchen und der umgebenden Lösung. III. Der Einfluß der H-Ionenkonzentration auf den Austausch. Arch. f. exper. Pathol. 106, 102 (1925). — Buytendijk, F. J. J.: Sur la perméabilité du poumon de grenouille. Arch. néerl. Physiol. 11, 421 (1926).

Carlson, A. J. and Drennan, F. M.: The control of pancreatic diabetes in pregnancy by the passage of the internal secretion of the pancreas of the fetus to the blood of the mother. Amer. J. Physiol. 28, 391 (1911). — Carlson, A. J. and Ginsburg, H.: The influence of pregnancy on the hyperglycemia of pancreatic diabetes. Ibid. 36, 217 (1914). — Chambers, R. (1): Microdissection studies. I. The visible structure of cell protoplasm and death changes. Ibid. 43, 1 (1917). — (2): Some studies on the surface layer in the living egg cell. Proc. Soc. exper. Biol. a. Med. 17, 41 (1920). — (3): Permeability of the cell: the surface as contrasted with the interior. Ibid. 20, 72 (1922). — (4): A micro-injection study on the permeability of the starfish egg. J. gen. Physiol. 5, 189 (1922). — Chambers, R. and Pollack H.: Micrurgical studies in cell physiology. IV. Ibid. 10, 739 (1927). — Chambers, R. and Reznikoff, P.: Micrurgical studies in cell physiology. I. The action of the chlorides of Na, K, Ca and Mg on the protoplasm of Amoeba proteus. Ibid. 8, 369 (1926). — Chanoz, M.: De l'action électrogène des membranes. C. r. Soc. Biol. 95, 851 (1926). — Chauffard, A. P., Brodin et Grigaut, A. (1): Diffusibilité clinique comparée de l'acide urique et de l'urée. Ibid. 86, 355 (1922). — (2): Diffusibilité dialytique comparée de l'urée, du chlorure de sodium, de l'acide urique et du glucose. Ann. de Méd. 12, 257 (1922). — Child, C. M.: Studies on the axial gradients in Corymorpha Palma. II. Biol. generalis (Wien) 2, 609 (1926). — Child, C. M. and Deviney, E.: Contributions to the physiology of Paramaecium caudatum. J. exper. Zool. 43, 257 (1926). — Cholodny, N.: Über Protoplasmaveränderungen bei Plasmolyse. Biochem. Z. 147, 22 (1924). — Choucroun: Perméabilité sélective des membranes. Influence du calibre de leurs interstices. C. r. Acad. Sci. 185, 502 (1927). — Churchill, Nakazawa and Drinker: The circulation of body fluids in the frog. J. of Physiol. 73, 304 (1927). — Clark, G. A.: Glucose absorption in the renal tubules of the frog. Ibid. 56, 201 (1922). — Clowes, G. A. H. (1): On the reversible emulsion and the rôle played by electrolytes in determining the aequilibrium of aqueous systems. Proc. Soc. exper. Biol. a. Med. 11, 1 (1913). — (2): Antagonistic electrolyte effects in physical and biological systems. Science, N. S. 43, 750 (1916). — (3): The action of electrolytes in the formation and inversion of oil-water systems with some biological applications. J. physic. Chem. **20**, 407 (1920). — Cohnheim, O. (1): Über Dünndarmresorption. Z. Biol. **36**, 129 (1898). — (2): Versuche am isolierten, überlebenden Dünndarm. Ebenda **38**, 419 (1899). — (3): Die Undurchlässigkeit der Wand der Harnblase. Ebenda **41**, 309 (1901). — (4): Versuche über Resorption, Verdauung und Stoffwechsel von Echinodermen. Z. physiol. Chem. **33**, 9 (1901). — (5): Der Mechanismus der Darmresorption bei den Octopoden. Ebenda **35**, 416 (1902). — (6): Zur Physiologie der Nierensekretion. II. Abh. Heidelberg. Akad., Abt. B (1913). — Cohnstein, W.: Über die Theorie der Lymphbildung. Pflügers Arch. **63**, 587 (1890). — Collander, R. (1): Über die Permeabilität pflanzlicher Protoplasten für Sulfosäurefarbstoffe. Jb. Bot. **60**, 354 (1921). — (2): Über die Durchlässigkeit der Kupferferrocyanidniederschlagsmembran für Nichtelektrolyte. Kolloidchem. Beih. **19**, 72 (1924). — (3) Über die Durchlässigkeit der Kupferferrocyanidmembran für Säuren nebst Bemerkungen zur Ultrafilterfunktion des Protoplasma. Ebenda **20**, 273 (1925). — (4): Über die Permeabilität von Kollodiummembranen. Soc. Sci. Fennica Comm. Biol. II, Nr. 6 (1926). — (5): Einige Permeabilitätsversuche mit Gelatinemembranen. Protoplasma (Lpz.) **3**, 213 (1927). — Collander, R. und Bärlund, H.: Über die Protoplasmapermeabilität von Rhoeo discolor. Soc. Sci. Fennica Comm. Biol. II, Nr 9. Helsingfors 1926. — Collip, J. B.: Maintenance of osmotic pressure within the nucleus. J. of biol. Chem. **42**, 227 (1920). — Cooke, E. und Loeb, L.: Über die Giftigkeit einiger Farbstoffe für die Eier von Asterias und von Fundulus. Biochem. Z. **20**, 167 (1909). — Cori, Carl F.: The rate of absorption of hexoses and pentoses from the intestinal tract. J. of biol. Chem. **66**, 691 (1925). — Corran, John William and McGullagh Lewis, William Cudmore: Lecithin and cholesterol in relation to the physical nature of cell membranes. Biochem. J. **18**, 1364 (1924). — Costatino, A.: Die Permeabilität der Blutkörperchen für Aminosäuren. Biochem. Z. **55**, 411 (1913). — Cowdry, J. V.: Surface film theory of the function of mitochondria. Amer. Naturalist **60** (1926). — Creveld, J. van und Brinkmann, R.: Ein direkter Beweis für die Impermeabilität der Blutkörperchen des Menschen und des Kaninchens für Glucose. Biochem. Z. **119**, 65 (1921). — Crozier, W. J. (1): Cell penetration by acids. I. J. of biol. Chem. **24**, 255 (1916). — (2): Cell penetration by acids. II. Further observations on the blue pigment of Chromodoris zebra. III. Data on some additional acids. Ibid. **26**, 217, 225 (1916). — (3): The taste of acids. J. comp. Neur. **26**, 453 (1916). — (4): Cell penetration by acids. J. of biol. Chem. **33**, 463 (1918). — (5): Intercellular acidity in Valonia. J. gen. Physiol. **1**, 581 (1919). — (6): Cell penetration by acids. V. Note on the estimation of permeability changes. Ibid. **4**, 723 (1922). — (7): Cell penetration by acids. VI. The chloroacetic acids. Ibid. **5**, 65 (1922). — Cunningham, R. S.: Studies in placental permeability. I. The differential resistance to certain solutions offered by the placenta in the cat. Amer. J. Physiol. **53**, 439 (1920). — Czaja, A. Th.: Physikalisch-chemische Eigenschaften der Membran der Utricularia-Blase. (Zugleich ein Beitrag zur Physiologie der Blase und zu den Problemen der Permeabilität und der Narkose) Pflügers Arch. **206**, 554 (1924). — CZAPEK, F. (1): Versuche über Exosmose aus Pflanzenzellen. Ber. dtsch. bot. Ges. **28**, 159 (1910). — (2): Über Fällungsreaktionen in lebenden Pflanzenzellen. Ebenda **28**, 147 (1910). — (3): Über die Oberflächenspannung und den Lipoidgehalt der Plasmahaut in lebenden Pflanzenzellen. Ebenda **28**, 480 (1910). — (4): Über eine Methode zur direkten Bestimmung der Oberflächenspannung der Plasmahaut von Pflanzenzellen. Jena 1911. — (5): Weitere Beiträge zur Physiologie der Stoffaufnahme in die lebende Pflanzenzelle. I. Über die Aufnahme von Lipokolloiden in der Plasmahaut. Internat. Z. physik.-chem. Biol. **1**, 108 (1914).

DELF, E. M.: Studies of protoplasmic permeability by measurement of rate of shrinkage of turgid tissues. I. The influence of temperature on the permeability of protoplasm to water. Ann. of Bot. **30**, 283 (1916). — DETTE, K.: Einfluß der Narkotika der Fettreihe auf den Quellungszustand des Muskelbreies. Biochem. Z. **149**, 136 (1924). — DIETER, W.: Über den Zusammenhang zwischen osmotischem Druck, Blutdruck, insbes. Capillardruck und Augendruck. Arch. Augenheilk. **96**, 179 (1925). — DIETRICH, H. A.: Anatomie u. Physiologie des Fetus und Biologie der Placenta. Handbuch d. Frauenheilk. VI. (HALBAN-SEITZ.) (1925). — DOISY, E. A. and EATON, E. P.: The relation of the migration of ions between cells and plasma to the transport of carbon dioxide. J. of biol. Chem. **47**, 377 (1921). — DONATH, F. und TANNE, B.: Über die Resorption aus der Subcutis, zugleich ein Beitrag zum Studium der Gewebsfunktion. Schmiedebergs Arch. **119**, 222 (1926). — DONNAN, F. G. (1): Theorie der Membrangleichgewichte und Membranpotentiale bei Vorhandensein von nicht dialysierenden Elektrolyten. Z. Elektrochem. **17**, 572 (1911). — (2): The theory of membrane equilibria. Chem. Rev. **1**, 73 (1924). — DONNAN, F. G. and BARKER, J. T.: An experimental investigation of Gibb's thermodynamical theory of interfacial concentration in the case of an air-water interface. Proc. roy. Soc. Lond. A **85**, 557 (1911). — DORNER, A.: Über Verteilungsgleichgewichte einiger indifferenter Narkotika. Sitzgsber. Heidelberg. Akad. Wiss., Math.-naturwiss. Kl., Abt. B (1914). — DRINKER, C. K.: The permeability and diameter of the capillarics etc. J. of Physiol. **63**, 249 (1927). — DURIG, A.: Wassergehalt und Organfunktion. Pflügers Arch. **85**, 401 (1901).

EBBECKE, U. (1): Die lokale vasomotorische Reaktion der Haut und der inneren Organe. Pflügers Arch. **169**, 1 (1917). — (2): Über elektrische Hautreizung. Ebenda **195**, 300 (1922). — (3): Über Membranänderung und Fleischl-Effekt. Ebenda **195**, 324 (1922). — (4): Membranänderung und Nervenerregung. I. Ebenda **195**, 555 (1922). Dasselbe. II. Mitt. Ebenda **197**, 482 (1922). — (5): Capillarerweiterung, Urticaria und Schock. Klin. Wschr. **2**, 1725 (1923). — (6): Über Gewebereizung und Gefäßreaktion. Pflügers Arch. **199**, 197 (1923). — (7): Über Zellreizung und Permeabilität. Dtsch. med. Wschr. **50**, 131 (1924). — (8): Membranänderung und Nervenerregung. III. Mitt.: Über rhythmische Nervenerregung bei nichtrhythmischer Reizung. Pflügers Arch. **203**, 336 (1924). — (9): Über elektrische Hautreizung und Elektrotonus. Ebenda **211**, 761 (1926). — (10): Über Reizströme, lokale galvanische Reaktion und Gleichrichterwirkung der Froschhaut. Ebenda **211**, 773 (1926). — (11): Die elektrotonische Reizänderung des Nerven. Ebenda **211**, 786 (1926). — EBBECKE, U. und HECHT: Über elektrisch gemessene Membranänderungen an Pflanzen und die Entstehung pflanzlicher Reizbewegungen. Ebenda **199**, 88 (1923). — EDERER, ST. A. P.: The effect of surface active substances on the diffusion of water through membranes. Proc. Soc. exper. Biol. a. Med. **23**, 66 (1925). — EGE, R. (1): Zur Frage der Permeabilität der Blutkörperchen gegenüber Glucose und Anelektrolyten. Arch. néerl. Physiol. **107**, 246 (1920). — (2): Über die Bestimmungen des Blutkörperchenvolumens. Biochem. Z. **109**, 241 (1920). — (3): Die Verteilung der Glucose zwischen Plasma u. roten Blutkörperchen. Zur Physiologie des Blutzuckers. IV. Ebenda **111**, 189 (1920). — (4): Wie ist die Verteilung zwischen den roten Blutkörperchen und der äußeren Flüssigkeit zu erklären? V. Ebenda **114**, 88 (1921). — (5): Untersuch. über das Volumen der Blutkörperchen in gegenseitig osmotischen Lösungen. Ebenda **115**, 109 (1921). — (6): Untersuch. über die Permeabilität des Blutkörperchenhäutchens für Elektrolyte. IV. Ebenda **130**, 116 (1922). — (7): Welchen Einfluß üben Anelektrolyte auf das Blutkörperchenvolumen aus? V. Ebenda **130**, 132 (1922). — (8): Influence de la température et de la réaction sur la vitesse de pénétration. C. r. Soc. Biol. **91**, 409 (1924). — (9): Permeabilitetsundersogelser. Göteborg 1924. — (10): Recherche sur la faculté de pénétration des anions au contact de la membrane des globules rouges. C. r. Soc. Biol. **91**, 779 (1924). — EGE, R. and HANSEN, K. M.: The distribution of sugar between the plasma and red blood corpuscles in man. Acta med. scand. (Stockh.) **45**, 279 (1927). — EGE, R., GOTTLIEB und RAKESTRAW: The distribution of glucose between human blood plasma and red corpuscles and the rapidity of its penetration. Amer. J. Physiol. **72**, 76 (1925). EMBDEN, G. (1): Über die Bedeutung von Ionen für den Chemismus der Muskelkontraktion und den Ablauf fermentativer Reaktionen. Naturwiss. **11**, 985 (1923). — (2): Chemismus der Muskelkontraktion und Chemie der Muskulatur. Handbuch der Physiologie **7**, 1, 369. Berlin 1925. — EMBDEN, G. und ADLER, E.: Über die physiologische Bedeutung des Wechsels des Permeabilitätszustandes von Muskelfasergrenzschichten. Z. physiol. Chem. **118**, 1 (1922). — EMBDEN, GUSTAV und LANGE, HERMANN (1): Der Eintritt von Chlorionen in den arbeitenden Muskel. Ebenda **130**, 350 (1923). — (2): Untersuchungen über den Wechsel der Permeabilität von membranartigen Zellgrenzschichten und seine biologische Bedeutung. Klin. Wschr. **3**, 129 (1924). — EMBDEN, G. und LAWACZEK, H.: Über die Bildung anorganischer Phosphorsäure bei der Kontraktion des Froschmuskels. Biochem. Z. **127**, 181 (1922). — ENDLER, J. (1): Über den Durchtritt von Salzen durch das Protoplasma. I. Über die Beeinflussung der Farbstoffaufnahme in die lebende Zelle durch Salze. Ebenda **42**, 440 (1912). — (2): Über den Durchtritt von Salzen durch das Protoplasma. II. Über eine Methode zur Bestimmung des isoelektrischen Punktes des Protoplasmas auf Grund der Beeinflussung des Durchtrittes von Farbstoffen durch OH- und H-Ionen. Ebenda **45**, 359 (1912). — ENGEL, D. und KEREKES, A.: Beiträge zum Permeabilitätsproblem. I. Z. exper. Med. **55**, 574 (1927). — ENRIQUES, P.: Digestione, circolazione e assorbimento nelle oloturie. Arch. di Zool. **1**, 1 (1902). — EPPINGER, H.: Zur Pathologie und Therapie des menschlichen Ödems. Berlin 1917. — ETTISCH, G. und JOCHIMS, I.: Dunkelfelduntersuchungen am überlebenden Nerven. I. Die Wirkung von Elektrolyten. Pflügers Arch. **215**, 519 (1927). — EVANS, H. M. und SCHULEMANN, W.: Die vitale Färbung mit sauren Farbstoffen in ihrer Bedeutung für pharmakologische Probleme. Dtsch. med. Wschr. Nr. 30 (1914).

FAHR, G.: Über den Natriumgehalt der Skelettmuskeln des Frosches. Z. Biol. **52**, 72 (1908). — FEULGEN, R.: Das Verhalten der echten Nucleinsäure zu Farbstoffen. Z. physiol. Chem. **84**, 309 (1913). — FISCHER, F. P.: Untersuch. über Quellungsvorgänge und Permeabilitätsverhältnisse der Hornhaut. Arch. Augenheilk. **98**, 41 (1927). — FISCHER, M. H.: Wasserbindung in Ödemen. Dresden 1927. — FITTING. H. (1): Untersuchungen über die Aufnahme von Salzen in die lebende Zelle. Jb. Bot. **56** (PFEFFER-Festschr.), 1 (1915). — (2): Untersuchungen über isotonische Koeffizienten und ihre Nutzen für Permeabilitätsbestimmungen. Ebenda **57**, 553 (1917). — (3): Untersuchungen über die Aufnahme und über anomale osmotische Koeffizienten von Glycerin und Harnstoff. Ebenda **59**, 1 (1919). — FLATAU, E.: Recherches expérimentales sur la perméabilité de la barrière nerveuse centrale. Rev. Neur. **2**, 521 (1926). — FLURI, M.: Der Einfluß von Aluminiumsalzen auf das Protoplasma. Flora **99**, 81 (1908). — FLUSIN: Ann. de Chim. et Physiol. **13**, 480 (1908). — FOLIN, O. and BERGLUND, H. B.: Some new observations and interpretations with reference to transportation, retention and excretion of carbohydrates. J. of biol. Chem. **51**, 213 (1922). — FRANCESCHETTI, A. und PFIMLIN: Der Einfluß wiederholter Punktion auf den Eiweißgehalt des Liquor cerebrospinalis. Klin. Wschr. **7**, 490 (1928). — FRANCESCHETTI, A. und WIELAND, H.: Durchbrechung der Blut-Liquor- und Blut-Augenflüssigkeit-Schranke durch Diuretica. Ebenda **7**, 876 (1928). — FRANK, E. und BRETSCHNEIDER, A: Beiträge zur Physiologie des Blutzuckers. IV. Mitt.: Über die Kohlenhydrate der roten Blutkörperchen. Z. physiol. Chem. **76**, 226 (1912). — FREE, E. E.: A colloidal hypothesis of protoplasmic permeability. Plant World **21**, 141 (1918). — FREUND, HELMUT: Die treibenden Kräfte für den Flüssigkeitsstrom im Organismus. III. Zur Frage der Durchlässigkeit der Capillaren für Eiweiß. Arch. exper. Path. **95**, 206 (1922). — FREUNDLICH, H.: Capillarchemie. 2. Aufl. Leipzig 1922. — FREUNDLICH, H. und POSER, A: Über den Einfluß der Natur des Adsorbens auf die Adsorption aus wässeriger Lösung. Kolloidchem. Beih. **6**, 297 (1914). — FREY, W. und TIEMANN, FR. (1): Untersuchungen über die Phosphatabgabe des normalen und geschädigten Froschherzens. Z. exper. Med. **53**, 639 (1927). — (2): Der Einfluß von Herzmitteln auf die Phosphatabgabe des geschädigten Herzens. Ebenda **53**, 658 (1927). — FRICKE, H.: A mathematical treatment of the electrical conductivity of colloids and cell suspensions. J. gen. Physiol. **6**, 375 (1924). — FRICKE, HUGO: The electric capacity of suspensions with special reference to blood. Ibid. **9**, 137 (1925). — FRICKE, H. and MORSE, ST.: The electric resistance and capacity of blood for frequencies between 800 and

$4^1/_2$ million cycles. Ibid. **9**, 153 (1925). — FRIDERICIA, L. S.: Exchange of chloride ions and of carbon dioxide between blood corpuscles and blood plasma. J. of biol. Chem. **42**, 245 (1920). — FRÖHLICH, A. und ZAK, E.: Mikroskopische Studien am peripheren Kreislaufe von Kalt- und Warmblütern. Z. exper. Med. **42**, 41 (1924). — FÜHNER, H. (1): Über die Einwirkung verschiedener Alkohole auf die Entwicklung der Seeigel. Arch. exper. Path. **51**, 1 (1904). — (2): Pharmakologische Studien an Seeigeleiern. (Der Wirkungsgrad der Alkohole.) Ebenda **52**, 69 (1904). — (3): Der Wirkungsgrad der einwertigen Alkohole. Ein vergleichend-pharmakologischer Beitrag zur Theorie der Narkose. Z. Biol. **57**, 465 (1912). FÜHNER, H. und NEUBAUER, E.: Hämolyse durch Substanzen homologer Reihen. Arch. exper. Path. **56**, 333 (1907). — FUJITA, A. (1): Untersuchungen über elektrische Erscheinungen und Ionendurchlässigkeit von Membranen. I. Die Potentialdifferenz an der Apfelschale. Biochem. Z. **158**, 11 (1925). — (2): Untersuchungen über elektrische Erscheinungen und Ionendurchlässigkeit von Membranen. III. Potentiale an Pergamentmembranen. Ebenda **159**, 370 (1925). — (3): Untersuchungen über elektrische Erscheinungen und Ionendurchlässigkeit von Membranen. V. Ebenda **162**, 245 (1925). — (4): Untersuchungen über elektrische Erscheinungen und Ionendurchlässigkeit von Membranen. VIII. Die Permeabilität der getrockneten Kollodium-Membranen für Nichtelektrolyte. Ebenda **170**, 18 (1926).

GABBE, E.: Über die Wirkung der sympathischen Innervation auf die Zirkulation und den Stoffaustausch in den Muskeln. Z. exper. Med. **51**, 728 (1926). — GAEDERTZ, A. und WITTGENSTEIN, A. (1): Über den Kationengehalt des Kammerwassers im lebenden Warmblüterauge. v. Graefes Arch. **118**, 738 (1927). — (2): Untersuch. über d. Stofftransport vom Blut ins Kammerwasser unter besonderer Berücksichtigung physikalisch-chemischer Gesichtspunkte. I. Mitt.: Ebenda **119**, 395 (1927); II. Mitt.: Ebenda **119**, 403 (1927); III. Mitt.: Ebenda **119**, 755 (1928); IV. Mitt.: Ebenda **119**, 771 (1928). — GAIDUKOV, N.: Dunkelfeldbeleuchtung und Ultramikroskopie in der Biologie und in der Medizin. Jena 1910. — GANS und SCHLOSSMANN: Dermat. Wschr. **13** (1925). — GÄNSSLEN, M.: Über die Durchlässigkeit der Haargefäßwand beim Menschen. Münch. med. Wschr. **69**, 263 (1922). — GARMUS, A: Fortgesetzte Untersuchungen über die physiologische Permeabilität der Zellen. IV. Mitt.: Die Permeabilität und das Scheidevermögen der Drüsenzellen für Farbstoffe und eine neue Methode vitaler Beobachtung. Z. Biol. **58**, 185 (1912). — GÄRTNER, W.: Die Blut-Liquorschranke. Ebenda **86**, 114 (1927). — GAUTIER et CLAUSSMANN: Le fluor dans l'organisme. C. r. Acad. Sci. **156**, 1347; **157**, 94 (1913). — GEIGER, A.: La distribuzione del calcio nel sangue sotto l'azione dell'adrenalina. Boll. Soc. Biol. sper. **2**, 7 (1927); zitiert nach RONAS Berichten **42**, 113 (1928). — GEIGER, E. und LÖWI, O.: Versuche über die Glucosepermeabilität der Leber. Pflügers Arch. **198**, 633 (1923). — GELLHORN, E. (1): Beiträge zur vergleichenden Physiologie der Spermatozoen. I: Ebenda **185**, 262 (1920); II: Ebenda **193**, 555 (1922); III: Ebenda **193**, 576 (1922); IV: Ebenda **216**, 181 (1927). — (2): Befruchtungsstudien. I: Ebenda **196**, 358 (1922); II: Ebenda **196**, 374 (1922); III: Ebenda **200**, 552 (1923); IV: Ebenda **206**, 250 (1924); V: Ebenda **216**, 198 (1927). — (3): Beiträge zur allgemeinen Zellphysiologie. II. Mitt.: Weitere Studien über die Quellbarkeit quergestreifter und glatter Muskulatur und ihre Permeabilität unter verschiedenen Bedingungen. Ebenda **200**, 583 (1923). — (4): Beiträge zur allgemeinen Physiologie der Temperaturwirkungen. I: Ebenda **203**, 141 (1924). — (5): Physiologische Untersuchungen an Spermatozoen und Eiern; ein Beitrag zum Befruchtungsproblem. Arch. mikrosk. Anat. u. Entw. mechan. **101**, 437 (1924). — (6): *Austausch der Nährstoffe und Zellstoffe.* Oppenheimers Handbuch d. Biochem. **2**, 315 (1924). — (7): Beiträge zur allgemeinen Zellphysiologie. III. Zur Kenntnis der osmotischen und kolloiden Eigenschaften der quergestreiften und glatten Muskulatur. Pflügers Arch. **208**, 379 (1925). — (8): Allgemeine Physiologie der Flimmer- und Geißelbewegung. Handb. d. norm. u. pathol. Physiol. VII, 1 (1925). — (9): *Neuere Ergebnisse der Physiologie. Leipzig. F. C. W. Vogel. 1926.* — (10): Experimentelle Untersuchungen zur Permeabilität der Muskulatur. I. Pflügers Arch. **215**, 248 (1926). — (11): Studien zur vergleichenden Physiologie der Permeabilität. I. Über den Einfluß von Ionen und Nichtleitern auf die Permeabilität von Spermatozoen und Eiern. Ebenda **216**, 220 (1927). — (12): Studien zur vergleichenden Physiologie der Permeabilität. II. Vitalfärbung und Permeabilität nach Versuchen an den Eiern von Meerestieren. Ebenda **216**, 234 (1927). — (13): Studien zur vergleichenden Physiologie der Permeabilität. III. Permeabilitätsstudien an Seeigeln, Holothurien und Salpen. Ebenda **216**, 249 (1927). — (14): Ionenwirkung und Zelldurchlässigkeit. Protoplasma (Lpz.) **1**, 589 (1927). — (15): Zur Kenntnis der Kaliumcontractur am quergestreiften und glatten Muskel. II. Mitt.: Zur Permeabilität der Muskulatur. Pflügers Arch. **219**, 761 (1928). — (16): Über die Permeabilität tierischer Membranen für Farbstoffe. Erscheint später in Pflügers Arch. (1928). — (17) Ein neues muskelphysiologisches Paradoxon. Erscheint später in Pflügers Arch. (1929) — Gellhorn, E. und Gellhorn, H. (1): Über die Wirkung parasympathischer und sympathischer Gifte sowie der Inkrete auf die Permeabilität. Erscheint später in Pflügers Arch. (1928). — (2): Beiträge zur allgemeinen Physiologie der Temperaturwirkungen. II. Mitt.: Über die Temperaturquotienten der Permeationsgeschwindigkeit. Erscheint später in Pflügers Arch. (1928). — Gellhorn, E. und Weidling, K.: Zur Kenntnis der Neutralitätsregulation durch Erythrocyten und Muskulatur. Ebenda **210**, 492 (1925). — Gerzowitsch, S.: Untersuchung über die Permeabilität der Zellen. IV. Eine neue Methode zur Untersuchung der Permeabilität der Zellen verschiedener Nierenabschnitte mit Hilfe von Farbstoffen. Z. Biol. **66**, 391 (1916). — Gesell, R. and Hertzmann, A. B.: The regulation of respiration. V. Tissue acidity, blood acidity and pulmonary ventilation. A study of the effects of semipermeability of membranes and the buffering action of tissues. Amer. J. Physiol. **78**, 610 (1925). — Ghiron, M.: Über die Nierentätigkeit. Pflügers Arch. **150**, 405 (1913). — Gildemeister, M. (1): Psychogalvan. Reflex. Münch. med. Wschr. Nr. 43 (1913). — (2): Der sogenannte psycho-galvanische Reflex und seine physikalisch-chemische Deutung. Ebenda **162**, 489 (1915). — (3): Elektische Messung der Permeabilität. Ber. Physiol. **2**, 182 (1920). — (4): Der galvanische Hautreflex als Teilerscheinung eines allgemeinen autonomen Reflexes. Pflügers Arch. **197**, 432 (1922). — (5): Zur Physiologie der menschlichen Haut. IV. Über Zellpermeabilität und Erregung. Ebenda **200**, 278 (1923). — (6): Die passiv-elektrischen Erscheinungen im Tier- und Pflanzenreich. BETHES Handbuch der Physiologie **8**, 1 (1928). — (7): Die Elektrizitätserzeugung der Haut u. der Drüsen. Ebenda **8**, 766 (1928). — GILDEMEISTER, M. und ELLINGHAUS, J.: Zur Physiologie der menschlichen Haut. III. Über die Abhängigkeit des galvanischen Hautreflexes von der Temperatur der Haut. Pflügers Arch. **200**, 262 (1923). — GILDEMEISTER, M. und JUSSUF, SCH.: Über die angebliche einseitige Iondurchlässigkeit der Froschhaut. Biochem. Z. **96**, 241 (1919). — GIRARD, P. (1): Mécanisme électrostatique de l'hémipermeabilité des tissus vivants aux électrolytes. C. r. Acad. Sci. **150**, 1446 (1910). — (2): Mécanisme électrostatique de l'osmose. Ibid. **151**, 99 (1910). — (3): Recherches experimentales sur le méchanisme physicochemique de l'hémiperméabilité des cellus vivantes aux électrolytes. J. Physiol. et Path. gén. **12**, 471 (1910). — (4): Sur le rôle préponderant de deux facteurs électrostatiques dans l'osmose des solutions d'électrolytes. Mouvement osmotiques normaux. C. r. Acad. Sci. **153**, 401 (1911). — (5): Essai d'un schéma physique de l'hémipermeabilité des cellules vivantes aux ions. Ibid. **159**, 376 (1914). — (6): Oxydations reductions conditionnées par des échanges à travers des parois. Rapprochements avec la catalyse. C. r. Soc. Biol. **90**, 1236 (1924). — (7): La permeabilité sélective des parois vivantes et inertes aux ions et les conséquences chimiques qu'elle comporte. Ann. de Physiol. **1**, 194 (1925). — GIRARD, P. et MESTREZAT, W. (1): Recherches experimentales sur la perméabilité sélective des cellules vivantes aux ions. Remarque à propos de l'expérience de DONNAN sur le rouge congo. C. r. Soc. Biol. **87**, 448 (1922). — (2): Recherches expérimentales sur la perméabilité des cellules aux ions. Schème physico-chimique de la perméabilité sélective. Ibid. **87**, 356 (1922). — GIRARD, PIERRE, MESTREZAT, W. et LI SHOU-HOUA (1): Schème physique de la perméabilité sélective des cellules vivantes aux différentes ions. C. r. Acad. Sci. **175**, 183 (1922). — (2): Recherches expérimentales sur la perméabilité des cellules aux ions. Schème physicochimique de la perméabilité sélective. C. r. Soc. Biol. **87**, 358 (1922). — GIRARD, P., MESTREZAT et MORAX: Recherches expérimentales sur la perméabilité des tissus vivantes aux ions. Ibid. **86**, 69 (1922). — GIRARD, P. et PLATARD, M.: Nouveau mécanisme d'oxydation-reduction sans l'intervention de cataliseurs. Ibid. **90**, 933 (1924). — GOLDBERG, E. und SEYDERHELM, R: Das Verhalten des intravenös injizierten Trypanrots beim Menschen und Hund unter dem Einfluß von Säuren und Alkalien. Z. exper. Med. **45**, 154 (1925). — GOLDMANN, EDW.: Vitalfärbung am Zentralnervensystem. (Beitrag zur Physio-Pathologie des Plex. chorioid. u. d. Hirnhäute.) Abh. preuß. Akad. Wiss., Physik.-math. Kl. Nr 1 (1913). — GOMPEL, M.: Sur la pénétrabilité des acides dans les cellules de Ulva lactua. Ann. de Physiol. 1, 166 (1925). — GRAFE, V.: Zur Physiologie und Chemie der Pflanzenphosphatide. Biochem. Z. 159, 444 (1925). — GRAFE, V. und HOLVAT, V.: Die wasserlöslichen Phosphatide aus der Wurzel der Zuckerrübe. Ebenda 159, 449 (1925). — GRAFE, V. und MAGISTRIS, H.: Zur Chemie und Physiologie der Pflanzenphosphatide, II, III u. IV. Ebenda 162, 366 (1925); 176, 266 (1926); 177, 16 (1926). — GRAHAM, T.: On the diffusion of liquids. Philos. Trans. roy. Soc. Lond. 140, 1 (1850). — GRANT, A. H.: Effect of the calcium, vitamin C, vitamin D ratio in diet on the permeability of intestinal wall to bacteria. J. inf. Dis. 39, 502 (1926). — GRAY, J. (1): The electrical conductivity of fertilised and unfertilised eggs. J. Mar. biol. Assoc. U. Kingd., N. S. 10, 50 (1913). — (2): The relation of the animal cell to electrolytes. I. A physiological study of the egg of the trout. J. of Physiol. 53, 308 (1920). — (3): The relation of the animal cell to electrolytes. Ibid. 54, 68 (1920). — GRIJNS, G.: Über den Einfluß gelöster Stoffe auf die roten Blutzellen in Verbindung mit den Erscheinungen der Osmose und Diffusion. Pflügers Arch. 63, 86 (1896). — GROLLMANN, A. (1): Ultrafiltration through collodion membranes. J. gen. Physiol. 9, 813 (1926). — (2): The relation of the filtrability of dyes to their excretion and behavior in the animal body. Amer. J. Physiol. 75, 287 (1926). — GRÜNHAGEN: Z. ration. Med. 36, 132 (1869) (zitiert nach VERZÁR). — GÜRBER (1): Sitzgsber. physik.-med. Ges. Würzburg (1895). — (2): Habilitationsschr. Würzburg 1904; zitiert nach HÖBER. — GURCHOT, CH.: Reversible permeability of membranes and its relation to cell metabolism. J. physic. Chem. 39, 83 (1926). — GURWITSCH, A.: Zur Physiologie u. Morphologie der Nierentätigkeit. Pflügers Arch. 91, 71 (1902).

HAAN, J. DE: Die Speicherung saurer Vitalfarbstoffe in den Zellen mit Beziehung auf die Probleme der Phagocytose und der Zellpermeabilität. Pflügers Arch. 201, 393 (1923). — HAAN, J. DE und VAN CREVELD, S. (1): Über die Wechselbeziehungen zwischen Blutplasma und Gewebeflüssigkeiten, insbesondere Kammerwasser und Cerebrospinalflüssigkeit. I. Der Zuckergehalt und die Frage des gebundenen Zuckers. Biochem. Z. 123, 190 (1921). — (2): Die Wechselbeziehungen zwischen Blutplasma und Gewebeflüssigkeiten, insbesondere Kammerwasser und Cerebrospinalflüssigkeit. Ebenda 124, 172 (1921). — HAAS, A. R. (1): The permeability of living cells to acids and alkalis. J. of biol. Chem. 27, 225 (1916). — (2): The excretion of acids by roots. Proc. nat. Acad. Sci. U. S. A. 2, 561 (1916). — (3): The acidity of plant cells as shown by natural indicators. J. of biol. Chem. 27, 233 (1916). — HAEHN, H.: Abbau der Stärke durch ein System: Neutralsalze + Aminosäuren + Pepton. Biochem. Z. 135, 587 (1923). — HAFFNER, F. (1): Hämolyse und Zustandsänderung der Blutkörperchenkolloide. III. Hämolyse und Flockung durch Narkotika bei verschiedener H-Konzentration. Pflügers Arch. 179, 140 (1920). — (2): Hämolyse und Zustandsänderung der Blutkörperchenkolloide. IV. Hämolyse durch Hypotonie bei verschiedener H-Konzentration. Ebenda 179, 144 (1920). — (3): Über den Mechanismus von Hämolyse und Agglutination durch Ionen. Ebenda 196, 15 (1922). — (4): Der isoelektrische Punkt der

Muskelmembran und seine funktionelle Bedeutung. Schmiedebergs Arch.
105, 307 (1925). — Hamburger, H. J. (1): Die Permeabilität der roten
Blutkörperchen im Zusammenhang mit den isotonischen Coefficienten.
Z. Biol. **26**, 414 (1889). — (2): Über den Einfluß der Atmung auf die Permeabilität der Körperchen. Ebenda **28**, 405 (1891). — (3).: Einfluß der
Atmung auf die Permeabilität der Blutkörperchen. Z. Biol. **28**, 405 (1892).
— (4): Über den Einfluß von Säure und Alkali auf die Permeabilität
der lebendigen Blutkörperchen, nebst einer Bemerkung über die Lebensfähigkeit des defibrinierten Blutes. Arch. f. Physiol., Suppl. S. 153 (1893).
— (5): Vergleichende Untersuchungen von arteriellem und venösem Blut
und über den bedeutenden Einfluß der Art des Defibrinierens auf die
Resultate von Blutanalysen. Arch. f. Physiol., Suppl. S. 157 (1893). —
(6): Permeabilität von Membranen in zwei entgegengesetzten Richtungen.
Biochem. Z. **11**, 443 (1908). — (7): Der Einfluß des osmotischen Druckes
auf das Volum roter Blutkörperchen und das Permeabilitätsproblem.
Biochem. Z. **71**, 464 (1915). — (8): Anionenwanderungen in Serum und
Blut unter dem Einfluß von CO_2, Säure und Alkali. Ebenda **86**, 309
(1918). — (9): Further researches in connection with the permeability of
glomerular membrane to stereoisometric sugar. Proc. Acad. Sci. Amsterdam **22**, 351 (1920). — (10): Partial permeability of the glomerular membrane to d-galactose and other multirotatory sugars. Ebenda **22**, 360 (1920).
— (11): Weitere Untersuchungen über die Permeabilität der Glomerulusmembran für stereoisomere Zucker, mit besonderer Berücksichtigung von
Galaktose. Biochem. Z. **128**, 185 (1922). — (12): Die Veränderlichkeit
der Permeabilität mit besonderer Berücksichtigung der stereoisomeren
Zucker. Ein Versuch zur Deutung dieser Veränderlichkeit. Ebenda
128, 207 (1922). — (13): *Die zunehmende Bedeutung der Permeabilitätsprobleme für Physiologie und Pathologie.* Erg. Physiol. **23**, 77 (1924).
— Hamburger, H. J. und Alons, C. L.: Retentionsvermögen der
Nieren für Glucose. Kann in der Durchströmungsflüssigkeit das Ca durch
Sr, Ba oder Mg vertreten werden? Ebenda **94**, 129 (1919). — Hamburger,
H. J. und Brinkmann, R. (1): Das Retentionsvermögen der Nieren für
Glucose. Ebenda **88**, 97 (1918). — (2): Hyperglucämie und Glucosurie.
Die Toleranz der Nieren für Glucose. Ebenda **94**, 131 (1919). — Hamburger
et Bubanovic: Sur la perméabilité physiologique, spécialement vis-à-vis
des cations. Arch. internat. de physiol. **10**, 1 (1910). — Hamburger, H. J.
und van Lier, G. Ad.: Die Durchlässigkeit der roten Blutkörperchen für
die Anionen von Natriumsalzen. Arch. f. Physiol. S. 492 (1902). — Hamburger und van der Schroeff: Die Permeabilität von Leukocyten und
Lymphdrüsenzellen für die Anionen von Natriumsalzen. Ebenda, Suppl. S.
119 (1902). — Handovsky, H. und Heubner: Über Gerbstoffwirkung an
Einzelzellen. Arch. f. exper. Path. **99**, 123 (1923). — Hansteen, B.: Über
das Verhalten der Kulturpflanzen zu den Bodensalzen. I und II. Jb. Bot.
47, 289 (1910). — Hansteen-Cranner, B. (1): Über das Verhalten der Kulturpflanzen zu den Bodensalzen. III. Beiträge zur Biochemie und Physiologie der Zellwand lebender Zellen. Ebenda **53**, 536 (1914). — (2): Beiträge
zur Biochemie und Physiologie der Zellwand und der plasmatischen Grenz-

schichten. (Vorläufige Mitt.) Ber. dtsch. bot. Ges. **37**, 380 (1919). — (3): Zur Biochemie und Physiologie der Grenzschichten lebender Pflanzenzellen. Meldinger fra Norges Landsbrukheiskole, Kristiania **2**, 1 (1922). — HARA, Y.: Untersuchungen über die Permeabilität der Zellen. IX. Mitt. (ASHER): Die Resorption aus der Peritonealhöhle unter Anwendung einer neuen Methode. Biochem. Z. **126**, 281 (1922). — HARTUNG, E. J.: Some properties of copper ferrocyanide. Trans. Faraday Soc. **15**, 160 (1920). — HASENJÄGER, E.: Die Wirkung des Nitroglycerins auf die Permeabilität der Hautcapillaren. Diss. Tübingen 1923. — HARVEY, E. N. (1): Studies on the permeability of cells. J. of exper. Zool. **10**, 507 (1911). — (2): The relation between the rate of penetration of marine tissues by alkali and the change in functional activity induced by alkali. Pap. from the Mar. Biol. Labor. Fortugas (1911). — (3): A simple methode of making artificial cells resembling sea urchin eggs in certain of their physical properties. Science **36**, 564 (1912). — (4): A criticism of the indicator method of determining cell permeability for alkalies. Amer. J. Physiol. **31**, 335 (1913). — (5): The permeability of cells for acids. Internat. Z. physik.-chem. Biol. **1**, 463 (1915). — HATTORI, K.: Kolloidstudien über den Bau der roten Blutkörperchen und über Hämolyse. III. Biochem. Z. **119**, 45 (1921). — HAUPTMANN, A. (1): Der Weg über den Liquor. BECHTEREW-Festschr. Leningrad 1926. — (2): Untersuchungen über die Blut-Liquor-Passage bei Psychosen. Z. Neur. **100**, 332 (1926). — (3): Der „Weg über den Liquor". I. Ebenda **102**, 325 (1926). — HÄUSSLER, H. (1): Über Glucoseaufnahme durch Rinderblutkörperchen. Pflügers Arch. **210**, 557 (1925). — (2): Über Aminosäureaufnahme durch Erythrocyten und ihre Beziehung zur Reststickstoffverteilung. Arch. f. exper. Path. **116**, 173 (1926). — HÄUSLER, H und LÖWI, O.: Zur Frage der Wirkungsweise des Insulins. I. Pflügers Arch. **210**, 238 (1925). — HÄUSLER, H. und MARGARIDO: Über Beeinflussung der Glucoseaufnahme von Menschenblutkörperchen durch Narkotika und Lipoide. Ebenda **210**, 566 (1925). — HAYNES, D.: The action of salts and non-electrolytes upon buffer solutions and amphoteric electrolytes and the relation of these effects to the permeability of cell. Biochem. J. **15**, 440 (1921). — HEDIN, S. G.: Über die Permeabilität der Blutkörperchen. Pflügers Arch. **68**, 229 (1897). — HEDIN, S. G.: Versuche über das Vermögen der Salze einiger Stickstoffbasen in die Blutkörperchen einzudringen. Pflügers Arch. **70**, 525 (1898). — HEIDENHAIN, R. (1): Versuche über den Vorgang der Harnabsonderung. Ebenda **9**, 1 (1874). — (2): Neue Versuche über die Aufsaugung im Dünndarm. Ebenda **56**, 579 (1894). — HEIDENHAIN, M.: Plasma und Zelle. Jena 1907. — HEILBRUNN, L. V. (1): The action of ether cn protoplasm. Biol. Bull. **49**, 461 (1925). — (2): The viscosity of protoplasm. Quart. Rev. Biol. **2**, 230 (1927). — (3): The colloid chemistry of protoplasm. V. A preliminary study of the surface precipitation reaction of living cells. Arch. Zellforschg. **4**, 246 (1927). — HEILIG und HOFF: Menstruation und Liquor. Klin. Wschr. Nr 45 (1924). — HENZE, M.: Untersuchungen über das Blut der Ascidien. Z. physiol. Chem. **79**, 215 (1912). — HERLANT, M.: Variations cycliques de la perméabilité chez l'œuf activé. C. r. Soc. Biol. **81**, 151

(1918). — (2): L'action des sels de l'eau de mer sur la perméabilité d'œuf active. Ibid. S. 384. — (3): Action des bases, des acides et des anesthêsiques sur la perméabilité de l'œuf. Ibid. S. 443. — HERMANN, L.: Das galvanische Verhalten einer durchflossenen Nervenstrecke während der Erregung. Pflügers Arch. **6**, 560 (1872). — HERRMANN, FR. und ROHNER, M.: Zur Kolloidtheorie der Hämolyse. Arch. f. exper. Path. **107**, 192 (1925). — HERTWIG-HONDRU, L.: Über das Verhalten der Blutreaktion beim Frosch. Pflügers Arch. **216**, 796 (1927). — HERTZ, W.: Die Vitalfärbung von Opalina ranarum mit Säurefarbstoffen und ihre Beeinflussung durch Narkotikum. Ebenda **196**, 444 (1922). — HERWERDEN, M. A. VAN: Umkehrbare Gelbildung in den lebenden Zellen. II. Veränderung der Protoplasmapermeabilität durch Radiumbestrahlung. Nederl. Tijdschr. Geneesk. **69**, 1217 (1925). — HERZFELD, E. und KLINGER, R.: Worauf beruht die scheinbare Undurchlässigkeit der Lunge für Ammoniak? Pflügers Arch. **173**, 385 (1919). — HEUBNER, W.: Eiweißfällung und Gewebsdichtung. Klin. Wschr. **3**, Nr 19 (1924). — HEYMANN, W.: Über die Bedeutung anorganischer Ionen für die Kontraktilität des glatten Muskels, studiert am Froschmagen. Pflügers Arch. **210**, 187 (1925). — HINSELMANN, H.: Normales und pathologisches Verhalten der Plazenta. Handb. d. Frauenheilk. VI. (HALBAN-SEITZ.) (1925). — HIROKAWA, K.: Experimental studies on resorption, secretion and excretion. On the permeability of the alveoli of the lungs. I. Acta Scholae med. Kioto **8**, 197; II. Ibid **8**, 279 (1925). — HIRSCHBERG, E. und WINTERSTEIN, H.: Über den Zuckerstoffwechsel der nervösen Zentralorgane. Z. physiol. Chem. **100**, 185 (1917). — HIRSCHFELDER, A. D.: Studies upon the vascular and capillary phenomena and supposed axon reflexes concerned in the development of edema. Amer. J. Physiol. **70**, 507 (1924). — HIRUMA, K, (1): On the fate of aminoacids permeated into the red corpuscles. Jap. med. World **2**, Nr 3 (1922). — (2): Weitere Beobachtungen über Permeabilitätsänderungen in Lösungen von Nichtleitern. Pflügers Arch. **200**, 497 (1923). — HITCHCOCK, DAVID J. (1): Protein films on collodion membranes. J. gen. Physiol. **8**, 61 (1926). — (2): The size of pores in collodion membranes. Ibid. **9**, 755 (1926). — (3): The effect of p_H on the permeability of collodion membranes. Ibid. **10**, 179 (1926). — HOAGLAND, D. R. and DAVIS, A. R.: Further experiments on the absorption of ions by plants, including observations on the effects of light. Ibid. **6**, 47 (1923). — HOAGLAND, D. R., DAVIS, A. R. and MARTIN, J. C.: The composition of the cell sap of the plant in relation to the absorption of ions. Ibid. **5**, 629 (1923). — HOAGLAND, D. R., HIBBARD, P. L. and DAVIS, A. R.: The influence of light, temperature, and other conditions on the ability of Nitella cells to concentrate halogens in the cell sap. Ibid. **10**, 121 (1926). — HÖBER, R. (1): Über Resorption im Dünndarm. I. Mitt. Pflügers Arch. **70**, 624 (1898). — (2): Über Konzentrationsänderungen bei der Diffusion zweier gelöster Stoffe gegeneinander. Ebenda **74**, 225 (1899). — (3): Über Resorption im Dünndarm. II. Mitt. Ebenda **74**, 246 (1899). — (4): Über Resorption im Darm. III. Mitt. Ebenda **86**, 199 (1901). — (5): Über Resorption im Darm. IV. Mitt. Ebenda **94**, 337 (1901). — (6): Weitere Mitteilungen über Ionenpermeabilität bei Blutkörperchen. Ebenda **102**, 96 (1904). — (7): Über den Einfluß der Salze auf den Ruhestrom des Froschmuskels. Ebenda **106**, 599 (1905). — (8): Untersuchungen über die Ionenpermeabilität beim Froschmuskel. Ebenda **106**, 603 (1905). — (9): Zur Kenntnis der Neutralsalzwirkungen. Hofmeisters Beiträge **11**, 35 (1907). — (10): Über den Einfluß von Neutralsalzen auf die Hämolyse. Biochem. Z. **14**, 209 (1908). — (11): Untersuchung erregbarer Nerven bei Dunkelfeldbeleuchtung. Pflügers Arch. **133**, 237 (1909). — (12): Die Durchlässigkeit der Zellen für Farbstoffe. Biochem. Z. **20**, 56 (1909). — (13): Eine Methode, die elektrische Leitfähigkeit im Innern von Zellen zu messen. Pflügers Arch. **133**, 237 (1910). — (14): Über die Verteilung des Blutzuckers auf Körperchen und Plasma. Biochem. Z. **45**, 209 (1912). — (21): Ist die Lunge für Ammoniak undurchgängig? Pflügers Arch. **149**, 87 (1912). — (15): Ein zweites Verfahren, die Leitfähigkeit im Innern von Zellen zu messen. Plügers Arch. **148**, 189 (1912 — (16): Messungen der inneren Leitfähigkeit von Zellen. III. Mitt. Ebenda **150**, 15 (1913). — (17): Zur physikalischen Chemie der Vitalfärbung. Biochem. Z. **67**, 420 (1914). — (18): *Physikalische Chemie der Zelle und Gewebe.* 6. Aufl. Leipzig 1926. — (19): Über den Einfluß einiger anorganischer Salze auf das Kontraktionsvermögen der Muskeln. Pflügers Arch. **216**, 402 (1927). — Höber, R. und Chassin, S.: Die Farbstoffe als Kolloide und ihr Verhalten in der Niere vom Frosch. Kolloid-Z. **3**, 76 (1908). — Höber, R. und Höber, J.: Beobachtungen über die Zusammensetzung des Zellsaftes von Valonia macrophysa. Pflügers Arch. **219**, 260 (1928). — Höber, R. und Kempner, F.: Beobachtungen über Farbstoffausscheidungen durch die Niere. Biochem. Z. **11**, 105 (1908). — Höber, R. und Königsberg, A.: Farbstoffausscheidung durch die Nieren. Pflügers Arch. **108**, 323 (1905). — Höber, R. und Memmesheimer, A.: Einige Beobachtungen über Permeabilitätsänderungen bei roten Blutkörperchen in Lösungen von Nichtleitern. Ebenda **198**, 564 (1923). — Höber, R. und Nast, O.: Weitere Beiträge zur Theorie der Vitalfärbung. Biochem. Z. **50**, 418 (1913). — Hoff, F.: Über Dermographia elevata. Z. exper. Med. **57**, 253 (1927). — Hoff, F. und Leuwer, W.: Experimentelle Untersuch. über die Permeabilität der Capillaren des Menschen. Ebenda **51**, 1 (1926). — Hoffmann, P. und Magnus-Alsleben, E.: Versuche über den Nerveneinfluß auf die Vitalfärbung. Z. Biol. **77**, 105 (1922). — Höfler, K. (1): Die plasmolytisch volumetrische Methode und ihre Anwendbarkeit zur Messung des osmotischen Wertes lebender Pflanzenzellen. Ber. dtsch. bot. Ges. **35**, 706 (1917). — (2): Dasselbe. Denkschr. k. Akad. Wien, Math.-naturwiss. Kl. **95**, 99 (1918). — (3): Permeabilitätsbestimmung nach der plasmometrischen Methode. Ber. dtsch. bot. Ges. **36**, 414 (1918). — (4): Über die Permeabilität der Stengelzellen von Tradescantia elongata für Kalisalpeter. Ebenda **36**, 423 (1918). — (5): Über den zeitlichen Verlauf der Plasmadurchlässigkeit in Salzlösung. I. Ebenda **37**, 314 (1919). — (6): Über die Zuckerpermeabilität plasmolysierter Protoplaste. Planta (Berl.) **2**, 454 (1926). — Höfler, K. und Stiegler, A.: Ein auffälliger Permeabilitätsversuch in Harnstofflösung. Ber. dtsch. bot. Ges. **39**, 157 (1921). — Höfler, K. und Weber, F.: Die Wirkung der Äthernarkose auf die Harnstoffpermeabilität von

Pflanzenzellen. Jb. Bot. **65**, 643 (1926). — Hoffmann, C.: Über die Durchlässigkeit kernloser Zellen. Arch. f. Bot. **4**, 584 (1927). — Hofmeister, F. (1): Zur Lehre von der Wirkung der Salze. Arch. f. exper. Path. **25**, 1 (1888). — (2): Zur Lehre von der Wirkung der Salze. Ebenda **28**, 210 (1891). — Hou, C. L.: On the permeability of the bladder epithelium to water, salt and urea. J. Biophysics **1**, 177 (1925). — Honda, T.: Untersuchungen über den Stoffaustausch zwischen Blut und Geweben bei normalen und entnervten Schilddrüsen. Biochem. Z. **197**, 72 (1928). — Hōzawa, S.: Untersuchungen über die Wirkungen von Narkotika auf den elektrischen Leitungswiderstand und die Polarisation der Froschhaut. J. Biophysics **1**, 49 (1924). — Hummel, H. und Püschel, J.: Über die Zuckerwirkung bei der Guanidinvergiftung und ihre Bedeutung für die Permeabilitätslehre des Muskels. Pflügers Arch. **217**, 441 (1927). — Huppert, M.: Beobachtungen am Magen- und Darmkanal des Frosches bei Verfütterung oder Injektion von Farbstoffen. Z. Zellforschg **3**, 602 (1926).

Iljin, W. S. (1): Wirkung der Kationen von Salzen auf den Zerfall und die Bildung von Stärke in der Pflanze. I. Biochem. Z. **132**, 494 (1922). — (2): Synthese und Hydrolyse von Stärke unter dem Einfluß der Anionen von Salzen in Pflanzen. II. Ebenda **132**, 511 (1922). — (3): Physiologischer Pflanzenschutz gegen schädliche Wirkung von Salzen. III. Ebenda **132**, 526 (1922). — (4): Die Permeabilität der Plasmas für Salze und die Anatonose. Stud. Plant physiol. Labor. Charles Univ. Prague **1** (1923). — (6): The influence of salts on the alternation of concentration of cell-sap in plants. Ibid. **2**, 5 (1924). — (5): Über den Abbau der Stärke durch Salze. Biochem. Z. **145**, 14 (1924). — (7): Die Durchlässigkeit des Protoplasmas, ihre quantitative Bestimmung und ihre Beeinflussung durch Salze und [H·]. Protoplasma (Lpz.) **3**, 558 (1928). — Irwin, M. (1): The permeability of living cells to dyes as affected by hydrogen ion concentration. J. gen. Physiol. **5**, 223 (1922). — (2): The behavior of chlorides in the cell sap of Nitella. J. gen. Physiol. **5**, 427 (1923). — (3): The penetration of dyes as influenced by hydrogen ion concentration. Ibid. **5**, 727 (1923). — (4): On the accumulation of dye in Nitella. Ibid. **8**, 147 (1925). — (5): Accumulation of brilliant cresyl blue in the sap of living cells of Nitella in the presence of NH_3. Ibid. **9**, 235 (1925). — (6): Mechanism of the accumulation of dye in Nitella on the basis of the entrance of the dye as undissociated molecules. Ibid. **9**, 561 (1926). — (7): Exit of dye from living cells of Nitella at different p_H values. Ibid. **10**, 75 (1926). — (8): The penetration of basic dye into Nitella and Valonia in the presence of certain acids, buffer mixtures and salts. Ibid. **10**, 271 (1926). — (9): Does methylene blue penetrate into living cells? Proc. Soc. exper. Biol. a. Med. **24**, 425 (1927). — (10): Certain effects of salts on the penetration of brillant cresyl blue into Nitella. J. gen. Physiol. **10**, 425 (1927). — (11): Salts affecting penetration of brillant cresyl blue into Nitella ant different p_H values. Proc. Soc. exper. Biol. a. Med. **24**, 382 (1927). — (12): On the nature of the dye penetrating the vacuole of Valonia from solutions of methylene blue. J. gen. Physiol. **10**, 927 (1927). — Ishizaka, N.: Über die hämolytische Wirkung von Terpenen. IV. Mitt.: Über den Zusammenhang zwischen chemischer Konstitution und Wirkung. Arch. exper. Path. **75**, 194 (1914).

JACOBS, M. H. (1): To what extent are the physiological effects of carbon dioxide due to the hydrogen ions? Amer. J. Physiol. **51**, 321 (1920). — (2): The production of intracellular acidity by neutral and alkaline solutions containing carbon dioxide. Ibid. **53**, 457 (1920). — (3): The influence of ammonium salts on cell reaction. J. gen. Physiol. **5**, 181 (1922). — (4): The exchange of material between the erythrocyte and its surroundings. Harvey Lectures **22**, 146 (1927). — JACOBY, C. und GOLOWINSKI: Ein Beitrag zur Frage der verschiedenen Wirkung des Coffeins auf Rana esculenta und Rana temporaria. Arch. f. exper. Path. **59** Suppl., 286 (1908). — JANSE, J. M.: Die Permeabilität des Protoplasma. Versl. Akad. Wetensch. Amsterd., Wis- en natuurk. Afd. **4**, 332 (1887). — JARISCH, A.: Beiträge zu Pharmakologie der Lipoide. I. Pflügers Arch. **186**, 299 (1921). — JENDRASSIK, L.: Beiträge zur Pharmakologie der Konzentrationsänderungen. I. Über Wirkungen von Kalium, Calcium und Magnesium am Darm. Biochem. Z. **148**, 116 (1924). — JENDRASSIK, L. und ANNAN, E.: Beiträge zur Pharmakologie der Konzentrationsänderungen. III. Weitere Versuche über Kationenwirkungen. Ebenda **162**, 207 (1925). — JENDRASSIK, L. und MOSER, E.: Beiträge zur Pharmakologie der Konzentrationsänderungen. II. Über den Mechanismus der Adrenalinwirkung. Ebenda **152**, 94 (1924). — JENDRASSIK, L. und TANGL, H.: Beiträge zur Pharmakologie der Konzentrationsänderungen. V. Potentialwirkungen einiger Alkohole und Aldehyde. Ebenda **173**, 393 (1926). — JOEL, A.: Über die Einwirkung einiger indifferenter Narkotika auf die Permeabilität roter Blutkörperchen. Pflügers Arch. **161**, 5 (1915). — JORDAN, H.: Phagocytose und Resorption bei Helix pomatia. Arch. néerl. Physiol. **2**, 471 (1918). — JORDAN, H. J.: La formation phylogénétique du pouvoir de résorption; résorption et diffusion. Ibid. **8**, 596 (1923). — JURIŠIĆ, P. J. (1): Beobachtungen über die Aufnahme von Farbstoffen durch die roten Blutkörperchen. Biochem. Z. **181**, 17 (1927). — (2): Untersuchungen zur physikalischen Chemie der Resorption. I. Ebenda **196**, 223 (1928). — JUST, E. E. (1): Studies of cell division. I. The effect of dilute see-water on the fertilized egg of Echinarachnius parma during the cleavage cycle. Amer. J. Physiol. **61**, 505 (1922). — (2): The existence in the inseminated egg of a period of special susceptibity to hypotonic sea-water. Ibid. **61**, 516 (1922).

KAFKA, V. (1): Serologische Methoden, Ergebnisse und Probleme in der Psychiatrie. Aschaffenburgs Handbuch d. Psychiatrie. Leipzig-Wien 1924. — (2): Bedeutung der Hämolysinreaktion für die progressive Paralyse. Med. Klin. **20**, 456 (1924). — KAFKA und WEIL: Wien. klin. Wschr. **24**, 410 (1911). — KAHO, H. (1): Über die Beeinflussung der Hitzekoagulation des Pflanzenplasmas durch Neutralsalze. I. Mitt. Biochem. Z. **117**, 87 (1921). — (2): Zur Kenntnis der Neutralsalzwirkung auf das Pflanzenplasma. II. Mitt. Ebenda **120**, 125 (1921). — (3): Ein Beitrag zur Giftwirkung der Schwermetallsalze auf das Pflanzenplasma. III. Mitt. Ebenda **122**, 39 (1921). — (4): Ein Beitrag zur Permeabilität des Pflanzenplasmas für Neutralsatze. IV. Mitt. Ebenda **123**, 284 (1921). — (5): Ein Beitrag

zur Permeabilität des Pflanzenplasmas für die Neutralsalze. V. Mitt.
Ebenda **123**, 284 (1924). — (6): Über die Beeinflussung der Hitzekoagulation des Pflanzenplasmas durch die Salze der Erdalkalien. VI. Mitt. Ebenda **151**, 102 (1924). — (7): Über die physiologische Wirkung der Neutralsalze auf das Pflanzenplasma. Univ. Dorpatensis Inst. Bot. Opera 18 (1924).
— (8): Das Verhalten der Pflanzenzellen gegen Salze. Erg. Biol. **1**, 380
(1926). — (9): Ein Beitrag zur Theorie der antagonistischen Ionenwirkung
der Erdalkalien auf das Pflanzenplasma. VII. Mitt. Biochem. Z. **167**, 25
(1926). — KAJIKAWA: Der Einfluß der Gefäßnerven auf die Permeabilität
der Gefäße, insbes. derjenigen der vorderen Kammer des Auges. Ebenda
133, 391 (1922):. — KARCZAG, L.: Über Elektropie. I—V. Ebenda **138**,
344 (1923). — KARCZAG, L. und ZILAHY, N.: Über die Beeinflussung der
Zellpermeabilität durch den Sympathicus. Ebenda **162**, 18 (1925). —
KATZ, G.: Über den Einfluß der Narkotika auf die Durchlässigkeit von
Blutkörperchen für Traubenzucker und Harnstoff. Ebenda **90**, 153 (1918).
— KATZ, J.: Die mineralischen Bestandteile des Muskelfleisches. Pflügers Arch. **63**, 1 (1896). — KATZENELLENBOGEN, M.: Der Einfluß der Diffusibilität und der Lipoidlöslichkeit auf die Geschwindigkeit der Darmresorption. Ebenda **114**, 522 (1906). — KAWAHARA, M.: Über die Durchlässigkeit der Wirbeltierlunge für corpusculäre Elemente. Ebenda **206**, 352
(1924). — KELLER, R.: Moleküle und Ionen im Plasma. Biochem. Z. **195**,
14 (1928). — KELLER, R. und GICKLHORN, J.: Methoden der Bioelektro-
statik. Handb. d. biol. Arbeitsmethoden **5**, 2 (1928). — KING, C. E. and
ARNOLD, Ll.: The activities of the intestinal mucosal motor mechanism.
Amer. J. Physiol. **59**, 97 (1922). — KISCH, B.: Über die Oberflächenspannung der lebenden Plasmahaut bei Hefe und Schimmelpilzen. Biochem. Z.
40, 152 (1912). — KLEBS, G.: Beiträge zur Physiologie der Pflanzenzelle.
Ber. dtsch. bot. Ges. **5**, 181 (1887). — v. KNAFFL-LENZ, E. (1): Beitrag zur
Theorie der Narkose. Arch. f. exper. Path. **84**, 66 (1918). — (2): Zur Nar-
kosetheorie. Biochem. Z. **105**, 88 (1920). — KNOLL: Sitzgsber. Akad. Wien,
Math.-naturwiss. Kl. III **68**, 245 (1873); zitiert nach MAGNUS (1902). —
KOBAYASHI, K.: On the secretion and the absorption of dyestuffs by the
stomach. I. Acta Scholae Univ. Kioto 8, 465; II. Ibid. 8, 489; III. Ibid.
8, 501 (1926). — KOCH, W. (1): Die Bedeutung der Phosphatide (Lecithane)
für die lebende Zelle. I. Mitt. Z. physiol. Chem. **37**, 181 (1903). — (2): Die
Bedeutung der Phosphatide (Lecithane) für die lebende Zelle. II. Mitt.
Ebenda **63**, 432 (1908). — KOCHMANN, M. (1): Einfluß der Narkotika der
Fettreihe auf den Quellungszustand der Zellkolloide. (Ein Beitrag zur
Theorie der Narkose.) Biochem. Z. **136**, 49 (1923). — (2): Narkotika.
Handbuch der experim. Pharmakol. Berlin 1924. — KOFLER, L. und
KAUREK, R.: Über den Einfluß von Saponinen auf die Resorption von
Strophantin und Digitoxin. Arch. f. exper. Path. **109**, 362 (1925). —
KOEPPE, H.: Der osmotische Druck als Ursache des Stoffaustausches zwi-
schen roten Blutkörperchen und Salzlösungen. Pflügers Arch. **67**, 189
(1897). — KOREF und MAUTNER (1): Über die Wirkung des Insulins und
Pituitrins auf den Wasserhaushalt. Arch. f. exper. Path. **113**, 151 (1926).
— (2): Weitere Beiträge zur Resorptionssteigerung durch Insulin. Ebenda

113, 163 (1926). — Kotake, Y. und Okagawa, M.: Über den Einfluß des optischen Drehungsvermögens auf die Zellpermeabilität. J. Biochem. Tokyo **1**, 159 (1922). — Kozawa, Sh. (1): Eine Sonderstellung der menschlichen Blutkörperchen in der Durchlässigkeit für Monosaccharide. Zbl. Physiol. **27**, 2 (1913). — (2): Beiträge zum arteigenen Verhalten der roten Blutkörperchen. III. Artdifferenzen in der Durchlässigkeit der roten Blutkörperchen. Biochem. Z. **60**, 231 (1914). — Kozawa, Sh. and Miyamoto, N.: Note on the permeability of the red corpuscles for amino acids. Biochem. J. **15**, 167 (1921). — Krause, Yudkin und Morton On the experimental transmission of arsenic to the aqueous humor. Proc. Soc. exper. Biol. a. Med. **24**, 384 (1927). — Krebs, H. A. und Nachmannsohn: Vitalfärbung und Adsorption. Biochem. Z. **186**, 478 (1927). — Krebs, H. A. und Wittgenstein, A.: Studien zur Permeabilität der Meningen, unter besonderer Berücksichtigung physikal.-chem. Gesichtspunkte. Z. exper. Med. **49** (1926). I. Mitt. S. 553; II. Mitt. S. 563; III. Mitt. S. 587; IV. Mitt. S. 615. — Krehan, M.: Beiträge zur Physiologie der Stoffaufnahme in die lebende Zelle. II. Permeabilitätsänderungen der pflanzlichen Plasmahaut durch Kaliumcyanid. Internat. Z. chem. physik. Biol. **1**, 189 (1914). — Kreidl, A. und Mandl: Experimentelle Beiträge zur Physiologie des Stoffaustausches zwischen Fötus und Mutter. Zbl. Physiol. **17**, 281 (1903): — Kroetz, Chr. (1): Der Röntgenstrahleneinfluß auf die Durchlässigkeit der überlebenden Froschhautmembran. Biochem. Z. **191**, 250 (1927). — (2): Der Röntgenstrahleneinfluß auf die Zusammensetzung künstlich gesetzter Peritonealflüssigkeit. Ebenda **191**, 263 (1927). — Krogh, A. (1): The rate of diffusion of gases through animal tissues with some remarks on the coefficient of invasion. J. of Physiol. **52**, 391 (1919). — (2): The supply of oxygen to the tissues and the regulation of the capillary circulation. Ibid. **52**, 457 (1919). — (3): Anatomie und Physiologie der Capillaren. Berlin 1924. — Kuffler: Über örtliche Immunität. Klin. Mbl. Augenheilk. **75**, 227 (1925). — Kühne, W.: Untersuchungen über das Protoplasma. Leipzig 1864. — Küster, E. (1): Über Inhaltsverlagerung in plasmolysierten Zellen. Flora **100**, 267 (1910). — (2): Über die Aufnahme von Anilinfarben in lebende Pflanzenzellen. Jb. Bot. **50**, 261 (1911). — (3): Über Vitalfärbung der Pflanzenzellen. Z. Mikrosk. **35**, 95 (1918).

Labes, R. (1): Ein Beitrag zur Frage der Permeabilität. Biochem. Z. **130**, 14 (1922). — (2): Ein Membranmodell für eine Reihe bioelektrischer Vorgänge. I. Arch. f. exper. Path. **125**, 29 (1927). — Labes und Zain: III. Mitt.: Die polarisatorischen Erscheinungen des Membranmodells. IV. Mitt.: Nachahmung katelektrotonischer und anelektrotonischer Erscheinungen. Ebenda **126**, 284, 352 (1928). — Landis, E. M.: Micro-injection studies of capillary permeability. I—III. Amer. J. Physiol. **81**, 124; **82**, 217., **83**, 528, (1927). — Lange, Hermann: Die Einwirkung des Adrenalins auf die Permeabilität von Muskelfasergrenzschichten. Z. physiol. Chem. **120**, 249 (1922). — Lange, H. und Kappus: Untersuchungen über Narkose. II. Ebenda **124**, 140 (1923). — Lange, H. und Müller, B. W.: Untersuchungen über Narkose. I. Über die Einwirkung der Narkotika auf den Permeabilitätszustand von Muskelfasergrenzschichten. Ebenda **124**, 103 (1922).

— LANGE, H. und SIMON, M.: Über Phosphorsäureausscheidung der Netz-haut bei Belichtung. Ebenda **120**, 1 (1922). — LAPICQUE, M. et NATTAN-LARRIER, M.: Influence du suc d'Amanita muscaria sur l'excitabilité du muscle et son imbibition. C. r. Soc. Biol. **96**, 934 (1927). — LAQUEUR, E. (1): Über künstlich erzeugtes Lungenödem und über Resorption in der Lunge. Münch. med. Wschr. S. 1721 (1919). — (2): Resorption in der Lunge. Hamburger Physiologentagung. Ber. Physiol. **2**, 189 (1920). — (3): Warum ist die Lebensgefahr größer beim Hineinfallen in Salz- als in Süßwasser? Zu-gleich ein Beitrag zur Frage der Resorption in der Lunge. Arch. neérl. Physiol. **7**, 441 (1922). — LASCH, FRITZ: Resorptionsversuche am isolierten überlebenden Darm. I. Methodik. II. Der Einfluß von Saponin auf die Re-sorption von Calcium. Biochem. Z. **169**, 292 u. 301 (1926). — LASNITZKI, A.: Über den Einfluß einiger Narkotika auf die Zellpermeabilität. Inaug.-Diss. Berlin 1922. — LAUGIER, H.: Electrotonus et excitation; recherches sur l'excitation d'ouverture. Thèse. Paris 1921. — LEATHES and STARLING: On the absorption of salt solutions from the pleural cavities. J. of Physiol. **18**, 106 (1895). — LEHMANN, F. und WELS, P.: Die Wirkung der Röntgen-strahlen auf die Durchlässigkeit der roten Blutkörperchen für Elektrolyte. Pflügers Arch. **213**, 628 (1926). — LEHMANN, G. und MEESMANN, A.: Über das Bestehen eines Donnangleichgewichtes zwischen Blut und Kammer-wasser bzw. Liquor cerebrospinalis. Ebenda **205**, 210 (1924). — LENDLE, L.: Untersuch. über d. Mechanismus der Gewöhnung. Arch. f. exper. Path. **120**, 129 (1927). — LEONOW, W. A.: Meningeale Permeabilität (Durch-lässigkeit der Blut-Hirnschranke) bei Kindern. Mschr. Kinderheilk. **37**, 112. 1927. — LEPESCHKIN, W. W. (1): Zur Kenntnis des Mechanis-mus der photonastischen Variationsbewegungen und der Einwirkung des Beleuchtungswechsels auf die Plasmamembran. Beih. Bot. Zbl., Abt. I, **24**, 308 (1909). — (2): Über die Permeabilitätsbestimmung der Plasma-membran für gelöste Stoffe. Ber. dtsch. bot. Ges. **27**, 129 (1909). — (3): Zur Kenntnis der Plasmamembran. Ebenda **28**, 91 (1910). — (4): Zur Kenntnis der Plasmamembran. Ebenda **28**, 383 (1910). — (5): Zur Kennt-nis der chemischen Zusammensetzung der Plasmamembran. Ebenda **29**, 247 (1911). — (6): Über die Einwirkung anästhesierender Stoffe auf die osmotischen Eigenschaften der Plasmamembran. Ebenda **29**, 349 (1911). — (7): Permeabilitätsänderungen des Protoplasmas nach der Methode der isotonischen Koeffizienten. Biochem. Z. **142**, 291 (1923). — LEVA, I.: Über einige körperliche Begleiterscheinungen psychischer Vorgänge mit beson-derer Berücksichtigung des psychogalvanischen Reflexes. Münch. med. Wschr. S. 2386 (1913). — LEVINSON, S. and PETERSEN, W. F.: Alte-rations in the permeability of skin capillaries during the course of tuber-culosis. Amer. Rev. Tbc. **15**, 681 (1927). — LEWIS, J. H.: The rate and route of absorption of subcutaneously injected serum in relation to the occurrence of sudden death after injection of antitoxic horse serum. J. amer. med. Assoc. **76**, 1342 (1921). — LHERMITE: Recherches sur l'endos-mose. Ann. chim. phys. Ser. 3, **43**, 420 (1855). — LIBBRECHT, W.: Le paradoxe cardiaque. Arch. internat. Physiol. **16**, 448 (1921). — LIECHTI, A.: Zur Beeinflussung von bioelektrischen Potentialdifferenzen durch die

Röntgenstrahlen. Biochem. Z. **171**, 240 (1925). — LILJESTRAND, G., DE LIND VAN WIJNGAARDEN und MAGNUS, R.: Ist die Lunge undurchgängig für Ammoniak? Pflügers Arch. **196**, 247 (1922). — LILLIE, R. S. (1): On the connection between changes of permeability and stimulation and on the significance of changes in permeability to carbon dioxide. Amer. J. Physiol. **24**, 14 (1909). — (2): The physiology of cell division. II. The action of isotonic solutions of neutral salts on unfertilized eggs of Asterias and Arbacia. Ibid. **26**, 106 (1910). — (3): The relation of stimulation and conduction in irritable tissues to changes in the permeability of the limiting membranes. Ibid. **28**, 197 (1911). — (4): Antagonism between salts and anaesthetics. I. On the conditions of the anti-stimulating action of anaesthetics with observations on their protective or antitoxic action. Ibid. **29**, 372 (1912). — (5): Antagonism between salts and anesthetics. II. Decrease by anesthetics in the rate of toxic action of pure isotonic salt solutions on unfertilized starfish and sea urchin eggs. Ibid. **30**, 1 (1912). — (6): Antagonism between salts and anesthetics. III. Further observations showing parallel decrease in the stimulating, permeability-increasing, and toxic actions of salt solutions in the presence of anesthetics. Ibid. **31**, 255 (1913). — (7): The physico-chemical conditions of anaesthetic action. Science **37**, 764 (1913). — (8): The physico-chemical conditions of anesthetic action. Ibid. **37**, 959 (1913). — (9): The rôle of membranes in cellprocesses. Ibid. **37**, 133 (1913). — (10): The general physico-chemical conditions of stimulation of living organisms. Pop. Sci. Mo. **84**, 579 (1914). — (11): Antagonism between salts and Anesthetics. IV. J. of exper. Zool. **16**, 591 (1914). — (12): The action of various anaesthetics in suppressing cell-division in sea-urchin eggs. J. biol. chem. **17**, 121 (1914). — (13): The physiology of cell division. VI. Rhythmical changes in the resistance of the dividing sea-urchin egg to hypotonic see water. J. of exper. Zool. **21**, 369 (1916). — (14): Increase of permeability to water following normal and artificial activation in sea-urchin eggs. Amer. J. Physiol. **40**, 249 (1916). — (15): The conditions determining the rate of entrance of water into fertilized and unfertilized Arbacia eggs, and the general relation of changes of permeability to activation. Ibid. **43**, 43 (1917). — (16): The increase of permeability to water in fertilized sea-urchin eggs and the influence of cyanide and anaesthetics upon this change. Ibid. **45**, 406 (1918). — (17): Comparative permeability of fertilized and unfertilized eggs to water. Science **47**, 147 (1918). — (18): The recovery of transmissivity in passive iron wires as a model of recovery processes in irritable living systems. Part I. J. gen. Physiol. **3**, 107 (1920). — (19): The recovery of transmissivity in passive i on wires as a model of recovery processes in irritable living systems. Ibid. **3**, 129 (1920). — (20): Protoplasmic action and nervous action. Chicago 1924. — (21): The activation of starfish eggs by acids. I u. II. J. gen. Physiol. **8**, 339 (1926); **10**, 703 (1927). — LILLIE, R. S. and BASKERVILL, M. (1): The action of neutral isotonic salt solutions in sensitizing Arbacia eggs to the activating influence of hypertonic sea water. Amer. J. Physiol. **57**, 110 (1921). — (2): The action of ultra-violet rays on starfish eggs. Ibid. **61**, 57 (1922). — (3): The action of ultra-violet rays on arbacia eggs, especially as affecting the response to hypertonic sea-water. Ibid. **61**, 272 (1922). — Lipschitz, W. (1): Zur Frage der Permeabilität des Lungenepithels für Ammoniak. Pflügers Arch. **176**, 1 (1919). — (2): Magen und Niere als Ausscheidungskonkurrenten. Klin. Wschr. **5**, Nr 43 (1926). — Lloyd, F. E. (1): The behaviour of protoplasm as a collodial complex. Yearbook Carnegie Inst. Washington **14**, 66 (1915). — (2): The colloidal propertics of protoplasm: Imbibition in relation to growth. Trans. roy. Soc. Canada, III. **9**, 133 (1917). — Loeb, Jacques (1): Die chemische Entwicklungserregung des tierischen Eies. Berlin 1909. — (2): Antagonistic action of electrolytes and permeability of the cell membrane. Science, N. s. **36**, 637 (1912). — (3): Untersuch. über Permeabilität und antagonistische Elektrolytwirkung nach einer neuen Methode. Biochem. Z. **47**, 127 (1912). — (4): Calcium in permeability and irritability. J. of biol. Chem. **23**, 423 (1915). — (5): The mechanism of the diffusion of electrolytes through the membranes of living cells. I. The necessity of a general salt effect upon the membrane as a prerequisite for this diffusion. Ibid. **27**, 339 (1916). — (6): The mechanism of the diffusion of electrolytes through the membranes of living cells. II. The diffusion of KCl out of the egg of Fundulus and the relative efficiency of different ions for the salt effect. Ibid. **27**, 353 (1916). — (7): The mechanism of the diffusion of electrolytes through the membranes of living cells. III. The analogy of the mechanism of the diffusion for acids and potassium salts. Ibid. **27**, 363 (1916). — (8): The mechanism of the diffusion of electrolytes through the membranes of living cells. IV. The ratio of the concentration required for the accelerating and antagonistic action upon the diffusion of potassium salts. Ibid. **28**, 175 (1916). — (9): The mechanism of the diffusion of electrolytes through the membranes of living cells. V. The additive effect of salt and base and antagonistic effect of salt and acid. Ibid. **32**, 147 (1917). — (10): Influence of a slight modification of the collodion membrane on the sign of electrification of water. J. gen. Physiol. **2**, 255 (1920). — (11): On the cause of influence of ions on the rate of diffusion of water through collodion membranes. I. Ibid. **2**, 387 (1920). — (12): On the cause of the influence of ions on the rate of diffusion of water through collodion membranes. II. Ibid. **2**, 563 (1920). — (13): The reversal of the sign of the charge of membranes by hydrogen ions. Ibid. **2**, 577 (1920). — (14): The reversal of the sign of the charge of collodion membranes by trivalent cations. Ibid. **2**, 659 (1920). — (15): Ionic radius and ionic efficiency. Ibid. **2**, 673 (1920). — (16): The origin of the potential differences responsible for anomalous osmosis. Ibid. **4**, 213 (1921). — (17): Electrical charges of colloidal particles and anomalous osmosis. Ibid. **4**, 463 (1922). — (18): Cataphoretic charges of collodion particles and anomalous osmosis through collodion membranes free from protein. Ibid. **5**, 89 (1922). — (19): Sodium chloride and selective diffusion in living organisms. Ibid. **5**, 231 (1922). — (20): The influence of salts on the rate of diffusion of acid through collodion membranes. Ibid. **5**, 255 (1922). — Loeb, J. und Beutner, R.: Über die Potentialdifferenzen an der unversehrten und verletzten Oberfläche pflanzlicher und tierischer Organe. Biochem. Z. **41**, 1 (1912).

— Loeb, J. und Cattell: The influence of electrolytes upon the diffusion of potassium out of the cell and into the cell. J. of biol. Chem. **23**, 41 (1915). — Loeb, J. und Wasteneys: On the influence of balanced and non balanced salt solutions upon the osmotic pressure of the body liquids of Fundulus. Ibid. **21**, 223 (1915). — Loewe, S. (1): Zur physikalischen Chemie der Lipoide. I—IV. Biochem. Z. **42**, 150 (1912). — (2): Zur physikalischen Chemie der Lipoide. (Die Durchwanderung von Methylenblau durch organische Lösungen.) Ebenda **127**, 231 (1922). — Löwi, O: Über humorale Übertragbarkeit der Herznervenwirkung. I u. II. Pflügers Arch. **189**, 239; **193**, 201 (1921/22). — Löwi, O. und Solti: Über die Wirkung von Pilocarpin und Atropin auf den quergestreiften Muskel. Schmiedebergs Arch. **97**, 272 (1923). — Loewi, O.: Glykämin und Insulin. Klin. Wschr. S. 2169 (1927). — Löwy, A. und Zuntz, N.: Über die Bindung der Alkalien in Serum und Blutkörperchen. Pflügers Arch. **58**, 511 (1894). — Lucas, Keith: The conduction of the nervous impulse. London 1917. — Lullies, H.: Über die Beeinflussung der Permeabilität von Pflanzenzellen durch Narkotika. Pflügers Arch. **207**, 8 (1925). — Lundegårdh, H. (1): Über die Permeabilität der Wurzelspitzen von Vicia Faba unter verschiedenen äußeren Bedingungen. K. Svenska Vetenskapsakad. Handlingar **47**, 1 (1911). — (2): Ekologiska och fysiologiska studier på Hallands Väderö. I u. II. Särtryk ur Botaniska Notiser H. 6 (1918); H. 1 (1919). — Lundegårdh, H. und Morávek, V.: Untersuchungen über die Salzaufnahme der Pflanzen. I. Die gegenseitige Beeinflussung der Ionen. Biochem. Z. **151**, 296 (1924). — Lundsgaard, Chr. und Holbøll (1): Untersuch. über Standardisierung und Justierung von Kollodiumhäutchen. Hosp.tid. (dän.) **68**, 849 (1925). — (2): Investigations into the standardization and calibration of collodion membranes. I. J. of biol. Chem. **68**, 439 (1926). — Lyon, E. P. and Shackell, L. F.: On the increased permeability of sea urchin eggs following fertilization. Science, N. s. **32**, 249 (1910).

Macallum, A. B.: Die Methoden und Ergebnisse der Mikrochemie in der biologischen Forschung. Erg. Physiol. **7**, 552 (1908). — McClendon, J. F. (1): On the dynamics of cell division. Amer. J. Physiol. **27**, 240 (1910). — (2): Electrolytic experiments showing increase in permeability of the egg to ions at the beginning of development. Science, N. s. **32**, 122 (1910). — (3): Further proofs of the increase in permeability of the sea urchin egg to electrolytes at the beginning of development. Ibid, N. s. **32**, 317 (1910). — (4): How could increase in permeability to electrolytes allow the development of the egg? Proc. Soc. exper. Biol. a. Med. 8, 1 (1910). — (5): The relation of permeability change to clevage in the frog's egg. Science, N. s. **33**, 851 (1911). — (6): The preservation of the life of the frog's egg and the initiation of development by increase in permeability. Amer. J. Physiol. **38**, 163 (1915). — (7): The action of anesthetic. in preventing increase of cell permeability. Ibid. **38**, 173 (1915). — (8): Colloidal properties of the surface of the living cell. I. Conductivity of blood to direct electric currents. J. of biol. Chem. **68**, 653 (1926). — (9): Colloidal properties of the surface of the living cell. II. Electric conductivity and capacity of blood to alternating currents of long duration and varying in frequency from 260 to 2,000,000 cycles per second. Ibid. **69**, 733 (1926). — McClendon and Mitchell: How do isotonic sodium chloride and other parthenogenic agents increase oxidation in the sea urchin's egg? Ibid. **10**, 459 (1912). — McClure, Ch. F. W.: On the problem of lymph flow between capillaries of the blood vascular system and blindly ending capillaries of the lymphatics. Amer. anat. Memoirs Nr 13 (Juni 1927). — McCutcheon, M. and Lucke, B.: The mecanism of vital staining with basic dyes. J. gen. Physiol. **6**, 501 (1924). — McDougal, M. D.: Accretion and distention in plant cells. Amer. Naturalist **59** (1925). — McDougal, D. T.: Growth and permeability of century-old cells. Ibid. **60** (1926). — McDougal, D. T. und Morávek, V.: The activities of a constructed collodial cell. Protoplasma (Lpz.) **2**, 161 (1927). — Mackuth, E.: Erregbarkeit und Struktur des Froschnerven. Pflügers Arch. **214**, 612 (1926). — Magnus, R.: Über die Undurchgängigkeit der Lunge für Ammoniak. II. Ebenda **155**, 275 (1914). — Magnus-Alsleben, E. und Hoffmann, P.: Über den Einfluß der nervösen Versorgung auf die vitale Färbbarkeit der Muskeln. Biochem. Z. **127**, 103 (1922). — Mann, C. E. T.: The antagonism between dyes and inorganic salts in their absorption by storage tissue. Ann. of Bot. **38**, 753 (1924). — Manwaring, W. H., Chilcote, R. C. and Hosepian, V. M. (1): Capillary permeability in anaphylaxis. J. amer. med. Assoc. **80**, 303 (1923). — (2): Anaphylactic reactions in isolated canine organs. J. of Immun. **8**, 233 (1923). — Manwaring, W. H., French and Brill: Mechanism of the increased hepatic resistance during canine peptone shock. Ibid. **8**, 211 (1923). — Manwaring, M. H., Hosepian and Thomson: Quantitative Study of anaphylactic capillary permeability. J. amer. med. Assoc. **82**, 542 (1924). — Masing, E. (1): Sind die roten Blutkörper durchgängig für Traubenzucker? Pflügers Arch. **149**, 227 (1913). — (2): Über die Verteilung von Traubenzucker im Menschenblut und ihre Abhängigkeit von der Temperatur. Ebenda **156**, 401 (1914). — (3): Über die Durchgängigkeit menschlicher Blutkörper für Zucker. Ebenda **159**, 476 (1914). — Mathews, A. P.: A note on the susceptibility of segmenting Arbacia and Asterias eggs to cyanides. Biol. Bull. Woods Hole. **11**, 137 (1906). — Matsuo, T.: Neue Versuche zur Theorie der bioelektrischen Ströme. Pflügers Arch. **200**, 132 (1923). — Maxwell, S. S.: On the absorption of water by the skin of the frog. Amer. J. Physiol. **32**, 286 (1913). — Mayerhofer, E. und Přibram, E.: Über die Beeinflussung der Diffusionsvorgänge an frischen tierischen Darmmembranen. Biochem. Z. **24**, 453 (1910). — Mayerhofer, E. und Stein, E.: Über den Einfluß von Zucker auf die Permeabilität tierischer Darmmembranen. Ebenda **27**, 376 (1910). — Medes, Grace and McClendon, J. F.: Effect of anaesthetics on various cell activities. J. of biol. Chem. **42**, 541 (1920). — Mehra, E.: Über die Permeabilität des Herzens für Kalium. Pflügers Arch. **199**, 194 (1925). — Meigs, E. B. (1): Contributions to the general physiology of smooth and striated muscle. J. of exper. Zool. **13**, 497 (1912). — (2): On the nature of the semipermeable membranes which surround the fibres of the striated muscle. Proc. Soc. exper. Biol. a. Med. **10**, 129 (1913). — (3): On the nature of the semi-permeable membranes which surround the fibers of striated muscle. Ibid. **10**, 129 (1913). — (4): The osmotic properties of the adductor muscle of the clam — Venus mercenaria. J. of biol. Chem. **17**, 81 (1914). — (5): The osmotic properties of calcium and magnesium phosphate in relation to those of living cells. Amer. J. Physiol. **38**, 456 (1915). — (6): The ash of the clam muscle in relation to its osmotic properties. J. of biol. Chem. **22**, 493 (1915). — MEIGS, E. B. and ATWOOD: The reactions of the striated muscle to potassium chloride solutions. Amer. J. Physiol. **40**, 30 (1916). — MEIGS, E. B. and RYAN, L. A.: The chemical analysis of the ash of smooth muscle. J. of biol. Chem. **11**, 401 (1912). — MELLANBY, J. and WOOD, C. C.: The influence of carbon dioxide on the interchange of ions between the corpuscles and the serum of blood. J. of physiol. **57**, 113 (1924). — MERZ, MARIA: XIII. Mitt.: Einfluß des sympathischen Nervensystems auf die Permeabilität der Tränendrüsen. Biochem. Z. **173**, 154 (1926). — MESTREZAT: La liquide céphalo-rachidien. Paris 1912. — MESTREZAT, W. et GARREAU, Y. (1): Représentration des échanges ioniques dans les tissues. C. r. Soc. Biol. **92**, 1439 (1925). — (2): Contribution expérimentale à l'étude du transport des électrolytes. Mobilisation des ions par échanges intermoléculaires. C. r. Acad. Sci. Paris **180**, 1069, 1266 (1925). — (3): Vitesse de diffusion des ions à travers un septum dans ses rapports avec la présence de molécules extérieurs susceptibles de fournier des ions d'échange. Ann. de Physiol. **1**, 212 (1925). — MESTREZAT, W., GIRARD, P. et MORAX, V. (1): Recherches expérimentales sur la perméabilité cellulaire aux ions. La perméabilité de la cornée est une perméabilité ionique élective. C. r. Soc. Biol. **87**, 227 (1922). — (2): Recherches expérimentales sur la perméabilité cellulaire. Perméabilité de la cornée de l'œil vivant. Ibid. **87**, 144 (1922). — (3): Permeabilité ionique élective des éléments cellulaires. C. r. Acad. Sci. Paris **174**, 1727 (1922). — MEURER, R.: Über die regulatorische Aufnahme anorganischer Stoffe durch die Wurzeln von Beta vulgaris und Daucus Carota Jb. Bot. **46**, 503 (1909). — MEYER, H. H. (1): Zur Theorie der Alkoholnarkose. Arch. f. exper. Path. **42**, 109 (1899). — (2): Die Narkose und ihre allgemeine Theorie. Handb. d. norm. u. pathol. Physiol. **1**, 531 (1927). — MEYER, K.: Über den Mechanismus der Saponinhämolyse. Hofmeisters Beitr. **11**, 357 (1908). — MEYERHOF, O.: Untersuchungen über den Atmungsvorgang nitrifizierender Bakterien und Beeinflussung des Nitratbildners durch chemische Substanzen. Pflügers Arch. **165**, 229 (1916). — MEYERHOF, O. (1926): Enzymatische Milchsäurebildung im Muskelextrakt II. Biochem. Zeitschr. **178**, 462. — MICHAELIS, L. (1): Contribution to the theory of permeability of membranes for electrolytes. J. gen. Physiol. **8**, 33 (1925). — (2): Die Permeabilität von Membranen. Naturwiss. **14**, 33 (1926). — MICHAELIS, L. und DERNBY: Der Einfluß der Alkalität auf die Wirksamkeit der Chinaalkaloide. Z. Immunforschg. **34**, 194 (1922). — MICHAELIS, L. und DOKAN, SH.: Untersuchungen über elektrische Erscheinungen und Ionendurchlässigkeit. VI. Biochem. Z. **162**, 258 (1925). — MICHAELIS, L., ELLSWORTH and WEECH: Studies on the permeability of membranes. II. Determination of ionic transfer numbers in membranes from concentration chains. J. gen. Physiol. **10**, 671 (1927). — MICHAELIS, L. und FUJITA, A.:

Untersuchungen über elektrische Erscheinungen und Ionendurchlässigkeit von Membranen. II. Die Permeabilität der Apfelschale. Biochem. Z. **158**, 28 (1925). — (2): Untersuchungen über elektrische Erscheinungen und Ionendurchlässigkeit von Membranen. IV. Ebenda **161**, 47 (1925). — (3): Untersuchungen über elektrische Erscheinungen und Ionendurchlässigkeit von Membranen. VII. Mitt.: Die Permeabilität der Kollodiummembran für mehrwertige Kationen. Ebenda **164**, 23 (1925). — MICHAELIS, L. und HAYASHI, K.: Untersuchungen über elektrische Erscheinungen und Ionendurchlässigkeit von Membranen. IX. Fortgesetzte Untersuchungen über die ausgetrocknete Kollodiummembran. Ebenda **173**, 411 (1926). — MICHAELIS, L. and PERLZWEIG, W. A.: Studies on the permeability of membranes. I. Introduction and the diffusion of ions across the dried collodion membrane. J. gen. Physiol. **10**, 575 (1927). — MICHAELIS, L. and WEECH, A. A.: Studies on the permeability of membranes. IV. Variations of transfer numbers with the dried collodion membrane produced by the electric current. Ibid. **11**, 147 (1927). — MICHAELIS, L., WEECH and YAMATORI: Studies on the permeability of membranes. III. Electric transfer experiments with the dried collodion membrane. Ibid. **10**, 685 (1927). — MITCHELL, P. H. and WILSON, J. W.: The selective absorption of potassium by animal cells. I. Conditions controlling absorption and retention of potassium. Ibid. **4**, 45 (1921). — MITCHELL, PH. H., WILSON, J. W. and STANTON, R. E.: The selective absorption of potassium by animal cells. II. The cause of potassium selection as indicated by the absorption of rubidium and cesium. Ibid. **4**, 141 (1921). — MOCHIZUKI, N.: Über das Verhalten des Blutzuckers beim Kaninchen unter verschiedenen Bedingungen und über seine Verteilung im Blut. Biochem. Z. **150**, 123 (1924). — MOLISCH, H.: Über den mikrochemischen Nachweis von Nitraten und Nitriten in der Pflanze. Ber. dtsch. bot. Ges. **1**, 150 (1883). — v. MÖLLENDORFF, W. (1): Vitalfärbung mit sauren Farbstoffen und ihre Abhängigkeit vom Lösungszustand der Farbstoffe. Dtsch. med. Wschr. Nr 41. (1914). — (2): Die Dispersität der Farbstoffe, ihre Beziehungen zur Ausscheidung und Speicherung in der Niere Anat. H. **53**, 87 (1915). — (3): Die ie Speicherung saurer Farben im Tierkörper, ein physikalischer Vorgang. Z. Kolloidchem. **18**, 81 (1916). — (4): Die Bedeutung von sauren Kolloiden und Lipoiden für die vitale Farbstoffbindung in den Zellen. Arch. mikrosk. Anat. **90**, 503 (1918). — (5): Methoden zu Studien über vitale Färbung an Tierzellen. Handb. d. biol. Arbeitsmethoden, Abt. V, T. 2, S. 97. — (6): Zur Morphologie der vitalen Granulafärbung. Arch. f. mikrosk. Anat. **90**, 463 (1918). — (7): Über das Eindringen von Neutralsalzen in das Zellinnere. Kolloid-Z. **23**, 158 (1918). — (8): Über Funktionsbeginn und Funktionsbestimmung in den Harnorganen von Kaulquappen. Sitzgsber. Heidelberg. Akad. Wiss., Math.-naturwiss. Kl., 9. Abh. (1919). — (9): Färbung, vitale. Enzyklopädie d. mikrosk. Technik S. 697. — (10): Vitale Färbungen an tierischen Zellen. Grundlagen, Ergebnisse und Ziele biologischer Farbstoffversuche. Erg. Physiol. **18**, 141 (1920). — (11): Versuche über den Nerveneinfluß auf die Vitalfärbung. Z. Biol. **80**, 359 (1923). — (12): Beiträge zur Kenntnis der Stoffwanderungen bei wachsenden Organismen. Z. Zell.lehre **1**, 445

(1924). — (13): Beiträge zur Kenntnis der Stoffwanderungen bei wachsenden Organismen. IV. Die Einschaltung des Farbstofftransportes in die Resorption bei Tieren verschiedenen Lebensalters. Histophysiologische Beiträge zum Resorptionsproblem. Ebenda **2**, 129 (1925). — Mommsen, H. (1): Versuche über den Einfluß der Wasserstoffionenkonzentration auf die Dialysegeschwindigkeit. Z. physik. Chem. **118**, 347 (1925). — (2): Über den Einfluß der Wasserstoffionenkonzentration auf die Diffusion von Farbstoffen in eine Gelatinegallerte. (Ein Beitrag zum Permeabilitätsproblem.) Biochem. Z. **168**, 77 (1926). — v. Monakow, P.: Urämie und Plexus choriodeus. Schweiz. Arch. Neur. **13**, 515 (1923). — v. Monakow, C.: Der Kreislauf des Liquor cerebro-spinalis. Ebenda **8**. 233. (1917). — Mond, R. (1): Untersuchungen zur Theorie der Entstehung der bioelektrischen Ströme. Pflügers Arch. **203**, 247 (1924). — (2): Untersuchungen am isolierten Dünndarm des Frosches. Ein Beitrag zur Frage der gerichteten Permeabilität und der einseitigen Resistenz tierischer Membranen. Ebenda **206**, 172 (1924). — (3): Über die elektromotorischen Kräfte der Magenschleimhaut vom Frosch. Ebenda **215**, 468 (1927). — (4): Umkehr der Anionenpermeabilität der roten Blutkörperchen in eine elektive Durchlässigkeit für Kationen. Ein Beitrag zur Analyse der Zellmembranen. Ebenda **217**, 618 (1927). — Mond, R. und Amson, Kl.: Über die Ionenpermeabilität des quergestreiften Muskels. Ebenda **220**, 69 (1928): — Mond, R. und Hoffmann, F. (1): Untersuch. an künstlichen Membranen, die elektiv anionenpermeabel sind. Ebenda **220**, 194 (1928). — (2): Weitere Untersuchungen über die Membranstruktur der roten Blutkörperchen. Die Beziehungen zwischen Durchlässigkeit und Molekularvolum. Ebenda **219**, 467 (1928). — Moore, B. and Roaf, H. E. (1): Direct measurements of the osmotic pressure of solutions of certain colloids. Biochem. J. **2**, 34 (1907). — (2): On the equilibrium between the cell and its enviroment in regard to soluble constituents with special reference to the osmotic equilibrium of the red blood corpuscles. Ibid. **3**, 55 (1907). — (3): Der osmotische Druck der Kolloide und seine biologische Bedeutung. Kolloid-Z. **3**, 133 (1913). — Moore, B., Roaf, H. E. and Webster, T. A.: Direct measurement of the osmotic pressure of casein in alkaline solution. Experimental proof that the apparent impermeability of a membrane to ions is not due to the properties of the membrane but to the colloid contained within the membrane. Biochem. J. **6**, 110 (1912). — Morgenstern, Z. und Birjukoff: Zur Frage der Permeabilität der Hirncapillaren bei vitaler Färbung. Z. Neur. **106**, 743 (1926). — Müller, Elisabeth: Über die Wirkung des Insulins auf den Blutzucker in vitro. Biochem. Z. **175**, 491 (1926). — Müller, O.: Die Capillaren der menschlichen Körperoberfläche in gesunden und kranken Tagen. Stuttgart: Ferd. Enke 1922.

Nagano, J.: Zur Kenntnis der Resorption einfacher Zucker im Dünndarm. Pflügers Arch. **90**, 389 (1902). — Nägeli: Pflanzenphysiologische Untersuchungen (1855). — Nakagawa, Ch: Studien über die Harnsekretion. Pflügers Arch. **201**, 402 (1923). — Nakashima, K.: Absorption of dyes in the gallbladder of the rabbit. Acta Scholae med. Kioto **9**, Fasc. II, 225 (1926). — Nathansohn, A. (1): Über Regulationserscheinungen im

Stoffaustausch. Jb. Bot. **38**, 249 (1903). — (2): Über die Regulation der Aufnahme anorganischer Salze durch die Knollen von Dahlia. Ebenda **39**, 607 (1904). — (3): Stoffwechsel der Pflanze. Leipzig 1910. — NATTAN-LARRIER, L., RAMON, G. et GRASSET, E. Recherches sur le passage des toxines et des antitoxines à travers le placenta. C. r. Soc. Biol. **96**, 241 (1927). — NETTER, H. (1): Über die Beeinflussung der Alkalisalzaufnahme lebender Pflanzenzellen durch mehrwertige Kationen. Pflügers Arch. **198**, 225 (1923). — (2): Über die Bedeutung elektrokinetischer Potentiale für die Erforschung biologischer Oberflächen. Ebenda **208**, 16 (1925). — (3): Über die Permeabilitätseigenschaften der Nervenhüllen. Ebenda **215**, 373 (1927). — (4): Über die Elektrolytgleichgewichte an ionenpermeablen Membranen und ihre biologische Bedeutung. Ebenda **220**, 107 (1928). — (5): Über den nichtlösenden Raum und seine Bedeutung für zellphysiologische Probleme. Protoplasma **2**, 554 (1927). — NEUSCHLOSZ, S. M.: Die kolloidchemische Bedeutung des physiologischen Ionenantagonismus und der äquilibrierten Salzlösungen. Ebenda **181**, 17 (1920). — NIINA, TSUNEZO: Über den Einfluß des elektrischen Stromes auf die Permeabilität der Froschhaut. Ebenda **204**, 332 (1924). — NIRENSTEIN, E.: Über das Wesen der Vitalfärbung. Ebenda **179**, 233 (1920). — NORRIS, E. R.: Effect of some capillary active substances on the permeability of collodion membranes. Proc. Soc. exper. Biol. a. Med. **24**, 483 (1927). — NORTHROP, J. H.: The permeability of thin dry collodion membranes. J. gen. Physiol. **11**, 233 (1928). — NOTHMANN-ZUCKERKANDL, H. (1): Die Wirkung der Narkotika auf die Plasmaströmung. Biochem. Z. **45**, 412 (1912). — (2): Einfluß von Neutralsalzen usw. auf die Giftwirkung von Alkoholen auf Pflanzenzellen. Internat. Z. physik.-chem. Biol. **2**, 18 (1915). — NUSSBAUM, M.: Über die Sekretion der Niere. Pflügers Arch. **16**, 139 (1878).

OKAMOTO, Y.: Untersuchungen über die Wirkungen der vegetativen Gifte auf d. Skelettmuskel. Pflügers Arch. **204**, 726 (1924). — OKUNNEFF, N. (1): Studien über parenterale Resorption. I. Biochem. Z. **147**, 103 (1924; II. Ebenda **149**, 534 (1924); III. Ebenda **161**, 1 (1925). — (2): Über die Oberflächenaktivität des Farbstoffs Trypanblau an verschiedenen Grenzflächen. Ebenda **187**, 37 (1927). — (3): Untersuch. über Funktion der Zellen des reticulo-endothelialen Apparats. Ein Beitrag zum Permeabilitätsproblem. Ebenda **195**, 28 (1928). — (4): Zur Frage nach der Bedeutung der Lipoidstoffe in der Zellpermeabilität. Biochem. Z. **198**, 296 (1928). — OOMEN, H. A. P. C.: Verdauungsphysiologische Studien an Holothurien. Pubbl. Staz. zool. Napoli **7**, 215 (1926). — OPPENHEIMER, C.: Die Fermente und ihre Wirkungen. 5. Aufl. Leipzig 1925. — ORLOW: Einige Versuche über Resorption in der Bauchhöhle. Pflügers Arch. **59**, 170 (1895). — OSATO, SH.: Der isoelektrische Punkt des Globins. Biochem. Z. **132**, 485 (1922). — OSBORNE, E.: Jodin in the cerebrospinal fluid with special reference to jodid therapy. J. Amer. med. Assoc. **76**, 1384 (1921). — OSHIMA, Über das Vorkommen von ultramikroskopischen Teilchen im fetalen Blute. Zbl. Physiol. **21**, 297 (1907).— OSTERHOUT, W. J. V. (1): The permeability of living cells to salts into living protoplasm. Z. physik. Chem. **70**, 408 (1909). — (2): The permeability of living cells to salts in pure and balanced solutions. Science, N. s. **34**, 187 (1911). — (3): The permeability of protoplasm to ions and the theory of antagonism. Ibid. N. s. **35**, 112 (1912). — (4): Reversible changes in permeability produced by electrolytes. Ibid. N. s. **36**, 350 (1912). — (5): Some quantitative researches on the permeability of plant cells. Plant World **16**, 129 (1913). — (6): The organisation of the cell with respect to permeability. Science, N. s. **38**, 408 (1913). — (7): The effect of anesthetics upon permeability. Ibid. N. s. **37**, 111 (1913). — (8): Über den Temperaturkoeffizienten des elektrischen Leitvermögens im lebenden und toten Gewebe. Biochem. Z. **67**, 273 (1914). — (9): The effect of alkali on permeability. J. of biol. Chem. **19**, 335 (1914). — (10): The effect of acid on permeability. Ibid. **19**, 493 (1914). — (11): Antagonism between acids and salts. Ibid. **19**, 517 (1914). — (12): Normal and abnormal permeability. Amer. J. Bot. **2**, 93 (1915). — (13): On the decrease of permeability due to certain bivalent kations. Bot. Gaz. **59**, 317 (1915). — (14): The effect of some trivalent and tetravalant kations on permeability. Ibid. **59**, 464 (1915). — (15) Extreme alterations of permeability without injury. Bot. Gaz. **59**, 242 (1915). — (16): The measurement of toxicity. J. of biol. Chem. **23**, 67 (1915). — (17): The decrease of permeability produced by anesthetics. Bot. Gaz. **61**, 148 (1916). — (18): Permeability and viscosity. Science, N. s. **43**, 857 (1916). — (19): The penetration of balanced solutions and the theory of antagonism. Science, N. s. **44**, 395 (1916). — (20): The dynamics of the process of death. J. of biol. Chem. **31**, 585 (1917). — (21): Does the temperature coefficient of permeability indicate that it is chemical in nature? Bot. Gaz. **3**, 317 (1917). — (22): Conductivity as a measure of permeability. J. of biol. Chem. **36**, 485 (1918). — (23): A method of measuring the electrical conductivity of tissues. Ibid. **36**, 557 (1918). — (24): A comparative study of permeability in plants. J. gen. Physiol. **1**, 299 (1919). — (25): Decrease of permeability and antagonistic effects caused by bile salts. Ibid. **1**, 405 (1919). — (26): A comparison of permeability in plant and animal cells. Ibid. **1**, 409 (1919). — (27): Antagonism between alkaloids and salts in relation to permeability. J. gen. Physiol. **1**, 515 (1919). — (28): The mechanism of injury and recovery. Ibid. **3**, 15 (1920). — (29): A theory of injury and recovery I. Experiments with pure salts. Ibid. **3**, 145 (1920). — (30): A theory of injury and recovery II. Experiments with mixtures. Ibid. **3**, 415 (1921). — (31): Repeated exposures to toxic solutions. Ibid. **3**, 611 (1921). — (32): Conductivity and permeability. Ibid. **4**, 1 (1921). — (33): Direct and indirect determinations of permeability. Ibid. **4**, 275 (1922). — (34): Some aspects of selective absorption. Ibid. **5**, 225 (1922). — (35): *Injury, recovery and death, in relation to conductivity and permeability.* Philadelphia 1922. — (36): Exosmosis in relation to injury and permeability. J. gen. Physiol. **5**, 709 (1923). — (37): On the importance of maintaining certain differences between cell sap and external medium. J. gen. Physiol. **7**, 561 (1925). — (38): Is living protoplasm permeable to ions? Ibid. **8**, 131 (1925). — (39): The behavior of electrolytes in Valonia. Proc. Soc. exper. Biol. a. Med. **24**, 234 (1926). — (40): Some aspects of bioelectrical phenomena. J. gen. Physiol. **11**, 83 (1927). — (41): Some fundamental problems of cellular physiology. New Haven, Yale Univ. Press. (1927). — OSTERHOUT, J. V. and DAMON and JACQUES: Dissimilarity of inner and outer protoplasmic surfaces in Valonia. J. gen. Physiol. **11**, 193 (1927). — OSTERHOUT, W. J. V. and DORCAS, M. J.: The penetratien of CO_2 into living protoplasm. Ibid. **9**, 255; (1925). — OSTWALD, WILH.: Elektrische Eigenschaften halbdurchlässiger Scheidewände. Z. physik. Chem. **6**, 71 (1890). — OVERTON, E. (1): Über die osmotischen Eigenschaften der lebenden Pflanzen und Tierzellen. Vjschr. naturforsch. Ges. Zürich **40**, 159 (1895). — (2): Über die osmotischen Eigenschaften der Zelle in ihrer Bedeutung für die Toxikologie und Pharmakologie. Ebenda **41**, 383 (1896) und Z. physik. Chem. **22**, 189 (1896/97). — (3): Über die allgemeinen osmotischen Eigenschaften der Zellen, ihre vermutlichen Ursachen und ihre Bedeutung für die Physiologie. Vjschr. naturforsch. Ges. Zürich **44**, 88 (1899). — (4): Studien über die Aufnahme der Anilinfarben durch die lebende Zelle. Jb. Bot. **34**, 669 (1900). — (5): Studien über Narkose. Jena 1901. — (6): Beiträge zur allgemeinen Muskel- und Nervenphysiologie. Pflügers Arch. **92**, 115 (1902). — (7): Beiträge zur allgemeinen Muskel- und Nervenphysiologie. II. Mitt.: Über die Unentbehrlichkeit von Natrium- (oder Lithium-) Ionen für den Kontraktionsakt des Muskels. Ebenda **92**, 346 (1902). — (8): Beiträge zur allgemeinen Muskel- und Nervenphysiologie. III. Mitt.: Studien über die Wirkung der Alkali- und Erdalkalisalze auf Skelettmuskeln und Nerven. Ebenda **105**, 176 (1904). — (9): Neununddreißig Thesen über die Wasserökonomie der Amphibien und die osmotischen Eigenschaften der Amphibienhaut. Verh. physik.-med. Ges. Würzburg **26**, 277 (1904). — (10): Über den Mechanismus der Resorption und der Sekretion. Nagels Handb. d. Physiol. d. Menschen II, 744 (1907). — (11): Internat. Physiol.-Kongreß Stockholm Skand. Archiv f. Physiol. **49**, 196 (1926).

PACKARD, CH. (1): The susceptibility of cells to radium radiations. Biol. Bull. Mar. biol. Labor. **46**, 165 (1924). — (2): The effect of light on the permeability of Paramecium. J. gen. Physiol. **7**, 363 (1925). — PAINE, S. G.: The permeability of the yeast cell. Proc. roy. Soc. Lond., B **84**, 289 (1911). — PANTANELLI, E. (1): Zur Kenntnis der Turgorregulationen bei Schimmelpilzen. Jb. Bot. **40**, 303 (1904). — (2): Über Ionenaufnahme. Ebenda **56**, 689 (1915) (PFEFFER-Festschr.). — PARNAS, J. K. und V. JASINSKI: Über die Verteilung von Zucker, Reststickstoff und Calcium im Blute. Klin. Wschr. S. 2029 (1922). — PASCUCCI, O. (1): Die Zusammensetzung des Blutscheibenstromas und die Hämolyse. I. Die Zusammensetzung des Stromas. Hofmeisters Beitr. **6**, 543 (1905). — (2): Die Zusammensetzung des Blutscheibenstromas und die Hämolyse. II. Die Wirkung von Blutgiften auf Membranen aus Lecithin und Cholesterin. Ebenda **6**, 552 (1905). — PESERICO, E.: Variacione di resistenza electrica della ghiandola sottomascellare durante l'attività funzionale. Boll. Soc. Biol. sper. **1**, 139 (1926) zitiert nach Ronas Ber. über Physiol. **38**. 826. — PETERSEN, W. F. (1): The permeability of the skin capillaries in various clinical conditions. Arch. internal Med. **39**, 19 (1927). — (2):

The permeability of the skin capillaries in various clinical conditions. II. The rôle of the endothelium in canine anaphylactic shock. J. of immunol. 8, 349 (1923). — PETERSEN, W. F., JAFFÉ, R. H., LEVINSON, S. A. and HUGHES, T. P.: The permeability of the skin capillaries in various clinical conditions. III. The modification of the thoracic lymph, following portal blockade. Ebenda 8, 361 (1923). — (2): Studies on endothelial permeability. IV. The modification of canine anaphylactic shock by means of endothelial blockade. J. of Immun. 8, 367 (1923). — (3): Stuties on endothelial permeability. VI. Alterations of the thoracic lymph following the injection of old tuberculin in normal and tuberculous dogs. Ibid. 8, 387 (1923). — PETERSEN, W. F. and LASH, A.: Alterations in the permeability of skin capillaries during pregnancy and puerperium. Arch. int. Med. 39, 12 (1927). — PETERSEN, W. F., LEVINSON and HUGHES (1): Studies on endothelial permeability I. The effect of epinephrin on endothelial permeability. J. of Immun. 8, 323. — (2): V. The effect of peptone on the permeability of the endothelium. Ibid. 8, 377 (1923). — PETERSEN, W. F. and MILLES, G.: The relation of menstruation of the permeability of the skin capillaries and the antonomic tonus of the skin vessels. Arch. int. Med. 38, 730 (1926). — PETERSEN, W. F. und MÜLLER, E. F.: Über Änderungen in der Permeabilität nach Insulin. Z. exper. Med. 54, 415 (1927). — PETERSEN, W. F. and WILLIS, D. A.: Capillary permeability and the inflammatory index of the skin in the normal person as determined by the blister. Arch. int. Med. 38, 663 (1926). — PFEFFER, W. (1): Osmotische Untersuchungen: Studien zur Zellmechanik. Leipzig 1877. — (2): Über Aufnahme von Anilinfarben in lebenden Zellen. Untersuchungen aus dem bot. Inst. zu Tübingen 2 (1886). — PFEIFFER, P. und WÜRGLER, J.: Beeinflussung der Löslichkeit von Aminosäuren durch Neutralsalze. Z. physiol. Chem. 97, 129 (1916). — PHILIPPSON, M.: L'action physiologique des acides et leur solubilité dans les lipoides. IX. Internat. Physiologenkongreß Groningen S. 136 (1913). — PHILIPPSON, M. et HANNEVART, G.: L'action physiologique des acides et leur solubilite dans les lipoides. C. r. Soc. Biol. 83, 1570 (1920). — PICK, E. P. und HEYMANNS, C.: Biol. Nachweis der Kationenwanderung in die Erythrocyten. Klin. Wschr. 1, Nr. 44 (1922). — PICO, C. E. et NEGRETE, J.: Influence de l'insuline sur la perméabilité de sacs de collodium au glucose. C. r. Soc. Biol. 92, 905 (1925). — PIERCE, H. F.: Nitrocellulose membranes of graded permeability. J. of biol. Chem. 75, 795 (1927). — PINCUS, J. B. and KRAMER, B.: Comparative studies of the concentration of various anions and cations in cerebro-spinal fluid and serum. Ibid. 57, 463 (1923). — PISCHINGER, A.: Die Lage des isoelektrischen Punktes histologischer Elemente als Ursache ihrer verschiedenen Färbbarkeit. Z. Zellforschg 3, 169 (1926). — PLATTNER, F.: Zur Frage der Ausscheidung saurer Farbstoffe durch die Leber. Pflügers Arch. 206, 91 (1924). — POELE, E.: Über die Resorption und Exkretion saurer und basischer Farbstoffe beim Warmblüter. Ein Beitrag zur Frage der Beziehungen zwischen Gewebspermeabilität und H-Ionenkonzentration. Ebenda 203 558 (1924). — POLITZER, G. und SCHEMINSKY, F.: Über die Wirkung elektromagnetischer Strahlen verschiedener Wellen-

länge auf die Traubeschen Zellen. Strahlenther. **23**, 385 (1926). — Pollack,
H.: Action of picrid acid on living protoplasm. Proc. Soc. exp. Biol. a. Med.
25, 145 (1927). — Pollak, L. (1): Über renale Glykosurie. Arch. f. exper.
Path. **64**, 415 (1911). — (2): Über das Verhalten körperfremder Zucker-
arten. II. Ebenda **125**, 102 (1927). — Polonovski, M. et Auguste, C.:
Etude sur la répartition de l'urée dans le sang (plasma et globules) et le
liquide céphalo-rachidien. J. de Physiol. et Path. gén. **22**, 267 (1923). —
Porges, O. und Neubauer, E.: Physikalisch-chemische Untersuchungen
über das Lecithin und Cholesterin. Biochem. Z. **7**, 152 (1908). — Port,
Fr.: Die Saponinhämolyse und ihre Hemmung durch das Serum. Dtsch.
Arch. klin. Med. **99**, 259 (1910). — Port, J. (1): Über die Wirkung
der Neutralsalze auf das Durchdringen der H- und OH-Ionen durch das
Pflanzenplasma. I. Biochem. Z. **166**, 105 (1925). — (2): Über die Wirkung
der Neutralsalze auf das Durchdringen der OH-Ionen durch das Pflanzen-
plasma. II. Ebenda **170**, 377 (1926). — Prát, S. (1): Plasmolyse und
Permeabilität. Ebenda **128**, 557 (1922). — (2): Plasmolysis and permea-
bility. II. Preslia **2**, 90 (1922). — (3): Die Elektrolytaufnahme durch die
Pflanze. Biochem. Z. **136**, 366 (1923). — Preuner, G.: Über anormale
Osmose durch Kollodiummembranen. Z. Elektrochem. **29**, 54 (1923). —
Price, S. K.: Some studies on the structure of the plant cell by the method
of dark ground illumination. Ann. of Bot. **28**, 601 (1914). — Przylecki,
St. J. (1): L'échange de l'eau et des sels chez les amphibiens. Bull. Acad.
Polon. Sci. Med. **1**, 30 (1921). — (2): L'absorption cutanée chez les amphibiens. I. Arch. internat. Physiol. **20**, 144 (1922). — (3): L'absorption cutanée chez les amphibiens. II. Ibid. **23**, 97 (1924). — Putnam, T. J.: The
living peritoneum as a dialyzing membrane. Amer. J. Physiol. **3**, 548
(1923).

Quincke, G.: Wiedemanns Ann. **35**, 582 (1888); zitiert nach Höber.
Raab, E.(1): Permeabilität und Atmung der Gänseerythrocyten. Pflügers Arch. **217**, 124 (1927). — (2): Über die Bedeutung organischer Salze
für das Kontraktionsvermögen vegetativer Muskeln. Ebenda **215**, 651
(1927). — Raber, O. L. (1): The antagonistic action of anions. J. gen.
Physiol. **2**, 541 (1920). — (2): A quantitative study of the effect of anions on
the permeability of plant cells. Ibid. **2**, 535 (1920). — (3): Permeability
of the cell to electrolytes. Bot. Gaz. **75**, 298 (1923). — (4): Electrostatic
theory of permeability. Ibid. **81**, 348 (1926). — Ramsden, W.: Separation
of solids in the surface layers of solutions and 'suspensions' (observation
on surface-membranes, bubbles, emulsions, and mechanical coagulation).
Preliminary account. Proc. roy. Soc. **72**, 156 (1904). — Rapport, D. and
Ray, G. B.: Changes in the electrical conductivity of the tortoise ventricle
during activity. Amer. J. Physiol. **76**, 224 (1926). — Raulston, B. O.:
Die Wirkungen der spezifischen Diuretica im allergischen Zustand. Biochem. Z. **184**, 31 (1928). — Redfern, G. M. (1): On the absorption of ions
by the roots of living plants. (I. The absorption of the ions of calcium chloride by pea and maize.) Ann. of Bot. **36**, 167 (1922). — (2): On the course
of absorption and the position of equilibrium ir the intake of dyes by discs
of plant tissue. Ibid. **36**, 511 (1922). — Rehbinder, P.: Über Grenzflächen

aktivität bzw. -energie an verschiedenen Grenzflächen und deren spezifisches Adsorptionsvermögen. Biochem. Z. **187**, 19 (1927). — REID, W. (1): Osmosis experiments with living and dead membranes. J. of Physiol. **11**, 312 (1890). — (2): Transport of fluid by certain epithelia. Ibid. **26**, 436 (1901). — REZNIKOFF, P. (1): Micrurgical studies in cell physiology. II. J. gen. Physiol. **10**, 9 (1926). — (2): The antagonism of cations in their actions on the protoplasm of Amoeba dubia. Ibid. **11**, 221 (1928). — REZNIKOFF, P. and CHAMBERS, R.: Micrurgical studies in cell physiology. III. Ibid. **10**, 731 (1927). — RHODE, H. (1): Löslichkeit, Capillaraktivität und hämolytische Wirksamkeit bei Terpenderivaten. Biochem. Z. **130**, 481 (1922). — (2): Über Hämolyse durch Morphin und seine Homologen. Ebenda **131**, 560 (1922). — RICHARDS, A. and WALKER, M.: The accessibility of the glomerular vessels to fluid perfused through the renal portal system of the frog's kidney. Amer. J. Physiol. **79**, 419 (1927). — RIESSER, O. und NEUSCHLOSZ, S. M.: Über den Mechanismus der Veratrinwirkung. Arch. f. exper. Path. **93**, 179 (1922). — RIPPEL, A.: Quantitative Untersuchungen über Kationenaustausch in der Pflanze. Jb. Bot. **65**, 819 (1926). — RISSE, O. (1): Über die Durchlässigkeit von Kollodium- und Eiweißmembranen für einige Ampholyte. I. Der Einfluß der H- und OH-Ionenkonzentration. Pflügers Arch. **212**, 375 (1926). — (2): Über die Durchlässigkeit von Kollodium- und Eiweißmembranen für einige Ampholyte. II. Quellungseinflüsse. Ebenda **213**, 685 (1926). — ROAF, H. E.: The relation of proteins to crystalloids. III. Haemolysis by alkali. IV. Haemolysis by hypotonic sodium chloride solutions. V. Haemolysis by rise of temperature. Quart. J. exper. Physiol. **5**, 131 (1912). — ROBERTSON, T. B.: On the nature of the superficial layer in cells and its relation to their permeability and to the staining of tissues by dyes. J. of biol. Chem. **4**, 1 (1908). — ROHDE, K. (1): Untersuchungen über den Einfluß der freien H-Ionen im Innern lebender Zellen auf den Vorgang der vitalen Färbung. Pflügers Arch. **168**, 411 (1917). — (2): Zur Physiologie der Aufnahme und Ausscheidung saurer und basischer Salze durch die Niere. Ebenda **182**, 114 (1920). — ROHONYI, H.: Über die Elektrolytpermeabilität der roten Blutkörperchen. Kolloidchem. Beih. **8**, 337 (1916). — ROHONYI, H. und LÓRÁNT, A.: Zur Kenntnis der Wirkung von CO_2 und O_2 auf die Elektrolytpermeabilität der roten Blutkörperchen. Ebenda **8**, 377 (1916). — ROLLY, FR. und OPPERMANN: Der Blutzucker bei künstlicher Hyperthermie. Biochem. Z. **48**, 200 (1913). — ROMKES, P. C.: Die Permeabilität der Leberzellen für Zucker. Ebenda **14**, 254 (1908). — RONA, P. und BLOCH, E.: Untersuch. über die Bindung des Chinins an die roten Blutkörperchen und über die Verteilung des Chinins im Blute. Ebenda **121**, 235 (1921). — RONA, P. und MICHAELIS (1): Untersuchungen über den Blutzucker. V. Ebenda **16**, 60 (1909). — (2): Untersuchungen über den Blutzucker. VII. Ebenda **18**, 514 (1909). — RONA, P. und TAKAHASHI (1): Untersuchungen über den Blutzucker. VIII. Ebenda **30**, 99 (1910). — (2): Beitrag zur Frage nach dem Verhalten des Calciums im Serum. Ebenda **49**, 370 (1913). — RONA, P. und DOEBLIN: Untersuchungen über den Blutzucker. IX. Weitere Beiträge zur Permeabilität der Blutkörperchen für Traubenzucker. Ebenda **31**,

215 (1911). — Rona, P. und Sperling: Untersuchungen über den Blutzucker.
X. Ebenda **175**, 253 (1926). — Roncato, A.: Azione dell'urea sui globuli
rossi nucleati. Arch. di Sci. biol. **5**, 46 (1923); zitiert nach Ronas Berichten **24**, 466. — Rosenow, G.: Der Einfluß parenteraler Calcium-
zufuhr auf die Durchlässigkeit der Gefäßwand. Z. exper. Med. **4**, 427
(1916). — Roth, W., Über die Permeabilität der Capillarwand und deren
Bedeutung für den Austausch zwischen Blut und Gewebsflüssigkeit. Arch.
f. Physiol. S. 416 (1899). — Ruhland, W. (1): Die Bedeutung der Kolloidnatur wäßriger Farbstofflösungen für ihr Eindringen in lebende
Zellen. Ber. dtsch. bot. Ges. **26** a, 772 (1908). — (2): Beiträge zur Kenntnis
der Permeabilität der Plasmahaut. Jb. Bot. **46**, 1 (1908). — (3): Zur Frage
der Ionenpermeabilität. Z. Bot. **1**, 747 (1909). — (4): Erwiderung. Biochem. Z. **22**, 409 (1909). — (5): Untersuchungen über den Kohlenhydrat-
stoffwechsel in Beta vulgaris. Jb. Bot. **50**, 200 (1911). — (6): Studien über
die Aufnahme von Kolloiden durch die pflanzliche Plasmahaut. Ebenda
51, 376 (1912). — (7): Die Plasmahaut als Ultrafilter bei der Kolloidaufnahme. Ber. dtsch. bot. Ges. **30**, 139 (1912). — (8): Zur chemischen Organisation der Zelle. Biol. Zbl. **33**, 337 (1913). — (9): Kolloidchemische Proto-
plasmastudien. Kolloid-Z. **12**, 113 (1913). — (10): Zur Kritik der Lipoid-
und der Ultrafiltertheorie der Plasmahaut nebst Beobachtungen über die
Bedeutung der elektrischen Ladung der Kolloide für ihre Vitalaufnahme.
Biochem. Z. **54**, 59 (1913). — (11): Zur Kenntnis der Rolle des elektrischen
Ladungssinnes bei der Kolloidaufnahme durch die Plasmahaut. Ber. dtsch
bot. Ges. **31**, 304 (1913). — (12): Weitere Beiträge zur Kolloidchemie und
physikalischen Chemie der Zelle. Jb. Bot. **54**, 391 (1914). — (13): Bemerkungen zu dem Aufsatz von W. W. Lepeschkin: „Über die kolloidchemische Beschaffenheit der lebenden Substanz usw." Z. Kolloidchem. **14**, 48
(1914). — Ruhland, W. und Hoffmann, C. (1): Beiträge zur Ultrafiltertheorie des Plasmas. Ber. sächs. Akad. Wiss. Leipzig **76** (1924). — (2): Die
Permeabilität von Beggiatoa mirabilis. Planta (Berl.) **1**, 1 (1925). —
Runge: Über die Funktion der Nabelschnur und des Amnions. Zbl.
Gynäk. S. 46 (1927). — Runnström, J. (1): Arkiv för Zool. **7**, Nr. 13
(1911); zitiert nach Höber. — (2): Über den Einfluß des Kaliummangels
auf das Seeigelei. Publ. Staz. zool. Napoli **6**, 1 (1925). — (3): Über Ionenwirkungen und Verwandtes. Protoplasma (Lpz.) **3**, 234 (1927). — Rysselberghe, van: Influence de la température sur la perméabilité du protoplasme vivant pour l'eau et les substances dissoutes. Rec. de l'Inst.
botan. Bruxelles. **5**, 226 (1902). — Rywosch, D.: Vergleichende Untersuchungen über die Resistenz der Erythrocyten einiger Säugetiere gegen
hämolytische Agenzien. Pflügers Arch. **116**, 229 (1907).

Sakuma, H.: Supplementary report of the transportation of colouring
substances into the amniotic fluid. Jap. J. Obstetr. **10**, 34 (1927). — Scarth,
G. W. (1): The penetration of cations into living protoplasm. Amer. J. Bot.
12, 133 (1925). — (2): The influence of external osmotic pressure and of
disturbance of the cell surface on the permeability of Spirogyra. Protoplasma (Lpz.) **1**, 204 (1926). — (3): The mechanism of accumulation of
dyes by living cells. Plantphysiol. **1**, 215 (1926). — Schaeppi, H.: VIII.:

Beiträge zur Frage der Verteilung von Hormonen und pharmakologischen Stoffen im Blute. Biochem. Z. **122**, 232 (1921). — SCHÄFER, A.: Die Aufnahmefähigkeit von Lipoidgemischen. Ebenda **159**, 250 (1925). — SCHELLONG, F.: Erregbarkeit, Reiz, Fortpflanzung der Erregung im Herzmuskel und Membrantheorie der Erregung. Dtsch. med. Wschr. **52**, 62 (1926). — SCHMIDT, PAUL und BARTH, E.: Neue experim. Studien zur Frage der Entstehung des anaphylaktischen Schockes beim Meerschweinchen. Z. Hyg. **101**, 388 (1924). — SCHMIDT, R.: Über Diureseversuche an überlebenden Froschnieren. Arch. f. exper. Path. **95**, 237 (1922). — SCHMORL, G.: Untersuchungen über den Icterus neonatorum. Zbl. Gynäk. **26**, 1049 (1902). — SCHÖNFELD, W. (1): Versuche am Lebenden über den Übergang von Farbstoffen aus dem Blut in die Rückenmarksflüssigkeit und über den Übergang von Arzneimitteln aus der Rückenmarksflüssigkeit in das Blut nebst Bemerkungen über die intralumbale Salvarsanbehandlung. Arch. f. Dermat., Orig. **132**, 162 (1921). — (2): Der epidurale Raum in seinen Beziehungen zum Liquor. Z. Neur. **104**, 281 (1926). — SCHÖNFELD, W. und MÜLLER, W. G.: Klinische Beobachtungen und experimentelle Untersuchungen über die Resorptionsfähigkeit der Harnröhren und Blasenschleimhaut beim Menschen. Münch. med. Wschr. **8**, 291 (1925). — SCHULEMANN, W.: Die vitale Färbung mit sauren Farbstoffen in ihrer Bedeutung für Anatomie, Physiologie, Pathologie und Pharmakologie. Biochem. Z. **80**, 1 (1917). — SCHULZ, R. G.: Über die Verteilung oberflächenaktiver Stoffe zwischen Wasser und organischem Lösungsmittel. Kolloidchem. Beih. **21**, 37 (1925). — SCHWARTZ, A.: Über das galvanische Verhalten der konstant durchströmten Froschhaut bei Reizung ihrer Nerven, Änderung der Polarisation durch die Erregung. Zbl. Physiol. **27**, 734 (1913). — SECKER, J.: The action of insulin and of the salts of guanidine on the permeability of the mammalian erythrocyte. J. of Physiol. **60**, 286 (1925). — SEIDEL, E.: Über den Abfluß des Kammerwassers aus der vorderen Augenkammer. Graefes Arch. **104**, 357 (1921). — SEIFRIZ, W. (1): Observations on the structure of protoplasm by aid of microdissection. Biol. Bull. **34**, 307 (1918). — (2): Observations on some physical properties of protoplasm by aid of microdissection. Ann. of Bot. **35**, 269 (1921). — (3): Observations on the reaction of protoplasm to some reagents. Ibid. **37**, 489 (1923). — (4): Reaction of protoplasm to salts and antagonistic action of salts and alcohol. Bot. Gaz. **76**, 389 (1923). — (5): Phase reversal in emulsions and protoplasm. Amer. J. Physiol. **66**, 124 (1923). — (6): Studies in emulsion. J. physic. Chem. **29**, 587 (1925). — (7): The physical properties of erythrocytes. Protoplasma (Lpz.) **1**, 345 (1926). — SEN, B.: On the relation between permeability variation and plant movements. Proc. roy. Soc. London, B **94**, 660 (1923). — SEO, T. (1): Neue Versuche zur Theorie der Vitalfärbung. Pflügers Arch. **201**, 603 (1923). — (2): Neue Messungen über Entstehung und Maximalwert der durch Alkalisalze bewirkten elektromotor. Kräfte des Froschmuskels. Ebenda **206**, 485. (1924). — SEYDERHELM, R.: Die Prüfung der Vitalität isolierter Zellen mittels kolloidaler Farbstoffe. Dtsch. med. Wschr. Nr. 5 (1925). — SEYDERHELM, R. und LAMPE, W.: Über neue intravitale Verwendungsmöglichkeiten kolloidaler

Farbstoffe. Ebenda Nr. 32 (1923). — SEYDERHELM, R. und OPITZ, G.: Über den Einfluß der ultravioletten Bestrahlung auf die Beziehung zwischen Gift und Zellmembran. Strahlenther. **28**, 122 (1927). — SHIMIDZU, Y. (1): On the permeability of the placenta for adrenalin. Amer. J. Physiol. **52**, 377 (1920). — (2): On the permeability to dyestuffs of the placenta. Ibid. **62**, 202 (1922). — SHOJII, R.: On the permeability of epithelial layer of the bladder to water and salts. J. of Physiol. **54**, 239 (1920). — SIEBECK, K. (1): Über die osmotischen Eigenschaften der Nieren. Pflügers Arch. **148**, 443 (1912). — (2): Über die Wirkung des Kaliumchlorids auf Froschmuskeln. Ebenda **150**, 316 (1913). — (3): Über den Chloraustausch zwischen den roten Blutkörperchen und der umgebenden Lösung. Arch. f. exper. Path. **85**, 214 (1919). — (4): Über den Chloraustausch zwischen den roten Blutkörperchen und der umgebenden Lösung. II. Mitt.: Die Beeinflussung des Chloraustausches durch Narkotika. Ebenda **95**, 93 (1922). — SIENGALEWICZ, S. S. and CLARK, A. J.: A note on the passage of trypan blue from the blood stream into body fluids. J. of Pharmacol. **24**, 301 (1924). — SIMON, M.: Über den Einfluß der Erstickung auf den Permeabilitätszustand von Muskelfasergrenzschichten. Hoppe-Seylers Z. **118**, 96 (1922). — VAN SLYKE, WU and MCLEAN: Factors controlling the electrolyte and water distribution in the blood. J. of biol. Chem. **56**, 765 (1923). — SMALL, J. (1): Changes of electrical conductivity under geotropic stimulation. Proc. roy. Soc. London **90**, 349 (1919). — (2): A theory of geotropism. New Phytologist **19**, 49 (1920). — SMITH, E. PH. Effects of anaestetics on plants. Nature **112**, 654 (1923). — SMITH, H. W. (1): The action of acids on cell division with reference to the permeability of anions. Amer. J. Physiol. **72**, 347 (1925). — (2): The action of acids on turtle heart muscle with reference to the penetration of anions. Ibid. **76**, 411 (1926). — SNYDER, C. D.: Der Temperaturkoeffizient der Resorption bei tierischen Membranen. Zbl. Physiol. **22**, 236 (1908). — SOMMERKAMP, H.: Das Substrat der Dauerverkürzung am Froschmuskel. Arch. f. exper. Path. **128**, 99 (1928). — SPAETH, R. A.: The vital equilibrium. Science, N. s. **43**, 502 (1916). — SPATZ, H.: Untersuch. über Stoffspeicherung und Stofftransport im Zentralnervensystem. Z. Neur. **89**, 130 (1924). — SPEK, J. (1): Der Einfluß der Salze auf die Plasmakolloide. Acta zool. (Stockh.) **2**, 153 (1921). — (2): Über den physikalischen Zustand von Plasma und Zelle der Opalina ranarum. Arch. Protistenkde **46**, 166 (1923). — (3): Kritisches Referat über die neueren Untersuchungen über den physikalischen Zustand der Zelle während der Mitose. Arch. mikrosk. Anat. u. Entw.mechan. **101**, 444 (1924). — (4): Studien an zerschnittenen Zellen. Protoplasma (Lpz.) **4**, 321 (1928). — SPIRO, K. (1): Über physikalische und physiologische Selektion. Habilitationsschr. Staßburg 1897. — (2): Über Calcium-Kalium-Wirkung. Schweiz. med. Wschr. Nr 20, 457 (1921). — (3): Über Flüssigkeitsstruktur. Pflügers Arch. **205**, 15 (1924). — SPIRO, K. und HENDERSON, L. J.: Zur Kenntnis des Ionengleichgewichts im Organismus. II. Einfluß der Kohlensäure auf die Verteilung von Elektrolyten zwischen roten Blutkörperchen und Plasma. Biochem. Z. **15**, 114 (1909). — STAHNKE, E.: Experim. Untersuch. über den Einfluß des autonomen Nervensystems auf die Resorp-

tion aus der Bauchhöhle. Arch. klin. Chir. **146**, 1 (1927). — STARLING, E.
H. (1): The influence of mechanical factors on lymph production. J. of
Physiol. **16**, 224 (1894). — (2): Die Resorption vom Verdauungskanal aus.
Handb. d. Biochemie **5**, 217 (1925). — STERN, L. (1): Nouvelles observa-
tions concernant le fonctionnement de la „barrière hématoencéphalique".
C. r. Soc. Phys. et Hist. nat. Genève **41**, 26 (1924). — (2): La barrière hé-
mato-encéphalique. La barrière placentaire. XII. Internat. Physiol.-
Kongreß S. 156/157 (1926). — (3): Über einen hämato-encephalischen
Schutzwall und die Beziehungen zwischen der Cerebrospinalflüssigkeit,
dem Blut und den Nervenelementen des Hirnstammes. Med.-biol.
Ž. (russ.) **2**, 34; zitiert nach RONAS Berichten **38**, 723. — STERN,
L. et GAUTIER, R. (1): Recherches sur le liquide céphalorachidien.
I. Les rapports entre le liquide céphalo-rachidien et la circulation
sanguine. Arch. internat. Physiol. **17**, 138 (1921). — (2): Recherches
sur le liquide céphalorachidien. II. Les rapports entre le liquide céphalo-
rachidien et les éléments nerveaux de l'axe cérébrospinal. Ibid. **17**,
391 (1922). — STERN, L. et LOKCHINA (1): Effet de la grossesse sur le
fonctionnement de la barrière hémato-encéphalique. C. r. Soc. Biol. **97**,
643 (1927). — (2): La résistance de la barrière hémato-encéphalique vis-
à-vis des colloides et des cristalloides chez les nouveau-nés empoisonnés
par l'alcool. Ibid. **97**, 646 (1927). — (3): Effet de l'empoisonnement par CO,
H_2S, HCN sur le fonctionnement de la barrière hémato-encéphalique. Ibid.
97, 647 (1927). — STERN, L., LOKCHINA, E. et FALK, R.: Effet de l'empoisonnement par CO sur la fonctionnement de la barrière placentaire. Ibid.
97, 640 (1927). — STERN, L. et PEYROT (1): Le fonctionnement de la
barrière hémato-encéphalique aux divers stades de développement chez
les diverses espèces animales. Ibid. **96**, 1124 (1927). — STERN, L. et
RAPOPORT, J.: La résistance de la barrière hémato-encéphalique au passage
des colloides du sang. Ibid. **96**, 1149 (1927). — STERN, L., RAPOPORT, J. et
KREMLEW, L.: Effet de la thyreoidectomie et de la castration sur le fonctionnement de la barrière hémato-encéphalique. Ibid. **97**, 644 (1927). —
STERN, L., SLATOWIROW et KREMLEW: Influence des divers facteurs physiol. et pathol. sur le fonctionnement de la barrière hémato-encéphalique.
Ibid. **97**, 453 (1927). — STERN, L. et ZEITLIN, S.: Effet de l'urotropine sur
le fonctionnement de la barrière hémato-encéphalique. Ibid. **97**, 642
(1927). — STEUDEL, H. und PEISER, E.: Über Nucleinsäure-Eiweißverbin-
dungen. Z. physiol. Chem. **160**, 91 (1922). — STEWART: The mechanism of
haemolysis with special reference to the relations of electrolytes to cells.
J. of Pharmacol. **1**, 50 (1909). — STILES, W. (1): The penetration of electrolytes into gels I. The penetration of sodium chloride into gels of agar-
agar containing silver nitrate. Biochem. J. **14**, 58 (1920). — (2): The penetration of electrolytes into gels. V. The diffusion of mixtures of chlorides
in gels. Ibid. **17**, 530 (1923). — (3): *Permeability*. London 1924. — (4): The
absorption of salts by storage tissues. Ann. of Bot. **38**, 617 (1924). —
(5): The exosmosis of dissolved substance from storage tissue into
water. Protoplasma (Lpz.) **2**, 577 (1927). — STILES, W. and KIDD, F. (1):
The influence of external concentration on the position of the equilibrium

attained in the intake of salts by plant cells. Proc. roy. Soc. London, B **90**, 448. (1919). — (2): The comparative rate of absorption of various salts by plant tissue. Ibid. B**90**, 487 (1919). — STILES, W. and JØRGENSEN, J. (1): The measurement of electrical conductivity as a method of investigation in plant physiology. New Phytologist **13**, 226 (1914). — (2): The antagonism between ions in the absorption of salts by plants. Ibid. **13**, 253 (1914). —(3): Studies in permeability. I. The exosmosis of electrolytes as a criterion of antagonistic ion-action. Ann. of Bot. **29**, 349 (1915). — (4): Studies in permeability. II. The effect of temperature on the permeability of plant cells to the hydrogen ion. Ibid. **29**, 611 (1915). — (5): Studies in permeability. IV. The action of various organic substances on the permeability of the plant cell, and its bearing on CZAPEK's theory of the plasma membrane. Ibid. **31**, 47 (1917). — (6): Studies in permeability. V. The swelling of plant tissue in water and its relation to temperature and various dissolved substances. Ibid. **31**, 415 (1917). — (7): On the relation of plasmolysis to the shrinkage of plant tissue in salt solutions. New Phytologist **18**, 40 (1919). — (8): Quantitative measurement of permeability. Bot Gaz. **55**, 526 (1918. — STOKLASA, J.: Über die Resorption des Aluminium-Iones durch das Wurzelsystem der Pflanzen. Biochem. Z. **128**, 35 (1922). — STRAUB, H. und MEIER, KL.: Der Einfluß einiger Digitaliskörper auf die Ionendurchgängigkeit menschlicher Erythrocyten. Ebenda **111**, 67 (1920).— STRAUB, W.: Zur chemischen Kinetik der Muskarinwirkung und des Antagonismus Muskarin-Atropin. Pflügers Arch. **119**, 127 (1907). — SÜNDERHAUF, R.: Untersuch. über den Permeabilitätsquotienten mittels der WALTERschen Brommethode. Z. exper. Med. **55**, 378 (1927). — SUZUE, M. (1): On the non-conductive property of the red blood corpuscles for the electric current. J. Biophysics **1**, 259 (1926). — (2): The change in the permeability of the red blood corpuscles by haemolytic agents. Ibid. **2**, 49 (1927). — (3): Observations on the haemolytic process under the ultramicroscope. Ibid. **2**, 67 (1927). — SZÜCS, J.: Studien über Protoplasmapermeabilität. Über die Aufnahme der Anilinfarben durch die lebende Zelle und ihre Hemmung durch Electrolyte. Sitzgsber. Akad. Wien, Math.-naturwiss. Kl. I **119**, 737 (1910). — SZÜCS, J. (1): Experimentelle Beiträge zu einer Theorie der antagonistischen Ionenwirkung. I. Mitt. Jb. Bot. **52**, 85 (1912). — (2): Experimentelle Beiträge zu einer Theorie der antagonistischen Ionenwirkungen. Ebenda **52**, 85 (1913). — (3): Über einige charakteristische Wirkungen des Aluminiumions auf das Protoplasma. Ebenda **52**, 269 (1913).

TAINTER, M. L. and HANZLIK, P. J.: The mechanism of edema production by paraphenylendiamine. J. of Pharmacol. **24**, 179 (1924). — TAIT: Quart. J. exper. Physiol. **3**, 211 (1910). — TAKAHASHI, K.: Kohlehydratverarmung und -stoffwechsel des Gehirns. Biochem. Z. **154**, 444 (1924). — TAMMANN, G.: Über die Permeabilität von Niederschlagsmembranen. Z. physik. Chem. **10**, 255 (1892). — TAMURA, K., MIYAMURA, NAGASAWA, HOSOYA, KISHI and FUJITA: A new method for the separate investigation of the functions of glomeruli and tubules. Japan. J. med. Sci. Trans., IV. Pharmacology **1**, 261 (1927). — TAMURA, K., MIYAMURA,

NISHINA, NAGASAWA, FUKUDA and HOSOYA: On the excretion of dyes in the kidney. Trans. of the 6. Congr. of the Far Eastern Assoc. of Trop. Med. Tokyo 1925. 1, 921 (1926). — TAMURA, K., MIYAMURA, NISHINA, NAGASAWA, FUKUDA und KISHI: The seats of excretion of dyes in the kidney. Jap. J. med. Sci. Trans., IV. Pharmakology 1, 275 (1927). — TANAKA, K.: Untersuchungen über die Aufnahme von Farbstoffen durch rote Blutkörperchen. Pflügers Arch. 203, 447 (1924). — TANI, J.: Untersuchungen zur Permeabilität der Zellen. Nr. 11: Untersuchungen über den Einfluß des gesteigerten Blutdruckes auf den Flüssigkeitsaustausch zwischen Blut und Gewebe. Biochem. Z. 145, 189 (1924). — TARCHANOFF, J.: Über die galvanischen Erscheinungen in der Haut des Menschen beim Reiz der Sinnesorgane. Pflügers Arch. 46, 46 (1890). — TCHAHOTINE, S.: Les changements de perméabilité de l'œuf d'oursin localisés experimentalement. C. r. Soc. Biol. 84, 464 (1921). — TERADA, YUKIYASU: Versuche über die Dialysegeschwindigkeit verschiedener organischer und anorganischer Substanzen und die Beeinflussung derselben durch Säuren und Basen. Z. physik. Chem. 109, 199 (1924). — THIEULIN: Recherches sur le passage des différents sels de syncaïne à travers les membranes imperméables aux sels minéraux. C. r. Soc. Biol. 83, 1347 (1920). — THOMAS, ADRIAN: Studies on the absorption of metallic salts by fish in their natural habitat. II. The absorption of nickel by Fundulus heteroclitus. J. of biol. Chem. 58, 671 (1924). — THÖRNER, W. (1): Elektrophysiologische Untersuchungen am alterierten Nerven. IV. Mitt.: Über die Bedingungen, die zur Umkehrung des polaren Erregungsgesetzes führen. Pflügers Arch. 206, 411 (1924). — (2): Über das Erregungsstadium der Erstickung und Narkose und über die SCHULZ-ARNDTsche Regel. Ebenda 204, 747 (1924). — TINKER, FR. (1): The microscopic structure of semipermeables membranes and the part played by surface forces in osmosis. Proc. Roy. Soc. London, A 92, 357 (1916). — (2): The relative properties of the copper ferrocyanide membrane. Ibid., A 93, 268 (1917). — TOMITA, T.: Adsorption und Osmose in Gelen. Biochem. Z. 153, 335 (1924). — TÖRÖK, zitiert nach HOFF: Arch. f. Dermat. 53 (1927). — TRAUBE, M.: Experimente zur Theorie der Zellenbildung und Endosmose. Arch. f. Anat. S. 87 (1867). — TRAUBE, J.: Der Oberflächendruck und seine Bedeutung im Organismus. Pflügers Arch. 105, 559 (1904). — (2): Über die Wirkung lipoidlöslicher Stoffe auf rote Blutkörperchen. Biochem. Z. 10, 371 (1908). — (3): Die osmotische Kraft. Pflügers Arch. 123, 419 (1908). — (4): Die Theorie des Haftdruckes (Oberflächendruckes) und die Resorptionsvorgänge, besonders im Magen-Darmkanal. Biochem. Z. 24, 323 (1910). — (5): Theorie des Haftdruckes (Oberflächendruckes) und ihre Bedeutung für die Physiologie. Pflügers Arch. 132, 511 (1910). — (6): Die Theorie des Haftdruckes (Oberflächendruckes). V. Ebenda 140, 109 (1911). — (7): Theorie der Narkose. Ebenda 153, 276 (1913). — (8): Theorie des Haftdruckes und Lipoidtheorie. Biochem. Z. 54, 306 (1913). — (9): Über Narkose. Bemerkungen zu den Arbeiten der Herren VERNON und WINTERSTEIN. Ebenda 54, 316 (1913). — (10): Lipoidtheorie und Oberflächenaktivitätstheorie. Ebenda 153, 358 (1924). — (11): Erregung und Lähmung als physikalisch-chemische Vorgänge. Jkurs ärztl. Fortbildg. **17** (1926). — TRAUBE, J. und KÖHLER, F.: Über Farbstoffe. Internat. Z. physik.-chem. Biol. **2**, 197 (1915). — TRAUBE-MENGARINI, MARGHERITA und SCALA, A.: Über die chemische Durchlässigkeit lebender Algen- und Protozoenzellen für anorganische Salze und die spezifische Wirkung letzterer. Biochem. Z. **17**, 443 (1909). — TRAUBE, J. und ONODERA: Über den Kolloidzustand von Alkaloiden. Beziehungen zwischen Oberflächenspannung, Teilchengröße und Giftigkeit. Internat. Z. physik.-chem. Biol. **1**, 35 (1914). — TRAUBE, J. und SHIKATA, M.: Diffusion von Farbstoffen in Gele. Kolloid-Z. **32**, 313 (1923). — TRAUBE, J. und YUMIKURA, S.: Lipoidtheorie und Oberflächenaktivitätstheorie. II. Biochem. Z. **157**, 383 (1925). — TRÖNDLE, A. (1): Der Einfluß des Lichtes auf die Permeabilität der Plasmahaut. Jb. Bot. **48**, 171 (1910). — (2): Der Einfluß des Lichtes auf die Permeabilität der Plasmahaut und die Methode der Permeabilitäts-Koeffizienten. Vjschr. naturforsch. Ges. Zürich **63**, 187 (1918 a). — (3): Sur la permeabilité du protoplasme vivant pour quelques sels. Arch. Sci. Physiol. et Nat. (4me Pér.) **45**, 38, 167 (1918). — (4): Neue Untersuchungen über die Aufnahme von Stoffen in die Zelle. Biochem. Z. **112**, 259 (1920). — (5): Über den Einfluß von Verwundungen auf die Permeabilität nebst ergänzenden Beobachtungen über die Wirkung des Sauerstoffentzugs. Beih. Bot. Zbl., Abt. 2, **38**, 353 (1921). — TRUE, R. H.: The harmful action of distilled water. Amer. J. Bot. **1**, 255 (1914). — TRUE, R. H. and BARTLETT, H. H. (1): The exchange of ions between the roots of Lupinus albus and culture solutions containing one nutrient salt. Ibid. **2**, 255 (1915). — (2): The exchange of ions between the roots of Lupinus albus and culture solutions containing three nutrient salts. Ibid. **3**, 47 (1916). — v. TSCHERMAK, A.: *Allgemeine Physiologie.* Berlin 1924.

UHLENBUCK, P.: Über bioelektrische Ströme der Froschhaut. Z. Biol. **82**, 225 (1924). — ULRICH, H.: Über erschöpfende Extraktion von alkohol- und wasserlöslichen Phosphorverbindungen aus Pflanzenteilen. Diss. Leipzig 1912. — UNDERHILL, F. P. and EPSTEIN, J.: The permeability of capillaries as influenced by various drugs. J. of Pharmacol. **22**, 195 (1923). — UNDERHILL, FR. P. and RINGER: The relation of blood concentration to peptone shock. Ibid. **19**, 163 (1922). — URANO, F. (1): Neue Versuche über die Salze des Muskels. Z. Biol. **50**, 212 (1908). — (2): Nachtrag zu „Neue Versuche über die Salze des Muskels". Ebenda **51**, 483 (1908). — USUI, R.: Über die Bindung von Thymol in roten Blutzellen. Z. physiol. Chem. **81**, 175 (1912).

VASSILIEFF, L. L.: Russ. J. Physiol. (Physiol. Abstracts 1923). Zitiert nach EBBECKE. Pflügers Arch. **203**, 336 (1924). — VELICOGNA, A.: Sulla permeabilità dei globuli rossi al glucosio sotto l'azione dell'insulina. Arch. di Fisiol. **25**, 339 (1927); zitiert nach RONAS Berichten **43**, 428. — VERAGUTH, O.: Das psychogalvanische Reflexphänomen. Berlin 1909. — VERZÁR, F. (1): Die Änderung der Polarisierbarkeit des Nerven durch die Erregung. Pflügers Arch. **152**, 279 (1913). — (2): Zur Frage des Nachweises der Permeabilitätsänderung des Nerven bei Narkose und Erregung. Biochem. Z. **107**, 98 (1920). — VERZÁR, FR. und v. KOKAS, E.: Die Rolle der Darmzotten bei der Resorption.

Pflügers Arch. **217**, 397 (1927). — Verzár, F. und Péter, F.: Die Aktionsströme des Muskels bei der Aldehydkontraktion und ähnlichen Verkürzungen. Ebenda **207**, 192 (1925). — Vogel, H.: Untersuchungen über die Kalilähmung. Z. physiol. Chem. **118**, 50 (1922). — v. Voit, C. und Bauer, J.: Über die Aufsaugung im Dick- und Dünndarme. Z. Biol. **5**, 536 (1869). — de Vries, H. (1): Sur la perméabilité du protoplasme des beteraves rouges. Arch. néerl. Physiol. **6**, 117 (1871). — (2): Über die Permeabilität der Protoplaste für Harnstoff. Bot. Z. **47**, 309, 325 (1889).

Wakemann, A., Eisenmann, A. und Peters, J.: A study of human red blood cell permeability. J. of biol. Chem. **73**, 567 (1927). — Walden, P.: Über Diffusionserscheinungen an Niederschlagsmembranen. Z. physik. Chem. **10**, 699 (1892). — Wallbach, G.: Studien über die Zellaktivität. II. Umstimmung des Organismus, gezeigt an der Verteilung eingeführter, speicherbarer Substanzen. Z. exper. Med. **60**, 709 (1928). — Walter, Fr. K. (1): Studien über die Permeabilität der Meningen. II. Z. Neur. **97**, 192 (1925). — (2): Studien über die Permeabilität der Meningen. III. Die Permeabilität bei den Psychosen des Rückbildungsalters. Ebenda **99**, 548 (1925). — (3): Studien über die Permeabilität der Meningen. V. Die Permeabilität der Metalues und Metencephalitis. Dtsch. Z. Nervenheilk. **93**, 1 (1926). — (4): Was leistet die Waltersche Brommethode? Dtsch. med. Wschr. Nr. 34 (1926). — (5): Theorie und Praxis der Permeabilitätsprüfung mittels der Brommethode. Arch. f. Psych. **79**, 363 (1927). — Walter, H.: Ein Beitrag zur Frage der chemischen Konstitution des Protoplasmas. Biochem. Z. **122**, 86 (1921). — Wankell, F. (1): Über Reduktion basischer Farbstoffe im lebenden Protoplasma. Ber. naturforsch. Ges. Freiburg **23**, 1 (1921). — (2): Zur Analyse der Vitalfärbung mit Beobachtungen über das Verhalten von Tumoren. Pflügers Arch. **207**, 104 (1925). — Warburg, O. (1): Oxydationen in lebenden Zellen nach Versuchen am Seeigelei. Z. physiol. Chem. **66**, 305 (1910). — (2): Über die giftige Wirkung der Natriumchloridlösung. Biochem. Z. **29**, 414 (1910). — (3): Über die Beeinflussung der Oxydation in lebenden Zellen. Z. physiol. Chem. **69**, 452 (1910). — (4): Über Beeinflussung der Sauerstoffatmung. Ebenda **70**, 413 (1911). — (5): Über Beeinflussung der Sauerstoffatmung. II. Eine Beziehung zur Konstitution. Ebenda **71**, 479 (1911). — (6): Beiträge zur Physiologie der Zelle, insbesondere über die Oxydationsgeschwindigkeit in Zellen. Erg. Physiol. **14**, 253 (1914). — (7): Über den Stoffwechsel der Tumoren. Berlin 1926. — Warburg, O. und Wiesel, R.: Über die Wirkung von Substanzen homologer Reihen auf Lebensvorgänge. Pflügers Arch. **144**, 465 (1912). — Watermann, H. J.: Über einige Faktoren, welche die Entwicklung von Penicillium glaucum beeinflussen. Zbl. Bakter. II, **42**, 639 (1914). — Waterman, N.: Physikal.-chem. Untersuchungen über das Karzinom. Biochem. Z. **133**, 535 (1922). — Weil, F.: Schweiz. Arch. Neur. **20**, 195 (1927). — Weis, A.: Beiträge zur Kenntnis der Plasmahaut. Arch. Bct. **1**, 145 (1925). — Weiss, H. (1): Über den Einfluß unterschwelliger elektrischer Reizung auf den Permeabilitätszustand von Froschmuskeln. Pflügers Arch. **196**, 393 (1922). — (2): Über den Einfluß der nicht erregenden Dauerdurchströmung auf den Permeabilitätszustand von Froschmuskeln. Ebenda **194**, 152 (1922). —

WELS, P.: Die Wirkung des Äthylalkohols auf die Elektrolytempfindlichkeit von Eiweißkörpern. Schmiedebergs Arch. **116**, 67 (1926). — WENT, J. M. VAN: Resorption einiger kolloidaler Lösungen durch die Lunge nach intratrachealer Injection. Diss. Amsterdam; zitiert nach Ber. **18**, 88 (1922). — WERIGO: Die depressive Kathodenwirkung, ihre Erklärung und ihre Bedeutung für die Elektrophysiologie. Pflügers Arch. **84**, 547 (1901). — WERTHEIMER, E. (1): Über irreziproke Permeabilität. I. Mitt. Ebenda **199**, 383 (1923). — (2): Über irreziproke Permeabilität. II. Mitt. Ebenda **200**, 82 (1923). — (3): Über irreziproke Permeabilität. III. Mitt.: Die irreziproke Permeabilität von Ionen und Farbstoffen. Ebenda **200**, 354 (1923). — (4): Über irreziproke Permeabilität. III. Mitt.: Der Salzeffekt an der lebenden Membran. Ebenda **201**, 488 (1923). — (5): Weitere Studien über die Permeabilität lebender Membranen. V. Mitt.: Über die Kräfte, die die Wasserbewegung durch eine lebende Membran bedingen. Ebenda **201**, 591 (1923). — (6): Weitere Studien über die Permeabilität lebender Membranen. VI. Mitt.: Über die Permeabilität von Säuren u. Basen. Einfluß der Temperatur auf die Permeabilität. Ebenda **203**, 542 (1924). — (7): Weitere Untersuchungen an der lebenden Froschhautmembran. VII. Mitt. Ebenda **206**, 162 (1924). — (8): Weitere Untersuchungen an lebenden Membranen. Ebenda **210**, 527 (1925). — (9): Über die Quellung geschichteter Membranen und ihre Beziehung zur Wasserwanderung. Ebenda **208**, 669 (1925). — (10): Über die irreziproke Permeabilität tierischer Membranen für Gase. Versuche an der Froschhaut und Froschlunge. Ebenda **209**, 494 (1925). — (11): Über die irreziproke Permeabilität lebender Membranen. Ebenda **211**, 255 (1926). — (12): Einfluß der Reaktion auf die Permeabilität einer lebenden Membran. Ebenda **213**, 735 (1926). — (13): Die Verwendung isolierter, lebender Membranen zum Studium der Permeabilität. Handb. d. biol. Arbeitsmethoden (1927). — WERTHEIMER, E. und PAFFRATH, H.: Beziehungen zwischen Permeabilität und Wirkung bei den Vertretern der Cholingruppe. Pflügers Arch. **207**, 254 (1925). — WESSELY, K.: Experimentelle Untersuchungen über den Augendruck, sowie über qualitative und quantitative Beeinflussung des intraocularen Flüssigkeitswechsels. Arch. Augenheilk. **60**, 97 (1908). — WIECHMANN, E. (1): Über die Durchlässigkeit der menschlichen roten Blutkörperchen für Anionen. Pflügers Arch. **189**, 109 (1921). — (2): Über die Permeabilität des Plexus und der Meningen für Traubenzucker und Aminosäuren. Dtsch. Z. Nervenheilk. **91**, 245 (1926). — (3): Über die Permeabilität des Plexus und der Meningen für Traubenzucker. Z. exper. Med. **44**, 328 (1925). — (4): Zur Permeabilitätstheorie des Diabetes mellitus. Dtsch. Arch. klin. Med. **150**, 186 (1926). — (5): Insulin und Zellpermeabilität. Münch. med. Wschr. S. 1447 (1927). — (6): Über die Glucosepermeabilität der peripheren Gewebe beim Adrenalindiabetes. Dtsch. Arch. klin. Med. **154**, 296 (1927). — WIECHMANN, E. und DOMINICK, M.: Vergleichende Untersuchungen über den Aminosäurengehalt von Blutplasma und Liquor cerebrospinalis. Ebenda **153**, 1 (1926). — WIELER, A.: Plasmolytische Versuche mit unverletzten phanerogamen Pflanzen. Ber. dtsch. bot. Ges. **5**, 375 (1887). — WINTERSTEIN, H. (1): Narkose und Permeabilität. Biochem. Z. **75**, 71 (1916). — (2): Reaktionstheorie der Atmungs-regulation. Klin. Wschr. S. 241 (1928). — (3): Die Narkose. II. Aufl. Berlin: Julius Springer 1926. — WINTERSTEIN, H. und HIRSCHBERG, E. (1): Über den Zuckerstoffwechsel der nervösen Zentralorgane. Z. physiol. Chem. **100**, 185 (1917). — (2): Über die Permeabilität von Muskelmembranen. Pflügers Arch. **217**, 216 (1927). — WITANGWSKI, W. R.: Natrium und Herz-automatie. Ebenda **212**, 726 (1926). — WITTGENSTEIN, A. und KREBS, H. A.: Die Abwanderung intravenös eingeführter Substanzen aus dem Blutplasma. (Ein Beitrag zum Permeabilitätsproblem und zur Theorie der Giftwirkung.) I. Mitt.: Ebenda **212**, 268 (1926); II. Mitt.: Ebenda **212**, 282 (1926). — WODEHOUSE, R. P.: Direct Determinations of permeability. J. of biol. Chem. **29**, 453 (1917). — WOELENBERG, W.: Die Bedeutung der Kalium- und Calciumionen für die Nierentätigkeit. Pflügers Arch. **217**, 318 (1927). — WOJTCZAK, A.: Recherches sur la perméabilité des muscles pour les électrolytes pendant le travail et le repos. Trav. Inst. Nencki Nr. 58 (1927). — WOLTER: Dtsch. Z. Tiermed. u. vgl. Path. (1881); zitiert nach Landois-Rosemanns Lehrb. d. Physiol. **7**, 193. — WORONZOW, D. L. (1): Über die Einwirkung des konstanten Stromes auf den mit Wasser, Zuckerlösung, Alkali- und Erdalkalichloridlösungen behandelten Nerven. Pflügers Arch. **203**, 300 (1924). — (2): Über die Einwirkung des konstanten Stromes auf den alterierten Nerven. III. Einwirkung des konstanten Stro-mes auf den mit Alkali, Säure, Zink, Eisen und Aluminiumchlorid be-handelten Nerven. Ebenda **210**, 672 (1925). — (3): Wie schnell stellt der konstante Strom die Leitungsfähigkeit des mit einigen Salzen be-handelten Nerven wieder her? Ebenda **207**, 279 (1925).

YAMAMOTO: Untersuch. über den Einfluß der sympathischen Inner-vation auf die Permeabilität der Gefäße. Biochem. Z. **145**, 201 (1924). — YUMIKURA, S. (1): Osmose in wäßrigem Gel ohne und mit Lipoidzusatz. Ebenda **157**, 371 (1925). — (2): Osmose einiger Anästhetika in wäßrige und lipoidhaltige Gele. Ebenda **157**, 359 (1925). — (3): Über Osmose einiger Säuren in ein Gelatinegel. Ebenda **157**, 377 (1925).

ZAIN, H.: Ein Membranmodell für eine Reihe bioelektrischer Vorgänge. Arch. f. exper. Path. **125**, 53 (1927). — ZEEHUISEN, H. und STREEF, G. M.: Über die Konzentration radioaktiver Atome in Kaltblüterherzen. Pflü-gers Arch. **215**, 170 (1926). — ZIPF, KARL: Die Austauschbindung als Grundlage der Aufnahme basischer und saurer Fremdsubstanzen in die Zelle. I.: Schmiedebergs Arch. **124**, 259; II.: Ebenda **124**, 286 (1927). — ZONDEK, H. und BANSI, H. W.: Hormone und Adsorption. Biochem. Z. **195**, 376 (1928). — ZOOND, A.: The interpretation of changes in electrical resistances accompanying the death of bacterial cells. J. Bacter. **14**, 279 (1927). — ZSIGMONDY, R.: Kolloidchemie. Leipzig 1925. — ZUNTZ, L.: Der Stoffaustausch zwischen Mutter und Kind. Erg. Physiol., hrsg. von ASHER und SPIRO **7**, 402 (1908). — ZUNTZ, N.: Dissert. Bonn 1868. — ZWAARDEMAKER, H.: Über die Bedeutung der Radioaktivität für das tierische Leben. Erg. Physiol. **25**, 535 (1926).

Sachverzeichnis.

P. == Permeabilität.

Druck von Breitkopf & Härtel in Leipzig.